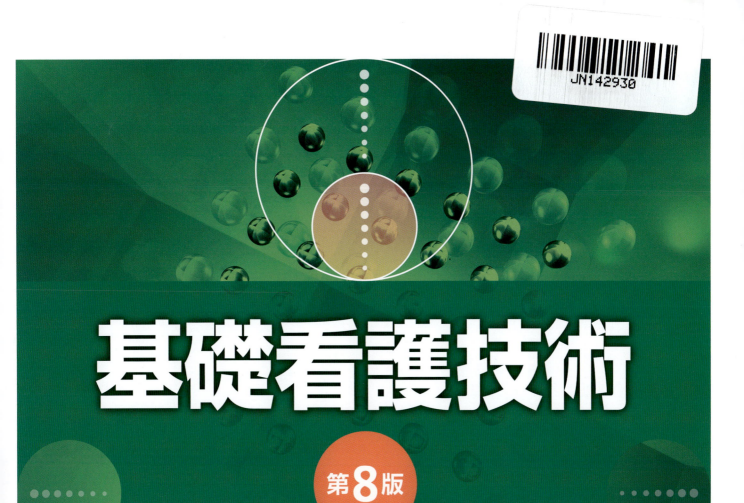

基礎看護技術

第8版

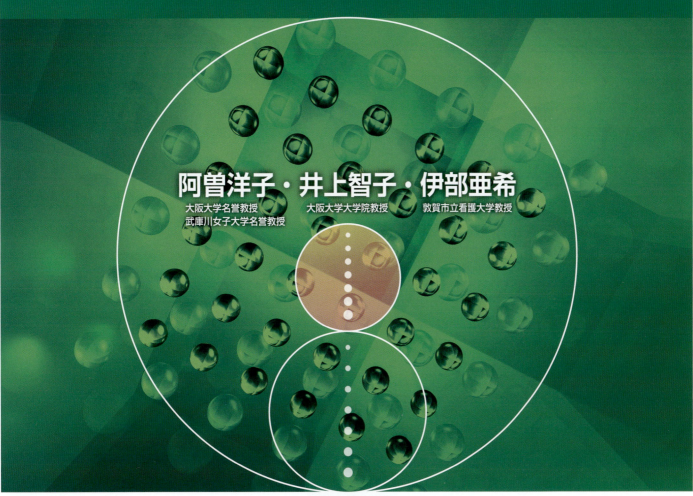

阿曽洋子・井上智子・伊部亜希
大阪大学名誉教授　　大阪大学大学院教授　　敦賀市立看護大学教授
武庫川女子大学名誉教授

医学書院

基礎看護技術

1982年 1月 1日発行	第1版第1刷	
1985年 7月 1日発行	第1版第7刷	
1986年 3月 1日発行	第2版第1刷	
1989年 5月 1日発行	第2版第7刷	
1990年 1月10日発行	第3版第1刷	
1993年 2月 1日発行	第3版第5刷	
1994年 2月 1日発行	第4版第1刷	
1999年 1月15日発行	第4版第9刷	
2000年 3月 1日発行	第5版第1刷	
2004年 1月15日発行	第5版第6刷	
2005年 3月 1日発行	第6版第1刷	
2010年 2月15日発行	第6版第6刷	
2011年 2月15日発行	第7版第1刷	
2018年 2月 1日発行	第7版第9刷	
2019年 2月15日発行	第8版第1刷©	
2025年 2月 1日発行	第8版第4刷	

著　者　阿曽洋子・井上智子・伊部亜希
　　　　あそようこ　いのうえともこ　いべあき

発行者　株式会社　医学書院
　　　　代表取締役　金原　俊
　　　　〒113-8719　東京都文京区本郷 1-28-23
　　　　電話　03-3817-5600（社内案内）
　　　　　　　03-3817-5650（販売・PR 部）

印刷・製本　大日本法令印刷

本書の複製権・翻訳権・上映権・譲渡権・貸与権・公衆送信権（送信可能化権を含む）は株式会社医学書院が保有します．

ISBN978-4-260-03563-7

本書を無断で複製する行為（複写，スキャン，デジタルデータ化など）は，「私的使用のための複製」など著作権法上の限られた例外を除き禁じられています．大学，病院，診療所，企業などにおいて，業務上使用する目的（診療，研究活動を含む）で上記の行為を行うことは，その使用範囲が内部的であっても，私的使用には該当せず，違法です．また私的使用に該当する場合であっても，代行業者等の第三者に依頼して上記の行為を行うことは違法となります．

|JCOPY|〈出版者著作権管理機構　委託出版物〉

本書の無断複製は著作権法上での例外を除き禁じられています．複製される場合は，そのつど事前に，出版者著作権管理機構（電話 03-5244-5088, FAX 03-5244-5089, info@jcopy.or.jp）の許諾を得てください．

第8版　まえがき

　第8版の発行にあたっては，大きな変化があった。初版から第7版までを執筆された恩師氏家幸子先生（大阪大学名誉教授）の大英断により，執筆者として氏家先生の名前が外れ，阿曽洋子と井上智子，新たに加わった伊部亜希の執筆体制となったことである。

　氏家先生は本書の初版から第3版までを単著としてご執筆され，阿曽が第4版から，井上が第6版から執筆に加わった。しかし，本書は氏家先生のご執筆部分が多くを占めている。今回は，そのような貴重な記述内容を引き継ぎ，後世に残す著書として再出発させていただくことになった。氏家先生の寛大なお心とご厚意に身を引き締めるとともに，深謝申し上げる。

　阿曽・井上は，大阪大学で教鞭をとられていた氏家先生の教え子でもあり，また基礎看護学の助手として勤務した。私たちは，氏家先生の「基礎看護技術」に対する教育理念を受け継ぎ，各々がその後の授業を行ってきた。伊部は，看護学生として阿曽の「基礎看護技術」の授業を受け，その後に助手になり阿曽・井上の同僚および共同研究者として勤務していた。第8版に伊部が執筆者に加わることは，氏家先生の「基礎看護技術」の教育理念をさらに次世代に伝え続けていく意思の表明でもある。

　氏家先生は，「基礎」とは何か，「看護技術」とは何か，を常に思考し，理論づけるためのエビデンスを追究し，「基礎看護技術」を体系化することを教育理念としてきた。第8版の改訂にあたっては，初版から第7版までの「まえがき」を改めて読み返し，生活者として人を捉え，その人のQOL（quality of life）を担保するための援助として「基礎看護技術」を位置づけ，改訂を行った。

　第8版では，医療の現状と学生気質を考慮し，第7版までの記述も引き継ぎつつ，現在の医療状況や学生気質を勘案して構成を検討した。医療の大きな流れとして，2016（平成28）年に厚生労働省が地域包括ケアシステムとして，「団塊の世代が75歳以上となる2025年を目途に，重度な要介護状態となっても住み慣れた地域で自分らしい暮らしを人生の最後まで続けることができるよう，住まい・医療・介護・予防・生活支援が一体的に提供される地域包括ケアシステムの構築の実現」を提唱したことが真っ先にあげられる。

　また，厚生労働省は病院の在院日数に保険点数に反映させ，療養を医療機関から在宅へと推進し，在宅での訪問看護の需要が高まってきた。これらのことより，地域で生活する療養者に対する看護援助がクローズアップされた。

　そして，現在の学生気質として，対人関係が苦手でコミュニケーション能力が養われていないこと，生活観が乏しく生活者としての暮らし向きの理解ができないことなどがあげられている。人が対象となる看護分野では，これらの気質は看護基礎教育のなかで変容させる必要がでてきた。

　以上のような背景から，第8版では対象者（人）への理解や，通常の生活者としての生活リズムや行動を学生みずからの体験から理解し，それを基盤として，療

養中の生活者(患者)に対しての援助とは何かを考えることが必要であると考えた。

これらをふまえ第8版の構成は，以下の5章に再構成した。

(1) 序章:「看護技術の基本となるもの」として，日常生活に欠かせない対人コミュニケーションと，健康レベル・生活リズムをおいた。また，日常生活では思考過程を通して行動しており，看護過程は，看護を行う場合の思考過程としてとらえた。

(2) 第1章:「健康支援に共通する看護技術」は，情報収集・バイタルサインを教授して対象者に対する観察力を養い，日常生活活動・動作から対象者の生活上での支援内容を理解できるものとした。また，生活環境と健康状態から対象者の環境上の支援内容を述べ，看護として援助するための基本的な理念としての安全・安楽についての援助を示した。

(3) 第2章:「生活を整える看護技術」は，体位・姿勢や移動，着衣・更衣や寝具・寝室の管理，食事と栄養管理，排泄と排泄管理，皮膚の清潔の管理をまとめ，人の日常生活における行動をどのように援助するかを考えることができる内容とした。

(4) 第3章:「診療を支える看護技術」は，感染予防，診療場面での安全と医療機器の管理，検体・静脈血の採取と管理，患部の保護と罨法，薬の管理と適用，注射薬の管理と適用を述べ，医療場面での患者の援助について，看護としてどのように取り組むかを理解できるようにした。

(5) 結章:「すべての看護技術を用いるもの」は，序章から第3章までの知識と援助を統合した看護技術と位置づけ，褥瘡の予防と管理，ならびに命の終わりを看取るための援助をまとめた。「結章」という用語は本書の造語である。終章とするのが通常ではあるが，「ターミナル」を人生の終わりではなく人生の集大成としてとらえたいと考え，あえて「結章」という造語を用いた。

以上のように構成を変更したが，読者の方々にとって，興味がもてる内容になっているかどうかについて，忌憚のないご意見やご助言をいただければありがたい。いただいたご意見を真摯に受けとめ，さらに情報を収集し，修正を加えて充実した内容にしていきたいと思っている。

終わりに改めて，本書を引き継ぐことに重責を感じつつ，大英断をされた恩師氏家幸子先生に畏敬の念をはらうとともに，ご指導・ご助言をいただきましたことに心より感謝申し上げる。そして，本書が看護学生のバイブルとして永く出版されることを僭越ながら祈念する。さらに，このような機会を与えてくださいました医学書院の方々に心よりお礼を申し上げる。

執筆者を代表して　　阿曽　洋子

第8版 まえがき

> ● 初版より第8版までの編纂の経過について
>
> 　本書『基礎看護技術』の初版は，1982年1月に氏家幸子先生の単著として執筆されたものである。1990年2月発行の第3版までは氏家先生の単著として発刊され，その後，1994年2月発行の第4版より阿曽洋子先生が，2005年3月発行の第6版より井上智子先生が執筆に加わった。2019年2月発行の第8版は氏家先生が著者名から外れ，阿曽先生へ完全にバトンタッチされた。そのバトンタッチの考え方は第7版の「まえがき（阿曽先生）」に続いて「第7版によせて」として氏家先生が記載している。
>
> 　第8版は阿曽先生を中心に井上先生が協力して編纂し，伊部亜希先生が執筆に加わった。
>
> 　このような変遷はあるものの，本書の根幹となる「基礎看護技術」のとらえ方は，初版の氏家先生の「基礎看護技術」とその教育に関する理念に基づいており，氏家先生が著者名から外れた第8版もそれは同様である。また理念とともに，記述についても氏家先生が執筆された文章を多く引き継ぎ，第8版に至っている。
>
> 　なお，各版における編纂内容の詳細については，VIIページからを参照されたい。

第2版〜第8版にご協力いただいた方々（敬称略）

南　伸子（市立伊丹病院看護部）

林　治子・青山ヒフミ（淀川キリスト教病院看護部）

福岡富子・中尾由起子・西野千恵子（大阪大学医学部附属病院看護部）

斉藤礼子・井上智子・中野多佳子（大阪大学医療技術短期大学部）

岸田貞子・小桜恵美子（大阪府立病院看護部）

三好さち子（関西労災看護専門学校）

大森綏子（関西労災病院看護部）

秋枝節子（市立豊中病院看護部）

新田紀枝（大阪府立看護大学）

高田喜代子（大阪大学医学部保健学科）

大石浩子（財団法人住友病院看護部）

矢野祐美子（大阪大学大学院医学系研究科保健学専攻）

葉山有香（大阪府立看護大学博士前期課程）

安藤昌代（大阪大学医学部附属病院看護部）

植園法子（大阪大学医学部附属病院看護部）

東村昌代（彩都友紘会病院看護部）

山口望（市立豊中病院看護部）

細谷尚美（大阪大学医学部附属病院看護部）

写真提供

パラマウントベッド株式会社

帝人ファーマ株式会社

住友ベークライト株式会社

TOTO株式会社

オカモト株式会社

第1版　まえがき

　本書は，「看護技術」のうち「基礎看護技術」の看護学校用教材として執筆したものである。

　その内容は，1966(昭和41)年3月に文部省大学学術局と看護学校教育課程改善に関する調査研究会によって示された「看護学校(3年制)看護学校教授要目案」(「看護学総論」のうちB．看護行為の基本—1．生活の援助，2．看護の技術と手順)に準拠するとともに，現行カリキュラムの志向する基礎看護技術の教育の位置づけや，「成人看護学」「母性看護学」「小児看護学」における基礎的な看護技術との関連づけを重視・検討して内容の精選をはかった。

　また，基礎看護技術の教育目標を「看護対象者に適切な援助ができる技術の基礎的な行動を形成する」ことにおき，内容とする技術は看護行為を具体的に表現する技に心情を含めた専門的な技術すなわちアート art を志向した。そして治療を伴う技術以外は病院での看護にかたよらず，地域における看護にも共通する看護技術の基礎にふれるようにした。

　以上のような観点から，本書は次のような内容構成とした。

　(1)ナースの判断が中心となって実施される要素の多い，看護対象となる者の生活を円滑にするための援助の技術—日常生活に対する援助(第2章)

　(2)医師が行う診療の介助や，それに伴う対象者への援助，および医師の指示によってナースが実施する行為としての技術—診療に伴う看護(第3章)

　(3)(1)，(2)も含めて，すべての看護行動に共通する基礎的な行為としての技術—看護行動に共通する行為(第1章)

　さらに，それぞれの項目ごとに，原則として，①意義(定義やそれに類するもの，看護の必要性および役割)，②基礎的知識(理論的根拠として活用する知識や物品の種類)，③具体的な実施内容(目的・使用物品・留意事項・実施内容)の順に配列し，解説を試みた。実施結果の記録項目については，その範囲だけの観察内容と記載になりやすいので，本書では省略した。

　執筆を終わって，看護技術のなかでの基礎看護技術の位置づけや，基礎看護技術そのものの研究の未開発部分の多いこと，さらに著者自身の資料整理の不じゅうぶんさなどもあって，読者諸兄姉の意にそいかねる点も多々あろうことを痛感している。とくに，診療に伴う看護(第3章)の項については，基礎看護技術としての内容選択にも苦慮し，本質的な点での疑問を残した。これらの問題点については，今後とも「成人看護学」「母性看護学」「小児看護学」とも関連させて順次検討を加え，解決していきたい。また，第二次の産業革命といわれ，飛躍的な発展をみる科学技術の傾向をみきわめ，それらを活用・導入しながら，機械的技術ではない，人間を対象としたアートとしての基礎看護技術を追究していきたいと考えている。読者諸兄姉の忌憚のないご意見やご指導が得られれば幸いである。

　最後に，本書を発刊するにあたって，その機会を得させてくださった医学書院に深く感謝の意を表したい。また，本学で「看護技術」を共に教えた依田和美姉，阿曽洋子姉，および「成人看護学」担当の丸橋佐和子姉には，執筆中はもと

より校正刷を全部読んで意見をいただくなど，種々のご協力を賜ったことに対して深謝する。さらに，本書に掲載した図や写真，資料の収集に際し，多くの方がたからご意見やご協力を得たことを報告し，ここにおもな方のお名前を列挙し，感謝の意を表するしだいである。

おわりに，30年間にわたって私の看護技術を育て，あたたかく見まもりつづけてくださった恩師吉田時子先生と，つねに励まし協力してくれた父に感謝し，この拙書を捧げる。

1981年11月

氏家幸子

ご協力を感謝します（順不同，敬称略）

尾花陽子・上原ます子・岡本由紀子・山中史代・故森美千代・庄司幸恵・東操子
（大阪看護ゼミの仲間）

砂田美津子・沖野貞子・小林清枝・広田須磨子・松本ハナ・安藤邦子・布引喜見江（大阪大学医学部附属病院看護部）

溝口アツ子（大阪厚生年金病院看護部）

森表ツヤ子（兵庫医科大学付属病院看護部）

坂田峯子（近畿大学医学部付属病院看護部）

水上トヨコ（大阪府身体障害者福祉センター付属病院看護部）

本書における基礎看護技術の考え方と編纂過程

基礎看護技術の考え方

　看護技術に関する考え方には諸説がある。この看護技術論については他書を参考にしていただくとして，著者の看護技術に関する考え方は，広義には「看護の対象となる人に行う看護の手法や手段」である。そして，現在の看護職者が行う看護行為を科学的なものとして認識しようとする立場からは，「看護技術は人間愛に基づいて，科学的思考により熟練した技で行う行為であり，その行為はつねに創造性を発揮するものである」としたい。言いかえると，看護の技術は skill や technique であらわすのが適当なものもあるが，全体的には心情を表現した専門的な art としての技術でありたいと考えている。

　そして，その看護技術に影響を及ぼす因子を図1に示す。また，看護と行為として類似するところの多い介護行為については，現在のところ図2のように考えている。

　次に基礎看護技術の基礎であるが，これは医学でいう基礎⇔臨床でなく，応用に対する言葉ととらえ，基礎看護技術は看護技術の基礎となるもので，その看護技術の構造や教育での位置づけを図3・4に示した。

　また，看護技術を実施する対象は，健康に障害を有したり，それが予測できる人（生活者としての人）である。そして，ナースは得た情報や，対象となる人が健康の回復や状態維持のために求めているものなどを，総合的に分析し必要な技術を判断して，相手に説明し同意を得て実施（実践）する。つまり，看護技術は判断したことを実施してはじめて看護技術になりうると考えている。このため，実施する看護技術は，生活している人を対象とするので，前述のように心情を専門的な技術として表現する art を基本として記述する。そして，熟練した技能 skill

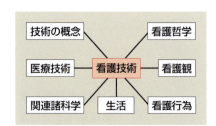

図1　看護技術に影響を及ぼす因子

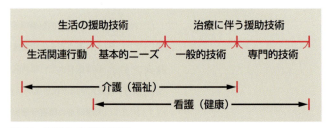

図2　看護と介護の関連

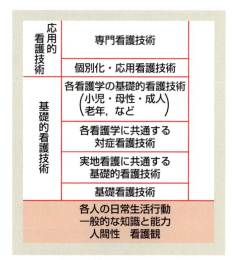
図3　看護技術の構造

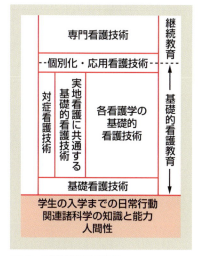
図4　看護技術の教育

や機器の操作を含めたtechniqueとしての技術を加えて，表現するものとしたい。言いかえると，看護の技術は感覚器で得た情報を分析して実施方法を頭で考え，それを伝達して全身で看護の対象者に表現するものであり，それらのすべてに相手を思いやる心情が根底になければならないし，巧みな技が求められる。

これらの意味を統合した基礎看護技術についての表現に努力をしてきたが，読む人にわかってもらえる表現への努力をさらにしたい。　　　　（以上，氏家記）

編纂過程

第1版

基礎看護技術の教育目標を「看護対象者に適切な援助ができる技術の基礎的行動を形成する」におき，次のような内容構成とした。

(1) ナースの判断が中心となって実施される要素の多い，看護対象となる者の生活を円滑にするための援助の技術—日常生活に対する援助（第2章）

(2) 医師が行う診療の介助や，それに伴う対象者への援助，および医師の指示によってナースが実施する行為としての技術—診療に伴う看護（第3章）

(3) (1)，(2)も含めて，すべての看護行動に共通する基礎的な行為としての技術—看護行動に共通する行為（第1章）

さらに，それぞれの項目ごとに，原則として，①意義（定義やそれに類するもの，看護の必要性および役割），②基礎的知識（理論的根拠として活用する知識や物品の種類），③具体的な実施内容（目的・使用物品・留意事項・実施内容）の順に配列し，解説を試みた。実施結果の記録項目については，その範囲だけの観察内容と記載になりやすいので，本書では省略した。

第2版

改訂したおもな事項は，

(1) 3つの章に分類していた内容構成を，「看護技術の実践的適用」を加えて4章とした。

(2) 第4章には，①基礎看護技術のすべてを総合したケアであるものと，②他の3章に加えて，各看護学を総合したものを内容として活用する概念枠組みや方法に関するものをまとめて「看護技術の実践的適用」とした。前者としては「褥瘡の看護」「危篤・終末時の看護」がはいり，後者には「看護過程」「教育的活動」があげられる。これらは，看護技術として十分確立しているとはいえないものであり，今後の研究と検討が期待されるものである。

(3) 個々の技術とはいいがたい「看護過程」「危篤・終末時の看護」を第4章に整理したので，第1〜3章は個々の看護技術としての考えから，章の名称を「技術」とした。

(4) 総合された看護であり，老齢化社会・ICUなど高度医療に伴う患者の状態からみて，褥瘡予防のためのケアは欠かすことのできないものであるとの考えから，「褥瘡」の項を身体清潔の補足から独立させ，看護ケアを予防に焦点をあてて「褥瘡の看護」として記した。

(5) 患者や家族への指導や教育などの教育的活動は，地域看護のみならず，病棟や外来での看護に，欠かすことのできないものであるが，従来から看護活動の大きな部分とされながら，その看護技術での位置づけにあいまいさがあった。そこでこれを教育的活動として独立させた。しかし，内容は今後の課題として検討を続けたい。

(6) 看護場面でも情報機器の活用がしだいに増加しており，機械に使われることなく，機械を使いこなして，看護をより人間性豊かなものとして提供することが，現在の課題である。その1つとして，コミュニケーションの項にナースコールインターホンの使用を取りあげた。

(7) 初版発行後に変更のあった数値，新しい用語や考え方，機械などを訂正したり，加えた。

第3版

改訂したおもな事項は，

(1) 第2章の「栄養と食生活」(付)として記載していた「経管栄養」は，治療的行為であり，しかも近年は在宅医療としてナースが医師の指示によって，実施したり指導することも多い技術であるので，第3章の項目として独立させた。

(2) 第3章の「洗浄」の内容のうち，導尿と関連する「膀胱洗浄」は，「経管栄養」と同じ理由で独立した項目とし，洗浄の基礎の原理はこの項に入れ，現在あまり行われない洗浄は，関連項目の(付)とした。

(3) 第3章の「穿刺」は，基礎技術としての疑問があるが，原理についての基礎的知識は，「薬物療法」の(付)とした。

(4) 第4章は，内容をあらわすものとして「基礎看護技術を総合して行う看護行為」という題名に変更した。

(5) 第4章に，カリキュラムとこれからの拡大するナースの業務を配慮して，「家庭訪問による看護活動の実際(訪問技術)」の項を新しく追加した。

(6) 使用物品のうち，ディスポーザブルの製品について検討し，原則を配慮しながら実情にそう方法に変更した。

(7) その他については，言葉の補足，数値の訂正，図の訂正や追加を行った。

「看護過程」「記録」の項の改訂も考えたが，諸説があり種々の疑問もあるので次回の改訂に譲ることにした。

第4版

本改訂から阿曽洋子がはいって分担執筆した。おもな改訂事項は次の各項である。

(1) 2分冊に分けた。
　①改訂ごとの加筆により，ページ数が増したため，授業その他の利用に不便をきたすようになったこと。
　②基礎看護技術の内容のなかで，「診療に伴う技術」「基礎看護技術を総合して行う看護行為」について，基礎看護技術としての種類や内容を今後大幅に再構成する必要があると考えられること。
　③看護と介護の共通性とおのおのの専門性について考えた技術を追求した（→図2参照）。
(2)「診療に伴う技術」の共通基礎技術として，「滅菌と消毒」「臨床医療機器」についての項を設けた。
(3)「看護行為に共通する技術」のなかの「感染予防」から，滅菌と消毒についての具体的な方法は「診療に伴う技術」の「滅菌と消毒」の項に移した。
(4) 使用物品のうち，ディスポーザブル製品について，感染予防の観点からみなおし，原則を配慮しながら実情にそう方向に変更した。
(5) 図・表の訂正や追加を行い，写真を新しい観点で撮りなおした。

なお，「記録」「看護過程」については，諸説があり，基礎看護技術の教材として納得できる考えにいたらず，次回の改訂までに再度検討することとした。

第5版

基本的には編纂方針に変更はないが，従来から基礎看護技術か否か疑問があった項目については，基礎看護技術の考え方を含めて検討し，取捨選択と記載項目の異動をした。また，執筆担当を，医療や看護の研究や考え方の内容変化の多い項目，および阿曽が現在研究領域としていることなどは，阿曽に移行して執筆者を明記した。

改訂したおもな事項は，
(1) 基礎看護技術Ⅰの第1章「記録と報告」の項は，基礎看護技術Ⅱの第2章「看護過程」の次へ移動させる。
　〔理由〕治療薬や検査データ，その他の情報を情報機器に入力することが多くなり，また，看護過程にそった情報や判断を記録として表現することが，看護職の看護記録のおもなものとなってきている。このため，記録に関する事項は基礎看護技術の共通技術の「観察・情報収集」の項よりも，看護過程と関連させるほうがわかりやすいことが，病院などの情報機器導入に伴って教育実施上もしだいに体験されてきている。
(2) Ⅰの第1章「感染予防」の項は，Ⅱの第1章「滅菌と消毒」の項の前に入れる。
　〔理由〕第4版から，編集上の問題で「安全・安楽」との関連で「感染予防」

を安全の次に入れ，「滅菌と消毒」をⅡの第1章「治療に伴う看護」の最初に入れたが，感染と「滅菌と消毒」の関係をよりわかりやすくするために，「感染予防」を「滅菌と消毒」の前に入れることにした。

(3) Ⅱの第1章「薬物療法」と「吸引・吸入」の項を再構成する。

〔内容〕治療としての現状を討議し，一般的な治療の基礎技術を考えて，取捨選択と位置付けを再構成した。①静脈内注射は一般的には点滴静脈内注射が行われているが，原理として静脈内注射も必要であるため，両者を同一の項にした。②薬物療法の(付)として，輸血・採血を位置付ける。同じく穿刺を特殊な治療・検査法として(付)とする。③薬物療法に「5. その他」としてパップ，噴霧吸入を入れる。④吸入のうち噴霧吸入は薬物療法に入れ，蒸気吸入は医療機関では治療としてあまり実施されなくなったが，在宅では湿性温罨法の役割で呼吸器の炎症時に用いられることも多いので，罨法に移動する。⑤酸素療法は在宅でも積極的に実施されるようになったので，独立項とする。⑥吸引のうち持続的吸引は特殊な治療法となったので，吸引の意義で簡単に説明するほか削除する。

(4) Ⅱの第1章「導尿・膀胱洗浄・洗腸」の項を再編成する。

〔理由〕膀胱洗浄の可否が討議されてから久しく，削除することにも疑問があるので，導尿の(付)とする。石けん洗腸はこれにかわる薬物療法などがあるので削除する。摘便は医療機関だけでなく，在宅においても実施することが多いので，浣腸の項に「4. その他」としてあげた。

(以上，氏家記)

第6版

本改訂から井上智子が加わり分担執筆を行った。井上が加わったこともあり，また最近の医療および看護の状況を踏まえ，第5版から検討課題となっていた基礎看護技術の考え方を再度検討したうえで，技術項目の取捨選択と記載組み立ての変更を行った。また，本改訂では，人権保護の観点から医療における看護師の社会的責任を重要視したこと，最新の医療器具や衛生材料も使用物品として掲載したこと，在宅で継続して看護を行う必要のある項目について，詳細な援助方法は在宅看護での学習になるが，退院指導としての知識の追加を行った。

改訂したおもな事項は，

(1) 基礎看護技術Ⅰの第1章の「情報収集と観察」のつぎに，基礎看護技術Ⅱから「記録と報告」を移動した。

〔理由〕看護過程の展開を行ったあとには，記録と報告を行わなければならないので，実践的な作業手順として，看護過程のあとに置いてきたが，基礎看護技術を総合して行う看護行為というよりも，看護行為の共通する技術として位置づけることが適切であると再度考えたためである。

(2) 基礎看護技術Ⅰの第2章の「日常生活活動」を「日常生活リズム・動作」と「移動動作」に分けた。

〔理由〕第5版までの日常生活活動の内容として，生活リズム，日常生活動作，患者の移動，歩行の介助を入れていたが，内容的には日常生活の

リズムに関することと,実際的な患者の移動動作に関することに区分できると考え,第2章の他の項目とのバランスにおいても区分することが適切であると考えたためである。

(3) 基礎看護技術Ⅱに関しては,第1章「診療に伴う技術」を再構成した。また,それぞれの技術項目に,意義を追加した。

〔内容〕最近の医療処置,リスクマネージメント,感染管理および医療の経済性の観点から,医療機械器具や衛生材料の選択や取り扱いが大きく変わっている医療機関が多い。また,病院の機能特化や医療体制の変化に伴い,診療場面で使う技術も標準化しているところが多い。それらを考慮しつつ,基礎看護技術として何が必要な技術かを検討して,技術項目を取捨選択し,構成の変更を行った。

① 「診療」を内容に沿って「診察」に見出しを変えた。② 「酸素療法」は薬物療法として治療的に用いられるため「薬物療法」の次にした。③ 「導尿」,「浣腸」を「栄養療法」の次に入れ,「包帯法」,「罨法」および「吸引」の内容を整理した。④ 「栄養療法」,「酸素療法」,および「導尿」には,入院から在宅に移行する際に退院指導を行うことが多い「胃瘻」,「在宅酸素療法」,および「自己導尿」を追加した。

第7版

　本改訂からA4判に変更して2分冊から1冊本とし,著者順も阿曽,井上,氏家の順となった。本改訂の理由は「まえがき」で述べたとおりである。本改訂では,第6版に引き続き基礎看護技術の考え方を検討し,章立てはそのままに,章の中の援助項目の取捨選択と構成の変更を行った。また,本改訂では現在の学生が内容を理解しやすいように,体裁を変更し,授業進度に合わせた章立てと援助項目に置き換えた。

　改訂したおもな事項は以下のとおりである。

(1) 各援助項目はすべてに,「…に関する看護の意義」,「…に関する基礎知識」,「…の実際」または,「…の援助」の項目を設けて,記述スタイルを統一し,内容を整理した。

(2) 各ページは,本文の左に空欄を設け,本文に平行するところの左欄に,本文を詳細に説明した内容や留意事項を「ポイント」として,エビデンスとなるデータなどを「ステップアップ」として掲載した。さらに,「ポイント」文章の最後に,本文のどの項目のところを説明したかがわかるように,項目の番号を付記した。

(3) 第1章の「看護行為に共通する技術」については,第6版では「コミュニケーション」のところに学習初期の学生には理解が難しいインフォームドコンセントの内容が入っており,授業進度や学生の理解度から考えると「基礎看護技術を総合して行う看護行為」に含めた方が効果的であると考え,移動した。また,第6版では「情報収集と観察」,「記録と報告」に分けていたが,内容的に同じ事柄が重複しているところを随所にみかけたので,本書では「情報収集と観察,記録と報告」として合併させた。つぎに,第6版では「ボディメカニクス―姿勢と動作」としていたが,本書では「姿勢と動作」にし,第6版の第2章の「移動動作」もここに移動した。そして,キネステ

ティクについての内容を追加した。また，移動や体位変換の援助に関して，腰痛などの危険を伴う看護行為は削除した。さらに，援助項目の掲載順の変更も行った。

(4) 第2章の「日常生活に対する援助技術」では，日常生活リズムを尊重した援助を行うことを目標としたいので，「日常生活リズム」を最初の援助項目に移動した。そして，第6版では「付」にしていた「リハビリテーションと看護」については，基礎看護技術での学習内容としては疑問があったので削除した。「衣生活」については，第6版では「付」にしていた「履物」は，転倒予防の観点から「付」をはずした。

(5) 第6版では「基礎看護技術Ⅱ」にあった「診療に伴う技術」を本書では第3章とし，その援助項目は「A. 医療に関する共通基礎技術」として，第6版の援助項目のほかに「診察」，「包帯とその装着」，「罨法」を組み入れた。包帯と罨法は，医療場面では薬物療法をはじめ酸素療法などの援助でも一般的にナースの判断で使用するためである。

第3章について，第6版から改訂した内容は以下のとおりである。

①第3章の「薬物療法」では，第6版に「付」としていた「輸血」および「穿刺」は医療行為であり，基礎看護技術としては疑問があるので削除した。

②採血についても薬物療法とは言えないことや，静脈内注射と手技的にはかわらないので項目を削除した。

③「付 パップ」は罨法のところで記述されているので削除した。

④「酸素療法」では，第6版で「付」になっていた口うつし法と手動式呼吸器による人工呼吸」については，救急看護学で学ぶ内容であり，昨今はAEDも普及しているので削除した。

⑤「吸引」の項目では，「持続的吸引法」は周手術期に実施することが多く，周手術期の看護として学習するので削除した。

(6) 「基礎看護技術を総合して行う看護行為」を第4章とした。第6版での「指導的活動」は，「相談・指導的機能」に変更し，第1章のインフォームドコンセントをここに移動した。

第8版

本改訂から阿曽，井上，伊部が執筆し，第7版までとの大きな相違は「まえがき」で述べたとおりである。本版では，現在の医療状況や学生気質をふまえて，章立ても序章から結章の5章の区分へと変更し，各章の構成項目を再編成した。章立ては，普通に生活する人の日常から療養する人の生活が想起できるように組み立てた。

改訂したおもな事項は以下のとおりである。

(1) 構成を「序章」，「第1章」，「第2章」，「第3章」，「結章」の5章に変更した。各章の項目は，序章は「看護技術の基本となるもの」，第1章は「健康支援に共通する看護技術」，第2章は「生活を整える看護技術」，第3章は「診療を支える看護技術」，結章は「すべての看護技術を用いるもの」である（各章の内容は「第8版まえがき」参照）。

(2) 第1章と第2章，結章の各援助項目には「・・・に関する看護の意義」，「・・・に関する知識」，「対象・状況・目的別：援助の具体例」の項目を設けて，記述スタイルを統一し，内容を整理した。序章の看護過程については，「・・・に関する看護の意義」，「・・・に関する基礎知識」のみとした。また，第3章については，「対象・状況・目的別：援助の具体例」の項目のところを「・・・に関する具体例」とした。

(3) 序章の「看護技術の基本となるもの」では，初対面の人に対してのコミュニケーション時の態度や会話の具体を追加した。

(4) 第2章「生活を整える看護技術」では，看護過程ができるように収集するおもな情報内容を記載した。

(5) 第1章から結章へと進むことにより，日常生活を送る人の生活から療養をする人の生活を関連づけて想起でき，そして診療に対する看護が患者中心とすることの意味付けについて学ぶことができるように考えた。

(6) 図表を増やし，文章の理解をしやすくした。

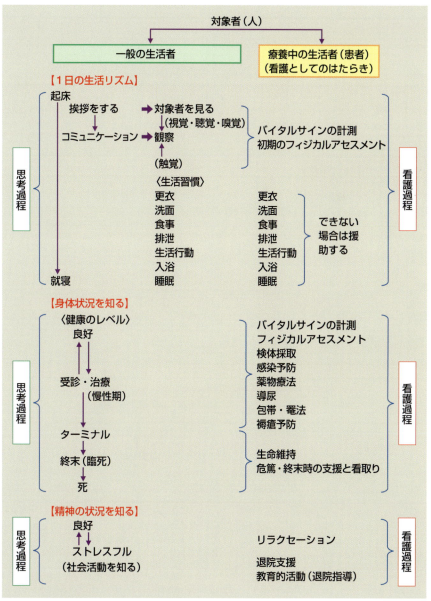

図5　『基礎看護技術　第8版』構成

(7)「ポイント」や「ステップアップ」も従来のように，看護技術のエビデンスになるような内容や，知識が発展できるような内容を記載した。

(以上，阿曽記)

目次

目次に示した名前は，第8版における各項目の執筆責任者である。各項目の内容は，Iページ「第8版 まえがき」ならびにVIIページ「編纂過程」にこれまでの経緯を示したように，1982年に氏家幸子の単著で発行された『基礎看護技術』を引き継ぎ改訂をしたものである。

序章　看護技術の基本となるもの

A コミュニケーション・態度と会話　井上智子 ── 2

1 コミュニケーション・態度と会話に関する看護の意義 ……2

2 コミュニケーション・態度と会話に関する基礎知識 ……3
- A．ヒューマンコミュニケーションの構成要素 ……3
  1. 送り手と受け手……3
  2. 言語・非言語メッセージとチャンネル……4
  3. コンテキスト……6
- B．コミュニケーションの機能と流れ……6
- C．良好なコミュニケーションのための要件……8
  1. 前提条件……8
  2. 言葉づかい（話し方，言葉）……9
  3. 話の聞き方と対応……11
- D．ロールプレイング……12
  1. 場の設定と役割……13
  2. 実施方法……13
- E．機器を用いたコミュニケーション……14
  1. 種類……14
  2. ナースコールインターホン……15
  3. ナースコールインターホン使用時の留意事項 ……16

3 対象・状況・目的別：援助の具体例 ……17
- A．はじめて話すとき……17
  1. 出会いの背景を考える……18
  2. 相手の視覚・聴覚，認知能力を考慮する ……18
  3. 相手が話せる話題を選ぶ……18
- B．状況を知ったうえで話すとき……18
  1. 話す場所や時間帯を考える……19
  2. 話す環境を整える……19
  3. 話す内容を準備してのぞみ柔軟に対応する ……19
- C．背景・生活・思いや考えを知って話すとき ……20
  1. 関係者に連絡をとり話し合いの場を設定する ……20
  2. 進行役を務め参加者の発言を促す……21
  3. 終了後に参加者・関係者に連絡をとり補足や再確認を行う……21

B 健康レベル・生活リズム　阿曽洋子 ── 22

1 健康レベル・生活リズムに関する看護の意義……22
- A．健康レベルとは……22
- B．生活リズムとは……23
- C．健康レベル・生活リズムと看護……23

2 健康レベル・生活リズムに関する基礎知識……23
- A．健康レベル……23
  1. 健康レベルと医療……23
  2. 健康レベルと看護活動……24
- B．生活リズム……25
  1. 生活リズムと医療……25
  2. 生活リズムと看護活動……25

3 対象・状況・目的別：援助の具体例……26
  1. 健康レベルが「自立」の場合……26
  2. 健康レベルが「一部要援助」の場合……26
  3. 健康レベルが「全要援助」の場合……26

C 看護過程　阿曽洋子 ── 27

1 看護過程に関する看護の意義……27

2 看護過程に関する基礎知識……27
- A．思考過程と看護過程……27
- B．情報とアセスメント……28
  1. アセスメントとは……28
  2. 情報とその分析，問題の明確化……29
- C．看護診断……29
- D．計画の立案……29
  1. 目標（看護目標）……30
  2. 看護上の問題とその解決策……31
  3. 看護計画の記録……31
- E．実施（実践）……31
- F．評価……32

XV

1. 目的……32
2. 内容と方法……32

第1章 健康支援に共通する看護技術

D 情報収集・バイタルサイン　井上智子 ── 36

1 情報収集・バイタルサインに関する看護の意義……36
2 情報収集・バイタルサインに関する基礎知識……37
- A．情報収集・記録と個人情報の保護に関する責務……37
- B．情報収集の基盤となる要因と枠組み……38
- C．バイタルサインに関する基礎知識……40
  1. 脈拍・心拍……43
  2. 体温……47
  3. 血圧……55
  4. 呼吸……61
  5. 意識レベル……63
- D．身体計測に関する基礎知識……64
  1. 身長……65
  2. 体重……66
  3. 胸囲……67
  4. 腹囲……68
  5. 視力……69
  6. 聴力……70
  7. 皮下脂肪厚（皮脂厚）……73
  8. 握力……74
  9. 肺活量……75
- E．記録・報告に関する基礎知識……76

3 対象・状況・目的別：援助の具体例……77
- A．急に状態が変化するとき……77
- B．経過を観察するとき……79
- C．初対面の人の健康状態を把握するとき……80

E 日常生活活動　阿曽洋子 ── 81

1 日常生活活動に関する看護の意義……81
2 日常生活活動に関する基礎知識……81
- A．生活活動……81
- B．生活活動と運動……82
- C．生活活動としての疲労と休養・睡眠……83
  1. 疲労……83
  2. 休養……83
  3. 睡眠……84
- D．日常生活活動（ADL）……85

3 対象・状況・目的別：援助の具体例……86
- A．睡眠への援助……86
- B．リラクセーションへの援助……86
- C．日常生活活動（動作）への援助……87

F 生活環境と健康　阿曽洋子 ── 88

1 生活環境と健康に関する看護の意義……88
2 生活環境と健康に関する基礎知識……89
- A．病棟の構造……89
- B．病室内構造の構成要素……91
  1. 採光と照明……92
  2. 色彩……92
  3. 音……93
  4. 室内気候……93
  5. においと室内空気環境……94

3 対象・状況・目的別：援助の具体例……96
- A．採光と照明への援助……96
- B．色彩調節への援助……97
- C．音に対する援助……98
- D．室内気候に対する援助……98
- E．においと室内空気環境に対する援助……101

G 安全・安楽　阿曽洋子 ── 103

1 安全・安楽に関する看護の意義……103
2 安全・安楽に関する基礎知識……103
- A．安全に影響を及ぼす因子……103
  1. 患者による因子……103
  2. ナースによる因子……104
  3. その他の因子……104
- B．安楽に影響を及ぼす因子……105
  1. 患者による因子……105
  2. ナースによる因子……106
  3. その他の因子……106

3 対象・状況・目的別：援助の具体例……106
- A．安全・安楽に対する対策……106
- B．転倒・転落の予防……107
- C．患者の誤認防止……107
- D．曝露予防……109
- E．腰痛予防……109

第2章 生活を整える看護技術

H 体位・姿勢と移動の工夫　阿曽洋子 ── 114

1 体位・姿勢と移動の工夫に関する看護の意義……114
2 体位・姿勢と移動の工夫に関する基礎知識……114
- A．ボディメカニクス……114
  1. 姿勢……115
  2. 動作……116
  3. 看護場面の姿勢と動作……117
- B．キネステティク……124
- C．移動時に用いる補助具……125

3 対象・状況・目的別：援助の具体例……125
- A．各体位に対する援助……125
- B．移動動作の援助……130
  1. 目的……130
  2. 留意事項……130
  3. 実施方法……131
- C．体位変換の援助……136
  1. 目的……136
  2. 留意事項……136
  3. 実施方法……137
- D．移動動作・体位の変換を活用した援助……142
  1. 輸送車による移動（ベッドのまま移送ができない場合）……142
  2. 車椅子による移動の援助……146
  3. 歩行の介助……149

I 着衣・更衣と寝具・寝室，住環境の管理　阿曽洋子 ── 152

1 着衣・更衣と寝具・寝室，住環境の管理に関する看護の意義……152
- A．着衣・更衣に関する看護の意義……152
- B．寝具・寝室，住環境の管理に関する看護の意義……152

2 着衣・更衣と寝具・寝室，住環境の管理に関する基礎知識……153
- A．衣類に関する基礎知識……153
  1. 衣類を着用する目的……153
  2. 療養生活に配慮した病衣とその管理……154
  3. 履物……157
- B．寝具・寝室，住環境の管理に関する基礎知識……160

3 対象・状況・目的別：援助の具体例……171
- A．着衣・更衣への援助……171
  1. 寝衣交換の目的……171
  2. 収集情報……172
  3. 留意事項……172
  4. 援助方法……173
- B．寝具・寝室への支援……176
- C．居住空間への支援……192

J 食事と栄養管理　井上智子 ── 194

1 食事と栄養管理に関する看護の意義……194
2 食事と栄養管理に関する基礎知識……197
- A．食事摂取基準，食品群，食事バランスガイド……197
  1. 食事摂取基準……197
  2. 食品群……198
  3. 食事バランスガイド……199
- B．エネルギーとおもな栄養素の作用……200
  1. エネルギー……200
  2. 栄養素……200
- C．食物の味とおいしさ……205
- D．食事療養……205
- E．摂食・嚥下機能と消化・吸収・排泄機能……208
- F．栄養療法の種類と選択の考え方……208

3 対象・状況・目的別：援助の具体例……210
- A．配膳・下膳を行う場合……211
- B．食べやすく整える場合……211
- C．食事介助を行う場合……214

K 排泄と排泄管理　阿曽洋子 ── 216

1 排泄と排泄管理に関する看護の意義……216
2 排泄と排泄管理に関する基礎知識……217
- A．排泄全般……217
  1. 排尿の生理……217
  2. 排便の生理……219
  3. 使用器具・設備……221
- B．浣腸……225
  1. 排便浣腸（催下浣腸）……225
  2. 坐薬（剤）による排便・摘便……226
- C．導尿……226
  1. 一時的導尿……226
  2. 持続的導尿……226

3 対象・状況・目的別：援助の具体例……226
- A．患者の状態と排泄の援助方法……226

- B．排泄の援助……227
  - 1．便器を用いて行う援助……227
  - 2．尿器を用いて行う援助……229
  - 3．おむつによる排泄の援助……230
- C．浣腸への援助……233
  - 1．グリセリン浣腸……233
  - 2．坐薬（剤）による排便……235
  - 3．摘便……236
- D．導尿の援助……237
  - 1．一時的導尿……237
  - 2．持続的導尿（留置カテーテル法）……241

L 身体の清潔と皮膚・粘膜の管理　井上智子 — 245

1 身体の清潔と皮膚・粘膜の管理に関する看護の意義……245

2 身体の清潔と皮膚・粘膜の管理に関する基礎知識……245

- A．皮膚の構造と機能……245
- B．毛と爪の構造と機能……247
- C．口腔の構造と機能……247
- D．汚れの種類と性質……247
- E．洗浄料の種類と作用……248
- F．歯ブラシ・歯みがき剤の種類と作用……249
- G．入浴の作用……250
- H．歯のブラッシング法……250

3 対象・状況・目的別：援助の具体例……253

- A．行動制限はないが部分的な工夫が必要な場合……254
- B．部分的あるいは一時的な行動制限がある場合……257
- C．行動制限がある場合……258

第3章　診療を支える看護技術

M 感染予防　阿曽洋子 — 272

1 感染予防に関する看護の意義……272

2 感染予防に関する基礎知識……273

- A．感染予防の原則……273
- B．感染予防についての用語……273
- C．院内感染とその予防……275
  - 1．院内感染の要因……275
  - 2．予防対策……275
- D．滅菌と消毒……278
  - 1．物理的方法……278
  - 2．化学的方法……281
- E．感染性廃棄物の処理……282

3 感染予防に関する具体例……282

- A．感染予防のための滅菌・消毒の技法……282
  - 1．手指の消毒の方法……282
  - 2．鑷子の取り扱い……285
  - 3．滅菌包（滅菌パック）とその開け方……286
  - 4．滅菌・消毒物品の渡し方……287
  - 5．ゴム手袋の装着と脱ぎ方……288
  - 6．ガウンテクニック……289
  - 7．汚染物品の取り扱い……293
  - 8．感染源（吐物・排泄物など）の処理……294
  - 9．感染者と非感染者の対応……294

N 診療場面での安全と医療機器の管理　伊部亜希 — 295

1 診療場面での安全と医療機器の管理に関する看護の意義……295

- A．診療場面の安全に関する看護の意義……295
  - 1．診察におけるナースの役割……295
  - 2．検査におけるナースの役割……296
- B．医療機器に関する看護の意義……296
- C．酸素療法に関する看護の意義……297
- D．吸引に関する看護の意義……297

2 診療場面での安全と医療機器の管理に関する基礎知識……299

- A．医療機器に関する基礎知識……299
  - 1．医療機器の種類とその原理……299
  - 2．医療機器使用時の注意点……300
- B．酸素療法に関する基礎知識……301
  - 1．酸素吸入方法の種類……301
  - 2．酸素供給設備と容器……301
  - 3．吸入器具……304
- C．吸引に関する基礎知識……305
  - 1．吸引装置……305
  - 2．気道用吸引カテーテル……307

3 診療場面での安全と医療機器の管理に関する具体例
……308
　A．患者がはじめて診察を受ける場合……308
　　1．準備……308
　　2．診察時の介助……309
　　3．あとかたづけ……310
　B．侵襲の大きな検査を受ける場合……311
　C．常時，医療機器を装着して療養する場合……312
　D．酸素療法（酸素吸入）の援助……313
　E．一時的吸引による呼吸の援助……316

O 検体・静脈血の採取と管理　井上智子 ── 319

1 検体・静脈血の採取と管理に関する看護の意義
……319
2 検体・静脈血の採取と管理に関する基礎知識……319
　A．採血に使用される器具……319
　　1．採血用針……320
　　2．真空採血管……320
3 検体・静脈血の採取と管理に関する具体例……321
　A．採血の部位と方法……321
　　1．穿刺血管の選定……321
　　2．駆血帯の装着……322
　　3．穿刺部皮膚の消毒と採血針の穿刺，
　　　真空採血管への血液採取……323
　　4．駆血帯の除去と採血用針の抜去……324
　　5．採血用針・ホルダの廃棄と検体の検出……324

P 患部の保護と罨法　井上智子 ── 325

1 患部の保護と罨法に関する看護の意義……325
2 患部の保護と罨法に関する基礎知識……325
　A．包帯……325
　　1．目的……326
　　2．材質……326
　B．罨法……326
　　1．目的と効果……326
　　2．種類と特徴……328
3 患部の保護と罨法に関する具体例……329
　A．装着の実際……329
　　1．巻軸帯・伸縮性巻軸包帯……330
　　2．三角巾……333
　B．適用の実際……336

　　1．湯たんぽ……336
　　2．氷枕と氷嚢……337
　　3．CMC製品，湿布，パップ剤……338

Q 薬の管理と適用　井上智子 ── 340

1 薬の管理と適用に関する看護の意義……340
2 薬の管理と適用に関する基礎知識……340
　A．薬物管理に関連する規定……340
　B．薬物の適用方法と特徴……342
　C．薬物と適用の管理……343
　D．薬物適用に共通する留意事項……347
　　1．薬物血中濃度と薬理作用……347
　　2．薬物適用の時刻と時間……348
　　3．自己管理の要件……348
3 薬の管理と適用に関する具体例……348
　A．内服薬，点眼剤，坐薬の適用……348
　　1．内服薬……349
　　2．点眼剤……350
　　3．坐薬……350

R 注射薬の管理と適用　井上智子 ── 352

1 注射薬の管理と適用に関する看護の意義……352
2 注射薬の管理と適用に関する基礎知識……352
　A．注射剤と容器……353
　B．注射器具……353
　　1．滅菌済み注射針……354
　　2．滅菌済み注射筒……355
　　3．滅菌済み翼付針，末梢血管用滅菌済み留置針，
　　　滅菌済み輸液セット……356
3 注射薬の管理と適用に関する具体例……359
　A．注射器具への薬液の充填……359
　　1．注射筒と注射針の接合……359
　　2．アンプル内の薬液の注射筒への充填……359
　　3．輸液容器内の薬液の輸液セットへの充填
　　　……360
　B．注射の部位と方法……360
　　1．皮内注射……362
　　2．皮下注射……362
　　3．筋肉内注射……364
　　4．静脈内注射……365
　C．感染性廃棄物の取り扱い……367

結章　すべての看護技術を用いるもの

S 褥瘡の予防と管理　伊部亜希 ── 372

1 褥瘡の予防と管理に関する看護の意義……372
2 褥瘡の予防と管理に関する基礎知識……372
　A．褥瘡の要因……372
　B．褥瘡の症状……374
　C．褥瘡の分類……375
　D．褥瘡の状態の評価……375
　E．褥瘡の治療と援助……376
3 対象・状況・目的別：援助の具体例……378
　A．手術などで一時的な侵襲が加わる場合……379
　B．一定時間の体動制限があり，褥瘡ハイリスク状態になりやすい場合……381
　C．恒久的な体動制限による褥瘡ハイリスク状態の場合……381
　　1．体位変換……381
　　2．寝具の選択と管理……381
　　3．リネン類の選択と使用法……382
　　4．予防用具……382
　　5．清拭・入浴……383
　　6．皮膚の保温……383
　　7．失禁への対応……383
　　8．食事……384
　　9．その他……384

T 命の終わりを看取る　井上智子 ── 385

1 命の終わりを看取る看護の意義……385
2 命の終わりを看取る基礎知識……386
　A．終末期と死の判定……386
　　1．終末期と終末期医療……386
　　2．死の判定……386
　　3．法的脳死の概念……387
　B．命が終わるときの状態……387
　　1．生命維持機能と外観……387
　　2．精神……388
　C．死亡後の身体の変化……389
　D．死亡時の対処……389
　　1．直後の対応……389
　　2．外観の整え……390
　　3．手続きとその後……391
3 対象・状況・目的別：援助の具体例……391
　A．急性型……391
　B．亜急性型……392
　C．慢性型……393

索引 ── 397

序章 看護技術の基本となるもの

序章 ● 看護技術の基本となるもの

A コミュニケーション・態度と会話

1 コミュニケーション・態度と会話に関する看護の意義

看護は、さまざまな状況で生活している人が健康課題に取り組み、その人がよく生きるためにもてる力を引き出して高める支援を行う。ナースは適切で継続性のある看護を提供するために、本人とその関係者、協働するナース・医師・その他の関係職種の人々と情報を共有し、互いを理解し、信頼関係を築いていく必要がある。そのためには関係する人々とのコミュニケーションを良好に保ち、自己の態度と会話を意識した行動をとることが求められる。

コミュニケーションについての研究は、1940年代後半から社会学や心理学だけでなく多くの学問領域において行われ、とくに情報科学分野での研究は急速に進展している。医療や健康科学の分野においてもコミュニケーションの重要性が認識され、多角的に研究されている。

コミュニケーション communication の定義は各領域によって多少異なるが、共通していることは「コミュニケーションとは、一定の意味内容を記号 sign として、送り手であるシステムから受け手である他のシステムに情報を伝える過程である」ということである。したがって、コミュニケーションは人間だけが行うものでなく動物にもみられ、多くの動物がいろいろな手段でコミュニケーションを行っている。たとえば餌を探しに行ったミツバチは、巣の上での飛び方によって、餌のある方向や量を伝えている。そして情報伝達機器や人工知能の開発は、日常生活や社会生活、医療の現場で、人間と機械、機械と機械のコミュニケーションを増やしている。

人間と人間のコミュニケーションはヒューマンコミュニケーションといわれ、言葉という言語記号が多用される。そして、言葉の意味とともに声の表現や表情、その他の情緒的な表現や共感などが、非言語記号となって意味内容を伝え、コミュニケーションに影響を与える。態度は、状況に対応して自己の感情や意思を表出する、表情・身ぶり・言葉つきなどのことで、非言語記号としてコミュニケーションに含まれるとともに、できごとに対する自己の心のありようや考え方、行動傾向を示すものである。会話は、2人あるいは小人数で向かいあって話しあうこと、またその話を意味する。そのため、ヒューマンコミュニケーションでは、どのような態度でなにを会話するかは情報共有のレベルに大きく影響する。

瞬時におおぜいと情報を共有できる時代であるからこそ、看護技術の基本とし

ステップアップ

コミュニケーションという言葉は、社会のあらゆる場で用いられている。そして、それは多種多様な使われ方がされている。広辞苑(第7版)では、コミュニケーションは「社会生活を営む人間の間で行う知覚・感情・思考の伝達。言語・記号その他視覚に訴える各種のものを媒介とする」とあり、そのほか動物個体間や細胞間での情報の伝達や移動を含むものとなっている。そして、この伝達は一方向のものでなく、相互作用があり、その良否(または適否)は個人間でも社会一般の間でも、理解や信頼による結果としてあらわれる。

ステップアップ

動物との触れ合いで人々を癒すアニマルセラピーも、人と動物のコミュニケーションの一例といえよう。セラピー動物は、しつけやアレルギー、飼育の関係から犬の場合が多いが、馬やイルカなどの場合もあり、病院や高齢者・障害者の施設、また子どもたちへの教育を重視した活動にも取り入れられている。

て，人と会って話すこと，ていねいであること，意思が伝わることを大切に，日々の実践を行う必要がある。情報を共有し，意思の疎通がはかられることで意味が共有され，相互理解から関係性が構築され，信頼関係が築かれ影響を及ぼす関係へと発展していく。適切なコミュニケーションは，看護のあらゆる場面で欠かすことができず，よいコミュニケーションがあってこそ支援につながる。そのためには，コミュニケーションに関する知識を深めて研究成果を活用し，実際の場での経験をいかしつつ，関係者とよい人間関係を築きたいものである。

2 コミュニケーション・態度と会話に関する基礎知識

A ヒューマンコミュニケーションの構成要素

> **ポイント**
> ●コミュニケーションの送り手と受け手は，相互に情報の発信者と受信者となるシステムである。
> 構成要素の示し方もコミュニケーション研究の立場によって多少異なる。

ヒューマンコミュニケーションは，人間と人間が言語やその他の非言語記号によって，一定の意味内容を情報として伝達する過程である。その構成要素は，送り手と受け手，記号として伝達される言語・非言語メッセージと伝達手段のチャンネル，状況や関係性を含む背景要因であるコンテキストから構成される(→図A-1)。

1 送り手と受け手

ヒューマンコミュニケーションが成立するためには，まず送り手(A)が意図することを，受け手(B)が理解できる言葉やしぐさなどの記号にかえて表現して伝達する。それに対して受け手(B)は，(A)の意図することを自分の理解した内容として，返事やうなずきなどの記号にかえて反応する。送り手(A)は受け手(B)の反応を見ながら，必要に応じて，意図する意味内容が正確に伝わるよう表現を調整して伝達する。この送り手と受け手の関係は一方向に整然と行われるものではなく，送り手と受け手の立場が交代したり，双方が同時に表現したりすること

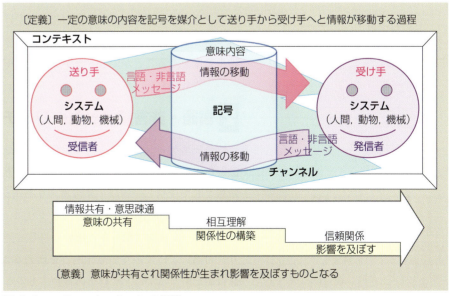

図A-1 コミュニケーションの構造

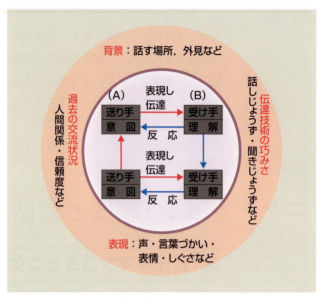

図A-2 送り手と受け手を中心としたコミュニケーションへの影響

でコミュニケーションによる効果が生じる。

そして、このコミュニケーションによる効果に影響するものには、以下のものがある（→図A-2）。

(1) 両者の背景：各人のもっている知識、生育歴や生活習慣、社会的な立場などに加えて、コミュニケーション時の年齢、体格、服装、化粧、におい、場所（環境）など
(2) 表現方法：声の高さ・大きさ・やわらかさ、言葉づかい、表情、しぐさなど
(3) 過去の交流状況：人間関係や信頼度
(4) 伝達技術の巧みさ：話しじょうず、聞きじょうず、話題の順序や例のあげ方、その他

これらのことは、理性的なものだけでなく、感性的なものや感情に訴えるものなど、総合されたものがコミュニケーションの効果に影響する。たとえば人間は状況に応じて、理解・共感・称賛を求めるような他者との心理的距離を縮める方向の欲求と、束縛されず自由を求めるような他者との心理的距離を維持する方向の欲求をもつとされる。送り手の意図と受け手の理解が一致する、よいコミュニケーションのためには、この欲求の方向性を総合的に察知し、配慮のある言葉かけや態度をとることができるかが1つのカギとなろう。

2 言語・非言語メッセージとチャンネル

コミュニケーションは、送り手が発信した知覚の対象物である記号が、感覚刺激となって各チャンネルを通して受け手の感覚受容器に伝わり、受け手が記号を情報として受信し、言語・非言語メッセージを理解・解釈することで成立する。記号はシンボル symbol（象徴）とシグナル signal（合図）に大別でき、人間のコミュニケーションで最も多く用いられる言語は、最高度に発達したシンボルであり、言語によって多くの意味内容を伝えることができる。言語すなわち言葉は、直接話をするほかに、それをあらわすものとして文字や情報記号、イラスト・地図・記号化した図形・写真などの図絵を含み、それらはさまざまな準言語を伴っ

ステップアップ

ブラウン Brown, P. とレビンソン Levinson, S.C. は人類学的・社会学的な知見をふまえて、言語学の語用論の立場から、人間の言語にはていねいさに関する普遍的な性質があることを、ポライトネス politeness として示した(1987)。ポライトネス理論では、人間はコミュニケーションのなかで配慮を期待する、ポジティブ-フェイス positive face とネガティブ-フェイス negative face という相反する欲求をもっており、良好な対人関係を築くためには、この両方向への欲求を察知して、欲求に応じて言葉かけや態度を適切に使い分けることが大切であるとしている。

ステップアップ

チャンネル channel とは水路を意味し、コミュニケーションにおいて情報が伝わる道筋、いいかえれば伝達手段のことをいう。電気通信においては一定の周波数の幅がチャンネルであり、テレビの「チャンネル」は同じ語である。チャネルと表現されることもある。

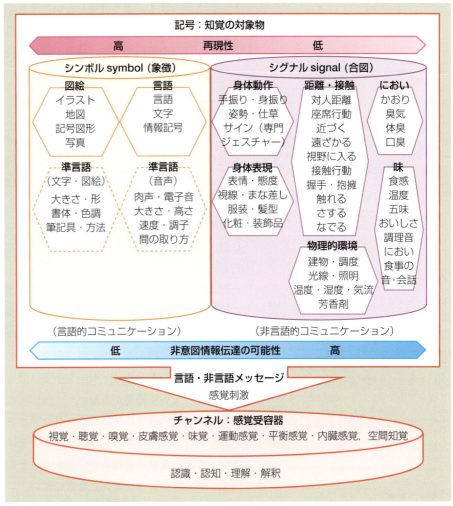

図 A-3　言語・非言語メッセージとチャンネル

て言語的コミュニケーション verbal communication として説明されることが多い。

　一方，表情・態度・叫び声などは非言語のシグナル（合図）であり，身体動作，身体表現，距離や接触，においや味，さらには物理的環境など，さまざまな非言語記号による意味内容の伝達は，非言語的コミュニケーション nonverbal communication として説明される。そして，実際のコミュニケーション場面では，シンボルとシグナルは統合して表現されることが多く，会話では話される言葉の意味に声の大きさや高さなどの準言語，そして顔の表情や手振り身振りが加わることで，言語・非言語メッセージが伝える意味内容は異なってくる。また，メッセージの再現性は，記録の容易さからシグナルよりシンボルの方が高く，反対に送り手が発信を意図していない情報を伝達する可能性は，シンボルより非言語記号のシグナルの方が高い（→図 A-3）。

　一般的に，言語メッセージと非言語メッセージが一致するほうが，意味の共有や関係性の構築が円滑に進みやすい。対人コミュニケーションにおいて，言語と非言語メッセージに不一致を感じた場合には，送り手がそのことを意図している場合もあれば，無意識のうちに異なるメッセージを発信している場合もある。とくに生命や健康にかかわるような重要な意思決定の場面でのコミュニケーションにおいては，シンボルとシグナルを適切に用いて，言語メッセージと非言語メッ

> **ポイント**
> ●「ゆっくり」といいつつ時計を見る，「おいしい」といいつつ箸を置く，このような言語記号と非言語記号が一致しない言動は，本人の意図にかかわらず，意味の共有をはばむ要因となる。

セージとが一致するよう留意したい。そして，不一致を感じとった場合には，互いにそのことを相手に伝える努力を重ねることが大切であり，そうした努力の積み重ねが理解や納得を得て，協力や協働の関係性を構築することにつながる。

3 コンテキスト

注1：コンテキスト context の語の意味は文章前後のつながり，文脈であり，比喩的に筋道・背景などの意に使うとことからきている。

コミュニケーションにおけるコンテキスト[注1]とは，言語・非言語メッセージが発信される背景となる，すべての状況や関係性のことであり，先述した送り手と受け手に付随する，コミュニケーションの効果に影響するものも一部含まれる。

その場の気分や雰囲気によって，コミュニケーションの様相は異なり，一般的には，楽しい場面では活発に，悲しい場面では控えめにメッセージのやり取りが行われる。また，送り手と受け手がやり取りされるメッセージに関して，共通した認識や理解をもっていれば，言語・非言語記号の量やチャンネルの種類が少なくても，両者は意味を取り違えることなく共有することができる。反対に，送り手と受け手が共有する情報が少なく，互いの状況を把握することが困難な場合には，送り手は言語・非言語記号の量やチャンネルの種類を増やし，受け手が意味を取り違えることなくメッセージを受け取っているかを確認しながら，意思の疎通をはかっていく必要がある。

このように送り手と受け手が，コンテキストを判断して情報の量や種類，伝達手段を考慮しながらコミュニケーションをはかると，意味の共有が円滑に進みやすい。なお，受け手が個人から複数人，そして集団となり，かつ，対面から非対面でのコミュニケーションとなるに従い，コンテキストの把握が困難となり，円滑な意思疎通をはばむ要因となる。

医療の場では，医療従事者間のコミュニケーションは，資格や業務が同等あるいは類似していて協力や協働の機会が多いと，共有されるコンテキストが増え，効果的・効率的なコミュニケーションが成立しやすい。反面，効率性の重視は，その場の気分をおしはかって理解不十分なまま行動する，決められた確認を抜かすなどの間違いをまねく危険性をもっている。とくに医療の現場においては，意味の取り違えから重大な事故を引きおこすことがないよう，少しでも曖昧な様子や反応があれば，きちんと聞き返して確かめるという基本的な行為が大変重要となる。

一方，医療従事者と医療の受け手とのコミュニケーションにおいては，両者がもつ知識や情報量には大きな差があり，医療の受け手にとっては医療の必要性や適切性の判断がむずかしく，医療従事者にとっては本人や家族の生活状況や医療への期待を知るところからはじめる場合も多い。適切な医療・看護につなげるために，互いが情報を共有し，意思の疎通をはかろうとする努力が求められる。

ステップアップ

ヒューマンコミュニケーションは，個人を対象とするパーソナルコミュニケーションと多人数を対象とするマスコミュニケーションに大別できる。パーソナルコミュニケーションは送り手と受け手の間に人格的な接触がある。対してマスコミュニケーションは多くの場合，送り手からの一方向の意思伝達であり，それぞれの受け手の思いは送り手には伝わらない。

ステップアップ

サービスや商品に関する情報を，利用者より提供側が多くもつ状況を「情報の非対称性」といい，医療においては医師や医療従事者が患者よりも多くの医療関連情報をもつことを意味する。
ただし医療においては，医療従事者が患者の生活に関連する情報を正しく把握する必要があり，双方向に情報の非対称性が存在する場合が少なくない。
よりよい医療を実現するために，両者が良好なコミュニケーションをはかり，互いの情報格差を縮める努力が求められている。

ステップアップ

送り手が発する言葉は，それを聞く相手（受け手）に向かってだけ話されているのではなく，送り手である自分自身に向かっても話され，送り手もその言葉を受け取っている。
自己完結的コミュニケーションには，相手と意味内容を共有できたと信じることのほか，話すことにより自分の考えがまとまり，自己の内面を知ることにもつながるという作用がある。

B コミュニケーションの機能と流れ

コミュニケーションは送り手から受け手への情報伝達過程であり，送り手からみたコミュニケーションの機能には，自己完結的コミュニケーションと道具的コミュニケーションの2つの様式がある。

（1）**自己完結的コミュニケーション** consummately communication（表出的コ

ミュニケーション）受け手となる対象は個人を主とし，送り手が自分の思っていることを表出した結果，相手と意味内容を共有できたと信じることによって，コミュニケーションの目的に達するものである。

(2) **道具的コミュニケーション** instrumental communication（指示的コミュニケーション）集団成員間に成立するコミュニケーション手段で，内容を正確に伝達して，相手に心的内容を共有させ共感をおこさせて，受け手が送り手の期待する行動をとることを目的とするものである。

このようなコミュニケーションの実際では，コミュニケーションを阻害する因子となりやすいものについて配慮しなければならない。

(1) 視覚・聴覚・発語の障害，意識障害など伝達が制限される器質的な因子
(2) 関心や考え方の違い，感情など心理的な背景からくる因子
(3) 職業・地位・年齢や所属集団の違い，地域による言葉や風習の違い，家庭環境による習慣の違いなど社会的，家族的な背景からくる因子
(4) もっている知識や理解度，過去の経験の相違などからくる因子
(5) 地域性・交通手段による交流度・通信方法などの因子

看護の場におけるコミュニケーションの対象は，看護の対象となる本人をはじめとして，看護に関係する保健・医療・福祉分野などのあらゆる人々であり，同じ職場のナースも含まれる。ナースが行うことの多い，パーソナルコミュニケーションや小集団のコミュニケーションは，送り手と受け手の人間どうしのふれ合いから，いくつかの型が考えられる（→図A-4）。

1対1のパーソナルコミュニケーションを基本として，受け手の人数が直線型に増えたり，伝達方向が分岐したり，あるいはサークル型になって情報が伝達するような場合がある。関係者の数や立場，職種が増えるにつれ，情報が円滑かつ的確に伝達されているかを確認することが必要となり，ナースはその役割を担う機会が多い。直面した事象が，どの型をとるのか，また，適切に情報が伝達されるかを考えながら，調整をはかる必要がある。そして，一方向の情報伝達ではなく相互作用が生まれるような関係性となったとき，そのコミュニケーションが目

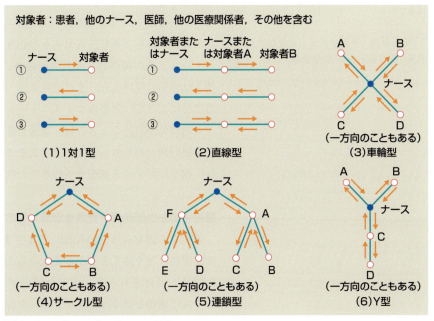

図A-4　コミュニケーションの型

標とした影響を及ぼす段階となる。

C 良好なコミュニケーションのための要件

1 前提条件

ナースが本人や医師，その他の人々と適切なコミュニケーションを行うためには，コミュニケーション過程を理解して効果的に用いることが前提となる。

■コミュニケーション過程を理解して活用する

適切なコミュニケーションのためには，コミュニケーションに影響する送り手と受け手の関係と，コミュニケーション過程をよく理解して，それを活用することが必要である。

たとえば，ナースが患者の訴えや観察事項を，担当医師やチームメンバーに報告，すなわち正確に伝達する場合は，受け手である医師や他のナースが，どこまで状況を把握しているかを確認したうえで，重要性を考慮して順序だてて系統的に情報を伝えると，受け手に理解されやすい。報告の区切りや終わりに，受け手がうなずきや質問するなどの反応を示し，報告するナースが受け手の反応を見ながら表現を付け加えるなどすると，観察内容をより正確に受け手に伝えることができる。このような理解の前提として，報告者であるナースと受け手である医療者との間で，患者に関する基本的事項についての共通認識があるか否かによって，コミュニケーションの効果は異なる。

いずれにしても，コミュニケーションの前提として目標が同一方向であることは欠かせず，また，どのようなコミュニケーション過程を経てどのような効果があったのかを確認し，観察することもナースが行う看護の技術の１つである。

■関係者と良好な人間関係にある

注2：human relations を訳したもので，1920年代から産業界で用いられはじめた言葉である。

1）堀川直義・早坂泰次郎：看護婦の人間関係，第2版．p.5，医学書院，1971.

人間関係[注2]について，堀川は「人間」とは人と人との間，つまり社会的人間関係を予想しており，人間であることはすでに人間関係を予想しているといえるという興味深い言葉を述べている。さらに，「ヒューマンリレーションとは人と人との相互作用であり，人と人との相互行為である」とも述べている[1]。

ナースと他の関係者との人間関係がよい場合は，そのナースの言動に対して，相手は容易に受け入れ，また意見を述べたりする。またナースも相手を受け入れることによって，円滑なコミュニケーションが可能となる。

人間関係が良好なときには，職場全体の雰囲気は明るくなり，積極的で自主的な看護行動がみられることは，諸調査からも明らかである。もちろんその根底には，相手に対する人間愛や人権尊重の精神がなければならない。

■相手のもつ諸条件や背景を理解しておく

適切な看護を行うためには，さまざまな症状や家庭内の問題，職業上の問題，交友関係などを知ることが重要となることが多く，これらの情報が不十分で意思の疎通がはばまれると，正確な反応が得られないといったことがおこりえる。ナースは適切なコミュニケーションを行うために，そのコミュニケーションに必要となる相手の身体的・精神的・社会的状態やその他の習慣について，現在およ

A　コミュニケーション・態度と会話

び過去の状況を含めて理解しておく必要がある。

　しかし，すべてを知らなければ看護ができないというものではない。プライバシーにかかわる問題は緊急性を判断しながら慎重に行い，相手の反応をみながら徐々に人間関係を深め，しだいに理解を深めるといった配慮も欠かせない。

■言葉づかいは心づかいの表現である

　コミュニケーションの手段として，言葉は最も高度に発達したシンボルであり，多くの内容を他の人に伝えることができるものである。しかし発せられた言葉（音声言語）は，言葉づかいによって相手に受け入れられたり，拒否されたりする。したがって，よいコミュニケーションを行うためには，言葉の用い方が重要で，言葉づかいは相手のことを配慮した心づかいの表現でもある。具体例については，次項で説明する。

■媒体を活用するとともに，その表現の限界を知る

　コミュニケーションの媒体としては，文字や図表などで書かれたものや，実物の模型，映画・テレビ・インターネットなどがあり，それらは受け手の認知能力や利用状況を考慮したものを用いると効果的である。媒体そのものではないが，その場の雰囲気をつくる部屋や家具，照明などの物理的環境についても工夫し，話す場をかえてみる必要もある。

　媒体は，それ自体で意図する内容のすべてをあらわすものではないので，補助手段として用いる。また，メールなどは表情や態度は伝えられず，言葉も中途半端になりがちで，相手の反応が把握しにくく誤解をまねきやすいので留意したい。

> **ステップアップ**
> コミュニケーションの媒体として資料を作成する際には，受け手に専門的な情報や知識をわかりやすく伝える技術であるテクニカルコミュニケーションについての理解を深め，その資料がどの程度の知識や情報をもって，どのような目的で，どのような環境や状況で利用されるかなどを考慮して作成する必要がある。

2　言葉づかい（話し方，言葉）

　ナースが，効果的にコミュニケーションするために共通する基本的事項として，話し方と，話の内容と言葉について説明する。

ⓐ 話し方

■主語と述語を明確にする

　ナースが本人や家族に行う説明や指導はもちろんのこと，医師や他のチームメンバーへの報告や連絡を行うときは，相手が正確に理解できるように主語と述語を明確に用いる必要がある。とくに主語が抜けると，なにを伝えたいのか理解できず，受け手は次の行動に移れない。たとえば「（ナースの）私が，（ケアスタッフの）Aさんに，Bさんの入浴介助をお願いしておきます。」と同僚ナースに伝えるべきところを，「AさんにBさんの入浴介助をお願いします。」と言葉を省いてしまうと，受け手のナースは，どちらがAさんに依頼するのか言葉だけでは分かりにくい。

■言葉は順序よく系統的に用いる

　相手に理解される話し方は，主語と述語が明確であると同時に，話す順序が系統だっている。このためには，自分の話す目的や考えを整理してまとめておく必要がある。自分が多くのことを知っているために，そのことに対する思いがいっ

> **ポイント**
> ●携帯端末では主語や述語を抜かしても送り手からのメッセージであることが分かるので，日常会話でも主語や述語が省かれる傾向がある。
> 医療安全の観点からも，主語と述語を明確にした日常会話を心がける必要がある。

ぱいになって，結果として表現があいまいになることもある。話の内容が理解されやすい順序として，4W1H（who, when, where, what, how）を活用し，だれが，いつ，どこで，なにを，どのように，するかを述べるのも1つの方法である。

■アクセントや語調・態度・表情に留意する

文字で書けば同じであっても，語調や態度によっては相手をほめたことになる場合もあれば，皮肉や軽蔑，誹謗・攻撃などと極端な受け取り方をされることもある。態度や表情は伝える内容とも関連するので，つねにていねいであたたかく，明るい表情や態度を心がける。相手はナースの表情や動作の1つひとつを見て，ナースの人がらや技術，自分の病状などを判断していることも忘れてはならない。

■相手にわかる発音をする

言葉は最初から最後まで明瞭に発音する。語尾の声が小さくなると聞き違いがおこりやすいので注意する。医療現場では感染予防・感染制御の観点からマスクを着用する機会が増えている。コミュニケーションに際しては，不用意な着用は避けるとともに，マスクを着用して話す必要があるときには，とくに明瞭に発音するよう心がける。

■相手が聞きやすい声の大きさと高さにする

年齢によって聞きとりやすい音量と音域レベルがあり，20歳代までは感度がよいが，しだいに鼓膜や耳小骨の関節・筋などの伝音系の硬化や，蝸牛基部の細胞の損失で高音が聞きとりにくくなる。この変化には個人差はあるが，40歳代から50歳代の変化が著しく，加齢にしたがってこの傾向は増大する（→図A-5）。そのため一般的に，高齢者は高い声で話すと音としては聞こえても言葉としては理解しにくく，子どもの場合は低い声より高い声のほうがここちよく聞こえる。相手が聞きとりやすい音域を知って，室内と室外，場所の広さなどに配慮した発声を心がける。

ステップアップ

正常成人1,521人の聴力を，経験ある聴力検査技術員が日本聴覚医学会で定めた方法によって検査し，年齢別，性別で検討した結果は次のとおりであった。
1) 純音聴覚閾値は原則として加齢とともに悪化する
2) 悪化は高い周波数ほど強い
3) 悪化は高齢者ほど早い
4) 加齢による悪化は50～55歳までのなだらかな悪化と，それ以降の急速な悪化との2相に区別することができる
5) 75歳以降の後期高齢者の聴力悪化はこの方法では測定，評価できない
6) 男性と女性の悪化をくらべると，高齢者，高音域，主として4，8kHzで，男性のほうがわずかに強い
（立木孝・笹森史朗・南吉昇ほか：日本人聴力の加齢変化の研究. Audiology Japan 45：241-250, 2002.）

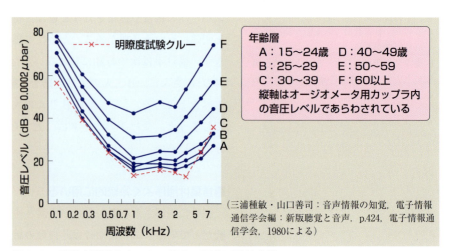

図A-5　明瞭度試験クルーと一般人の最小可聴値曲線

A コミュニケーション・態度と会話

ⓑ 話の内容と言葉

■話の目的が明確に伝わる言葉を選ぶ

　健康情報を収集する，看護や治療について説明する，会話することで励ましたりリラックスさせたりするなど，その話をする目的が相手に理解され伝わるような言葉を選ぶことが大切である。このため，ナースは言葉を豊富にもち，それぞれの言葉がどのようなときに使えるかを理解しておき，目的によってはユーモアのある言葉を使いたいものである。

■相手にわかる言葉や内容を正確に選ぶ

　専門用語は適宜説明を加え，できるだけ標準語を用いることが望ましい。使いこなせない方言を用いると，相手がそれに気をとられ，真意が伝わらないこともある。反面，相手によっては方言のほうが理解しやすい，親近感がもてるという効果もあるので，言葉の意味をよく知り使い分けるようにする。

　たった1つの言葉でも，経験や所属する社会環境などによって，理解の程度や受け取り方が違って，誤解を生じることも少なくない。互いの年齢や環境が異なるほど相違が生じることが多いので，相手にわかる言葉や内容を選ぶよう留意するとともに，大切な事項はもう一度，確認を兼ねて伝えるようにする。

■敬語を正しく使う

　敬語には尊敬語・謙譲語・丁寧語の3種類がある。正しい敬語は相手への尊重をあらわすものとなり，自分の品位を高めることにもなる。しかし，どのような言葉にも「お」または「ご」をつけて，むやみにていねいな言葉を使う必要はない。相手を尊重する態度に，各人の生活や立場を考えた親しみと尊敬，いたわりや気づかいの気持ちを，正しい言葉づかいで表現できるよう努力したいものである。

3 話の聞き方と対応

　コミュニケーションは，互いが送り手と受け手になること，つまり相互に意味を共有することで深まっていく。ナースは本人や関係者に自分の意図することを伝えるとともに，相手の話すことを聞き，それに応対(受け答え)している。話を聞き応対するときに，留意したいポイントを述べる。

ⓐ 聞き方

■話は最後まで聞く

　相手がゆっくりした話しぶりのときや，ナースが忙しいときなどは，話を最後まで聞かずに内容を判断しがちになる。正確に判断し，相手を尊重する意味でも，話は最後まできちんと聞くようにする。

■話を急がせない

　話しぶりがゆっくりしていたり話すことに障害がある場合に，「それで」と急がせるような言葉をはさんだり，イライラとした態度をとると，相手はあせって意図することが話せなくなる。ベッドのそばの椅子に腰掛けるなどして，ゆった

ステップアップ

「患者様」「A様」など「様」をつけて呼ぶ医療機関は多い。「様」は「さん」より相手を尊敬する，ていねいな呼称ではある。しかし，それに続く言葉が一般的な言葉がほとんどで，粗雑な表現が含まれるなど，一貫した言葉づかいになっていないことも少なくない。
敬語でなく，ナースと患者との関係で，「さん」「様」の呼称を日本語としてどのように用いることが適切かを考えていくことは，医療のあり方を考えるうえで，1つの課題ともなろう。

りした態度で話を聞く姿勢が大切である。途中で時間がなくなった場合は，次の時間を決めて再度聞くなどの約束をして，その約束は必ず実行する。

■よい聞き手となる努力をする

明るい表情や態度で，相手の表情や態度に注意しながら話の途中でうなずいたり，次の言葉を促したりすることも必要である。話の内容によっては，十分にその話を聞くだけの力が備わっていないと感じることもある。ただ，そのような場合，話をする本人は先述した自己完結的コミュニケーション（➡6ページ）を目的として話していることも多い。話の本質をそらすことなく，よい聞き手となる努力をすることも大切である。

■共感をもって聞く

本人や家族の話を，ナースが共感をもって聞くことは，本人や家族にとってはナースが心からの関心を示しているという満足感とともに，ナースへの信頼感につながる。記録すべきことがらをマニュアル通りに聞くのでなく，共感をもって援助しようとしていることが伝わるような聞き方をする。

たとえば，本人や家族がナースに話したり訴えたりした言葉を，あたたかくゆっくりと繰り返して確認することは有効である。「入院が1週間にもなり，家のことが心配です」と訴えた場合には，ナースは「どうしてですか」という質問形式ではなく，「入院が1週間にもなって，家のことを心配されているのですね」と答えるほうが好ましい。

■話された内容のポイントを確認する

看護を適切に実践するために，話の途中や最後に，話のポイントを確認することは，正確な情報把握や人権尊重にも通じる行為である。

ⓑ 応対

■ともに考える態度をつねにもつ

ナースは医師や医療関係者と相談しながら，本人や家族に医療・看護に関する資料を提供し，ともに考えながら本人の意向を尊重した提案や，自己決定につながる支援を行う。

■すぐに結論や価値判断となる言葉を返さない

相手の言葉に対して，ただちに善悪の発言，とくに非難や挑発的な言葉を返すと，相手はそのあとの話をしなくなり，人間関係をそこなう原因にもなる。また，その言葉の内容に他人のことが話題となる場合には，聞き方や応対に総合的な判断が必要となる。

D ロールプレイング

コミュニケーションの基本となる言葉づかいと話の聞き方や応対は，各人の文化的背景や日常会話の影響も大きい。そこで，コミュニケーションを演習として学習する方法としてロールプレイング role playing がある。

ロールプレイングは役割演技といわれ，一般社会では新入社員の接客やセール

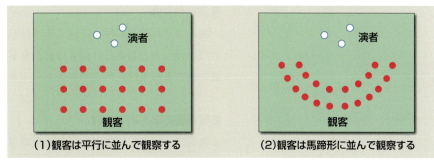

図A-6 ロールプレイングの場の設定(例)

スの訓練に用いられている。看護におけるロールプレイングは，現実場面でおこる状況を予測して，それに対処するための訓練をしたり，現実場面でおこった状況を分析したりするために，演者がその状況を演じ，観客(観察者)がそれを観察して話し合い，実践場面での行動に役だてるために行われるものである。

ここでは，学生や経験の浅いナースのコミュニケーションの学習方法としてのロールプレイングについて説明する。

1 場の設定と役割

参加者数の椅子を用意し，あらかじめ状況を仮定して設定する。演者と観客の位置は，演技の内容や動き，観客数などを考慮して決定する(→図A-6)。

演者，観客，演出者または司会者，必要に応じて助言者を決め，役割を明確にする。

(1) **演者** 実施しようとするロールプレイングの目的によって選ぶ。患者とナース2人の場合もあれば，患者・ナース・医師や，患者・ナース・栄養士などの場合もある。ただし，ロールプレイングは寸劇であり，1つの現実場面を想定して演じるので，演者は2～3人，多くても5～6人が適当である。1回の所要時間もできるだけ短くする。

(2) **観客** 観察者である。演者と観客は一部分または全部を交替して，同じ場面を2回以上繰り返して演じてもよい。

(3) **演出者** 場面の演出を行うというより，条件を設定して，演者の演技をまとめる役割を担うことが多い。検討段階においては総合司会役にもなる。

(4) **助言者** 演じられたものを検討し，参加者の意見発表後に助言をするためにまねかれることが多い。

2 実施方法

■実施方法の説明

場の設定ができ，役割が決まったら，演出者は演者の役割を簡単に説明する。ロールプレイングの目的によっては，観客にあらかじめ観察事項を説明することもある。演出にあたっては，訓練の内容，分析事項，あるいは最も効果的な方法を工夫し，問題点を説明する。これは演出者が考えてもよいし，メンバーの一部または全員で検討して決めてもよい。

■演技の実施

演者はそれぞれの役割を演じる。演技は1回だけでなく，演者をかえて複数回演技を行うこともある。観客は感想を含め，観察事項を書きとめる。実施後の討議方法によっては，所定の書き込み用紙を渡すこともある。

■実施後のまとめと検討

実施後，演者・観客・演出者の観察事項や感想をまとめ，それをもとに検討を加える。観察事項や感想のまとめ方としては，記録用紙を書記役が整理し，それを資料として全員に配布する方法や，グループ討議のはじめに各自が発言する方法がある。いずれにしても，その資料や発言の内容をもとにしながら参加者が話し合う。この話し合いは，できれば1グループ10名以内とし，参加者の多いときはグループ数をふやす。

■評価

演じた内容や演技について専門家や指導者の助言を得て，目的の達成度を評価して次回の参考にする。

E 機器を用いたコミュニケーション

言葉によるコミュニケーションには，相手と直接会って行うものや，記録によるもののほかに，機器を用いて行われるものがある。看護場面ではナースコールインターホンなどのようなインターホンが利用されることが多い。

病院にはコミュニケーション設備と称される通信弱電機器が導入されており，各部門の業務の能率化がはかられている。通信弱電機器のおもなものには次のようなものがある。

1 種類

（1）**相互の伝達機器** インターホン設備（ナースコールインターホン・一般業務用インターホン・夜間受付用インターホン・手術室用インターホン，その他），電話設備，携帯電話やスマートフォン[注3]の電話・メール，パソコン，その他

（2）**一方向の伝達機器** 放送設備（施設全域放送・一部区域放送），呼び出し設備，表示設備（院内行先表示・外来診療待合表示・患者救護区分表示，その他），ラジオ・テレビ共聴視設備，携帯電話やスマートフォン[注3]のメール，その他の機能，パソコン，その他

（3）**一方向の受信機器** 監視（モニター）設備，ナースコール設備のうち押しボタンのみのもの，携帯電話やスマートフォン[注3]のメール，その他の機能，パソコン，その他

これらの機器は医療施設用のほか，企業の設備や家庭用としても広く開発・活用されている。コミュニケーションに影響する機器を導入する場合には，情報機器・携帯端末の急速な発達と普及をふまえ，各機器の性能と特色を知って，看護場面での利用方法を模擬体験し，機器に使われることなく活用できることが必要である。

注3：携帯電話やスマートフォンの使用については，医療機器との関連で使用可能な場合に限る。

A コミュニケーション・態度と会話

2 ナースコールインターホン

ナースコールインターホンと呼称されているのは，病棟でナースと患者の連絡のために用いられているインターホンである。しかし，看護場面でのインターホンは入院患者だけを対象とするのではなく，機種は異なるが外来でも活用されており，また在宅患者の介護にも広く使用されている。

ナースコールインターホンの通話方式は，1ベッド1チャンネル方式で，親機と子機を基本とした構成となっている。現在は，インターネット網を利用して，複数の施設を一元管理するシステムや，電話や通信，記録機能を併用できるシステムなどの導入が進んでいる。

（1）親機 ナースステーションにある親機の設備は，壁付け型や卓上壁付け両用型から，コンピュータ方式に切りかわりつつある（→図A-7）。通話の機能は3種類あり，特別な操作をしないで通話ができる同時通話式と，親機の音声によって送信と受信が自動的に切りかわる自動交互通話式，親機のボタン操作で送信・受信を交互に行う交互通話式である。交互通話式は少なくなり，同時通話式に切りかわってきている。

（2）子機 子機はスピーカー・マイク・呼び出しスイッチで構成され，ベッド頭部上側壁に設置され，呼び出しスイッチは利用者に応じたタイプのものがある（→図A-8-(1)，(2)）。マルチスイッチは声を出す，息を吹きかける，触れる，センサに手をかざすなどによって呼び出しができる機能を1つにしたものである（→図A-8-(3)）。このほかタッチ式（ハンド＆フットコールなど）や，浴室などでは引き輪式のものもみられる。

これらの呼び出しスイッチが作動すると，親機に音や光で合図され，各病室入口や壁に埋められた子機の表示ランプが点灯する。携帯型ナースコールは設定に

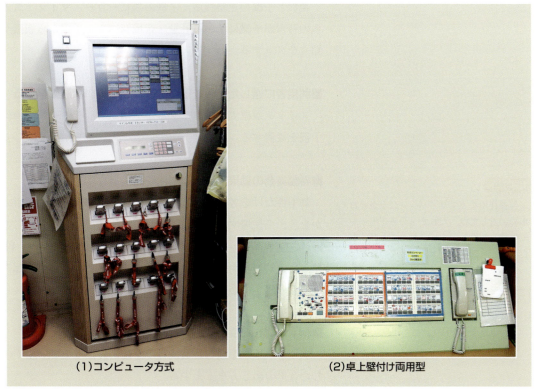

(1) コンピュータ方式　　　(2) 卓上壁付け両用型

図A-7　ナースコールインターホンの親機の例

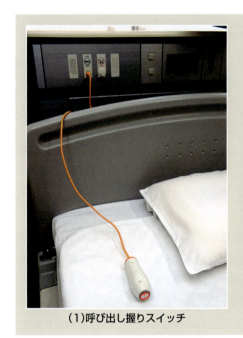 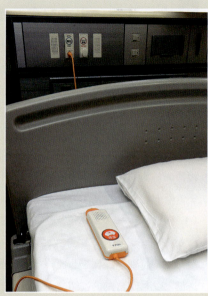 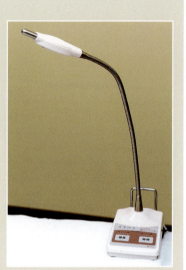

(1)呼び出し握りスイッチ　　(2)リモコン(呼び出し)スイッチ　　(3)マルチ(声・息・触)スイッチ

図A-8　呼び出しスイッチの種類

応じて呼び出し機能が作動する。

3 ナースコールインターホン使用時の留意事項

新しいシステムの導入がすすむなか，機器を用いたコミュニケーションに共通する事項として，ナースコールインターホン使用時の留意点について説明する。

■使用する機械の性能について知識を得てから使用する

親機と子機の連絡機序，子機のスピーカー・マイク・スイッチの位置，親機からの音声が子機に伝わる音量・音域レベル，子機から親機への音声の聞こえ方を知りテストする。

■利用者に適した子機を選んで使用しやすい状態に整える

スイッチが確実に操作できるかを確認し，それぞれの操作方法に適した場所に子機を設置する。

■看護業務の効果を高める活用を考える

効率性だけを考えるのでなく，看護としてどのように用いることが適切であるかを考えて使用する。総室(大部屋)で離床できない人からのナースコールへの対応は，プライバシーへの配慮が必要となる場合が多い。親機の機種や設置場所は，作業効率やナースのボディメカニクスとともに，外部の人への秘密保持についても考慮する必要がある。

■相手に聞きとりやすい音量と音域レベルで話す

ナースコールを通した機械音声を確かめたうえで，相手の年齢や個人差に配慮した音声の出し方を工夫する。

> **ポイント**
> ●便器使用などプライバシーにかかわる求めに対しては，だれからの呼び出しかで事態を判断し，すぐに行くことだけを告げて，可能な限り本人のもとに急ぐ。

A　コミュニケーション・態度と会話

■音声で自分の表情をあらわす工夫をする

ナースコールインターホンは音声で言葉を伝えるため，相手は言葉の意味以外にも，ナースの感情や業務量などを感じとる。ナースはつねに自分の発している言葉の意味内容だけでなく，音声に付随する表現にも注意して，やすらぎをもたらし，信頼される関係づくりに向けた努力を続けたい。

■ナースコールインターホンのマイクから突然大声で話をしない

ナースコールはナースを呼ぶための用具であって，ナースが用件を伝える機器ではない。配膳や寝具類の交換など一斉案内が必要な場合には，はじめにオルゴールなどの前奏曲を，最初は小さい音量で流し，次第に大きくして，ちょうどよい音量になってから送話を始めると，相手を驚かすことなく自然に音に注意が向き，案内の内容が自然と伝わりやすくなる。

■使用中や使用後の保守・点検への管理的配慮をする

機器の性能や使用状況に応じた定期点検を行うとともに，つねに不具合や故障がないか注意する。機器の材質や構造に適した方法で，定期的に汚れを除いて清潔を保つ。トイレや浴室のナースコールの点検・清掃も忘れない。

以上，ナースコールインターホンの使用上の留意事項を述べた。通信弱電設備の研究・開発は今後も急速に進歩する。ナースは，本人の立場と看護する者の両面から，倫理面を含め適切な機器を選択できるよう，つねに情報を集めて関係者と協議できるよう努め，機器に使われることなく，よりよい看護につながる活用方法について考えていきたいものである。

> **ポイント**
> - 音声で言葉を伝えるナースコールは，声の高さ，大きさ，速さ，語気などの情報も同時に伝達する。
> 表情や態度では表現されないものが声にはある。
> - ナースは，可能な限り本人のもとに足を運び，会話をして用件を伝えるようにする。
> やむをえずマイクを通して伝える場合や，自分で行動できる人にあらかじめ説明しておいた検査室への移動などを知らせるときには，まず小さな音でチャイム音を鳴らしてから送話する。

> **ポイント**
> - 子機は定期的な清拭と使用後の点検と清掃整備を行う。
> 親器の受話器は皮脂や汗，唾液が付着しやすく，使用頻度が高いので1日に数回は汚れをふき取るようにする。

3 対象・状況・目的別：援助の具体例

看護におけるコミュニケーション場面は多種多様である。ここでは医療におけるコミュニケーションの意義に立ち戻り，そのプロセスをふまえた次の3場面について考えてみたい。

A. はじめて話すとき：情報を共有し意思の疎通をはかり意味を共有する段階
B. 状況を知ったうえで話すとき：相互理解により関係性が構築される段階
C. 背景・生活・思いや考えを知って話すとき：信頼関係に基づき影響を及ぼす段階

A　はじめて話すとき

ナースが看護を目的として初対面の人と話すときは，本人が医療・看護を受けることを承知あるいは理解しているか，そしてそのことをどのように受けとめているかについて情報を共有して意思の疎通をはかり，医療・看護を受ける意味を共有する段階である。

> **ステップアップ**
> 一定の目的をもって話し合い，相談や情報交換，意思を共有する方法として面接 interview がある。この面接を目的とした最初の段階を出会いといい，出会いによって相手が考えていることや，求めていることを知ることになる。
> 最初の段階でラポール rapport（互いに心が通じ合い，共感が得られてあたたかい感情の交流ができる状態）が成立すると，情報も得やすく，次の面接も円滑に行われるようになる。

1 出会いの背景を考える

　社会生活を支障なく送っている成人が医療や看護を受けるきっかけはさまざまで，その理由や背景を知らなければ適切な医療や看護にはつながりにくい。医療・看護を受ける人の立場からすると，職場の健康診断で生活習慣の改善を指摘されて不本意にも保健指導を受けることになった人と，結婚や子どもの誕生を機会として禁煙指導を受けようとした人とでは，話を始めるときの気持ちは大きく異なる。同じく，看護する者の立場からすると，近隣の住民からの知らせを受けて育児や介護の状況を確かめるために家庭を訪問する場合と，本人や家族からの要請があっての訪問とでは，あいさつの仕方から違ってくる。

　この出会いの背景，本人の思い，感情，知識や認知レベルを考えながら，礼儀正しくていねいな態度で，相手を思う気持ちを大切に最初の出会いにのぞみたい。

> **ステップアップ**
>
> 診療所や病院を受診する人，あるいは入院した人にナースがはじめて対応する場合は，受診や入院の目的にそって必要な事項をたずねていくので，情報共有が円滑に進みやすい。
> このようにナースの問いかけの意図が明確に伝わる場合であっても，一連の業務として話をはじめるのではなく，受診や入院にいたるまでの本人の思いや気持ちを考えながら話しかけるようにする。

2 相手の視覚・聴覚，認知能力を考慮する

　少しかがむような姿勢をとって視線を同じ高さに保つことで，対等の立場であることを示して，親しみを感じさせる場合がある。子どもと話をするナースは，その子どもの目の高さと自分の目の高さが同じになるように，しゃがんだり，椅子の高さを工夫したりする。

　聴覚は個人差が大きく，補聴器を利用していても，その性能によって聞こえ方はそれぞれである。聴力が低下している可能性があり，聞き取りにくい様子が見受けられたら，声の大きさや高さ，話す速度を変えて，きちんと聞こえているかを確かめるようにする。

　認知能力が低下している可能性がある場合には，相手の人格を尊重した，対等であるという接し方が重要となる。相手にはどのように見えて聞こえているのかを考えながら，相手の視野や聞こえる方向に，前方からゆっくりと入るように近づき，ゆったりした様子で話しかけるような対応が好ましい。

3 相手が話せる話題を選ぶ

　医療・看護を受ける目的が，ある程度本人のなかで明確な場合には，その目的を確認しながら関連する知識や理解について情報を収集し，今後の方向性について情報を共有していきやすい。

　対して医療を受けることに疑問や不満があるような場合には，相手の態度や表情を観察しながら，気持ちを出せるような話題をさがす。相手が話し出したら，価値判断を下すような言葉は返さず，よい聞き手になることを心がける。十分に気持ちを言葉にして話すことで，納得して解決に向かう準備が整うことも多い。

　現実を正しく見つめ，問題解決に向けて具体的な行動を本人が選択できるようになるためには，この最初の意味の共有段階は大変重要である。

B　状況を知ったうえで話すとき

　ナースはさまざまな場面で，相談を受けて指導的機能を発揮し，療養生活に役

だつ教育的支援を行う。この段階は、これまでのコミュニケーションをふまえ、相互理解がはかられ関係性が構築される段階である。

1 話す場所や時間帯を考える

話す場所は、相手の状態や条件、話の内容や所要時間によって異なり、医療機関では面接室あるいは病室・診察室など、地域では家庭や福祉施設、事業所などのなかから、一番適した場所や時間帯を考える。手術後や退院後の生活指導など、プライバシーに関連し、ある程度の時間を要する話は、話が他の人に聞こえないような部屋や場所で、ゆったりとした話しやすい雰囲気で行うことが望ましい。

また、本人や家族の仕事や生活を考慮した時間帯であるかを確かめて、可能な範囲で調整する。

2 話す環境を整える

机があり椅子に座って話すときは、向き合って接近した状態で座るよりも、机の対角線上になるように座ると、ある程度の距離感が保て、相対して見つめられるということが少なくなり緊張感がやわらぎやすい(➡図A-9)。このような位置をとると、ナースは相手の全身の様子を観察しやすく、非言語メッセージを受け止めやすくなる。

ベッドサイドで少しまとまった話をすることもある。ベッドで臥床する人と話すときは、できれば椅子に腰を掛けて話すようにする。座ることで、落ち着いて話をする態度を示すことになる。立って話す場合も互いの視線が自然になるような位置を考える。相手に近づきすぎると、上から見降ろすようになり、臥床している人にとっては、視線を合わそうとすると顎と眼瞼をあげなければならず、疲れる姿勢となる。自然でらくに会話ができ、圧迫感がなく呼気や唾液がかからないような位置とする(➡図A-10)。

3 話す内容を準備してのぞみ柔軟に対応する

教育的支援は綿密な計画をたて、きちんとした資料を用意し、話す人に応じた説明を加えるなど、十分な準備をしてのぞむ。手渡す資料は、その医療機関が認めたものとして受けとられるので、相手に応じた補足も必要であれば医師や担当

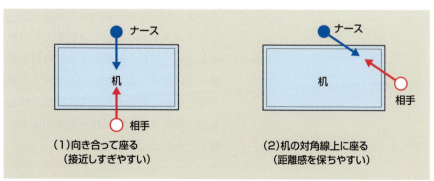

図A-9　面接時の位置

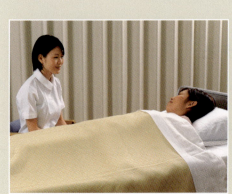 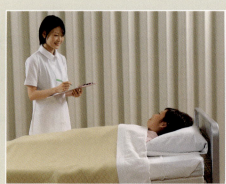 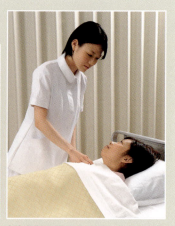

(1) 椅子に座って話をする　　(2) 患者の視線が自然になるような位置に立つ　　(3) 患者の頭の上で話しをすると患者は目と首が疲れ声も出しにくい(わるい例)

図A-10　ベッドで臥床する人と話すときの位置

> **ステップアップ**
>
> 医療をサービスという面でみると病院の治療はコアサービス、看護はサブサービスととらえられ、補助的機能であるサブサービスは利用者の満足度に大きく影響する。
> ナースが行う教育的支援はサブサービスととらえる利用者もいれば、思いがけない状況に応じた機能であるコンティンジェントサービス（非定型的なサービス）と受けとめる人もある。
> ナースが潜在的なニーズに気づき、状況適応的なコンティンジェントサービスが提供されると、利用者は高い満足感を覚えるとともに、ナースの役割を再認識することにつながる。

者に確認をとるなどして責任をもって加筆する。

　十分な準備をしたうえで、話すときには決められた内容を淡々と伝えるのではなく、相手の反応を見ながらていねいに説明し、不足部分があれば確かめてから再度、話をする機会を設ける。また、話の流れのなかで、予定していた内容と異なる話題に話が発展した場合には、その状況に応じて適切な助言がなされると、より関係性が発展するきっかけとなる。柔軟に対応できる力をつけていきたい。

C 背景・生活・思いや考えを知って話すとき

　医療が施設完結型から、施設機能の分化・連携の推進を前提とした地域完結型に大きく舵を切ったことで、退院支援の一環として、今後の療養生活について療養の場をふまえた話し合いがもたれることがある。

　このような話し合いの場を設定し、進行役を務め、今後の展開について調整を行うナースの、看護としてのコミュニケーションは、関係者の相互理解と関係性の構築をはかる段階である。

1 関係者に連絡をとり話し合いの場を設定する

　話し合いの場を設定するナースは、本人・家族、入院中の病院の担当医・担当ナース、在宅医療を担当する医師・ナース・ケアスタッフ、療養生活の調整を担うケアマネジャーなどに連絡をとり日程の調整を行う。大勢の関係者が一同に会するため、日程調整そのものに時間を要することも少なくない。しかし連絡や調整の手続きは、話し合いの前に本人や家族の背景や生活、すべての関係者の思いや考えを知る機会ともなる。また、外部の関係者とは、電話で連絡をとることも多く、これまでの関係性が開催の成否に影響し、調整のための努力が信頼関係を築くことにつながる場合も多い。

2 進行役を務め参加者の発言を促す

　司会進行役を務めるナースは，最初に本人の病状や治療方針，療養上の注意点についての説明を病院関係者に求める。説明が参加者に正しく伝わっているかを観察し，本人や家族の様子から疑問や不安を感じていると察知すればそのことを発言するように促す。質問や要望に対しては適宜，言葉を補いながら関係者の共通理解をはかる。参加者が意見を述べやすい雰囲気をつくり，在宅医療関係者からの提案を全員で検討し，今後の方針について確認していく。

3 終了後に参加者・関係者に連絡をとり補足や再確認を行う

　調整役のナースは，話し合いを通して出された確認事項を整理し，参加者・関係者に補足説明や再確認を行い，疑問や不安の解消に努める。

　ナースが行う，看護としてのコミュニケーションの形はさまざまである。毎日のコミュニケーションを大切に，1つひとつの経験を振り返り，そこからの学びを積み重ねていくことが，看護としてのコミュニケーションができるようになることにつながる。ときにはうまく伝えられなかったり，気持ちを十分に聞けなかったりもする。そのことを十分に承知したうえで，相互理解から信頼関係を築き，看護の機能を発揮して影響を及ぼす段階を，つねに目ざしたいものである。

序章 ● 看護技術の基本となるもの

B 健康レベル・生活リズム

1 健康レベル・生活リズムに関する看護の意義

A 健康レベルとは

　健康の概念については，WHO（世界保健機関）で定義されているものが一般的であり，すでに看護学概論などで学習しているため，そちらを参照してほしい。ここで述べる健康レベルとは，身体状況と精神状況のレベルの組み合わせから考えた区分であり，身体状況は以下の3つのレベルに分類する。
　　①良好でとくに医療を必要としないレベル
　　②なんらかの異常があって受診や治療が必要なレベル
　　③終末期にあるレベル
また，精神状況は以下の3つのレベルに分類する。
　　①安定したレベル
　　②ストレスがあり，ストレスの程度に応じたリラクセーションが必要なレベル
　　③受診や治療が必要なレベル
　健康レベルは，これらの身体状況と精神状況が絡み合ってかたちづくられる。そして健康レベルは，身体状況レベルと精神状況レベルの組み合わせから3つに分類することができる。

（1）**自立**　健康に問題がなく，自立した生活が営める状況（身体状況①で精神状況①の状態）

（2）**一部要援助**　健康にいくらかの問題があって，生活には一部援助が必要な状況（身体状況が①でも精神状況は②や③の状態，精神状況は①でも身体状況は②や③の状態）

（3）**全要援助**　健康にかなりの問題があって，生活にはすべてについて援助が必要な状況（身体状況②で精神状況③の状態，身体状況③で精神状況②の状態，身体状況と精神状況とがともに③の状態）

　これらの状況は，固定したものではなく，よくもなったりわるくもなったりする。いずれの健康レベルについても，それ以上悪化しないための予防ケアが必要であり，同時に進行を遅らせる医療も必要である。これらに看護が深くかかわっている。

B 生活リズムとは

生活リズムとは，その人独自の生活習慣を営んで就寝するまでのパターン化された習慣のことをいう。具体的には，起床に始まり，更衣，食事，排泄，移動，入浴，休息・睡眠などを含む人の1日の生活である。

C 健康レベル・生活リズムと看護

健康レベルと生活リズムとは相互に影響し合っている。健康レベルでなんらかの身体的または精神的な障害がでてきた場合には，生活リズムもいつも通りにできなくなり，双方に援助が必要な状況が生じる。

ナースは患者の生活動作や心身の健康状態を総合的に判断して，援助の方法を決定する。この決定した援助の方法を，ナース自身が実施したり，本人や家族および，ホームヘルパーなどの介護職者に指導して実施できるようにすることがナースの役割である。そこでナースは，患者が療養生活を円滑に送れるように，まず患者の健康レベルと日常の生活リズムを知り，日常生活の中で阻害されていることがあれば，それに対する援助を考える。

2 健康レベル・生活リズムに関する基礎知識

A 健康レベル

1 健康レベルと医療

自立，一部要援助および，全要援助の3つの健康レベルと医療との関係を図B-1に示した。

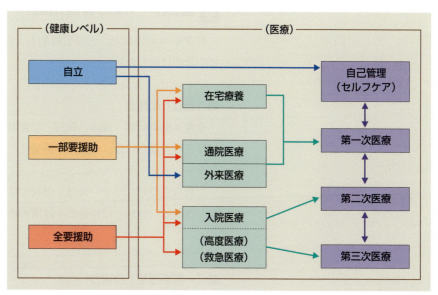

図B-1　健康レベルと医療との関係

■「自立」の場合

日常生活では援助を必要とせずに生活をしている状態であり，ときには風邪などに罹患して開業医に受診して治療する（外来医療）という第一次医療を受けることもあるが，個人が「自己管理（セルフケア）」を行って健康レベルを維持している場合である。

■「一部要援助」の場合

日常生活では開業医や病院などに定期的に受診して適切な治療を受けており（通院医療・外来医療），訪問による医療や看護および，介護支援やリハビリテーションを受けるなどの第一次医療が必要な場合である。日常生活ではなんらかの介護用具などを使う必要があったり，家族などのたすけが必要な在宅療養をしている場合である。

■「全要援助」の場合

日常生活ではすべてのことに看護や介護が必要な状況であり，在宅の場合には家族や介護職者，訪問看護師，理学療法士や作業療法士などの訪問リハビリテーションを受けるなどの援助によって日常生活を送っている状況である。病気が進行したり，日常生活動作（activities of daily living：ADL）が低下するなどして在宅での生活が無理になったときには，医療機関に入院して治療を受けたり（入院医療），施設に入所するなどして日常生活を送ることになる。医療としては通常は第一次医療または第二次医療を受けている。疾病が進行して終末期（ターミナル期）にある場合には，本人の意思に応じて高度医療（第三次医療）を受けたり，緩和ケアを受けたりする。

一般的には，健康レベルと医療は以上のような状況であるが，交通事故や災害などで生命にかかわる場合や，緊急に手術が必要になり，治療に特別な設備が必要なときには，救急医療や高度医療，超高度医療としての第三次医療が必要になる。

2 健康レベルと看護活動

健康レベルの自立，一部要援助および，全要援助と看護活動の目標については，以下に示した。

■「自立」の場合

・**看護活動の目標** 健康の保持・増進および疾病予防がおもなものであり，疾病に罹患した場合には，疾病の早期発見や早期治療による回復への援助も看護活動になる。

これらを受けもつナースは，学校では養護教諭，職場では健康管理を行う看護師や保健師，地域では保健師や訪問看護を行う看護師や医療機関の看護師などである。

■「一部要援助」の場合

・**看護活動の目標** 開業医や病院などに通院して外来で治療を受けている第一次

医療では，疾病の早期発見や早期治療による回復への援助である。また，在宅療養を行っている場合の看護活動の目標としては，疾病の回復や悪化の防止，在宅療養生活の円滑化への援助である。

このような活動を受け持つ看護職者は，おもに訪問看護を行う看護師や第一次医療にかかわる看護師である。在宅での療養中に疾病が進行した場合にはすみやかに第二次医療への連携が必要になる。

■「全要援助」の場合

・**看護活動の目標** 在宅療養を行っている場合は，前述の「一部要援助」の場合と同様であるが，追加する看護活動としては介護職者や訪問リハビリテーションの理学療法士や作業療法士などとの職種間連携を行うことも必要になる。

疾病が進行し，病院に入院して治療を受ける場合（第二次医療）には，看護活動の目標は疾病の適切な医療による早期治療と合併症・障害の予防への援助が必要である。

在宅での日常生活を送ることが家族や介護職者による介護では限界になったときには施設への入所となるが，この場合の看護活動の目標は，現在使うことのできる機能は衰えないように維持することができる看護援助を考案することである。

疾病が進行して終末期（ターミナル期）にある場合には，患者の意思を尊重し，ときには高度医療を受けたり，緩和ケアを受けたりするが，このときの看護活動の目標は患者の意思を十分に尊重し，意思疎通をはかってQOL（Quality of Life）を充実させ，よりよい死を迎えることができるように援助することである。

B 生活リズム

1 生活リズムと医療

生活リズムは健康レベルに影響を与えるため，生活リズムが整っていないと，健康レベルに悪影響を与え，医療が必要になることもある。たとえば1日の食事の時間が不定期であると，食事の回数や1回の食事量もそのときどきでかわり，結果として肥満などの生活習慣病の原因ともなりうる。そして肥満は，糖尿病や高血圧症，心疾患を引きおこす危険性を高める。

また，生活リズムが整わず睡眠時間が不十分な場合は，体力の低下により免疫能も低下して，かぜ症候群などをおこしやすくなる。場合によっては，不十分な睡眠によりうつ状態に陥ることもある。このような状況が生じると医療が必要になる。

2 生活リズムと看護活動

生活リズムを修正するには，看護活動として，その人の生活習慣をかえるための生活指導を行ったり，医療機関に入院した場合には，疾患の治療とともに生活リズムの調整のための援助を行うことが必要になる。

> **ステップアップ**
>
> 日本肥満症予防協会では，肥満に関連する11の疾患をあげている。11疾患とは，糖尿病，腎臓病，高血圧，心筋梗塞，脳梗塞，脂質異常症，痛風・高尿酸血症，脂肪肝，睡眠障害，整形外科的疾患，月経異常である。日本生活習慣予防協会においても，同様のことを示している。

3 対象・状況・目的別：援助の具体例

ここでは，健康レベルをもとに生活リズムも含めた状況別の援助の具体例を述べる。

1 健康レベルが「自立」の場合

現在の健康レベルを継続できるように，定期的な健診をすすめて，日常生活や生活リズムが適切かどうかを確認し，疾病予防のための援助を行う。喫煙やアルコール摂取などの個人衛生面や，食事摂取・休養などの日常生活面，学校や職場の環境衛生面，および身体活動面や精神活動面などの指導が看護活動となる。本書では，序章で学ぶコミュニケーションや，第1章の情報収集に関する能力がとくに必要となる。

2 健康レベルが「一部要援助」の場合

疾病の進行や慢性化への移行を防ぎ，合併症を防止するための看護が必要である。また，疾病の早期治療も合わせて必要になる。疾病の原因となる生活習慣を見直して生活リズムを整え，定期的な受診による疾病管理と疾病についての生活指導を，患者や家族に対して行う。生活指導の内容としては，自身の症状の観察を行うことや，食事・日常生活習慣・生活リズムの改善，睡眠・休養を確保すること，禁煙やアルコールの過剰摂取を防ぐこと，ストレスへの対処法などである。

また，在宅療養の場合には介護方法の相談や，介護不安・介護疲労に対する相談・援助を行う。在宅での療養中に疾病が進行した場合には，すみやかに第二次医療との連携が必要になる。これらの支援の内容については，本書では第1〜3章の内容にあたる能力が必要となる。

3 健康レベルが「全要援助」の場合

患者が医療機関に入院中のときは，疾病の治療が円滑に進むように生活リズムの調整も含めた日常生活への看護や，診療に必要な看護を行う。在宅療養時は，疾病への適切な治療や疾病の進行・慢性化の防止，合併症や障害の防止が行えるような看護を行う。また，患者および家族に対して疾病に関する情報提供や生活指導を行い，医療および福祉などの関係機関との連携を行い，状態が悪化しないようにする。必要であれば，デイサービスやショートステイなどの中間施設を紹介する。

終末期にあっては，デス-エデュケーション（death education：死への準備教育）など，家族も含めた支援を行う。本書では，第1〜3章の学びとともに，結章の学習が必要である。

C 看護過程

1 看護過程に関する看護の意義

　看護を行う過程 process，つまり**看護過程** nursing process の第一歩は，対象となる人のおかれている状況を把握することである。そのためには，診療記録や他機関の報告から情報を的確に収集し，ありのままの現象を分析的な関心をもって知覚・観察する態度が欠かせない。人の生活行動においても，情報を収集しないまま，いきなり行動に移すことはほとんどない。必要な情報を集め，現在おかれている状況を把握するのが通常であり，これは科学のどのような分野にも共通する意思決定の過程である。

　すなわち，看護過程とは看護の目的を達成するために，実施可能な具体的計画をたてて準備し，看護を行う（看護行為）過程である。そして実施した結果を知り，目的をどの程度達成できたかを評価して，必要に応じて計画を修正し，また次の看護行為を計画して実施するというプロセスをいう。

　看護過程には，2つの考え方をみることができる。1つ目は，問題解決のプロセスとしての看護過程であり，概念枠組による看護過程ともいわれる。2つ目は人間関係展開のプロセスとしての看護過程である。同じように看護過程と称されているが，前者は Nursing Process を固有名詞として用いており，一般に看護過程という場合にはこれをさしている。

　とくに，専門的に看護を実施しようとする場合には，その実施過程は，科学的な根拠に基づいて，系統的に行われてこそ成果が約束されるものである。以上の実施過程こそが，看護過程に対する看護の意義である。

2 看護過程に関する基礎知識

A 思考過程と看護過程

　思考とは，広義には頭に浮かんだことそのものをいい，狭義にはなんらかの目標達成や問題解決のために行う一連の情報処理をさし，思考する対象の意味を理解しながら行う認知的な行動である。すなわち，思考過程には問題解決手法である plan-do-see（計画-実施-評価）が内在している。plan-do-see はまた，生物の生活行動パターンでもある。

　看護過程は，思考過程をふまえて看護を行う認知的な行動である。具体的に

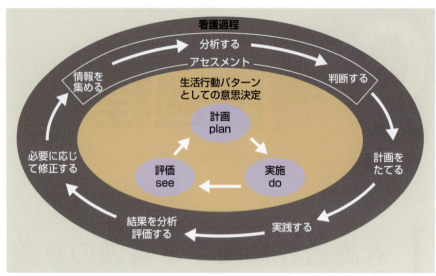

図 C-1 看護過程と生活行動パターンの意思決定

は,看護過程は,生活行動パターンとしての plan-do-see(計画-実施-評価)を,情報を集める→分析する→判断する→計画をたてる→実践する→結果を分析・評価する→必要に応じて修正する,という看護を行う一連の過程としておきかえたものである(➡図 C-1)。

B 情報とアセスメント

1 アセスメントとは

看護過程としてまず行われる**アセスメント**(査定)assessment は,情報を集め,これらを分析して,患者がどのような問題 problem をもっているかを知ることである。

アセスメントという言葉のなかには,情報の収集と,それによって得たデータを分析して判断することが含まれている。そして,ここで判断することは,看護をするうえで問題となることを明確にすることである。この看護上の問題を明確にすることを,**看護診断** nursing diagnosis と称している。そこで,アセスメントを「情報の収集→判断」,または「情報の収集→情報の分析,統合,看護診断」に二分して,看護過程を情報収集-看護診断-計画の立案-実施-評価の5段階の流れとして実施することも多い。

看護診断についての概念は1950年ごろから論じられている。看護診断の定義としてゴードン Gordon, M. は「看護診断とは患者の潜在的または顕在的な状態を述べあらわす簡潔的な用語である[1]。」としており,カールソン Carlson, J. H. らは,「看護診断とは,1人のクライエント(または複数のクライエント)の,潜在的に,または現に変化している健康状態についての記述であり,それは看護アセスメントから引き出され,また看護領域からのインターベンション[注1] intervention を必要とするものである[2]。」としている。

このほかさまざまな定義づけがあるが,NANDA-I(North American Nursing Diagnosis Association International)は「看護診断とは,個人・家族・地域社会(コミュニティ)の健康状態/生命過程に対する反応およびそのような反応への脆

---

1) Marjory Gordon 著,依田和美・鹿野松訳:看護診断の概念.看護技術 29(12):137, 1983.

注1:インターベンションは介入・仲裁・調停・干渉などと和訳され,看護では介入が用いられている。しかし,日本語の介入は,ある国語辞典では「或る者と或る者との間に入ること」「事件にわりこむこと」とあり,別の国語辞典では「わりこむこと」「事件にかかわること」とあるように,相手が望まなくてもたち入って行うという意味となる。看護は患者に介入することもあるが,原則として,相手を尊重して,その了解のもとに進めていくものと考えるので,本書では介入と訳さず,アセスメントと同様にインターベンションのまま用いることにする。

2) Judith H. Carlson ほか著,日野原重明監訳:看護診断.p.6,医学書院サウンダース,1983.

3）T. ヘザー-ハードマン・上鶴重美編，上鶴重美訳：NANDA-I 看護診断　定義と分類 2018-2020. p.148, 医学書院, 2018.

ステップアップ

アセスメントにあたって，情報の集め方や，内容およびそれを分析し，看護上の問題として明らかにする内容は，看護過程のいずれの段階にも共通することである。しかし，アセスメントを行うナースの看護観や知識・観察力・技術能力や経験などによって看護上の問題の内容に差が生じる。個々の患者の状態が異なるので，すべてをパターン化することは無理がある。そのためにもナースの諸能力の養成と向上をはかることが求められる。

弱性についての臨床的判断である。看護診断は看護師が責任をもって結果を出すための看護介入の選択根拠になる。（第 9 回 NANDA 大会で採択：2009 年と 2013 年に改訂[3]）」とし，活用されている。

ここではアセスメントを情報収集→看護診断ではなく，「①情報の収集」と，「②得た情報がなにを意味するかを判断し，そのことから患者のもつ看護上の問題を明確にする」ととらえて説明する。

2 情報とその分析，問題の明確化

情報の分析は，情報として得たものがなにを意味しているかを判断することである。そこで，まず得た情報を一般的事項と重点的事項に分類したり，あるいは同じ種類に属するものに類別して，それらを経過にそって整理する。この場合，情報が系統的に収集され，記録されているとわかりやすい。しかし，この情報は判断するに足る十分なものであるとは限らず，緊急入院時や資料不足などの場合は，症状などに関する観察事項のほかは，ごくわずかであることもある。したがって，アセスメントは，それぞれの時点で得られている情報によって判断することになる。

看護上の問題として整理するには，諸々の看護理論をもとにすると整理しやすい。たとえば，ヘンダーソンの看護の基本に述べられている 14 項目のそれぞれの項目についてどのような問題があるかをみていくのである。

C 看護診断

看護上の問題点が明確になったら，それをもとに看護診断名（看護診断ラベル）をつける。看護診断ラベルは，看護ケアを必要とする状態とその状態をあらわす用語の組み合わせになっており，①定義，②診断指標，③関連因子がセットされている。セットされたものを看護診断カテゴリーという。

①定義：看護診断ラベルの状態を簡潔に説明したもの。
②診断指標：看護診断ラベルの状態で観察される症状や徴候をいう。
③関連因子：看護診断ラベルの状態をおこしたり，悪化させる可能性のある因子をいう。

D 計画の立案

看護ケアの計画（看護計画）nursing care plan をたてることは，看護過程のなかでも重要な段階であり，アセスメントによって明確にされた看護上の問題（看護診断）を解決するために目標をたて，看護行為を具体的に計画する。

計画立案にあたっては，次のような点に留意する。

(1) 個別性のあること：一般的な看護の基準ではなく，対象とする個々の患者に合う計画であること。
(2) 患者と協議したものであること：計画は，患者に対して開示して，その方向性を協議しなければならない。
(3) 患者のおかれている状態の変化に伴って変更すること：患者の身体的，精神的，社会的（生活習慣を含む）その他の状態の変化を観察し，それに最も適切

な計画であることが望まれる。

(4) 具体的で実現可能な目標をたて実施すること：看護を科学的・系統的に行うためのものであるので，その過程が論理的であり，目標に基づいて結果が評価できるものでなければならない。

(5) 実施方法として示される対策（解決策）が具体的であること：対象となる患者にすべてのナースが同一方向で看護を行うことができるように，具体的な対策が示されなければならない。

(6) 実施内容は包括的な看護ケアの実施であること：症状が中心でなく，身体的，精神的，社会的すべての側面から行われなければならない。

(7) 優先順位を決めて実施すること：患者にとって必要な看護はすべて実施しなければならないが，その時点で最も必要なことや，それを行わなければ他に影響するものなどを優先的に実施するという配慮が必要である。とくに緊急時には留意したい。

(8) 継続して実践される計画であること：計画をたてたときだけに実施される計画でなく，必要がなくなるまで継続して実践され，必要に応じて変更して継続できる計画でなければならない。

(9) 実施した看護計画を評価し，これからの計画にいかすこと：問題を発見して対策をたて，実践したことについて，患者の身体的状況，精神的状況についての反応を確認する。そして，それらに対する評価を行う必要がある。解決しなかったことに対しては，次の対策をたてて看護を実施するが，それまで実施した看護の評価をいかすことが大切である。

1 目標（看護目標）

アセスメントを行って発見した患者の問題のうち，個々の患者の問題であり解決しなければならないと確認した問題を，ある期間にどの程度まで解決するかを見定め，示すことが目標 goal である。この問題には，それによっておこっていることや，おこると予想される好ましくない内容などが含まれている。

また，すでに述べたように看護計画はあくまで計画であり，最初から十分な情報が得られるとはかぎらない。比較的十分な情報と自分では思っても，分析してみると不足していたり，変化することがしばしばある。したがって，その計画を現実に合わせようとすると，目標もある程度の期間を予測したものになり，個々の患者の状況によっても異なってくる。慢性疾患で安定した状態の患者であれば，一定期間は同じ目標で行うことができるであろうが，手術患者であれば，手術前と手術後では目標の一部または全部がかわるかもしれない。

目標は受け持ちのナースが決めればよいが，1人では決めかねる場合や，チームナーシングにおいては，看護を行うナースが集まってカンファレンスを行い，個々の患者の状況を把握して判断し，患者側にたっての表現で決定される。いずれにしても，ただ漠然と目標を決定すればよいというのではなく，期待する成果を予測して決め，さらに問題の緊急性も含めて判断し，優先順位も考慮されなければならない。

ポイント
● 看護は1人のナースが継続して行うこともあるが，ほとんどの場合，チームナーシング・受け持ち制看護方式（プライマリーナーシングを含む）など，何人かのナースによって行われる。したがって，誰もが理解し実行できる具体的な対策が示されなければならない(5)。

ポイント
● 継続には，本文の(4)，(5)，(6)は欠かすことができない。また，ナースどうしで確認し合う態度が必要である(8)。

ポイント
● 計画は，あくまでその時点の推論に基づいてたてられるものであるから，経過中に情報の充実や患者の容態変化によって問題が解決したり，対策が無効になったりすることがあるので，計画の適否を判断する(9)。

ポイント
● 同じ疾患であっても，症状や合併症の有無・種類・程度によって，治療の方法や日常生活上の制限，社会復帰の時期などが個々の患者により異なり，看護の到達点も異なってくる。

ポイント
● 目標は患者や家族に説明して同意を得て，ナースと患者が同じ意思で治療にのぞむ必要がある。

2 看護上の問題とその解決策

　看護目標が決まったら，それに対する具体的な解決策(対策すなわち看護の方法)を決める。解決策は1つの目標に1つとは限らず，2つ以上あることもある。また，2つ以上の目標に対してその解決策は1つのこともありうるし，相互に関連することもある。したがって，より適切な解決策を得るためには，問題の見いだし方が的確でなければならないし，的確な問題を正確かつ客観的に分析し，目標に対して最適の解決策がたてられなければならない。また，その解決策は具体的で，そのまま実行すれば誰にでもでき，その患者に特有のものでなければならない。

　解決策は，①観察計画 observation plan（O-plan），②直接的ケア計画 treatment plan（T-plan），および③指導計画 educational plan（E-plan）に分けて示す。

　看護は健康上の問題をとらえてはたらきかけるが，その健康上の問題の範疇は広く，またその背景には，人間の身体的，精神的，社会的その他すべての状態があることを知ったうえでの計画の立案が欠かせない。

　身近には，入院による突然の生活の変化からおこる生活行動上の問題がある。日常生活における食事時間・就寝時間，起床・消灯時間，早朝の検温など，入院によっておこる生活の変化から睡眠不足を訴えるなど，患者側の問題とばかりいえないものもある。患者は多くの場合，比較的早期に病院生活に順応できるが，なかなか適応できず療養上の問題となって，他の患者の妨げとなる場合もある。

　このような場合には，それらを解決するための対策をたて，しだいに適応できるような具体的解決策が工夫されなければならない。

> **ポイント**
> ● O-plan は看護上重要な観察項目を書き，T-plan は患者に直接実施する身体的・精神的ケア，日常生活上の援助，医療上の計画，他職種との連携など，広範な内容を書く。また，E-plan は患者に対する説明・指導・教育など，患者によるセルフケアを目ざした内容について記述する。

3 看護計画の記録

　看護計画をたてたら，それを記録にとどめておく必要がある。各施設で決められた一般の看護記録だけでもよいが，何人かのナースが同じ方向の看護を容易に行うために電子カルテの記入欄への記載をはじめ，独自の記録用紙やその使用法が工夫されている。

　看護記録全体については第1章「D　情報収集・バイタルサイン」を参照されたい。

E 実施(実践)

　計画は行動として実施されて，はじめて看護の実践となる。患者に実施される看護ケアには，個々の患者に計画されたケアのほか，ある状態の患者に対して共通に行う看護としての基準が決められた看護業務や，医師の診療の介助その他がある。また実施にあたっては，患者の状態によっては家族に説明を行って，ナースの判断で行うものもあるが，通常はナースが説明して，患者が理解・納得し，患者とナースが協力する。つまり，ナースは患者を指導したり，リーダーシップを発揮して援助するが，実際の行動は患者自身の意思によって行えるようにナースがはたらきかける。そのためには，ナースは看護の実践に必要な知識をもち，適切な技術を選択できる判断力と，それを巧みに実施できる技能，人間愛に基づいた態度を欠かすことができない。

注2：evaluation＝valuation：評価・価格査定・値ぶみなどの意。

ポイント

●マリーナー Marriner, A. は，看護過程における評価を evaluation とか appraisal（値ぶみ・評価・鑑定・査定などの意）を用いて表現しているが[1]，これは，その看護過程の結果を評価するだけでなく，次の看護過程に活用するアセスメントの意味も含まれていることを示唆している。
1) Marriner, A.: The Nursing Process (2nd. ed.). p.3, Mosby, 1979.

F　評価

　評価は，英語のエバリュエーション evaluation[注2] に相当するもので，日本語の評価の「品物の価格の評定，善悪美醜の価値を一定基準に照らしてその判断をする」という意に共通点を見いだすことができる。すなわち，看護過程の最終段階として行われる評価は，実施した看護ケアの結果について，そのケアの良否や適否を判断することで，とくに問題となった事項にどのような看護の目標がたてられ，それがどのように解決されたか，なにが未解決となっているかを判断することである。また，この目標と問題点および解決策として立案された看護の実践過程に対する評価は，アセスメント（情報収集・分析・判断）の評価（事前評価）にもつながるものである。

　このように，評価は看護過程のすべての段階において行われるべきものである。

1　目的

　実践された看護ケアに対して行われる評価の目的は，すでに述べたように，結果だけを評価するのではなく，次の看護過程に役だつ資料を見いだし，それを活用することである。そのおもなものをあげると，次のようである。
(1) 看護ケアの効果を知る。
(2) 今後の看護ケアの計画の資料とする。
(3) 他の患者も含め，看護ケアの改善すなわち看護の質の向上をはかるための資料とする。
(4) 看護の研究資料として活用する。
(5) 看護のレベルを向上させる。

　このように，評価は個々の対象者の看護ケアを充実し，より高度な看護を行い，対象者の健康レベルを向上させ，健康の維持・増進をはかることができる。これによって，他の患者の資料となり，また正確なデータ，的確な目標・計画の立案，適切な実施の重要性を知り，それらの積み重ねが看護すべての研究にも役だち，ひいては看護学の発展を促す重要な資料ともなるのである。

2　内容と方法

　看護過程における評価は，計画・実施のすべてに及んで行われるものである。すなわち，看護過程の最終段階である評価は，まず実施した看護について，目標にそってその実施効果を客観的かつ正確に観察し，それが対象者（患者）に効果があらわれているかどうかを判断する。そして，それが効果的に行われていれば問題はないが，もし目標とした患者の健康状態が最高のレベルに達していない場合は，その過程に戻って再検討を加え，それぞれの過程について評価を行う。

　評価にあたっては，次のような点に留意して行う。
(1) 患者の経過や健康状態が少しでも上位の健康レベルに向かっているかどうかをみる。
(2) 看護ケアの質を標準的なものと比較する。
(3) ナースの自己評価を通じて質の評価をする。

(4) それぞれの段階ごとに評価を行うとともに，患者と看護全体を通して判断する。

これらを行うにあたっては，それぞれの基準となる評価基準が必要であり，そのおもなものとしてチェックリストを用いる方法がある。しかし，これは看護基準に基づく一般的な看護ケアについては活用できるが，個別性の強い看護目標に対する評価については，対象者の個別性やそのナースの実施内容を完全に客観化できない部分もある。このような場合に，客観的な評価を行うためには，看護過程全般にわたっての評価が必要である。

このように，評価は看護過程の最終段階として行われるが，それで看護が終わるのではない。それらの評価に基づいてさらに検討を加え，引きつづいて行われる看護に引き継がれ，必要に応じて修正し，より適切な看護を行うために活用されるものである。また，看護過程は評価を通して一連のサイクルとして必要のなくなるまで継続されなければならないものである。

●参考文献
1) 飽戸弘：コミュニケーションの社会心理学——説得と対話の科学．筑摩書房，1992．
2) 朝比奈一男：睡眠，からだの科学増刊 2，生理学読本．日本評論社，1971．
3) 阿部正和：看護生理学，第 2 版．メヂカルフレンド社，1985．
4) 稲田八重子ほか訳：新版看護の本質．現代社，1996．
5) 大野晋：日本語練習帳．岩波書店，1999．
6) 岡堂哲雄ほか：患者ケアの臨床心理——人間発達学的アプローチ．医学書院，1978．
7) 海保博之編：朝倉実践心理学講座〈5〉わかりやすさとコミュニケーションの心理学．朝倉書店，2010．
8) 近藤千恵監修：看護ふれあい学講座——具体例で学ぶコミュニケーション訓練．照林社，2001．
9) 斎藤清二ほか：はじめての医療面接——コミュニケーション技法とその学び方．医学書院，2000．
10) 滝浦真人：ポライトネス入門．研究社，2008．
11) トラベルビー著，長谷川浩ほか訳：人間対人間の看護．医学書院，1974．
12) 西村周三・田中滋・遠藤久夫編著：講座・医療経済・政策学——医療経済学の基礎理論と論点．勁草書房，2006．
13) 日本睡眠学会編：睡眠学．朝倉書店，2009．
14) ノートハウス，ピーター・G．，ノートハウス，ローレル・L．著，萩原明人訳：ヘルス・コミュニケーション——これからの医療者の必須技術，改訂版．九州大学出版会，2010．
15) 宮崎総一郎・山田尚登・大川匡子：睡眠学〈2〉睡眠障害の理解と対応．北大路書房，2011．
16) 森岡清美ほか編：新社会学辞典．有斐閣，1993．
17) 森口稔：テクニカルコミュニケーションへの招待——情報・知識をわかりやすく伝えるために．三省堂，2013．
18) 箕輪良行ほか：医療現場のコミュニケーション．医学書院，1999．
19) 吉岡泰夫：コミュニケーションの社会言語学．大修館書店，2011．

第1章

健康支援に共通する看護技術

D 情報収集・バイタルサイン

1 情報収集・バイタルサインに関する看護の意義

　看護とは，人のあらゆる健康レベルにはたらきかけ，健康のレベルがよりよくなるように，手だすけをすることである。その看護過程 nursing process の第一歩は，対象となる人々の状況を把握し，健康支援の必要性・方向性・緊急性を判断することにある。そのためには，目の前にいるその人を，生活背景を含めて身体的，社会・経済的，精神的側面から全体的にとらえ，ありのままの現象を分析的な関心をもって知覚・観察する態度が欠かせない(➡28ページ，図C-1)。

　対象となる人々との出会いや関係性によって，診療記録や他機関の報告から情報を収集し，本人の様子や苦痛・不安などの訴えに応じて五感を用いた観察を行う。このようにナースには人の健康レベルと生命活動を判断し，継続した観察をとおして状態の変化を察知する能力が求められる。人の生命維持の徴候を示すものをバイタルサイン vital signs といい，一般に場所や時間を問わずに知ることができる意識(脳波)，呼吸，心臓の拍動(血圧)，体温の保持をさすが，バイタルサインの観察とは，単なる体温，脈拍，血圧，呼吸を測定することではない。バイタルサインの測定値と観察事項を，その他の観察から得られた情報とあわせて，全身状態を判断することがバイタルサインの観察であり，ナースにはその能力が必要となる(➡図D-1)。

　バイタルサインは，身長や体重などの身体各部の計測値や，視力や聴力などの身体機能の測定値とともに，健康状態を把握するための基礎データであり，客観的な指標として欠かすことのできないものである。これらの値が意味するものを理解して正しい測定方法を習得し，健康支援に根ざした対象者への深い関心を忘れることなく，円滑かつ正確に測定することが求められる。

　収集した情報は，報告・連絡・相談といった過程を経て記録され，看護行為を根拠づけ，次の看護行為を実施するための資料となる。適切な情報が正しく記録されることによって，関係者間での情報共有がはかられてコミュニケーションが円滑になる。それとともに，蓄積された情報は教育・研究の資料となり，保健医療の質を高めることにつながる。また，看護実践を示す情報や記録は，保健医療機関の管理・運営上の重要な資料となり，医療保険や介護保険の適用を受けるための資料となる。さらに業務を通して得られた情報や，観察・実施した記録は，訴訟に関連する場面で事実を明らかにする有効な資料となる(➡表D-1)。

　このように情報収集・バイタルサインは，看護過程のあらゆる段階において行われる，健康支援に共通する基本的で非常に重要な看護技術である。ここでは身

ステップアップ

　情報 information という言葉は，現在ごく一般的に使われ，かつ使われる文脈によってさまざまな意味をもつ語となっている。「情報」という語が使われたのは明治になってからで，敵や戦場に関する情況の通報，という軍事に関する専門用語として使用された。しかし，20世紀なかばに発表された情報理論によって，原子や電子に関する物理的法則(量子力学)と，情報を伝える技術とがつながって以降は，情報化時代や情報科学といった用いられ方をするようになり，人によってその見解も異なる。現在では，本・雑誌・新聞・インターネットなどの情報の媒体をさすこともあれば，それらの媒体におさめられている内容を意味することもあり，「広辞苑(第7版)」によると，「①ある事柄についてのしらせ，②判断を下したり行動を起こしたりするために必要な，種々の媒体を介しての知識，③システムが働くための指令や信号」となっている。

D 情報収集・バイタルサイン

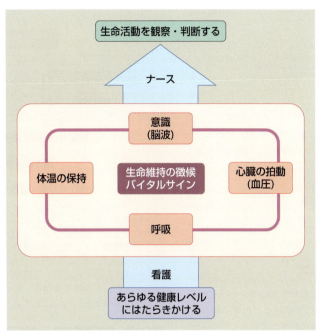

図 D-1 生命維持の徴候を知る

表 D-1 看護実践に関する情報・記録の意義と活用

意義	活用
看護行為を根拠づける	・看護行為の必要性や妥当性を判断する材料となる。 ・次の看護行為の資料となる。
保健医療の質を高める	・保健医療関係者間での情報交換の材料となる。 ・保健医療関係者の教育や研究の資料となる。
保健医療サービスに関連する資料となる	・保健医療機関の管理・運営上の重要な資料となる。 ・医療保険や介護保険の適用を受けるための資料となる。 ・訴訟に関連する場面で事実を明らかにする資料となる。

体各部の計測,記録・報告を含めて説明する。

2 情報収集・バイタルサインに関する基礎知識

A 情報収集・記録と個人情報の保護に関する責務

　ナースが本人や家族,関係者,記録物などから入手する情報は,診療情報であるとともに,対象者の個人情報でもあり,適正かつ安全に取り扱う必要がある(→図D-2)。診療情報の提供等に関する指針(平成15年9月12日付け医政発第0912001号,一部改正,平成22年9月17日付け医政発第0917第15号)において,「診療情報とは,診療の過程で,患者の身体状況,病状,治療等について,医療従事者が知り得た情報」,「診療記録とは,診療録,処方せん,手術記録,看護記録,検査所見記録,エックス線写真,紹介状,退院した患者に係る入院期間中の診療経過の要約その他の診療の過程で患者の身体状況,病状,治療等について作成,記録又は保存された書類,画像等の記録」と定義されている。

　医療・介護関係法令において医療・介護関係事業者に,これら記録類の作成・保存が義務づけられており,診療録・助産録については5年間,その他の記録に

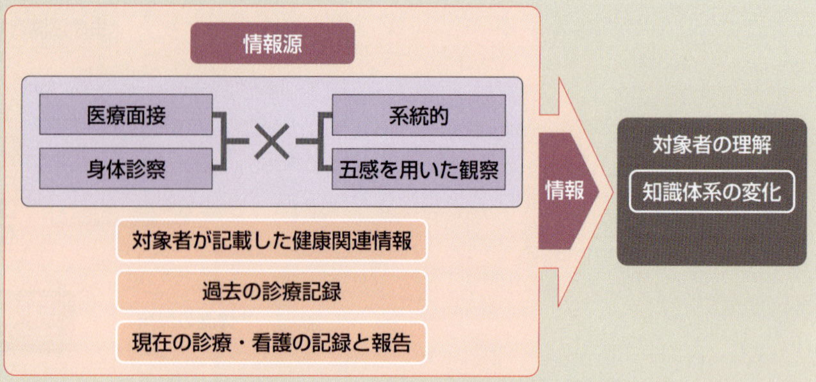

第1章 ● 健康支援に共通する看護技術

図 D-2 看護実践で扱う情報源と情報が与える影響

保健医療分野で扱われる情報は多岐にわたるが，看護実践において取り扱う情報は，「対象者の状況や事情についての知らせ」であり，受け手である人間を主体にとらえた認知科学の立場の「メッセージの受け手の知識に変化を及ぼすモノ」としてとらえることができる。
ナースは必要に応じて，五感を用いた観察を基盤とした医療面接や身体診察を行い，対象者が記載した健康関連情報，過去の診療記録，現在の診療や看護に関する記録と報告から必要な情報を系統的に収集する。

ステップアップ

診療記録の保存や管理については，1999（平成11）年に診療録などの電子保存および保存場所に関する要件などが明確化され，「民間事業者等が行う書面の保存等における情報通信の技術の利用に関する法律」（いわゆる「e-文書法」）により，法令などで作成または保存が義務付けられている書面を電子的に取り扱うことが可能となった。そこで国は「個人情報の保護に関する法律」をふまえ，医療情報システムの安全管理に関するガイドライン（2005〔平成17〕年3月初版，2017〔平成29〕年5月第5版公開）で，医療機関などの責任者に対して，e-文書法への適切な対応を行うため，電子的な医療情報の取り扱いに関する技術的および運用管理上の対策を示している。本ガイドラインは定期的に内容が見直されるため，利用にあたっては最新版であることを確認する。

ステップアップ

【刑法第134条第1項】医師，薬剤師，医薬品販売業者，助産師，弁護士，弁護人，公証人又はこれらの職にあった者が，正当な理由がないのに，その業務上取り扱ったことについて知り得た人の秘密を漏らしたときは，6月以下の懲役又は10万円以下の罰金に処する。
【保健師助産師看護師法第42条の2】保健師，看護師又は准看護師は，正当な理由がなく，その業務上知り得た人の秘密を漏らしてはならない。保健師，看護師又は准看護師でなくなった後においても，同様とする。

注1：医療・介護関係事業者における個人情報の適切な取扱いのためのガイダンス（平成29年4月14日，個人情報保護委員会，厚生労働省）

ついては2年間の保存が求められている（➡表D-2）。法的に保存義務のある文書などは電子的に取り扱うことが可能であり，電子保存するためには，真正性，見読性，保存性の3基準を確保しなければならない。

医療機関などにおける個人情報の取り扱いについては，(1)他の分野に比べ情報の漏えいによって対象者がこうむる苦痛が大きい，(2)診療情報は個人情報の自己コントロール権の観点から対象者に帰属するとともに公衆衛生上の意義や価値をも有する，(3)法が規定するのは生存する個人に関する個人情報であるが，医療においては死者の情報も保存されている，といった点から特別な配慮が求められる（➡図D-3）。

とくに個人情報の漏えいに対する安全管理に関して，保健医療機関などの有資格者については，業務上知りえた人の秘密は，退職後も含めてもらしてはならないという「守秘義務」にかかる規定が，刑法および各資格法で定められている。

看護職に対する守秘義務の規定は，刑法制定時（1907〔明治40〕年）にすでに産婆規則（1899〔明治32〕年）が定められていたため，助産師は刑法第134条第1項に，保健師と看護師は保健師助産師看護師法第42条の2において定められている。また，保健医療機関などの事業者は，個人情報の保護に関する法律をふまえ，個人情報の適正な取り扱いの確保に関する具体的な活動を行わなければならない注1。

B 情報収集の基盤となる要因と枠組み

対象者の健康支援につながる情報を的確に収集するためには，情報収集の基盤となる知識・態度・経験を高めていく必要がある（➡表D-3）。これらの要因に関しては，共通する要素とともに個別性への理解を深め，人々の多様な生活のあり方を健康の視点からとらえることができなければならない。

実際に対象者の情報を収集する際には，情報収集の枠組みを頭において，優先順位を考慮しながら意図的・系統的に必要とされる情報を収集し，総合的かつ重

表 D-2　医療機関などにおいて作成・保存義務がある記録

機関・従事者等		記録例	関係法令
医療関係	病院・診療所	診療録	医師法第 24 条，歯科医師法第 23 条
		処方箋	医師法第 22 条，歯科医師法第 21 条，医療法施行規則第 20 条，第 21 条の 5，第 22 条の 3，第 22 条の 7
		麻酔記録	医療法施行規則第 1 条の 10
		助産録	保健師助産師看護師法第 42 条
		照射録	診療放射線技師法第 28 条
		診療に関する諸記録：処方箋，手術記録，看護記録，検査所見記録，X 線写真，入院診療計画書	医療法施行規則第 20 条
	助産所	助産録	保健師助産師看護師法第 42 条
	薬局	処方箋（調剤した旨等の記入）調剤録	薬剤師法第 26 条，第 27 条 薬剤師法第 28 条
	指定訪問看護事業者	訪問看護計画書 訪問看護報告書	指定訪問看護の事業の人員及び運営に関する基準第 17 条第 1 項，第 17 条第 3 項
介護関係	指定訪問介護事業者 指定通所介護事業者	居宅サービス計画（通称：ケアプラン），サービスの提供の記録（通称：ケア記録，介護日誌，業務日誌），訪問介護計画・通所介護計画，苦情の内容などの記録	指定居宅サービス等の事業の人員，設備及び運営に関する基準第 16 条，19 条，第 24 条第 1 項，第 36 条第 2 項，105 条
	特別養護老人ホーム	行った具体的な処遇の内容などの記録，入所者の処遇に関する計画，身体的拘束などに係る記録，苦情の内容などの記録	特別養護老人ホームの設備及び運営に関する基準第 9 条第 2 項第 2 号，第 14 条第 1 項，第 15 条第 5 項，第 29 条第 2 項

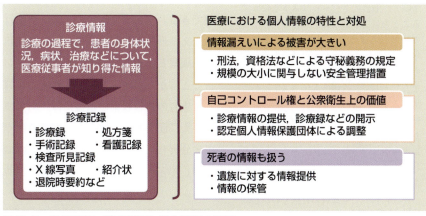

図 D-3　診療情報・診療記録と個人情報の保護

点的に把握する（→表 D-4）。過去の診療情報や診療記録を活用できる場合には，その情報を参考とする。これらの情報は，すべて個人のプライバシーにもかかわる個人情報である。したがって収集する情報は，その情報が必要とされる理由を，対象者が理解できる言葉で説明可能でなければならず，収集した情報は，その分析結果を含めて，これからの医療・看護にどのように活用していくのかを説

表 D-3 情報収集の基盤となる要因

要因	側面	具体例
知識	身体の機能と状態	形態機能と成長・発達 医学的知識(疾病・症状・治療法)
	心理・社会的状況	医療への期待と不安 社会的活動や経済状況
	日常生活の維持・管理	生活リズムと活動・休息 家政学的知識(家事管理,食材調達と調理)
態度	倫理的対応	人間・健康・環境の概念 医療の倫理とナースの倫理
	深い関心と愛情	対象者の現況理解と共感的態度 協働的関与を基本とする健康の方向性
	事実の受けとめ	予期せぬ状態変化の察知 状態変化の原因をさぐり説明する努力
経験	対人コミュニケーション	状況に適した情報伝達 対象者の心情を考慮した対応
	関係性の構築	対象者の人権を守る理性と感性 看護経験の集積と専門職業人としての努力
	組織員としての対応	情報システムの適正利用 組織内・組織外への的確な情報伝達

明できなければならない。

身体の機能と状態を知るためには,身体面についてのアセスメント(情報収集と判断)であるフィジカルアセスメントが必要となる場合がある。フィジカルアセスメントはヘルスアセスメント health assessment の1つであり,医療面接 history taking と身体診察 physical examination という従来は医師が行ってきた診察法でもある(➡図 D-4)。この医療者の五感が重視される手法を看護実践に反映することによって,看護行為の根拠や効果についての説明性を高め,患者や家族の納得を得るとともに,安全と安楽を保障する看護の意義を具体的に示すことができる。フィジカルアセスメントを行うためには,人体の成長・発達・加齢をふまえた形態機能および疾患とその症状に関する知識を有し,すべての感覚を用いた観察と,道具を使用したアセスメントによって,さまざまな身体所見から正常と正常からの逸脱を判断する能力を備えていなければならない。

対象者の情報収集の基盤には,あらゆる年齢や経歴,そしてさまざまな感情をもつ人に面接し,共感をもって話を聞くことのできる能力と,収集した情報を整理・分析し,統合して推論することのできる能力がなければならない。情報収集に際して守るべき態度は,看護行為に共通する留意点でもある(➡表 D-5)。

C バイタルサインに関する基礎知識

バイタルサインの観察は,場面や状況に応じて観察順序が変化する。急激な状態の変化に対しては,①呼びかけるなどして意識レベルをみながら呼吸状態を観察し,②脈拍を観察することで体温や循環状態を観察し,③血圧を測定する,といった対応が求められる。一方,意識があり状態が安定していると判断される場合には,①挨拶や自己紹介をしながら声をかけることで観察や測定の了解を得つつ全体の様子を観察し,②脈拍,体温,血圧を時間的にも無駄がないような順序

ステップアップ

フィジカルアセスメントに関する教育は,1970年代からアメリカの看護系大学院で,看護のスペシャリストを養成することを目的とした修士課程の教育として行われるようになった。これは1960年代に始まったアメリカの社会保障政策や医師の専門医志向による一般医の減少を背景として,看護系大学・大学院が増加するなか,看護の専門性と業務の拡大を求めて,修士課程卒業生がプラクティショナー practitioner として,フィジカルアセスメントやヘルスアセスメントとしての診察を積極的に行うようになってきたことによる。

わが国においても地域の特性をいかした包括的な支援・サービス提供体制(地域包括ケアシステム)の構築が求められるなか,フィジカルアセスメントを行えるナースプラクティショナーの養成と活躍に対する期待が高まっている。フィジカルアセスメントの実施方法には,頭部から足部まで順次系統的にアセスメントする方法と,問題のある部分がわかっている場合に,その部分を特定してアセスメントする方法がある。

表 D-4 情報収集の枠組み

		総合的把握
背景	基礎情報	氏名,年齢,性別,連絡先
	個人歴	生育歴・学歴・職歴,その他の活動状況などを含む生活歴
	家族状況	家族構成(同居家族,別居家族の続がらと居住地)・職業・健康状態・人間関係・家族で中心となる人,家族歴
生活習慣および生活行動(現在と過去)	生活環境	病室の整理整頓と清掃,インテリア,病室気候,病床と清潔
	生活動作	体位・起床・歩行,四肢の動き
	衣類	着脱の自立程度,衣類交換の状況
	食事	量・食欲・嗜好・時刻・所要時間・自立程度
	排泄	使用器具・自立程度
	身体清潔	方法・回数・自立程度
	睡眠	就寝時間・睡眠時間・深さ
	趣味	種類・関心および参加状態,レクリエーション内容
身体的側面	既往歴	小児期の病歴(麻疹・風疹・流行性耳下腺炎・百日咳・水痘などの感染症,喘息などのアレルギー疾患),過去の疾患名/診断名・症状・発症時期・入院歴・手術日や手術の種類およびそれらの時間的関係,現在も罹患中の疾患,体質,その他の健康上の問題
	現病歴	受診するきっかけとなった症状や状態,関連する症状や誘因,およびそれらの時間的経過
	全身・系統別の観察	全身:身長・体重・体重変化,倦怠感,疲労感,浮腫,体温・発熱・悪寒,その他 皮膚:発疹,瘙痒感,乾燥,色・変色,頭髪,爪の変化 頭部:形・毛髪・頭皮・顔色,頭痛・頭重,めまい,立ちくらみ,意識,眼・耳・鼻・口腔・咽頭,その他 頸部:形・皮膚・声・その他 体幹背部:形・皮膚・脊柱,その他 体幹胸部:形・皮膚・呼吸器系・循環器系,その他 体幹腹部:形・皮膚・消化器系,その他 上肢:形・皮膚・筋・骨格系・運動機能,その他 下肢:形・皮膚・筋・骨格系・運動機能,その他
社会経済的側面	職業関係	職種,職場の役割,人間関係,その他
	家庭関係	住宅環境,住宅周辺の環境,人間関係,その他
	交友関係	友人,サークル・クラブとその人間関係,その他
	経済状態	収入・支出,医療保険・年金,その他
精神的側面	認知	現在および過去の知識と理解力
	情緒	性格,気分の変化
	価値観	本人および家族の疾患に対する考え方,宗教,その他
		重点的把握
症状の特徴	主訴	状態・症状・苦痛についての対象者自身の言葉による表現
	部位	部分的/全身的,限局的/非限局的,表在/深部,放散性の有無
	性質	感じ方,感覚
	程度	苦痛の度合い,生活行動への影響の有無と程度
	時期	発症の時期,持続時間,発生頻度
	関連要因	発症時・発症前後の行動,感情,環境,その他の因子
	影響要因	症状の軽減や増強に影響する因子
	関連症状	主たる状態・症状・苦痛とともに発生する症状
全身の観察	生活環境	居室・病室の整理・清掃状態,室温・湿度,気流の有無,身のまわり品・調度・家具の状態
	外観	服装,身だしなみ,衛生状態,好みの体位,四肢の動き,姿勢の変化,歩行の状態,着衣・衣類交換の状況
	意識状態	表情,清明度,視線の動き,応答の速度・内容
	臭気	体臭,口臭,症状に関連した臭気,排泄物や分泌物に関連した臭気
	苦痛状態	呼吸困難,苦痛・疼痛を示す表情・体位,不安・抑うつの徴候

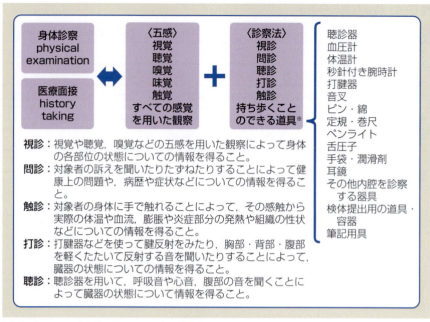

図 D-4　フィジカルアセスメントの概要

表 D-5　情報収集に際して守るべき態度

事項	具体
人権を守る	・必要とされる情報には，他人に知られたくない内容も多いので，対象者のプライバシーが侵害されないように専門職として秘密を守る義務がある（守秘義務）。 ・適切な看護を提供するという目的でなければ，保健医療機関の職員であっても，情報を伝えてはならない。 ・看護に活用しない情報は，本人や家族などから聞き出したり，調べたりしてはならない。 ・看護にいかすことのできない情報の収集は，対象者の人権を侵害することにつながる。
理性と感性を統合した対応	・看護の対象は理性と感性をあわせもった生活している人間である。 ・論理的に追究するだけでなく，理性と感性を統合した人間性のある対応が必要となる。
既成概念に固執しない	・知識や経験の増大により，収集した情報から直観や概念が形成される。 ・疾患や状態に特有の症状や傾向がみとめられないこともある。 ・つねに事実は事実としてとらえていく習慣を身につけ，既成の概念に固執しないよう心がける。
継続的観察による判断	・すべての事象は，刻々と変化しつづけている。 ・変化を的確にとらえ，最新の情報に基づいて現在の状態を判断する。
総合的把握	・看護は健康の視点から対象者に必要となる生活の援助を行い，健康の回復に必要な医療が円滑に行われるよう支援する。 ・疾病や病態だけでなく，つねに生活面についての情報を集め，総合的に対象者を理解する。

で観察・測定していく，といった配慮が必要になる（→図 D-5）。

　バイタルサインの観察に際しては，必要な道具を適切に準備し，あらゆる感覚をとぎ澄まして，対象者の反応に注意を向けながら不快や苦痛が最小限となるように留意する。観察された事実と判断は，対象者にわかる表現で適切に伝えなければならない（→表 D-6）。

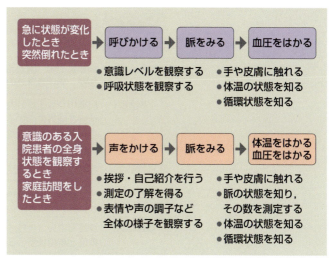

図D-5　場面・状況に応じたバイタルサインの観察

表D-6　バイタルサインの観察に共通する留意事項

事項	具体
必要な道具を適切に準備する	・情報収集・観察の目的によって使用する道具は異なる ・最も重要なのはナース自身の五感と手であり，聴診器は五感を補う重要な道具である。 ・感染予防の観点からも手や道具は清潔を保つとともに，対象者の身体に直接触れる部分は，冷感などの不快感を与えないように，あたためるなどの配慮が必要となる。 ・対象者が安心感をいだき，気持ちよく話をしようと思うような髪型や身だしなみは，信頼関係を築いていくうえで非常に重要となる。
あらゆる感覚を最高度に活用する	・あらゆる感覚をとぎ澄まして情報収集・観察にのぞむ。 ・嗅覚など時間の経過とともに感度が低下する感覚については，最初に観察する。
気持ちをやわらげる挨拶をして反応に注意を向ける	・健康になんらかの障害があったり，気になる症状があったりして，医療機関を受診，あるいは入院した対象者は，非常に大きな不安や恐怖を感じている。 ・さまざまな気持ちをやわらげるために最初の挨拶は非常に重要である。 ・疾患や治療などに対して不安や葛藤があっても，明確に訴える対象者は少なく，対象者自身もその気持ちを意識していない場合もある。 ・最初に示される表情や様子は潜在的な問題についての情報を示していることも少なくない。
不快や苦痛を与えないものから行う	・聴診・打診・触診は，なるべく軽く触れるものから行う。 ・観察部位に疼痛などがある場合には，患部を圧迫するような触診は最後に行う。
事実および判断を伝える	・対象者の協力を得て収集した情報や観察事項について，対象者が理解できる用語を用いて説明する。 ・ナースが行うことのできる範囲で，判断について補足する。

1 脈拍・心拍

　脈拍 arterial pulse とは，頭部（顔面），頸部，上肢，下肢など，体表面近くを走る動脈に触れたときに感じる拍動をいう（→図D-6）。心臓は刺激伝導系とよばれる特殊な心筋細胞の電気的な興奮により，心室が周期的に収縮を繰り返す。それにより，血液は大動脈と肺動脈から収縮期に駆出され，弛緩期に流入することで，血液を全身に循環させるポンプとして機能している。毎分60～80回，収縮

動脈名	触知部位
浅側頭動脈	外耳道の前，頬骨弓の上部
総頸動脈	頸動脈三角（胸鎖乳突筋の前縁，顎二腹筋の後腹，肩甲舌骨筋の上腹に囲まれた部位）
上腕動脈	肘窩のやや上部の内側（上腕を90度に外転し，前腕を回外位にすると，鎖骨の中点と肘窩の中央を結ぶ線に一致して，全長にわたり触知できる）
橈骨動脈	手根部の橈側手根屈筋腱の橈側
大腿動脈	上前腸骨棘と恥骨結合とを結ぶ線の中点の約2〜3cm下方
膝窩動脈	膝窩部中央（外側は大腿二頭筋，内側は半腱様筋と半模様筋の3筋の腱に囲まれた部位）
後脛骨動脈	内果の約2cm後部の下方
足背動脈	足背の長母指伸筋腱と長指伸筋腱との間

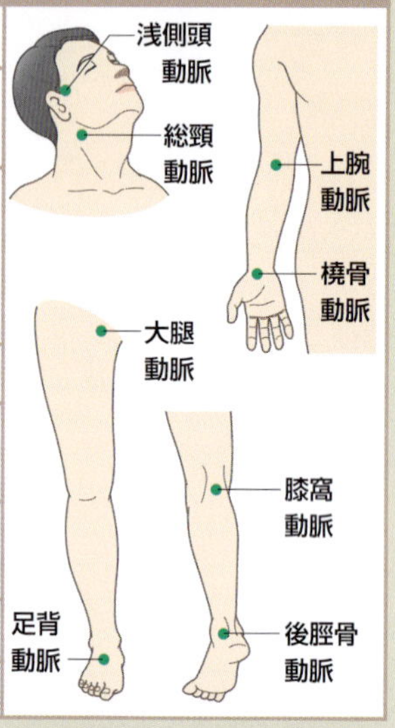

通常，脈拍の観察は，橈骨動脈の拍動を，手根部（橈側手根屈筋腱の橈側）で触知して行う。橈骨動脈の触知が困難な場合には，上腕動脈の拍動状態を観察する。総頸動脈の拍動は，意識がなく橈骨動脈などでは脈拍が確認できない場合などに，足背動脈，後脛骨動脈の拍動は，下肢の血流状態を確認するために観察する。

図 D-6　体表面から触知できる動脈とその部位

と弛緩を繰り返す心臓の動きを心拍（心拍動）heart beat という。

　左心室から駆出された血液は，大動脈口から上行大動脈に圧入され，動脈壁にふくらみを生じさせる。これが末梢に伝達されていったものが脈波 pulse wave であり，周期的な動脈内圧の変化を，脈波によって体表面から拍動として触知したものが脈拍である（➡図 D-7）。

ⓐ 数

　脈拍は心臓の拍動を反映しており，心臓の刺激伝導系の興奮によって，収縮と弛緩の周期が決まる。その興奮は洞房結節が心房の心筋を刺激することで始まり，安静時では1分間に60〜80回，規則正しい刺激をおこす。この周期的な興奮は自律神経支配を受け，交感神経の緊張は心拍数を増加させる方向に，副交感神経である迷走神経の緊張は心拍数を減少させる方向に作用する。心機能が正常であれば，脈拍数は心拍数に一致し，規則正しく触知される。

　代謝と運動による各臓器の酸素消費量の上昇は，心拍出量の増加を引きおこし，その代償機序として心拍数が増加する。具体的な心拍数は年齢・性別・運動（労作）・疾患・発熱・精神状態その他の条件によって異なるが，1分間の数が60以下の場合を徐脈 bradycardia，100以上の場合を頻脈 tachycardia という。徐脈と頻脈は生理的な影響によるものか，病的な原因によるものかを区別する必要があり，心電図によってその判断が行われる（➡図 D-8）。

ⓑ リズム

　脈拍は，ほぼ同じ間隔で規則正しく触知されるものを脈拍が整 regular であるといい，なんらかの原因で触知される間隔が不均一なものを不整脈 arrhythmia とよんでいる。不整脈はリズムの乱れが規則性をもって周期的にあらわれるものと，まったく規則性をもたないものとに区別される。不整脈の種類は多く，心音

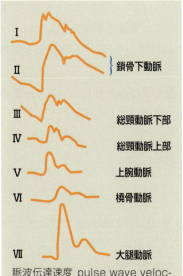

図 D-7　動脈別脈波曲線

脈波伝達速度 pulse wave velocity は 4〜8 m/秒で，血管の内径や伸展性が小さくなるほど，さらにしだいに速くなる。上行大動脈に近い頸動脈と末梢の足背動脈を同時に触れると，頸動脈で拍動を触知したあとに，足背動脈での拍動が触知できる。

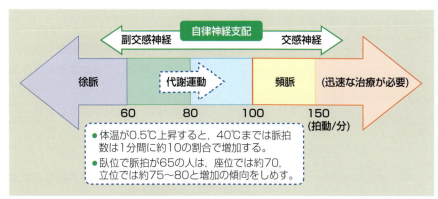

図 D-8　脈拍数の区分と変動要因

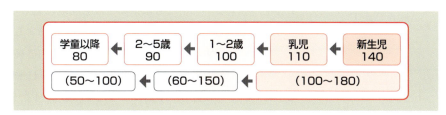

図 D-9　小児の脈拍数の目安

の聴診や心電図によって治療の必要性や緊急性が判断される。大別すると，器質的なものと機能的なものがあり，また自覚症状のあるときと，ないときとがある。

c 性状

脈の性状は，1回心拍出量，血管内径，血管壁の弾性などの影響を受け，心臓弁の狭窄や逆流などの病態をも反映し，脈波の大きさ，立ち上がりと消退の速度によって，触知される大きさやかたさに変化を与える。

運動をしたあとなど心臓からの1回の送血量が多くなると脈拍は大きく触れ（大脈 pulsus magnus），心臓衰弱など血液流量の少ないときには小さい拍動が触れる（小脈 pulsus parvus）。高血圧や動脈硬化のときは，かたい感じの緊張した脈が触れ（硬脈 pulsus durus），反対に低血圧のときは，やわらかい感じの脈が触れる（軟脈 pulsus mollis）。

d 脈拍・心拍の観察

脈拍数 pulse rate は原則1分間測定し，数・リズム・性状を観察する。心拍数 heart rate は，心機能が正常であれば脈拍数と一致する。不整脈や循環器系の疾患がある場合には，心拍出量が少なくなることがあり，その場合には脈拍は微弱，あるいはまったく触知できないことがある。乳幼児では拍動が速く，触知がむずかしい場合も多い（→図 D-9）。動脈硬化をきたしている患者の場合などには，脈拍数と同時に心拍数も測定し，脈拍数と心拍数に差がある場合には，期外収縮や心房細動の存在を考慮する。

ポイント
● 状態が安定している場合には，30秒間の観察とすることもある。測定時間が短くなれば誤差が大きくなるので，10秒間の測定数を6倍するなどは行わない。

第1章 ● 健康支援に共通する看護技術

注2：頸部を曲げていると，鎖骨下動脈が圧迫され，拍動が弱くなるので頸部がまっすぐになるようにする。

■留意事項
(1) 脈拍・心拍は精神的な影響により変動するので，緊張や不安を与えないように，的確に観察できる部位を選び，頸部を曲げない注2安定した安楽な姿勢をとる。
(2) 観察者の手指や聴診器が冷たかったり，手指が汗ばんだりしていると不快感を与えるので，手と聴診器の採音部はつねに清潔にあたたかくしてから用いる。
(3) 心拍の観察は胸部を露出して行うため，必要性についてよく説明し，不安や羞恥心をおこさせないようにする。

(1) 脈拍の触診

脈拍は，通常，橈骨動脈の橈骨手根関節から1～2横指肘関節側で触診する（➡図D-10）。橈骨動脈の触診には第2～4指をそろえて用い，手根部側に第2指が位置するようにして，三指の指腹を橈骨動脈上の皮膚に密着させて拍動を触知する。三指ともに拍動を最も明瞭に感じられるように，指腹に加える圧力を加減し，最適の圧が加わった状態で触診する（➡図D-11）。対象者の脈拍をはじめて観察する場合には，両手を用いて左右の橈骨動脈を同時に触診する（➡図D-12）。自分の脈拍を観察する場合には，手掌に触診するほうの手首を掌が上向きになるように置き，下側になった手の第2～4指を軽く曲げて橈骨動脈を触診する（➡図D-13）。

(2) 心拍の聴診

心拍は，心尖部にあたる胸部の皮膚表面に聴診器をあてて，聴診により観察する。心尖部は，仰臥位では左胸部第5肋間で乳頭をとおる垂線の2横指内側を目安にする。体表面から肋骨や肋間の位置を確かめる際には，胸骨の胸骨柄を目印とする。胸骨角の両側に第2肋軟骨が連結しているので，第5肋軟骨と第6肋軟骨を確認して，心尖部にあたる部位に聴診器をあてる（➡図D-14）。この部位に手掌をあてると心尖拍動を触知することができる。女性と小児は第4肋間，高齢者は第6肋間で触知されることがある。また，側臥位では心臓の重量で少し下側方に位置する。

聴診器は，観察者の五感の次によく使用する道具である。構造や特徴を知っ

ポイント
●心拍の観察は臥位で行うため，立位や座位をとっている場合は仰臥位での安静を10～15分とってから行う。

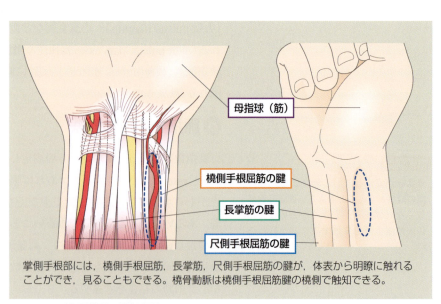

掌側手根部には，橈側手根屈筋，長掌筋，尺側手根屈筋の腱が，体表から明瞭に触れることができ，見ることもできる。橈骨動脈は橈側手根屈筋腱の橈側で触知できる。

図D-10　橈骨動脈の触知部位

D 情報収集・バイタルサイン

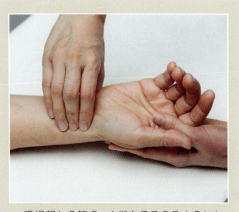

- 手根部から第2〜4指をそろえるようにして触知する。
- 臥位の場合は,手や前腕がベッドからはみ出ることなく上肢全体がベッド上に位置するように留意し,手背と手根部を下から支えるようにして,安定した状態で観察する。
- 座位の場合は,前腕部の高さが心臓と同じになり,手根部の関節と前腕部が安定するように,観察者は手指や手掌を大きく用いて,下から安定した状態になるように支える。
- 時計やストップウォッチは,秒針が確認できるように身につける,あるいは配置する。
- 観察者は安定した姿勢を保ち,脈拍と同時に表情なども観察できる場所に位置する。

図 D-11　脈拍の観察

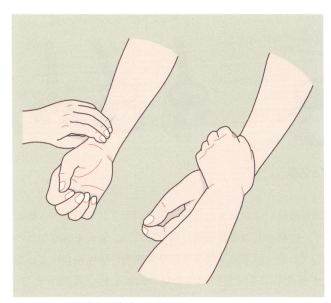

図 D-12　両側橈骨動脈の同時触診

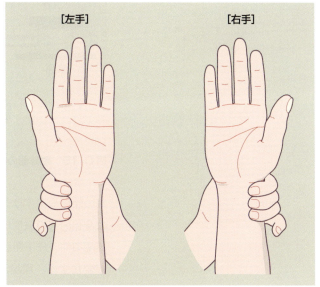

図 D-13　橈骨動脈の自己触診

て,目的に応じた使い方をする。心音の観察では,採音部はベル面のほうが一定部分を囲むため,膜面より低い音や弱い音を集音しやすい(➡図 D-15)。

2 体温

体温 body temperature とは,身体の温度であり,恒温動物であるヒトの体幹

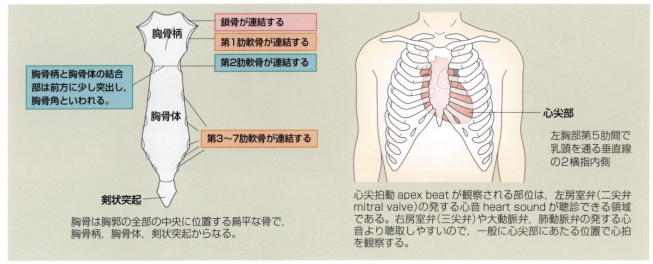

図 D-14　胸骨（前面）の構造と特徴および心拍の聴取部位

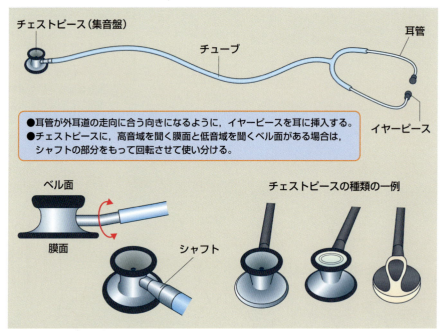

図 D-15　聴診器の構造と名称

部の深部の温度は体温調節機能がはたらき，ほぼ一定に調節されている。一般には身体内部の温度は高く，皮膚などの身体表面の温度は低い。気候や着衣などの環境条件，皮下脂肪や筋肉の量，循環血液量などの身体組織の構成割合によっても変化する。環境温度が変化しても一定の温度を保つ部位を核心部 core とし，その温度を核心温 core temperature，環境の温度変化によって温度がかわる部分を外層部 shell とし，その温度を外層温 shell temperature という（→図 D-16）。

核心温が一定の狭い範囲内に維持されるには，生体で産生された熱と生体に吸収された熱に等しい量の熱が，生体より放散されなくてはならない（→図 D-17）。

体温には個人差があり，自律神経系や内分泌系の機能の違いによるものと考えられる。正常体温は平常の体温ということで，一般に平熱や平温とよばれているものであり，36℃ 台の人もあれば 37℃ 台の人もいる。また，平常の体温も，時間帯，年齢，排卵周期，行動など，個人の状態によって値がかわる（→表 D-7）。

なんらかの原因によって体温が一定の範囲より上昇あるいは下降した場合に

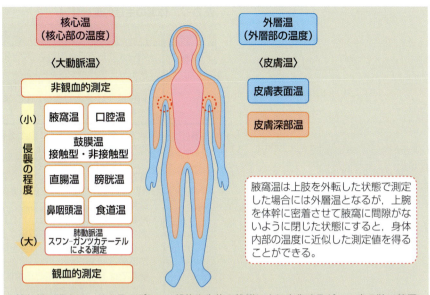

核心部の温度は，およそ37℃で，部位や生体の状態により変化するが，一定の狭い範囲内に維持されている。核心温は大動脈の血液の温度を代表として考えることができるが，大動脈血の温度測定は心臓血管系のごく限られた手術中以外には行うことができない。そこで，非観血的に身体内部の温度を知るために，腋窩，口腔，直腸，鼓膜などの部位の温度を測定し，それらの測定値を身体内部の温度としてとらえている。測定部位によって測定値が異なるため，腋窩温，口腔温，直腸温，鼓膜温などのように測定した部位名をつけて示す必要がある。

図 D-16　核心温と外層温

熱産生		熱放散	
骨格筋	1,570kcal(58.2%)	輻射	1,181kcal(43.7%)
呼吸筋	240kcal(8.9%)	伝導・対流	833kcal(30.8%)
肝臓	600kcal(22.2%)	蒸発	558kcal(20.7%)
心臓	110kcal(4.1%)	食物をあたためる	42kcal(1.6%)
腎臓	120kcal(4.4%)	吸気をあたためる	35kcal(1.3%)
その他	60kcal(2.2%)	その他	51kcal(1.9%)
合計	2,700kcal(100.0%)	合計	2,700kcal(100.0%)

体熱の産生は，①基礎代謝，②運動代謝，③甲状腺ホルモンによる新陳代謝の促進，④体温の上昇による化学反応などによっておこり，1日の熱産生量は臓器によって異なる。
骨格筋と肝臓での熱産生量が多く，全熱産生量の約80%を占める。安静時では肝臓の温度は大動脈血よりも0.4～0.8℃も高く，体内温では最高であるが，運動中は骨格筋が最高となる。
体熱の放散は，①輻射，②伝導，③蒸発，④対流などによって行われる。

図 D-17　1日熱産生量と熱放散量のバランスの目安

は，適切な対処を必要とする場合が多い。体温調節の異常（体温の変動）には，上昇による異常（高体温）と下降による異常（低体温）がある。高体温は体内の温度が正常範囲をこえて高くなった状態すべてをさすが，一般的には体温調節の基準値（セットポイント）が高温側に設定された結果である発熱と，熱産生量が熱放散量を上まわった状態である狭義の高体温（うつ熱）とは区別して用いられる。脳血管

表 D-7 体温の生理的変動要因

要因	具体的な状況や内容
時間帯	・同一人でも，身体の生活リズムの違いによって，1日のうちで体温に差が生じる。これを体温の日差という。 ・一般に，午前2～6時ごろが低く，午後3～8時ごろが高い。 ・日差は1℃未満であり，1℃またはそれ以上の日差があるときは病的なものを考える。
年齢	・新生児期の体温は37℃以上あるが，体温調節機能は不安定で外界への適応過程も影響し変動しやすい。 ・生後100日ごろから37℃以下になり，120日を過ぎると安定し，2年を経過すると日差があらわれてくる。 ・10歳ごろになると体温調節機能は成人と同じようになり，このころから不意に発熱することが少なくなる。 ・高齢者の腋窩温が低いといわれるのは，皮下組織の循環がわるくなったり，皮膚の硬化，腋窩の筋肉の収縮などによって腋窩温が一定になるのに時間を要したり，また検温器のセンサ部分の皮膚への密着状態がわるくなっているためである。 ・青年では5分間の測定で正常体温が得られても，高齢者では15～20分間も測定しなければ最上値が得られないということもある。
排卵周期	・妊娠可能な女性は，プロゲステロンのはたらきによって基礎体温が変化する。 ・月経が始まってから排卵前までは低温であり，排卵後から月経が始まるまでは高温となり，その差は平均0.33℃である。 ・基礎体温とは，体温を変動させる因子を除いた状態で測定した体温で，一般的には朝目ざめた直後に寝床で測定する。
行動	・同一人で同じ時間帯であっても，骨格筋を動かすことの多い運動や作業をした場合は，熱の産生量が急激に増え，放散量を上まわるので体温は上昇する。 ・入浴後は皮膚の末梢血管が拡張して血液の流れが激しくなり，皮膚からの熱の放散が増すので，体温は下降傾向になる。 ・食事や精神的興奮は体温を上昇させ，睡眠や飢えは体温を下降させる。

障害などで体温調節中枢が損傷された場合におこる体温の上昇は，高体温（症）であるが，習慣的に中枢性発熱 central fever と称されている（➡図 D-18）。

ⓐ 発熱

発熱 fever は，視床下部にある体温調節中枢が，体温調節の基準値を高く設定した場合におこる。細菌やウイルス，腫瘍，炎症組織などの外因性発熱物質が，マクロファージなどの免疫担当細胞にはたらくと内因性発熱物質が産生される。内因性発熱物質はメディエーターであるプロスタグランジン E_2 の産生を促し，体温調節中枢を平常時よりも高く設定する。その結果，体内の温度が上昇することでおきる。

平常体温より体温が1℃以上高くなった場合を発熱といい，一般に腋窩温が37℃をこえた場合を発熱としているが，発熱時の体温が41.0℃以上になることはほとんどない。

ⓑ 高体温（うつ熱）

うつ熱 heat stagnation とは，異常な暑さ（高温多湿で輻射熱があり風のない環境）で体熱の放散が障害される，あるいは激しい運動や作業によって放散の限界以上に体熱が産生されることにより，体内に熱がうっ積して体温が上昇した状態をいう。

高体温には，悪性腫瘍などに対する治療を目的として意図的に誘発する場合のほか，麻酔に関連する薬物により引きおこされる筋障害（骨格筋における代謝が

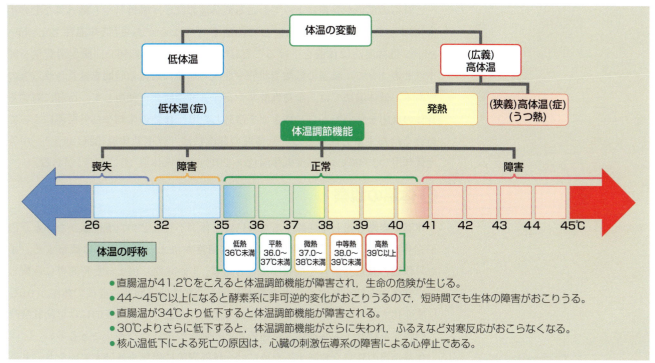

図 D-18 体温調節機能とその異常

表 D-8 熱中症の区分

区分	状態
熱衰弱・熱疲労 heat exhaustion	脱水による循環障害。血圧低下や脱水によって脳血流量が低下すると，疲労感，頭痛，吐きけ・嘔吐，めまい，失神が生じる。
熱痙攣 heat cramp	大量の発汗に対して水分だけを補給した結果，血液中のナトリウム濃度が低下した場合に，下肢，腹筋，手などの筋肉に疼痛を伴う痙攣が生じる。
熱虚脱 heat collapse	脳の虚血状態。急激な体温上昇に対する放熱を目的とした皮膚血管の拡張と皮膚血流の急激な増加に対する代償的な心機能亢進が十分でない場合に生じる。ときに失神を伴う。
熱射病 heat stroke	中枢神経機能が障害された最も重篤な状態。脳内温度の上昇により体温中枢が障害され，発汗が停止して体温が急激に上昇し，細胞障害などから昏睡，痙攣，ショック，溶血，横紋筋融解，腎不全，多臓器不全などの致命的な病態を生じる。死亡率も高い。

異常に亢進した状態)による悪性高体温などがある。しかし一般的には，高温多湿で輻射熱があり風のない環境で引きおこされる熱中症が，高体温症の中心である。

熱中症は，暑熱環境下で生じる健康障害の総称であり，熱衰弱，熱痙攣，熱虚脱，熱射病に区分される(→表 D-8)。熱射病 heat stroke は，体内温度の上昇によって中枢神経機能が障害された最も重篤な状態で死亡率が高い。

ⓒ 低体温

低体温は平常体温より少し低い 35℃ 前後の状態をいい，老衰やその他の全身衰弱，栄養失調，甲状腺機能低下(粘液水腫)などの場合にみられる。また，環境温度の低下によって身体の低体温が著明になると，諸機能の低下や障害がおこる。この状態を凍冱といい，この状態が続くと凍死となる。

ポイント
● 凍冱が身体の一部でおこった状態が凍傷である。

これらの疾患や異常によっておこる低体温のほか，脳外科や心臓外科などの手術に際して人工的に低体温にして治療を行うことがある（低体温法 hypothermia）。低体温法は体温を下げることによって，代謝を抑制し，酸素消費量を減少させることで，臓器の低酸素状態や血流の遮断に耐える時間を延長させるものである。低体温法では，全身麻酔薬や自律神経遮断薬を使用して，冷却に対する身体の反応を防いでから，体表面を冷却したり，体腔の冷却や体外循環によって血液を冷却する方法をとる。低体温の程度には，軽度低体温（32℃以上），中等度低体温（32〜26℃），高度低体温（26〜20℃），超低体温（20℃以下）がある。

d 体温の観察

体温の変動を正しく判断するためには，体調不良などの自覚症状がないときの平常体温を朝・昼・夕・晩など，1日に何度か決まった時間帯に観察する。また，体温の概日リズムを観察するとともに，1か月間，決まった時間帯に観察して平常体温を知っておくことが基本となる。女性は排卵期の前後で体温が0.5℃程度変化するので，体温に影響を与える諸条件を避けて，一般的には早朝覚醒時に口腔温を観察する基礎体温を知ることが健康管理につながることも多い。

体温調節の異常を判断するためには，体温調節に影響を及ぼす要因をさぐりながら，体温変動の経過を観察する必要がある。体温は，疾病によって特有な変動型を示すことがある。これを熱型といい診断に役だてられる。熱型のうち，稽留熱，弛張熱，間歇熱が重要である（➡図D-19）。また，発熱状態が平常体温に戻ることを解熱といい，分利，渙散などがある（➡図D-20）。

体温は，一般的にマイクロコンピュータを内蔵した電子体温計 clinical electrical thermometers with maximum device を用いて観察する。電子体温計とは，人の体温を熱伝導の原理に基づく感温素子により検出し，内部電源により体温をデジタル表示するとともに最高温度保持機能があるものをいう。測定方式から実測式と予測式に，使用目的から一般用と婦人用に分類される（➡図D-21，22）。通常は，腋窩温を観察することが多く，基礎体温は口腔温を観察する。

> **ポイント**
> ●腋窩温は上肢を外転し，腋窩を開放した状態で測定した場合には外層温（皮膚温）となる。

■留意事項

(1) 腋窩温は，上腕を体幹に密着させて腋窩に間隙がないように閉じた状態の温度を観察することで，身体内部の温度に近似した値を得ることができる（➡

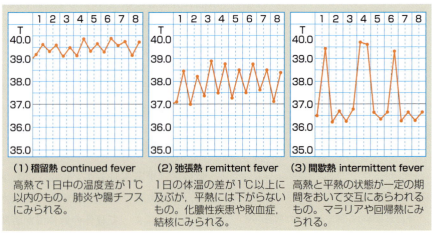

(1) 稽留熱 continued fever
高熱で1日中の温度差が1℃以内のもの。肺炎や腸チフスにみられる。

(2) 弛張熱 remittent fever
1日の体温の差が1℃以上に及ぶが，平熱には下がらないもの。化膿性疾患や敗血症，結核にみられる。

(3) 間歇熱 intermittent fever
高熱と平熱の状態が一定の期間をおいて交互にあらわれるもの。マラリアや回帰熱にみられる。

図D-19　特徴的な熱型

D　情報収集・バイタルサイン

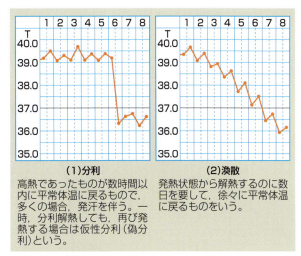

図D-20　解熱の型

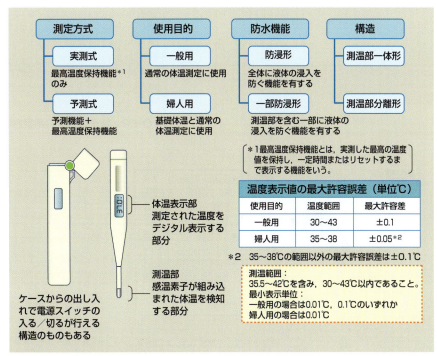

図D-21　電子体温計の種類とその一例

図D-23, 24)。

(2) 口腔温は、乳幼児であったり、意識が明瞭でない場合、口腔内に障害や疾患がある場合、激しい咳嗽・鼻閉・呼吸困難がある場合などには安全に観察することができないので、測定しない。

(3) 予測式体温計は約90秒で測定値が表示される。実測値を観察したい場合や、実測式体温計では、腋窩温は10分以上、口腔温は5分以上測定を続ける。

(1) 腋窩温の測定

　　左右の腋窩で温度差(0.1～0.4℃)が生じる場合があるので、原則として同一側で、麻痺のある場合は健側で、側臥位の場合は上になった側で観察する。測定前は腋窩を閉じて安静にしておき、腋窩に発汗しているときは、乾いたタオルなどでふいてから観察する。ただし、発熱時に体温の変動を観察しているときには、汗をふくと腋窩の開放によって温度が下がるので、発汗があっても腋窩を開放しないように体温計を挿入する。体温計は前下方から後上方に向かって、腋窩の最

ポイント
●口腔温は比較的簡便に安定した測定値を得ることができる。

ステップアップ
側臥位の場合は圧反射がおこり、下になった側の腋窩の血管が収縮し、上になった側の血管が拡張し、血液は上側に大量に流れて温度が高くなる。

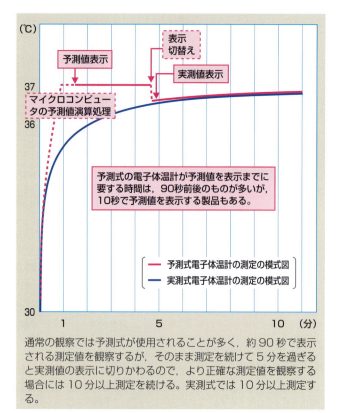

図 D-22　電子体温計の測定方法

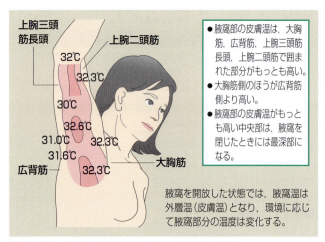

図 D-23　腋窩を開放した場合の皮膚温の分布

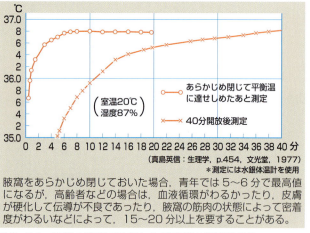

図 D-24　腋窩の開閉で比較した測定値の時間的変化

深部に測温部をあてるようにして体温計を挿入する。対象者の状態に合わせて，体温計の腋窩への挿入・密着・固定を援助する。

(2) 口腔温の測定

　口腔内の温度は飲食物や環境温度に影響されるので，観察の10分ほど前には飲食物を摂取したり，話をしたりしないようにする。口腔内では舌下中央部が最高温部となり，口唇から入る空気の影響を受けにくく体温計が固定しやすい。体温計を測温部が舌下中央部付近に位置するように挿入し，口唇を閉じて軽く把持，もしくは口腔から出ている部分を手で支える（➡図 D-25）。

> **ポイント**
> ● 挿入角度は腋窩付近の筋肉その他の形状によって異なる。幼児や肥満ぎみの者は水平に近い状態で，高齢者やるい痩の著しい者は腋窩がくぼんでいるので鋭角に挿入する。

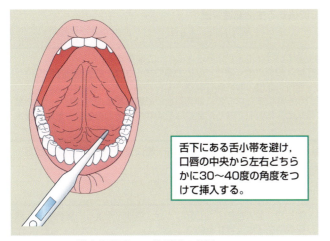

図 D-25　口腔内（舌下）への体温計の挿入

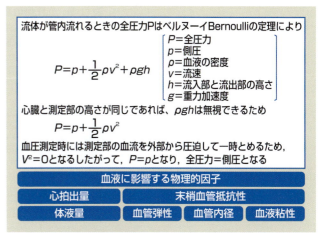

図 D-26　血圧の測定原理

3 血圧

　血圧 blood pressure は，血液が血管壁に作用する内圧で，通常は動脈の内圧をさしている。これは血液が身体各部へ必要となる血流を維持するための物理的現象であるともいえる。動脈の内圧は心臓外科手術などの特別な場合を除き，実際に測定することができないので，一般的には，血管内から血管壁組織に直角に作用している圧力（側圧）を血圧と称している（→図 D-26）。

　心臓は収縮と拡張を繰り返し，その拍動によって血液は血管内に周期的に押し出されているので，血圧には収縮期血圧 systolic blood pressure と拡張期血圧 diastolic blood pressure がある。収縮期血圧は最大血圧 maximal blood pressure または最高血圧ともよばれ，拡張期血圧は最小血圧 minimal blood pressure または最低血圧ともよばれる。収縮期血圧は年齢とともに動脈壁の硬化による伸展度の減少で，生理的現象として増加する。また，拡張期血圧は末梢血管の抵抗によって増加の傾向となる。

　血圧値は血液循環動態を反映し，血液循環動態は液性調節や神経性調節，さらに組織や臓器による局所での自己調節によって一定のレベルを保つように調節されている。しかし生活に関連するさまざまな要因により，血圧は変動する（→表 D-9）。

　血圧値と疾患との関連を検証した，わが国の疫学研究を含む世界の多くの医学研究において，血圧値が高いと脳心血管病の発症や死亡リスクが有意に高いことが明らかになっている。そこで，高血圧治療の観点から，世界のほとんどのガイドラインにおいて，成人では収縮期血圧 140 mmHg 以上，拡張期血圧 90 mmHg 以上を高血圧としている。また，高血圧の診断や治療においては，診察室血圧値に加え，診察室外血圧値も重要な情報となり，家庭血圧値が用いられることが多い（→表 D-10，11）。なお，血圧値は連続データであるため，その分類はあくまでも人為的なものである。

a 血圧の観察

注3：日本工業規格（JIS）では，アネロイド形指示血圧計，非観血式電子血圧計として定義されている。

　血圧測定には，アネロイド式血圧計，電気式アネロイド式血圧計[注3]（以下，電子血圧計）が使用される。集団検診や医療機関の外来などでは，測定値が記録紙に印字される自己測定装置が利用される。

表D-9 血圧値の変動に関係する生活関連要因

要因	内容
体位	・血圧は体位あるいは体位をかえることによって変動する。 ・収縮期血圧は一般に立位＜座位＜臥位の順に高くなり，拡張期血圧は立位がやや高く，座位＞臥位の順に低くなる。 ・体位を臥位から座位または立位にかえると，心臓に戻る血液が減り，送血量が減少するため，体位を変換した直後は低くなり，その後も少し低めで安定する。
食事	・食物の量や内容によっても異なるが，一般に食後は収縮期血圧が6〜8 mmHg程度上昇する。 ・食後約1時間にはもとの値に戻る。 ・拡張期血圧の変化はない。
運動	・運動の量・激しさ，個人差によって異なるが，精神的緊張と心臓機能の促進によって，収縮期血圧は上昇する。 ・休息すると数分〜十数分で，もとの値に戻る。
精神的興奮	・不安や緊張状態にあるときは上昇する。 ・はじめての血圧測定時や入院時などによくみられる。
飲酒・喫煙	・アルコールには血管拡張作用があるので，飲酒時には一般に低下する。 ・喫煙は個人によって上昇または低下する。
気温	・皮膚に近い血管は気温によって収縮または拡張をおこす。 ・あたたかいときは低下し，寒いときは上昇する。
その他	・発熱・入浴なども血圧に影響する。

表D-10 診察室血圧値による分類(mmHg)

分類	収縮期血圧		拡張期血圧
正常血圧	＜120	かつ	＜80
正常高値血圧	120-129	かつ	＜80
高値血圧	130-139	かつ／または	80-89
Ⅰ度高血圧	140-159	かつ／または	90-99
Ⅱ度高血圧	160-179	かつ／または	100-109
Ⅲ度高血圧	≧180	かつ／または	≧110
(孤立性)収縮期高血圧	≧140	かつ	＜90

表D-11 家庭血圧値による分類(mmHg)

分類	収縮期血圧		拡張期血圧
正常血圧	＜115	かつ	＜75
正常高値血圧	115-124	かつ	＜75
高値血圧	125-134	かつ／または	75-84
Ⅰ度高血圧	135-144	かつ／または	85-89
Ⅱ度高血圧	145-159	かつ／または	90-99
Ⅲ度高血圧	≧160	かつ／または	≧100
(孤立性)収縮期高血圧	≧135	かつ	＜85

(日本高血圧学会高血圧治療ガイドライン作成委員会編：高血圧治療ガイドライン2019. p.18, 日本高血圧学会, 2019による)

(1)アネロイド式血圧計

血圧計の基本構造は，圧力を示す標示器，四肢の測定部に巻きつけ加圧する帯(以下，カフ[注4])，および送気球から構成される。ゴム囊は漏気がないように，2

注4：はく帯，あるいはマンシェットmanschetteともよばれる袋状の帯で，内部にゴム囊とよばれる，良質のゴムなどでできた空気袋を入れて使用する。

D 情報収集・バイタルサイン

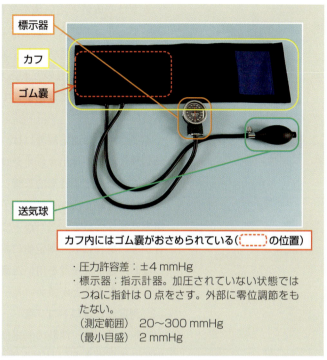

図 D-27　アネロイド式血圧計の構造と特徴

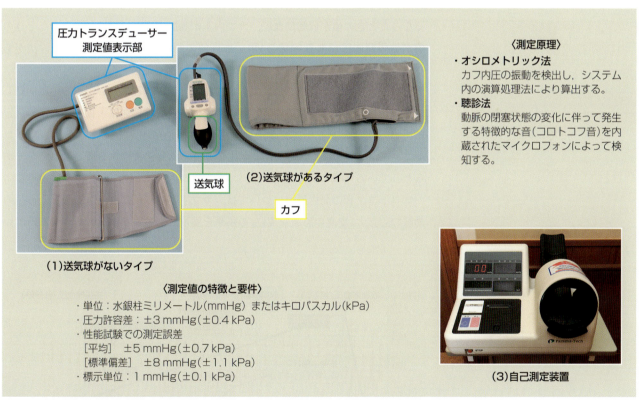

図 D-28　電子血圧計の基本的な構成とその例

本のゴム管によって標示器，および送気球と接続する(➡図 D-27)。

(2) 電子血圧計

　電子血圧計の基本的な構成は，圧制御システムに接続する四肢の測定部に巻くカフと，カフ圧力を測定し電気信号に変換する圧力トランスデューサーからなり，測定値表示部で信号入出力部を有するものもある(➡図 D-28)。

カフは空気袋と空気袋を包む非弾性の部分からなり，空気袋はカフの内部にあって，空気の注入・加圧によって膨張し，測定部位の動脈を圧迫する。なお，空気袋への空気の注入・加圧は付属する送気球により手動で操作できるものと，自動で加圧されるものとがあり，測定終了後の排気も同様となっている。したがって製品によっては電子式でない血圧計に近い測定方法を用いることも可能である。

電子血圧計の測定原理には，カフ内圧の変動(振動)を検出してシステム内の演算処理法により算出するオシロメトリック法と，測定部の動脈の閉塞状態の変化に伴って発生する特徴的な音(コロトコフ音)を内蔵されたマイクロフォンによって検知する聴診法がある。電子血圧計はいずれかの原理，あるいは両方の原理が組み込まれている。したがって，血管音が非常に小さい場合や，不整脈や血管雑音が多い場合には，測定値に誤差を生じたり，測定できないこともある。

なお，電子血圧計を用いた測定は，高血圧の診断や治療に有用な家庭血圧測定に必要となることが多い。

(3) 測定法とコロトコフ音

血圧の測定は，四肢の測定部位にカフを巻き，目的とする動脈内圧よりもカフ内圧をあげたあと，およそ2mmHg/秒でカフ内圧を下げていく過程で，カフ内圧よりも動脈内圧が高くなった時点と，カフ内圧が動脈内圧とほぼ同じになった時点を知ることで，間接的に測定値を求めている。カフ内圧よりも動脈内圧が高くなったときの値が収縮期血圧，カフ内圧が動脈内圧とほぼ同じになったときの値が拡張期血圧である(→図D-29)。血圧値の測定方法には触診法と聴診法があり，測定原理と器具の特徴を理解したうえで正しく測定する。

コロトコフ音とは，聴診法による血圧測定の減圧過程において，心拍に同期して動脈から発生する複数のパルス状の音をいい，収縮期血圧・拡張期血圧の決定に用いられる。1908年に聴診法を考案したロシアの外科医の名前をとってコロトコフ Korotkov 音といい，音の変化を5点で示し，スワン Swan の点としてあらわしている(→図D-30)。

コロトコフ音の発生原因については，カフ圧が動脈圧より小さくなった直後の動脈の急拡大(皮膚の急激な変位)の衝撃を聴取したのが第I相の清音であるとい

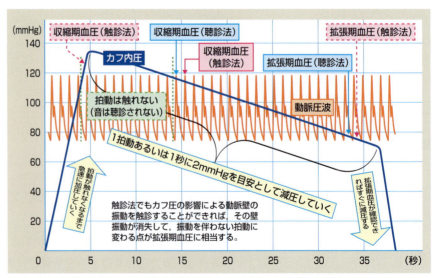

図D-29　収縮期血圧・拡張期血圧の測定とカフ内圧の加減との関連

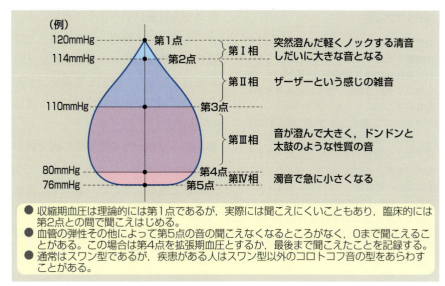

図 D-30　コロトコフ音のスワン型の点

う説や，局所的に伝播速度の小さい閉鎖の強い管路を血液が流れるときに発生する衝撃波であるとする説などさまざまであり，音の発生原因はいまだに確定されていない。

b 血圧の測定

バイタルサインの観察においても，精度検定され安定した測定値を示す電子血圧計が使用されることが多くなってきた。電子血圧計の場合は，予測される収縮期血圧値よりも 30～40 mmHg 程度までカフ内圧を上げる必要があり，不整脈がある場合にはさらにカフ内圧を高くする必要がある。電子血圧計を使用する場合にも，聴診法が併用できるように，ここでは血圧測定の基本であるアネロイド式血圧計を用いた，上腕部にカフを巻く測定方法について説明する。

■留意事項(➡図 D-31)

(1) 体位や動作，精神的緊張により測定値は変動するので，仰臥位で 10 分以上の安静後に測定する。椅座位の場合は，背もたれのある椅子で，脚を組まずに 5 分以上の安静を保ったあとに測定する。

(2) カフは測定部位の太さや長さを考慮して適切な大きさのものを選び，正しく巻く。

(3) 座位で測定する場合は，カフを巻いた位置と心臓の高さが，ほぼ水平になるよう前腕を置く台や机の高さを調節する。

(4) 加圧はある程度の速度で行う。カフ圧をゆっくり上昇させた場合には，前腕部にうっ血が生じ，カフによって間接的に血流がとまった部位前後の圧差が小さくなるため，コロトコフ音が小さくなり聴き取りにくくなる。

(5) 減圧の速度は，1 拍動あるいは 1 秒に 2 mmHg を目安とし，血圧値と脈拍数に応じて，排気速度を調節する。

(6) はじめて測定する場合などには 1～2 分の間隔をあけて 2 回測定し，2 回の測定値に 5 mmHg 以上の差がある場合には，さらに測定を追加する。

(1) 測定方法

① 肘窩部で上腕動脈を触診し，カフ内のゴム囊の中央が上腕動脈の上にくるよう

> ポイント
> ● 気温によって血管が収縮・拡張するので，室温は暑さや寒さを感じさせないように調節する。

> ポイント
> ● 血圧計は精度を検定したもので，カフは汚れたりしていない清潔なものを用いる。

ステップアップ

通常は上腕部にカフを巻いて肘窩部で上腕動脈を聴診するが，大腿部にカフを巻いて膝窩部で膝窩動脈を，下腿部にカフを巻いて後脛骨動脈，または足背動脈を聴診することもできる。

カフ内のゴム囊の大きさは，国際的には，幅が上腕周囲長の40％以上，かつ長さが上腕周囲長を80％以上取り囲むものが推奨されている。また電子血圧計のカフ内の空気袋については，日本工業規格で，幅が上腕周囲長の40％以上で，その長さが上腕周囲長の80％以上，望ましくは100％であることと規定されている。

ステップアップ

カフを心臓と同じ高さに巻くことにより，静水力学的圧力による変動が避けられる。測定部位を心臓より高くすると測定値は低くなり，反対に低くすると測定値は高くなる。したがって，体位は仰臥位が最も適切といえる。座位の場合は，高さが10 cmずれるごとに，測定値に約7.4 mmHgの誤差を生じる

にカフを皮膚にそうように適切に巻く（→図D-32）。
②カフを巻いた上腕が，心臓の高さとほぼ同じであることを確認する。
③血圧計と聴診器のゴム管とが接触せず，標示器の目盛りが正しく読めるように血圧計を配置し，安定して測定できる姿勢をとる。
④送気球に開閉弁があれば閉じて，送気・加圧する。

〔触診法による測定〕

聴診できないときや，通常の測定値が不明である場合に行う。電子血圧計による測定時に併用することもできる。送気球を持つ反対の手の第2～4指で橈骨動脈の拍動を触診しながら，逆の手で送気し，脈が触れなくなった時点を収縮期血圧値とする。この方法では脈の触れなくなった時点で値を読むので，必要以上の圧迫によっておこる血圧の変動は最小限にくいとめられる。また，脈が触れなく

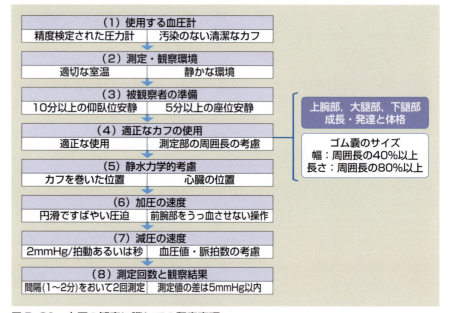

図D-31　血圧の観察に際しての留意事項

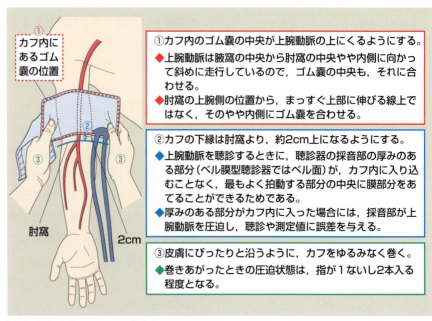

図D-32　正しいカフの巻き方

なってから 20 mmHg 前後加圧し，徐々に減圧して再び触れはじめる時点を読む方法でもよい。触診法では拡張期血圧値が得られず，聴診法よりやや低い値を示したり，手指の触覚の個人差もあって正確さを欠くという点に注意する必要がある。

〔聴診法による測定〕

1) 上腕動脈の拍動が最もよく触知される部位に聴診器の膜面の中心をあて，採音部が皮膚に密着するように，採音部を上部から軽く押さえるように把持する。
2) 標示器を確認しながら，指針が触診法または前回の測定値に 15〜20 mmHg を加えた値を指すまで，急速かつ円滑に加圧していく。
3) 送気球の開閉弁を第1指と第2指で力を入れてはさむようにして少しゆるめ，標示器を確認しながら，1拍動あるいは1秒間に2 mmHg を目安として排気・減圧していく。
4) 減圧していくことで，心臓の収縮によって大動脈に拍出された血液が，圧迫部位の血管を通り，血管音(コロトコフの第1点)が聴取される。このとき標示器の指針が指す値を収縮期血圧(最大血圧)として読み取る。
5) しだいに減圧し，音の変化(コロトコフの第Ⅰ相〜第Ⅳ相)を聞き取りながら，1拍動に 2〜3 mmHg を目安に排気・減圧していき，血管音が聞こえなくなったときの値を拡張期血圧(最小血圧)として読み取る。
6) カフをすみやかに外し，衣服を整え，測定値を本人に伝え記録する。

4 呼吸

呼吸 respiration は，生命活動の維持に欠かすことのできない現象であり，成長や活動に必要となる正常な空気を，安定したリズムで途絶えることなく入れかえることによって，必要な酸素(O_2)を体内に取り入れ，代謝の結果生じた二酸化炭素(CO_2)を体外に排出することである。

呼吸には，①生体と外界との接触面である肺で行われるものと，②血液と各組織との接触面である毛細血管内で行われるものとがある。前者を外呼吸(肺呼吸)，後者を内呼吸(組織呼吸)といい，私たちが一般に呼吸といっているのは外呼吸である(➡図 D-33)。

呼吸運動は肋間神経と横隔神経の刺激により，呼吸筋である外肋間筋と横隔膜が収縮することで吸息が始まる。呼吸筋の収縮によって，肋骨は水平方向に挙上し，横隔膜は下がり，胸郭は拡張する。胸郭の拡張により胸腔内は強い陰圧となり，気管支・肺胞内も陰圧となり，肺に空気が吸い込まれる。呼吸筋が弛緩すると，胸郭はもとの大きさに復元しようとし呼息が始まる。胸腔内の陰圧は弱くなり，肺は固有の弾性によって縮むので，気管支・肺胞内は陽圧となり，自然に肺から空気が吐き出される。

成人の安静時の呼吸は，吸息が約1秒，呼息は吸息よりも少し長く 1〜1.5 秒，呼息のあとに休息期が約 1.5 秒あり，この一連の呼吸運動が規則的に繰り返される。呼吸運動の型には，肋骨の挙上による胸式呼吸と横隔膜の運動による腹式呼吸があり，女性は胸式，男性は腹式，新生児は純腹式，妊婦や腹水の多い患者は純胸式の傾向にあるが，一般的には外肋間筋と横隔膜の両方を用いた胸腹式呼吸が多いといわれている。

ステップアップ

コロトコフ音が小さくて聴き取りにくかったり，収縮期と拡張期の間でコロトコフ音がとぎれる聴診間隙がある場合には，上肢を挙上した状態で動脈内圧をこえるところまでカフ圧を上げてから，カフを巻いた位置と心臓の高さを同じにして測定を行うとコロトコフ音が大きくはっきりと聴こえ，第Ⅱ相の雑音も明瞭に聴こえるようになる。

ポイント
● 血圧計と聴診器のゴム管とが接触すると聴診時の雑音となる。

ポイント
● 血圧値に異常がみとめられたり，通常の値と大きく異なっているときには，主治医からの説明が必要となる場合がある。

ステップアップ

生体に酸素を供給し，生体内の二酸化炭素を排出するガス交換は，吸息（肺への空気の吸入）と呼息（肺からの空気の呼出）による肺胞内の換気にはじまり，肺胞と肺毛細血管との間でのガス交換（外呼吸）と，各組織でのガス交換（内呼吸）が，活動レベルに対応した心臓のポンプ機能によって維持されている。

呼吸の数と深さは，神経性と液性の調節によって，一定のリズムに保たれている。神経性調節は，延髄と橋にある呼吸中枢と，迷走神経，三叉神経，視床下部の活動によって行われており，液性調節は動脈血の酸素分圧（PaO_2），二酸化炭素分圧（$PaCO_2$），水素イオン濃度（pH）によって変化し，これらの血中濃度を中枢性と末梢性の化学受容器が感受する。このほか呼吸のリズムは，身体の状態や意識によっても変化する。

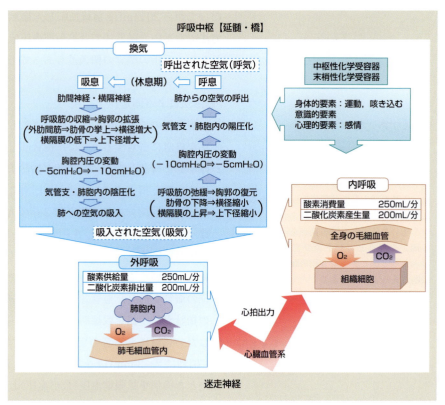

図 D-33　呼吸のメカニズム

● 呼吸の観察

呼吸の数・深さ・リズムならびに呼吸運動の観察，呼吸音の聴診を行う。さらに，パルスオキシメータを使用すると，酸素を体内に取り込む機能を観察できる。

■留意事項

(1) 呼吸筋は随意筋であり，呼吸運動は意識によってかえることができる。したがって，意識が明瞭な人の呼吸状態の観察では，観察されていることを相手に意識させないよう配慮する。
(2) 呼吸音の聴診ではプライバシーに配慮する。
(3) パルスオキシメータは装着直後ではなく，脈拍が安定する 20〜30 秒後の値を観察する。

(1) **観察・聴診・測定**

呼吸状態の良否は呼吸運動を観察することで，ある程度判断することができ，数・深さ・リズムの異常（➡表 D-12）や努力性の呼吸（➡表 D-13）は，命にかかわる状態を示す場合が多い。

呼吸音を聴診することによって，肺の病変の有無や部位などを知ることができる。呼吸音は年齢や体格によって聴き取りやすさが異なる。正常な呼吸音は雑音は伴わず，左右の呼吸音に大きな差はない（➡図 D-34）。呼吸音の聴診部位と部位による聴取音の特徴を知って聴診を行う。

パルスオキシメータは皮膚を通して動脈血酸素飽和度（SpO_2）と脈拍数が表示される装置で，プローブを指にはさむことで経皮的にプローブの受光部センサが拍

表 D-12　呼吸の数・深さ・リズムの異常

因子	名称	特徴
数	頻呼吸 tachypnea	呼吸の深さはかわらないが，呼吸数が 1 分間に 25 以上のもので，心不全，発熱時や興奮時，神経症などにみられる。
	徐呼吸（遅呼吸） bradypnea	呼吸の深さはかわらないが，呼吸数が 1 分間に 9 以下のもので，脳圧亢進時や睡眠薬中毒患者などにみられる。
深さ	過呼吸 hyperpnea	呼吸数はかわらないが，1 回の換気量が増加したもので，生理的には運動直後にみられる。甲状腺機能亢進症や貧血時にもあらわれる。
	減呼吸 hypopnea	呼吸数はかわらないが，1 回の換気量が減少した状態で，生理的には睡眠時にみられる。呼吸筋麻痺や睡眠薬・モルヒネ中毒のときにもあらわれる。
数と深さ	多呼吸 polypnea	回数と換気量が増加したもので，神経症にみられる。1 回の呼吸の休息期が短いか，まったくない状態になって，追われるような呼吸をするのは呼吸促迫である。呼吸促迫は頻呼吸として説明されていることが多い。
	少呼吸 oligopnea	呼吸数と換気量がともに減少したもので，休息期が長い。この休息期が長い場合は無呼吸 apnea がみられ，重篤時に観察される。
リズム	チェーン-ストークス呼吸 Cheyne-Stokes respiration	20～30 秒の無呼吸に続いて呼吸が始まり，それが徐々に深くなって過呼吸の状態となり，再び徐々に浅くなって無呼吸の状態になるもので，その周期は 45 秒～3 分である。脳の酸素欠乏，呼吸中枢の感受性低下の場合におこるので，脳出血・アルコール中毒患者などにみられる。
	ビオー呼吸 Biot's respiration	無呼吸の状態から急に 4～5 回の呼吸を行い，急に再び無呼吸になるもので，周期は不規則である。無呼吸は脳の血流障害によって呼吸中枢に酸素と栄養が不足しておこるので，脳器質に障害のある場合にみられる。
	クスマウル呼吸 Kussmaul's respiration	異常に深い大きな呼吸が持続し，雑音を伴うもので，糖尿病性昏睡・尿毒症性昏睡にみられる。

表 D-13　努力性の呼吸

名称	特徴
呼吸困難 dyspnea	過呼吸で，しかも呼吸運動を非常に努力して行っている状態。
鼻翼呼吸	呼吸困難が著しくなり，鼻翼が動く状態。
下顎呼吸	呼吸困難が著しくなり，下顎が動く状態。
起座呼吸 orthopnea	心臓疾患の患者で，臥位では肺にうっ血をおこして苦しいので，上体を起こして呼吸している状態。

動する動脈の血流を検知し，光の吸収値から SpO_2 を計測する（➡図 D-35）。

5　意識レベル

バイタルサインの観察では，最初に挨拶や呼びかけをしながら，相手の表情や様子，言葉とその表現などから意識レベルをみる。意識状態が経時的に，あるいは日時によって変動する場合には，患者に接する医療関係者が共通した枠組みで意識レベルを評価する必要がある。

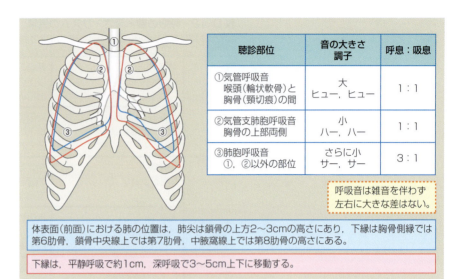

図 D-34　呼吸音の聴診部位と特徴

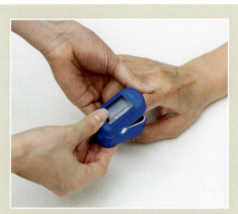

- パルスオキシメータは，動脈血中の機能的（経皮的）酸素飽和度（SpO_2）と脈拍数を，連続的に測定・表示する。
- 使用にあたっては，電源を入れて正常に作動するかを確認し，センサ部分を正しく装着する。
- 装着部位に血液などが付着していたり，患者がマニキュアをしているときは，透過光が減少し，測定誤差を生じたり，測定できなくなるので，汚れやマニキュアを落としてから装着する。
- 連続して測定する場合は，装着部位の熱傷や圧迫壊死を予防するため，一定時間ごとに装着部位をかえる。

図 D-35　パルスオキシメータによる測定

救急の場面や頭部外傷などの急性期の意識状態の観察では，ジャパン-コーマ-スケール（JCS）とグラスゴー-コーマ-スケール（GCS）が用いられている（→表D-14）。術後に一過性でみとめられる意識の混濁や認識の混乱については，患者の人格を尊重した対応が重要となる。

D　身体計測に関する基礎知識

身体計測は，身長・体重・胸囲・腹囲・皮下脂肪厚など身体各部の大きさを計

ステップアップ

ジャパン-コーマ-スケール（Japan Coma Scale；JCS）は，1975年に太田富雄・和賀志郎ほかにより発表されたもので，覚醒の程度によって3大別し，それぞれを3つに分けて示しているので，「3-3-9度方式」とも称されている。
（太田富雄・和賀志郎ほか：急性期意識障害の新しいgradingとその表現法――いわゆる3-3-9度方式，第3回脳卒中の外科研究会講演習，pp.61-69，1975．）
グラスゴー-コーマ-スケール（Glasgow Coma Scale；GCS）は，1974年に英国グラスゴーのTeasdale, G. らによって，頭部外傷の患者の意識レベルを調べるために提唱されたもので，開眼，言語による応答，運動による応答の3領域の評価点の総和によって判定する。

表 D-14 意識レベルの観察

ジャパン-コーマ-スケール（JCS）	
Ⅲ．刺激をしても覚醒しない状態：3桁の点数で表現 （深昏睡 deep coma，昏睡 coma，半昏睡 semicoma）	
300	痛み刺激にまったく反応しない
200	痛み刺激で少し手足を動かしたり顔をしかめる
100	痛み刺激に対し払いのけるような動作をする
Ⅱ．刺激すると覚醒する状態：2桁の点数で表現 （昏迷 stupor，嗜眠 lethargy，超傾眠 hypersomnia，昏蒙 somno-lence，もうろう状態 drowsiness）	
30	痛み刺激を加えつつ呼びかけを繰り返すとかろうじて開眼する
20	大きな声またはからだを揺さぶることにより開眼する
10	ふつうの呼びかけで容易に開眼する
Ⅰ．刺激をしないでも覚醒している状態：1桁の点数で表現 （錯乱 confusion，明識不能状態 senselessness，せん妄 delirium）	
3	自分の名前，生年月日が言えない
2	見当識障害がある
1	意識清明とはいえない
◎その他，記号	
R	Restlessness：不穏
Inc	Incontinence：糞尿失禁
A	apallic state：自発性喪失
0	意識清明のとき

［注］この分類での記録は，点数とその他の記号を書く。（例）「200-Inc」。意識がはっきりしているときは「0」という記号で記録する。

グラスゴー-コーマ-スケール（GCS）	
1．開眼（eyes open, E）	
自発的に開眼	E4
呼びかけにより開眼	3
痛み刺激により開眼	2
なし	1
2．最良言語反応（best verbal response, V）	
見当識の保たれた会話	V5
混乱した会話	4
不適当な発語	3
意識不明の音声	2
なし	1
3．最良運動反応（best motor response, M）	
命令に従う	M6
疼痛部認識可能	5
四肢屈曲反応	—
◆逃避反応として屈曲	4
◆異常な屈曲運動	3
四肢伸展反応	2
まったく動かず	1

［注］1）1・2・3各項の評価点の総和をもって身体障害の重症度とする。最重症 3，最軽症 15
2）2・3項目については，繰り返し検査をしたときは，最もよかった反応を評価点とする。この意味で best を最良と訳している。

測するものと，視力・聴力・握力・肺活量などの身体機能を測定するものとがある。これらの計測値は，成長・発達や栄養，活動・疾病の影響など，健康状態を判断する上で欠かすことができない指標である。

身体計測に際しては，安全性と安楽性への配慮を欠かすことなく，わかりやすい説明とともにプライバシーを守り，機器を正しく使い，羞恥心や測定時間を最小としつつ，正確な測定値を得る熟練した技術が求められる。

> **ステップアップ**
>
> 身長計は，測定時に頭頂部にあてる横規の上下の動きを分銅で容易にする「分銅式身長計（製作会社名により KYS 式，KY 式などとよばれる）」や，尺柱部を上下に滑らせて測定する「ばね式身長計（マルチン〔式〕人体測定器ともよばれる）」，現在おもに使用されている「デジタル式身長計」の3種類に大別できる。「デジタル式身長計」は，分銅式と同じ形式で，測定数値が直尺についている表示盤や別の表示器に表示され，測定誤差を少なくするために，横規（測定バー）や尺柱部（支柱）は，金属でつくられている。

1 身長

身長 height は立位での床面から頭頂までの垂直距離をいい，骨格や筋の発育状態の指標となり，遺伝的因子や栄養状態，環境・運動などと関係がある。

身長は起床時が最も高く，日常の活動によって頭部を支える脊柱の椎骨の間隔が狭くなり，夕方は起床時より 0.5〜1.5 cm 低いといわれている。そのため，起床後の一定の時間に測定することが望ましく，一般的に午前 10 時前後が適当とされている。身長の変化がとくに重要である場合には，毎日同じ時刻に測定する。

身長計にはいくつかの種類があるが，現在は主として，身長と体重を同時に測定し，同じ表示器に表示するものも使用される（→図 D-36）。乳児用には，仰臥位

第1章 ● 健康支援に共通する看護技術

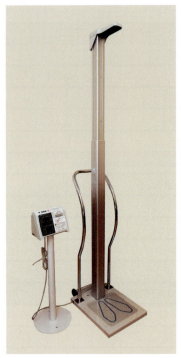

図 D-36 デジタル身長・体重計

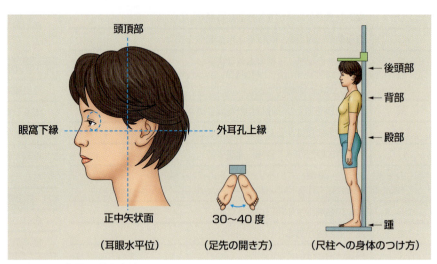

図 D-37 身長の測定方法

> **ポイント**
> ●体型や背部の彎曲によって、後頭部が支柱につかないときは、可能な限り背部をのばし、耳眼水平位になるように留意して測定する。

で測定できるものや、新生児処置台のように、他の用途にも使用する器具の一部として測定できるものもある。いずれの身長計についても、使用前に操作方法を確認してから使用する。

■**測定方法**（➡図 D-37）

（1）環境を整え、履物・靴下を脱いで台座に乗るよう促す

室温は寒さを感じない温度に調節し、髪型は頭頂部が盛り上がらないように、髪の多い人はまんなかに分け目をつくるように整える。

（2）体位・姿勢を整えて測定し、記録する

支柱に踵・殿部・背部・後頭部をつけ、膝をのばして足先を 30〜40 度開いた状態になるよう促す。台座に足あてがあるものは、踵部を足あてにつけ、台座に足型が示してあるものは足型の上に足を置くよう指示する。

背筋をのばし、顎を少し引いた状態、つまり外耳孔上縁と眼窩下縁を結んだ線が水平に保たれた状態になるように整える。この頭部の位置を耳眼水平位という。

測定は手早く静かに行い、目盛りを目視する場合は水平に位置する高さで読み、記録する。測定値は cm であらわし、小数点第 1 位まで読む。測定と同時に、全身の姿勢や脊柱の形態について異常の有無を観察する。

（3）測定の終了を伝える

測定が終了したことを伝え、台座から降りて履物・靴下を履くよう促す。

2 体重

体重 weight は身体の重量を示すもので、身体の成長・発達や栄養の状態を知る目安となり、体重の増減を観察することによって異常の有無や疾病の経過、治

D 情報収集・バイタルサイン

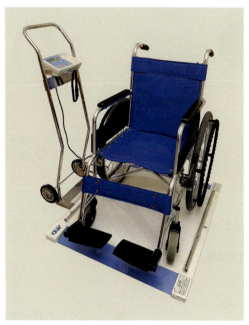

図 D-38　車椅子用体重計

療の効果を知ることができる。

体重は食物の摂取や排泄あるいは運動によって測定値に差が生じるので，一定の時間と条件のもとで行う。毎日測定する場合には，朝食前か，朝食後 2 時間程たち運動による影響も少ない午前 10 時前後に，同等の重さの着衣で行う。

体重計にはいろいろな種類があり，立位や座位で測定できるものがあり，特殊なものとしては，車椅子に座ったままの状態で測定できる体重計（→図 D-38）や，重症患者で体重測定が必要となる場合に用いる体重測定用ストレッチャー，透析用体重変化量モニターベッド（デジタルスケール）の他，乳児用体重計・保育器用体重計，新生児処置台に付属した体重計などがある。また携帯に便利なつり秤もある。いずれの体重計についても，かたい床の上に設置し，使用前に操作方法を確認し，体重計の指針が 0 点であることを確認する，あるいは 0 点に合わせてから使用する。

> **ポイント**
> ● 体重は裸体に近い状態で測定するのが望ましい。

■測定方法

（1）環境を整え，履物を脱いで計量台に乗るよう促す

下着だけの場合は 24℃ 以上に調節し，周囲に他人がいる場所や集団検診などではプライバシーに配慮した環境に整える。可能な範囲の脱衣をし，履物を脱いで，体重計の計量台の中央に静かに乗るよう促す。

（2）測定して記録する

指針や表示が安定したら，測定値をすばやく読み取り記録する。単位は kg（新生児は g）であらわし，小数点以下第 1 位まで読む。

（3）測定の終了を伝える

測定が終了したことを伝え，計量台から降りて履物を履き着衣するよう促す。

3 胸囲

胸囲 chest circumference は，乳頭の高さでの胸周囲径である。胸郭内には

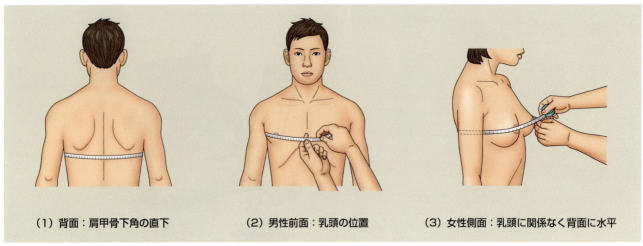

(1) 背面：肩甲骨下角の直下　　(2) 男性前面：乳頭の位置　　(3) 女性側面：乳頭に関係なく背面に水平

図 D-39　胸囲の測定位置

肺・心臓などの呼吸や循環に重要な器官があり，胸囲はこれら臓器の成長・発達および一般状態を間接的に知る目安となる。

■測定方法
（1）環境を整え，上半身の衣類を脱いで立位になるよう促す
　室温を24℃以上に調節し，スクリーンまたはカーテンをして，上半身の衣類を脱ぐか，測定できるように胸部を開けた状態に衣服をゆるめるよう促す。乳児は仰臥位で測定する。
（2）測定して記録する
　両腕は軽く体側に沿うように垂らした状態で，巻尺を背面の肩甲骨下角の直下にあて，水平になるように胸周囲に回して測定する（➡図D-39）。
　測定値は，とくに指示のないときには自然の呼吸状態で，呼息と吸息の中間ぐらいで読んで記録する。単位はcmであらわし，小数点第1位まで読む。
（3）測定の終了を伝える
　測定が終了したことを伝え，着衣するよう促す。

4 腹囲

　腹囲 abdominal circumference は，仰臥位で膝をのばした体位をとったときの臍の位置の腹周囲径である。成長・発達状態のほか，栄養状態や浮腫・腹水などの症状の変化，妊娠時においては胎児の大きさや羊水の量を知る目安になる。
　腹囲は食物の摂取や排泄によって測定値に差が生じるので，一定の時間と条件のもとで行う。毎日測定する場合には，朝食前か，朝食後2時間ほど経過し，運動による影響も少ない午前10時前後に行うことが多い。
　なお，特定健康診査としての検査項目として腹囲を測定する場合には，メタボリックシンドロームの診断基準に基づき，立位で，軽く息を吐いたときの，臍の高さの水平周囲径を測定する（➡図D-40）。

ポイント
●繊維製の巻尺はのびやすいので，金属製のもので，目盛りの正確さを確認しておく。
●測定時には，巻尺がたるんだり，よじれたりしないように注意する。

ステップアップ
特定健康診査は，40～75歳の人を対象に，生活習慣病の予防を目ざして内臓脂肪型肥満（メタボリックシンドローム）に着目して実施される。メタボリックシンドローム診断基準に用いられる腹囲は，ウエスト周囲径とも表現され，基準以上（男性85cm，女性は90cm）で，血糖・血圧・脂質の検査値が基準値に該当する人には，特定保健指導が実施される。
なお，脂肪蓄積が著明で臍が下方に偏位している場合は，肋骨下縁と前上腸骨棘の中点の高さで測定する。

D 情報収集・バイタルサイン

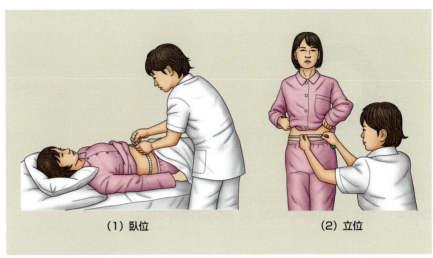

図 D-40 腹囲の測定

■測定方法

(1) 環境を整え，仰臥位になるよう促し環境・衣類を整える

室温を 24℃ 以上に調節し，スクリーンまたはカーテンをして，掛け寝具を腹部まで下げ，仰臥位で腹部を開けた状態に衣服をゆるめるよう促す。自分でできない場合は介助する。測定部位以外は衣服や寝具でおおい，露出部分が多いときはバスタオルなどで胸部や下肢をおおう。

(2) 測定して記録する

巻尺を腹部背面にまわし，臍の位置で身体を軸として水平になるようにする。巻尺を身体の下に入れにくいときは，膝を曲げて腰を浮かせるか，少し側臥位にして巻尺を背部側に回す。

測定値は，とくに指示のないときには自然の呼吸状態で，呼息と吸息の中間ぐらいで読み記録する。単位は cm であらわし，小数点第 1 位まで読む。

(3) 測定の終了を伝える

測定が終了したことを伝え，衣服・掛け寝具を整える。

5 視力

視力 visual acuity は，眼で 2 点または 2 線を区別して識別する能力(最小分離閾)をいう。この 2 点または 2 線間と眼がつくる角度を最小視角といい，視力は，最小視角の逆数を小数で表現する。この視力の単位は国際協定で決められており，直径 7.5 mm，太さ 1.5 mm，切れ目の幅 1.5 mm のランドルト Landolt 環を 5 m 離れて見わけられる最小視角が 1 分(いっぷん＝1/60 度)であり，この視力を 1.0 とする(➡図 D-41)。

視力は最小分離閾のほか，最小可読閾，字ひとつ視力と字づまり視力，遠見視力と近見視力，裸眼視力と矯正視力，片眼視力と両眼視力などの種類がある。

視力測定の種類は，国際標準視標に基づいた標準視力表や投影式視力表を用いる方法，小児に対してはランドルト環単独(字ひとつ)標を用いる方法などがある(➡図 D-42)。標準視力表は，ランドルト環が 2.0 から 0.1 の視標で縦に並列(字づまり)で並んでおり，通常は 5 m の距離から片眼ずつ測定する。視力表は，遠隔操作でランドルト環を写し出すもの，紙面に印刷されたランドルト環を指示棒で

ステップアップ

最小可読閾は文字や図形を読むことのできる最小の大きさをいい，小児に用いることが多いが，最小分離閾のほうが正確である。

字ひとつ視力は 1 つの視標で測定した視力，字づまり視力は字が並んだ指標で測定した視力をいい，小児や弱視の場合は，字ひとつ視力を用いることが多く，字づまり視力よりも視力はよい。

遠距離ではかる視力を遠見視力，近距離ではかる視力を近見視力という。距離を 5 m おいてはかる通常の視力は遠見視力であり，30 cm の距離ではかる場合は近見視力である。小児では，一般に近見視力が使われる。

屈折異常を矯正しないで測定した視力を裸眼視力，屈折異常を矯正してはかった視力を矯正視力という。

左右の片眼で測定した視力を片眼視力，両眼をあけて測定した視力を両眼視力という。一般には，両眼視力のほうが片眼視力よりもよい。

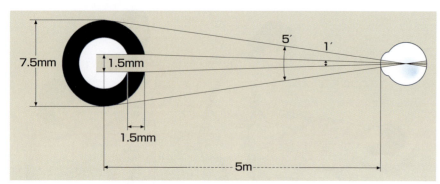

図 D-41 視力 1.0 の意味（1909 年，国際眼科学会で採決）

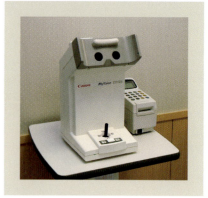

図 D-42 自動視力計

指し示すもののほか，遠隔操作でスクリーンに視標を投影して集団検診用として用いられることが多い投影式視力表や，被検者が装置に近づくとセンサが感知し，自動的に測定を開始する自動視力計も利用される。

いずれの方法も，正確な視力を測定するために，実施前に用具や機器を点検し，被験者の眼瞼や睫毛，顔の一部が触れたり，手で握ったりする部分は清潔を保つ。一例として，視力表を用いる方法について説明する。

■測定方法

（1）測定用具・環境を整える

被験者に，視力表から 5 m の印のある位置に立つよう促し，視力のはかり方や遮眼子の使い方について説明する。

（2）測定し記録する

片眼に遮眼子をあてるよう促し，視力表の 0.1 のランドルト環から 1 つずつ指し示して，切れ目がどこにあるかを答えてもらい，正しければ次の小さいランドルト環に移り，正しく答えられた最後の視標の視力値を視力とする。

同じ要領で遮眼子をあてていた眼の視力を測定する。眼鏡やコンタクトレンズを装着している場合は，裸眼視力，矯正視力の順で測定する。

左右の眼の視力を，右視力 R. V.（または vd）＝ 0.1，左視力 L. V.（または vs）＝ 0.1 というように記録する。R. V. は right vision の，vd は visus dextra の L. V. は left vision の，vs は visus sinistra の略である。

（3）測定の終了を伝える

被験者に測定が終了したことを伝え，眼に異常がないかを確認する。遮眼子をアルコールで消毒する。

6 聴力

聴力 hearing ability とは，音を聞き取る能力をいう。音として聞き取るには，振動数（高さ）と振幅（強さ）が必要であり，それらには音として聞き取る範囲（聴域）がある。人が聞き取ることができる最も高い音（上音界）は，20,000 ヘルツ hertz（Hz）くらい，最も低い音（下音界）は 16 Hz くらいである。

聴力の測定方法には，言語を用いて聴力が正常かを調べる方法と，音叉を用いて聴力障害が伝音性か感音性かを識別する方法，オージオメータを用いて感知で

ステップアップ

視力表にあたる照度をはかり，不適切な場合は電球を取りかえ，視力表が汚れていたり，黄色く変色してきた場合は取りかえる。

照明は，内部照明では光束発散度が 500 ± 150 ラドルクス（rlx）とされており，視力表を照らす場合は視標面照度が 400〜800 ルクス（lx）と決められている。視力表の照明の照度は，ランドルト環を写し出すときの内部照明ではラドルクス radlux（rlx）の単位であらわし，視標面に直接照明をする場合はルクス lux（lx）の単位であらわす。

ポイント

●遮眼子は，片眼を軽く押さえる程度にあてる。強く押さえると，視神経を圧迫して，遮眼子を外したあとの視力の回復に時間がかかり，通常の視力が出ない場合がある。

ステップアップ

視力の判定は，同じ視標の半数以上が正答であればよい。視力は半数以上が正答である最小の視標の視力値とする。視力表の 0.1 の視標が 5 m では読めないときは，読めるところまで視力表に近寄り，読めた位置と視力表との距離を計測する。たとえば，0.1 の視標が 2 m の距離で読めたならば，視力は $0.1 \times (2\,\text{m}/5\,\text{m}) = 0.04$ となる。

視力が 0.01 以下の場合は，眼の前に手指を出してその指の数が数えられる最長距離をはかり，たとえば 20 cm であったら 20 cm 指数，または 20 cm/C. F.（または f.z.）と記録する。C. F. は count fingers の，f.z. は finger zahl の略である。指の数がわからない場合は，明るいところで手を上下や左右に動かし，動いた方

D 情報収集・バイタルサイン

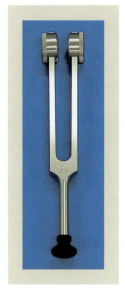

図 D-43　音叉

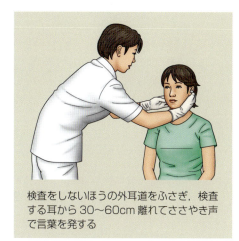

検査をしないほうの外耳道をふさぎ，検査する耳から 30〜60 cm 離れてささやき声で言葉を発する

図 D-44　言語による検査

きる周波数や強さを測定する方法がある。音叉（➡図 D-43）は，512 ヘルツ hertz〔Hz〕か 1024 Hz のものを使用する。いずれの方法も，聴力を正確に測定するために，実施前に用具や機器を点検しておく。

■測定方法

（1）測定用具・環境を整える

被験者に測定方法について説明する。測定方法に適した環境に整える。測定者が正常の聴力をもっていることが前提となる。

（2）測定して記録する

〔言語を用いる方法〕

測定者は，被験者の測定しないほうの外耳道に指を入れて音を遮断し，測定するほうの耳から 30〜60 cm 離れて立つ。被験者に眼を閉じて，測定者がささやき声で発した言葉を聴取・復唱するよう求める（➡図 D-44）。30〜60 cm 離れて声が聞こえた場合，正常と記録する。

〔音叉を用いる方法〕

①シュワバッハテスト Schwabach's test

測定者は，被験者の測定しないほうの外耳道に指を入れて音を遮断し，振動させた音叉の柄の底（把柄底）を，測定側の耳の後ろの乳様突起にあてる。続いて，測定者が自身の一側の耳をふさいで，反対側の乳様突起に音叉をあてる。

このように被験者と測定者に，交互に音叉をあてつづけながら，どちらかが音が聞こえなくなるまでの時間（秒）をはかる。両者が，ほぼ同じ時間で音が聞こえなくなる場合，正常と記録する。測定者より被験者が長く聞こえる場合は伝音性聴力障害，被験者が早く聞こえなくなる場合は感音性聴力障害と判定する（➡図 D-45）。

②リンネテスト Rinne's test

測定者は，振動させた音叉の把柄底を，被験者の乳様突起に押しあて，音が聞こえなくなったらすぐに合図をしてもらい，聴取時間（骨伝導時間）を測定する。測定者は，続けてすぐに音叉の U 字部分を被験者の外耳孔から 1〜2 cm のとこ

向が答えられた距離をはかり，それが 5 cm の場合は 5 cm 手動（または H. M. や m. m.）と記録する。H. M. は hand movement の，m. m. は motus manus の略である。

手動が判別できないときは，室内で光の点滅がわかるかどうかを測定し，光覚（または L. P. や s. l.）と記録する。L. P. は light photics の，s. l. は sensus luminis の略である。

ステップアップ

音の強さは，ある一定の振動数の音に対して，音が弱くて聞こえるか聞こえないかの域値（最小可聴域値）と，音が強すぎて音感としてよりも痛感となる域値（痛感域値）がある。たとえば，1,000 Hz に対する最小可聴域値はおおよそ 2×10^{-9} N/cm^2，痛感域値は 0.05 N/cm^2 である。

1 Hz の定義：1 秒間に 1 回の周波数・振動数。

1 N（ニュートン）の定義：1 kg の重量の物体に 1 m/s^2 の加速度を生じさせる力。

ポイント

●外耳道に指を入れて音を遮断する場合には，ディスポーザブル手袋を装着する。

外耳道に入れた指は上下に軽く動かして，外耳道に密着させて音を遮断する。

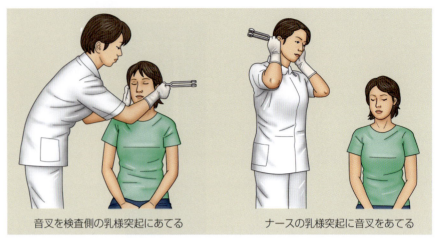

音叉を検査側の乳様突起にあてる　　ナースの乳様突起に音叉をあてる

図D-45　シュワバッハテスト

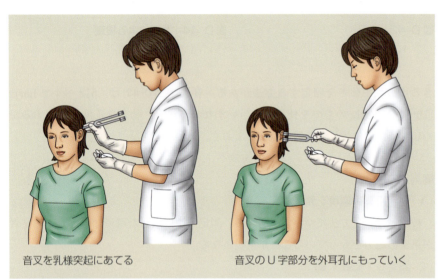

音叉を乳様突起にあてる　　音叉のU字部分を外耳孔にもっていく

図D-46　リンネテスト

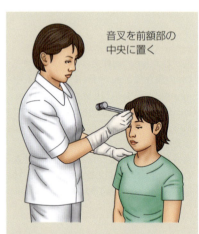

音叉を前額部の中央に置く

図D-47　ウェーバーテスト

> **ポイント**
> ●音叉は柄を持ってこするか，測定者の大腿部に軽く打ちつけて振動させて音を出す。

> **ポイント**
> ●伝音性聴力障害の場合は，ウェーバーテストだけでは判定できない。

> **ポイント**
> ●オージオメータは，外部の音を遮断している個室（遮音室）で，純音聴覚や言語聴力などを検査する。

ろに持っていき，音が聞こえなくなったらすぐに合図をしてもらい，聴取時間（空気伝導時間）を測定する。同様に，反対側の耳の骨伝導時間と空気伝導時間を測定する（➡図D-46）。

　空気伝導時間が骨伝導時間のほぼ2倍であれば，正常と記録する。伝音性聴力障害の場合は，骨伝導時間が空気伝導時間と同じか空気伝導時間より長い。リンネ陰性またはリンネ（－）と記載する。感音性聴力障害の場合は，空気伝導時間が骨伝導時間より長い。リンネ陽性またはリンネ（＋）と記載する。

③ウェーバーテスト Weber's test

　測定者は，振動させた音叉の把柄底を，被験者の頭部か前額部の中央にあて，被験者に音が両耳で聞こえるのか，片側の耳で聞こえるのかをたずねる。片側の耳で聞こえる場合は，右か左かを確かめる（➡図D-47）。

　両耳で聞こえれば，正常と記録する。伝音性聴力障害の場合は，患側の耳で強く聞こえる。「ウェーバー右」のように，強く聞こえるほうの耳を記載する。

〔オージオメータを用いる方法〕

　測定者は，被験者が遮音室でレシーバーを装着していることを確かめ，発音装置のボタンを押して，被験者からの合図を確認しながら聴力を測定し記録する。

(3) 測定の終了を伝える

被験者に測定が終了したことを伝え,耳に異常がないか確認する。

7 皮下脂肪厚(皮脂厚)

皮下組織には脂肪細胞が多く存在しており,この脂肪細胞の厚さを皮下脂肪厚(皮脂厚)skinfold thickness という。適度な皮下脂肪は,熱を他に伝えにくい性質により体温の放散を防ぎ,外力から身体を守るクッションの役割も果たして,身体によい影響をもたらす。

皮下脂肪が少なすぎると体温の放散が多くなり,体温を維持するために熱産生が促され,基礎代謝がふえて体力の低下をもたらす。その結果,皮下脂肪はますます少なくなるという悪循環をまねき,外力の影響が大きくなり転倒による骨折の危険性を高める。皮下脂肪が多すぎると体温は放散しにくく,熱が体内にたまってうつ熱となりやすい。体熱を放散させるために,皮膚の血管は拡張して血流量を増やし,発汗や呼吸も大きくなり,代謝は亢進して循環器系に負担をかける。

また,皮下脂肪の厚さは肝臓や心臓などの脂肪層の厚さと比例しており,皮下脂肪厚を測定することで体脂肪の状態を把握することができる。測定は上腕三頭筋部と肩甲骨下角部の2か所が推奨され,測定部位の約1cm上方を,脂肪層を筋肉層から分離するように皮膚とともにつまみ上げ,つまんだ部位に対して垂直に皮下脂肪厚計(➡図D-48)をはさんで厚みを測定する。皮下脂肪厚計は,測定前にはさむ圧力が $10\,g/mm^2$ となるように調整しておく(➡図D-49)。

■測定方法

(1) 測定環境を整える

被験者に測定方法について説明する。とくに皮膚と皮下組織をつまみあげて測定すること,測定部分が皮膚に直接触れて冷感を与えることがあることを伝えて了承を得る。測定部位周辺が衣服で圧迫されるようであれば衣服を脱いでもらい,露出が最小限になるようバスタオルなどを掛け,両腕を自然に下げた状態で肩や腕の力を抜いてもらう。

ステップアップ

体脂肪量を測定または推定する方法には,皮下脂肪厚の測定(キャリパー法)の他,インピーダンス法,水中体重秤量法,空気置換法などがある。
キャリパー法は,特殊な測定機器を使うことなく測定できるため,在宅高齢者などの栄養評価にも活用することができる。

ステップアップ

皮下脂肪厚計の調整は,指針と目盛板の0点を合わせるゼロ調整と,国際規定圧($10\,g/mm^2$)に補正する圧力調整を行う。圧力調整はハンドグリップを握って接点をやや上向きに保持し,下側アームの先端の穴に200gの錘をゆっくりと下げ,下側アームの付け根と接点が水平になるようにする。このとき指針が目盛板の10mm(日本人の平均皮脂厚)を中心に3〜15mmをさすように,圧力補正つまみをまわして調整する。

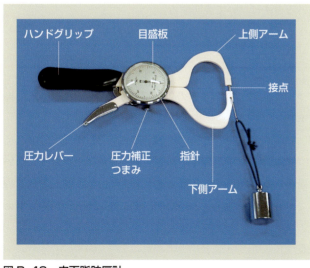

図D-48 皮下脂肪厚計

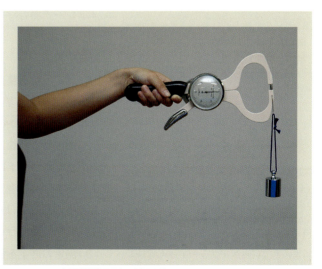

図D-49 皮下脂肪厚計の補正法

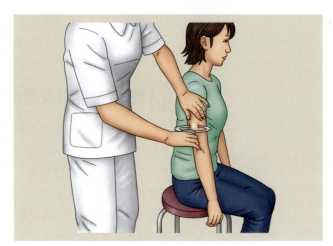

図 D-50　皮下脂肪厚の測定

（2）測定して記録する

上腕三頭筋部と肩甲骨下角部の皮下脂肪厚を測定する。測定者は，皮膚の走行線を考えながら，第1指と第2指とで皮膚と皮下組織をつまみあげ，つまんだ方向に垂直になるように皮下脂肪厚計を保持し，つまんだ皮膚の基底部に皮下脂肪厚計の測定部をあてる。圧力レバーを離し，一定圧がかかった2秒以内に目盛板の指針の値を読み記録する。原則として，同一部位を3回測定して平均値をとる（➡図 D-50）。

（3）測定の終了を伝える

被験者に測定が終了したことを伝え，衣服を着用してもらう。

8 握力

手の握る力は全身の筋力と相関するので，握力 grasping power は体力テストの項目として，またトレーニング効果の指標として用いられる。また，筋力低下をきたす疾病や障害の程度を知るために測定される。

握力計は目盛り盤と指針，握りの部分からなり，握る部分が内枠と外枠に分かれているものには振れどめがある（➡図 D-51）。両足を 15 cm 程度開いた立位姿勢をとり，腕を自然に垂らした状態で，左右交互に2回ずつ測定する。ここではスメドレー式握力計を用いる方法について説明する。

■**測定方法**

（1）測定環境を整える

被験者に測定方法について説明し，第2指の第2関節が90度になるように握り幅を調整する（➡図 D-52）。

（2）測定して記録する

上肢を自然に下げて，握力計を振りまわしたり，衣類や身体につけたりしないように，一気に全力で握りしめ，終わったら指を離すように伝え，測定をはじめる。指針あるいは表示された数値を読み，kg 単位で記録する。左右の手をかえて，同じ方法で行う。

（3）測定の終了を伝える

被験者に測定が終了したことを伝える。

ポイント
●肩甲骨下角部は第1指と他の4本の指でつまんで皮膚の走行線（通常，脊柱に対して45度）を確かめ，この走行線にそって広めに第1指と第2指を開き，皮膚に押しつけるようにしてつまみ上げる。

ステップアップ
握力計の種類には，スメドレー式，升井式（M式），コラン式，山越式・KYS 式などがあり，デジタルのスメドレー式握力計が用いられることも多い。

ポイント
●デジタル握力計は 0.1 kg 単位までの測定値が表示される。通常は四捨五入した値を記録する。

ステップアップ
文部科学省は，国民の体力・運動能力の現状を知るために，1964（昭和39）年以来「体力・運動能力調査」を実施しており，1999（平成11）年度から導入した「新体力テスト」でも，握力は6歳から79歳までの男女すべてのテスト項目となっている。

D　情報収集・バイタルサイン

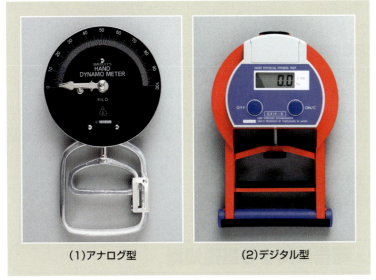

(1)アナログ型　　(2)デジタル型

図 D-51　スメドレー式握力計

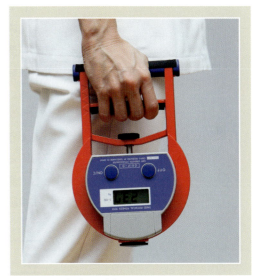

図 D-52　握力の測定

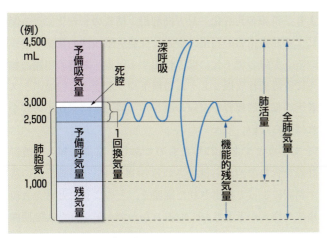

図 D-53　呼吸量と肺活量

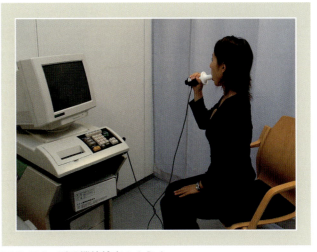

図 D-54　呼吸機能検査のようす

ステップアップ

性別，年齢，身長を用いた標準肺活量の計算方式がある。肺活量は個人差が大きく，標準肺活量の±20％が正常とされている。

バルドウィン Baldwin 式：仰臥位での測定であり，80歳以上の高齢者を対象としていない
男性：(27.63－0.112×年齢)×身長(cm)＝標準肺活量(mL)
女性：(21.78－0.101×年齢)×身長(cm)＝標準肺活量(mL)
日本呼吸器学会(JRS)：18歳以上に用いる
男性：0.045×身長(cm)－0.023×年齢－2.258＝標準肺活量(L)
女性：0.032×身長(cm)－0.018×年齢－1.178＝標準肺活量(L)

9 肺活量

　肺活量 vital capacity(VC)は，最大呼吸運動によって出入する空気の量，すなわち1回換気量に予備吸気量と予備呼気量を加えた空気の量であり，深吸息に続いて努力呼息した場合の空気量となる(➡図 D-53)。肺活量には，胸郭の大きさ，呼吸筋の強さ，胸郭および肺の運動や弾力性などが関係し，性別・年齢・身長・胸囲や体位によって異なる。

　肺活量の測定は，湿式・乾式の肺活量計のほか，コンピュータに連動した呼吸機能検査機器を用いて行われる。呼吸機能検査は，医師または臨床検査技師が臨床検査室などで測定し，呼吸器の機能や呼吸器疾患の診断に用いられる(➡図 D-54)。ここでは，肺活量計を用いた測定について説明する。

■測定方法

(1)測定環境を整える

　被験者に測定方法を説明し，衣服がきつい場合はゆるめるなど，深呼吸をする

のに適した状態に整える。吹き込み口に、ディスポーザブルのマウスピース（吹き込み用の筒）を差し込む。

（2）測定して記録する

被験者は深呼吸しやすいように、背筋をのばして吹き込み口のマスクを持って座る。深呼吸の練習を2〜3回してから、深く空気を吸い込んで、吹き込み口のマウスピースを口に密着させ、空気がもれないようにする。測定者は、呼息をするよう合図し、同時に計測記録のボタンを押し、吹き込み後に示された数値を記録する。

（3）測定の終了を伝える

被験者に測定が終了したことを伝える。

E 記録・報告に関する基礎知識

看護記録の様式は、保健医療機関の特性をふまえて工夫され、コンピュータの普及、情報システムの整備により、電子化して保存・活用する電子カルテの利用が進んでいる。

電子カルテの活用により、情報の共有化、双方向利用、情報の一元化による医療の質の保障、対象者による診療情報の利用の促進、保健医療機関の業務の効率化などが行われてきている。記録の電子化には、使用する医療・看護の用語の標準化が必要であり、さらに看護過程支援システムの構築や、看護記録監査のシステム化とともに、使用者への倫理的教育や記録の改ざん・消去を防ぐための安全対策などを徹底しなければならない。

看護記録は看護過程を文字などであらわしたものであり、基礎情報、看護計画、経過記録、および評価を含む要約から構成される（➡表D-15）。看護計画の様式は、基礎情報の分析・判断によって抽出された課題を、どのようにとらえ表現するかにより異なり、複数の様式が考案されている。なかでも限られた入院期間で急性期の医療を行う病院では、クリニカルパスという経時的に計画と経過を示すことのできる様式が多用されるようになってきている。

いずれの様式であっても、経過記録は看護行為の根拠と、看護行為に対する反応や影響を客観的に示し、その効果が評価できるものでなければならない。したがって、叙述的な経過記録であっても、訴えなどといった対象者が直接提供する情報（S；subjective）、保健医療専門職が収集する客観的情報（O；objective）、入

ステップアップ

クリニカルパスは、パス法 critical path method（CPM）という、軍事や宇宙開発に用いられた工程と計画を組み合わせた合理的な計画手法を医療に応用したものである。

表D-15　看護記録の構成要素と記録方式

構成要素	記録方式		
基礎情報（個人情報）	（➡図D-55）		
看護計画	問題リストと初期計画（POS）	診断リストと初期計画（看護診断システム）	クリニカルパス（➡図D-57）
経過記録	叙述的記録 S（subjective） O（objective） A（assessment） P（plan）	経時的記録（➡図D-56）	
要約	—		

D 情報収集・バイタルサイン

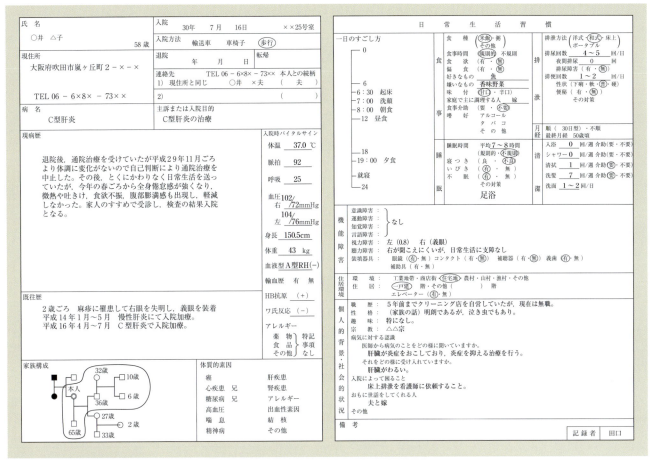

図 D-55 基礎情報記録の例

手したSとOの情報からなにをどのように判断したか（アセスメント）についての記載（A：assessment），判断に対応した計画（P；plan）に分けて，明快かつ簡潔に，論理的に記載しなければならない（→図 D-55〜57）。

また，看護記録は，診療報酬の算定要件のなかで入院基本料を届け出る際に必要な記録（→図 D-58）として規定されており，患者の個人記録と，看護業務の計画に関する記録が必要となる。保険診療を行う病院や診療所では，示された規定にのっとり各自の医療状況に適した様式を工夫している。

3 対象・状況・目的別：援助の具体例

看護における情報収集や観察の場面は多種多様である。ここでは急な状態変化のとき，経過を観察するとき，初対面の人の健康状態を把握するときの要点について説明する。

A 急に状態が変化するとき

ナースが看護を行うなかで，急な状態変化に対応するときは，それまでの状態を観察や看護をとおして知っている場合も多い。とくに病態の急性期や手術後，救命救急場面などでは，状態が大きく変化することは多く，変化を予測する能力を高めることが求められる。そのためには症状が急激に出現する前に，わずかな

日付	2018年10月1日（月）	2018年10月2日（火）
病日	5日	6日
術後日数	3日	4日
移動情報		
イベント		
フリー		
重症		

		2018年10月1日（月）			2018年10月2日（火）		
食事	食種	一般G常食	一般G常食	一般G常食	一般G常食	一般G常食	一般G常食
	摂取量（主）	8	7	7	8	7	
	摂取量（副）	8	5	7	8	7	
画像							
検査							
処方	ビオフェルミン散1g	3包			3包		
	酸化マグネシウム0.33g	3包			3包		
予約							
I/O							
バイタルサイン	呼吸数（回/分）	16			14		
	体温（℃）	37.5			37.2		
	脈拍数（回/分）	76			68		
	収縮期血圧（mmHg）	136			128		
	拡張期血圧（mmHg）	80			78		
輸血							
手術							
リハビリ							
観察	意識レベル（JCS）	0/0/0			0/0/0		
	呼吸音	下弱//下弱/下弱			下弱//下弱/下弱		
	呼吸困難	無/無/無			無/無/無		
	排便	0/0/0			0/0/1		
	嘔気	無/軽度/無			無/軽度/無		
	腸蠕動音	弱/良好/良好			弱/良好/良好		
記事							
看護問題							

図 D-56　経時的経過記録の例

日付		2018年12月4日(火)	2018年12月5日(水)	2018年12月6日(木)
病棟		南10階病棟	南10階病棟	南10階病棟
イベント名				
適用パス		大腸ポリープおよび早期大腸がんに対する内視鏡クリニカルパス		
イベント	入院基本			
	手術			
	輸血			
	透析			
	予約			
バリアンス				
アウトカム				
観察記事	記事			
	問診			
文書サマリ				
治療	処方		グリセリン浣腸	
	注射		抗生物質点滴静注	
	汎用			
	リハビリ			
検査	検体検査	血液		血液
	病理		消化管	
	画像・生理	心電図 腹部　側面　立位		腹部　側面　立位
栄養	朝	一般常食	欠食（手術）	一般全粥
	昼	一般常食	欠食（手術）	一般全粥
	夜	一般常食	欠食（手術）	一般全粥
栄養指導				
看護状態	安静度	制限なし	棟内自由	棟内自由
	観察の程度	常時観察を必要とする		
	移動	歩行	車椅子	歩行
	清潔（方法）	入浴		

図 D-57　クリニカルパスの例

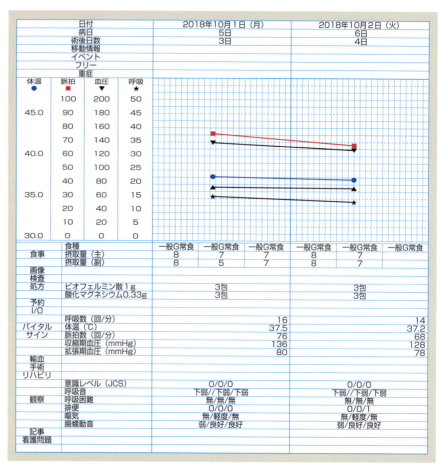

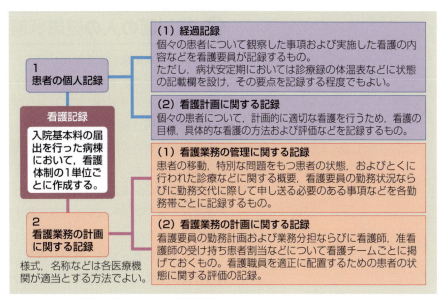

図 D-58 入院基本料にかかわる看護記録

徴候に気づく接し方を日々のケアのなかで行うことが求められる。たとえば、顔が紅潮したり青白かったりする場合には、脈拍をはかりながら体温の変化や発汗・冷汗の有無を確かめるようにしたい。声をかけながら身体に触れて脈拍をみることは、安心を与えるとともに、反応や返答、呼吸状態から緊急の判断につながる情報を得るものとなる。

意識や反応がないといった急激な変化に対しては、すぐに近くの関係者にたすけを求めるという判断が重要となる。在宅医療の場面では、周囲に医療者がいないことも多い。呼吸停止や心停止の可能性があれば、一市民として大声で応援を呼び、勇気をもって正しい胸骨圧迫と人工呼吸を行うべきである。

とっさの判断が、その人の命を左右することになる。ナースは、そのような重大な責任を担うこともある、ということを心において、安らぎのある観察と対応を目ざしたいものである。

> **ポイント**
> ●心停止後、約15秒で意識が消失し、そのままの状態が続くと脳機能の回復は困難となる。

B 経過を観察するとき

ナースには、生命維持活動に直結する呼吸や循環動態だけでなく、健康を支える専門家として、対象となる人々の活気や疲労度、気持ちの変化や生活への態度などを含めて、その人の状態の変化を総合的に感じとる力が求められる。その力をつけるためには、変化を意識しながら日々の観察を確実に行い、観察された事実が変動域内かどうかをつねに考える態度が基本となる。

そして、ナース自身が安定した健康状態にあり、かつ他者への愛情を込めた深い関心をもっていなければ、正確な観察にはつながらない。人の生体機能と刺激への応答についての知識はもとより、健康や生命をおびやかされた人が感じる苦悩にも向き合う意思が必要となる。

ナースにも個性があり、生体反応の観察を得意とする人もあれば、表情や態度の変化に敏感な人もいる。他者の健康を支えるという看護の役割に真摯にとりくみながら、自己への洞察を深めて、より力を発揮できる分野を見きわめたいものである。

C 初対面の人の健康状態を把握するとき

　初対面の人の健康状態を把握しようとするとき，ナース自身のなかで，なにを目的として，どこまでの情報を得ようと考えているのかが明確になっていなければならない。そのうえで，入手したい情報と，その活用目的について，相手に伝わる表現で説明できなければならない。たとえば膝関節の手術を受ける人に，入院してすぐに住居の構造や設備を聞く場合を考えてみよう。その患者が直接自宅に退院できるのか，それとも機能訓練を中心に行う医療施設へ転院する必要があるのかの判断をするための情報の1つとしてナースがたずねたとしても，聞かれた患者にとっては，入院早々に家の様子を問われることは，説明なしでは理解できないだろう。

　またナースにとっては，食事や排泄，清潔にかかる情報は，その人の看護を考えるうえで重要であるとともに，日々の活動のなかでふつうにたずねる内容である。しかし，これらの情報は，とても微妙で扱いがむずかしく，他者に話すようなことではないと考える人も少なくない。医療職者としての知識や理解を深めるとともに，相手に配慮しつつ，たずねる内容の必要性について説明でき，プライバシーに配慮しながら適切にたずねる態度を忘れないようにしたい。

　そしてナースは，どのような場面であっても，行ったことを正確に記録・報告できなければならない。定められた書式に情報を入れるだけでなく，情報の発信主体と内容を明確にし，続けてなんらかの対応を行った場合には，誰がなにを行い，その結果がどうであるかまで，系統的に伝えられなければならない。

　観察は五感を統合して行う行為である。視覚や聴覚は一度に多くの情報を得ることができる反面，意識的に見たり聞いたりしないと認識できず，場合によっては誤認識をおこしやすい感覚でもある。経験が豊富なナースは，短時間で的確に術後の状態観察を行う。それが可能であるのは，要点を押さえて全体の様子をとらえつつ，五感を用いて得られた情報を統合しながら観察するからである。観察する力，観察内容を伝える力は，そのことを意識して努力を重ねることで少しずつ習得される。観察したことを誰にでもわかるように，共有できる事実にかえて系統的に報告する，その過程を洗練させることで医療チームとしての質を高めていきたいものである。

E 日常生活活動

1 日常生活活動に関する看護の意義

　看護は生活している人の健康問題にアプローチする。このため患者の健康にかかわる基本的ニーズの充足や，QOL（Quality of Life：生活の質）にかかわる日常生活に対する援助は，医療施設や在宅を問わずナースの重要な役割である。日常生活とは，ふだんの生活を意味し，その援助はナースが行うだけでなく，家族や友人など患者にとって身近な人々も行っている。また，福祉分野の職種として，介護福祉士やホームヘルパーが活動しており，そのほかの保健・医療・福祉分野の多くの職種の人々も，患者や利用者などの日常生活の世話をしている。

　このように日常生活に対する援助を行うのはナースだけではない。ナースが看護として行っている日常の食事，排泄，衣類の着脱，入浴などの生活援助に関する技術は，福祉関係職者と同じ方法で実施している部分もあるが，福祉関係職者は利用者の自立を目ざして，一般的な身のまわりの世話に加えて，掃除・洗濯・料理・買物など生活関連動作の援助も実施している。一方，ナースの行う日常生活への基本的ニーズに関する患者の援助は，生活動作や心身の健康状態を総合的に判断して，援助の方法を決定する。この決定した援助の方法を，ナース自身が実施したり，本人や家族に指導して実施できるようにすることがナースの援助である。

　そこでナースは，療養生活を円滑にするために，まず患者の日常の生活活動を知り，阻害されている日常生活に対する援助を考えたい。

2 日常生活活動に関する基礎知識

A 生活活動

　人間の行動を観察すると，そこには一定のリズムがある。日常生活は眠りからさめて行動し，1日の行動が終わると再び睡眠をとる。目ざめている間に食事をしたり，身体や衣服を清潔にしたり，仕事や学習をしたり，休息をとったりする。これらは，その人によって時間や方法は異なっても，生活活動を形成していることにかわりはない。そして，この生活活動には，生物としての生活活動と人間としての行動に起因するものが多い。

　地球上の生物は，生体内に自然条件の変化に適応した一定の周期をもった変化

があり、この周期性の変化を総称してバイオリズム biorhythm という。生物の体内リズム（生物リズム、生体リズム）は生物の種類や器官によっても異なる。

地球が地軸を1回転するほぼ24時間を周期として生じるリズムは、概日リズム circadian rhythm（日周期性リズム）と称され、人間全体の体内リズムを形成している。概日リズムは覚醒と睡眠だけでなく、1日のうちでの体温の変動や体液の化学成分および組織内の化学変化にもみられる。また、体内のリズムには、概日リズムより短い周期を示す心臓拍動・脳波などや、長い周期を示す月経周期などがあるが、いずれも個人差がある。

動物は光と闇の周期に合わせて生活していることが多い。また人間も光のある明るい昼間は覚醒して活動し、暗くなると睡眠をとって休養している。これは人間が自然の周期に、生理的に適応したリズムといえよう。このリズムが人為的に阻害される身近な例が海外旅行のときの時差ぼけである。睡眠だけでなく、身体の状態もかわり、すぐにもとに戻る人もあるが、数日を要する人もいる。

このように、生体には固有のリズムがあるが、人間の生活においては、人為的に生体固有のリズムを無視したり、かえたりする場合が多く、そのために健康障害や能率の低下をきたすことも多い。

人間の生活活動のリズムで最も基本になるのは覚醒−睡眠、あるいは活動−休養のリズムである。患者の基本的ニードを充足するためには、生活活動のリズムに適応した看護行動をとらなければならない。入院は多くの面で患者の生活習慣や体内リズムに合致しない部分があることを認識することも、看護にとっては必要なことである。

B 生活活動と運動

生活活動には、身体的活動のほかに精神的・感覚的活動がある。これを具体的にみると、仕事・作業としての活動やスポーツ的活動、日常生活動作などに属する活動、その他がある。これらの活動の前後には休息や休養をとることがある。活動と休養のリズムは、各人のおかれた状況での身体の状態によって多少は異なるが、このリズムが乱れると健康が阻害されやすい。健康に障害のある患者の場合、これらのリズムが乱れて活動を阻害する原因となり、それがとくに身体的な運動の制限になる。

運動 movement は、骨格筋が収縮することによって、関節が動いたり固定されることである。運動によって生理的には、筋力・筋持久力の増強、脈拍数・心拍出量・呼吸数・酸素摂取量・換気量の増大、血圧の上昇などがおこり、しかもこれらに伴って排泄も促進される。また、運動はすべてに強さ・速さ・継続時間の3つの要素からなりたっており、これらによって行動が適切に行われている。健康に障害のある患者は、運動の制限によって行動は制限される。

患者が運動をする目的には、次のようなものがあげられるが、これらは相互に関連している。

(1) 機能訓練など治療の1つとして行う（手術後患者や身体障害者の訓練など）。
(2) 社会生活に戻るために身体機能を可能な限り保持したり、回復するために行う（可能な限り歩行や生活動作を自分で行う、など）。
(3) 筋の萎縮や関節の拘縮・変形を予防する（体位変換・清拭・マッサージなど）。

(4)趣味やレクリエーションとして行う。

患者が行う運動の方法には,自動運動と他動運動がある。自動運動は対象者が自分で行うか,多少の援助を得て行うものである。また,他動運動は対象者が自分で運動できない場合や,自分で実施してはならない場合に他人の力をかりて行う運動で,激しい疼痛のある場合や麻痺患者,意識不明患者に行われる。

ナースは自動運動にしても他動運動にしても,患者の症状や状態を観察し,医師の治療方針も確認して総合的にアセスメントを行ったうえで,実施方法を決めて実施する。このアセスメントは患者個々の状態に合わせて,運動による効果のプラスの面とマイナスの面を判断して行うものである。機能訓練など治療として行われる場合は,医師や理学療法士と緊密な連絡をとり,看護基準を整備しておくことも大切である。実施にあたっては患者に説明して理解と納得を得て,励ましながら行う。実施過程や結果は記録し,評価して次の援助の資料とする。

C 生活活動としての疲労と休養・睡眠

活動によって疲労が生じるが,この疲労は休養をとることによって消失したり減少したりする。そこで,まず疲労について述べ,ついでその疲労からの回復として休養と睡眠について述べる。

1 疲労

疲労については,さまざまな研究が行われ,疲労因子 fatigue factor(FF)の解明は進んでいるが,本態は不明である。しかし,その疲労によってあらわれる症状には,次のようなものがある。
(1)本人が疲れやだるさ(倦怠感)を感じ,休みたいという欲求が強まる(主観的疲労)。
(2)他覚的に作業能率や質が低下し,失敗が多くなり,表情や態度にもあらわれる(他覚的疲労)。
(3)生理機能の低下や作業への適応に必要な機能間の平衡状態の失調があらわれる(生理的疲労)。

2 休養

疲労を回復するために休養をとる。休養という言葉の解釈は統一されていない。休養は,一般的には活動を一定時間休んで保養することを意味している。この休養に加えて,活動を短時間休んでゆっくりするという休息・休憩のほか,睡眠も含めて,広義に休養と称されている。

休養は身体的・精神的疲労の回復や,消失した生体の必須成分を補給する受動的なもののほか,休養によって体力や気力を増進させるための準備をするという能動的な内容まで含んでいる。患者がとる休養は受動的な内容だけでなく,闘病意欲や社会復帰に通じる能動的なものにすることが必要とされ,レクリエーションに活用される。

レクリエーション recreation は,もともと再生産・蘇生・創造という意味で,単なる疲労の回復ではなく,創造・再生産につながるものでなければならない。

近年の複雑な社会では，対人的，社会的刺激による精神的疲労が多くなっているが，その疲労の回復をはかるためにレクリエーションの果たす役割は大きい。

また，精神疾患の治療の1つとしてレクリエーションに関する療法の分野が研究され，その役割も大きくなっているなど，患者の治療に応用されているレクリエーションもある。レクリエーションには，身体的活動・知的活動・情緒的活動・社会的活動があるが，どのようなレクリエーションが適しているのかは，個人の状態や障害の程度によって選択し，より効果的な方法を工夫したうえで実施される。

3 睡眠

睡眠は疲労回復のための典型的な休養である。睡眠についての研究は多角的に行われているが，解明されていない問題も多く残されている。睡眠時間は，出生直後では夜間と昼間の区別なく約18〜20時間であるが，その後，昼間の時間がしだいに減少し，夜間の睡眠を中心とした睡眠となり，成人では個人差はあるが約7〜8時間である(→表E-1)。幼児期や学童期には午睡をとることも多く，高齢者も食後に軽眠など睡眠の多相傾向がみられる。睡眠時間は年齢差や，社会活動や心身の状態などにより個人差が大きく，一律に決めることは困難である。

睡眠中は意識は失われ，随意運動の消失，眼瞼の閉鎖，筋緊張・反射機能の低下，脈拍数・呼吸数の減少，体温の降下，血圧の低下，消化・排泄機能の低下，物質代謝の減退，などがおこる。一方，皮膚や消化液の分泌作用，括約筋の緊張はかわらない。

睡眠は，脳波からみて次の5期に分けられる。

(1) うとうとまどろむ入眠期(約10分)
(2) 目ざめやすい軽眠期(数分)
(3) 意識が失われ，目ざめにくい中等度睡眠期(約1時間)
(4) 眠りが非常に深く，さらに目ざめにくい深睡眠期(約30分)
(5) 最も目ざめにくいレム(REM)睡眠期(約10〜20分)

以上の段階を経て睡眠の周期が完了する。この周期は約90〜110分程度で，睡眠中繰り返されるので，8時間の睡眠では4〜6回繰り返されることになる。

レム睡眠時の脳波は覚醒活動時と区別がつかず，筋の急激な弛緩や急速な眼球運動 rapid eye movement（REM），呼吸や心拍の不規則性，手指や顔などの痙攣性の動き，勃起，末梢血管の拡張など，自律神経系の現象があらわれる。夢のうち80%はレム睡眠期にみられる。レム睡眠期に入ったところで目ざめさせようとすると，それに続く睡眠はノンレム睡眠(レム以外の睡眠)になる。7〜8時間の睡眠をとっても，レム睡眠だけを遮断した状態であると不安や焦燥感がおこ

表E-1 年齢と睡眠時間　　　　　　　　　　　　　　　　　　　　　　　　　　　　　　　　　　　(単位：時間)

	夜間	昼間	計		夜間	昼間	計
新生児	18〜20		18〜20	小児発育期	12〜14	0	12〜14
3週児	8.4	6.4	14.8	成人	7〜8	0	7〜8
12週児	10.1	4.7	14.8	高齢者	5〜7	0	5〜7
14週児	10.1	3.8	13.9				

(Kleitmanによる)

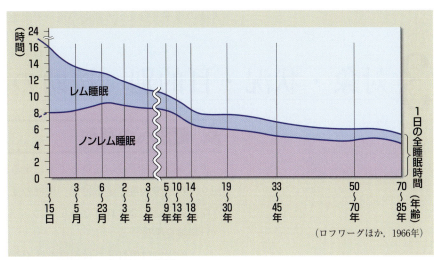

図 E-1 睡眠時間と年齢との関係

る。年齢による平均的な睡眠状況について，アメリカの数名の研究者が調査した値をロフワーグらが 1966 年にまとめ，レム睡眠とノンレム睡眠に分けて示している（→図 E-1）。

D 日常生活活動（ADL）

医療・看護・福祉の分野で，生活活動の実際をあらわし評価する言葉として，日常生活活動 activities of daily living（ADL）がある。ADL はリハビリテーション医学の分野で使用されはじめ，医療・看護・福祉などのケアを実施する分野で広く使用されている。ADL の概念がはっきりしているのは，1976 年の日本リハビリテーション医学会評価基準委員会によるものである。すなわち，「ADL は，ひとりの人間が独立して生活するために行う基本的な，しかも各人ともに共通に毎日繰り返される一連の身体動作群をいう。この動作群は，食事，排泄などの目的をもった各作業（目的動作）に分類され，各作業はさらにその目的を実施するための細目動作に分類される。リハビリテーションの過程や，ゴール決定にあたって，これらの動作は健常者と量的・質的に比較され記録される。[1]」とある。また，この概念の注として，「ADL の範囲は家庭における身の回りの動作 self care を意味し，広義の ADL と考えられる応用動作（交通機関の利用，家事動作など）は生活関連動作というべきであろう。[2]」としている。

そして，この ADL の注釈は，ADL を①身のまわりの動作（食事動作，衣服着脱，整容動作，排泄・入浴動作）と，②その他の生活関連動作（炊事・掃除・洗濯などの家事動作，育児，裁縫，買い物その他），に分類して説明した齋藤らの案[3]も包含されているとみられる。

これらの ADL についての各対象者の能力を評価して，治療やケアの方法を検討し，各対象者への治療やケアの実施計画をたてて，実践に移されている。なお，ADL 評価は一般的には身のまわりの動作を ADL の基本的動作として評価し，それ以外は応用的な動作として，手段的 ADL（instrumental activities of daily living：IADL）として評価している。このように日常生活全体の一連の身体的動作群は，日常生活の活動 activities であるが，個々の食事・着衣などは動作であるので，本項では日常生活動作として述べる。ADL の実践に際しては，

1）2）土屋弘吉ほか編：日常生活活動（動作）——評価と訓練の実際，第 3 版．pp. 1-2，医歯薬出版，1994．

3）齋藤宏・松村秩・矢谷令子：姿勢と動作——ADL における扱いと手順．pp. 181-182，メヂカルフレンド社，1977．

人権の尊重と自立への援助の視点で実施されている。

3 対象・状況・目的別：援助の具体例

A 睡眠への援助

患者が睡眠を十分にとれるようにするためには，睡眠についての生理的状態を知り，疾病や入院による習慣・環境の変化からくる睡眠障害を取り除き，次のような点に留意しなければならない。

(1) 環境を整備する
 ① 睡眠時は消灯または照度を低くし，昼間の室内の明るさや照明の種類，光の方向を配慮する。
 ② 音に対して配慮する。
 ③ 病室の温度・湿度を調節し，換気を行って，室内気候を整える（➡93ページ）。
 ④ 病床内気候を調節する（➡164ページ）。
(2) 寝具の種類や使用法を工夫する：ベッドのつくり方，肌ざわり・重さなどの日常生活習慣を理解する。
(3) 身体の圧迫を避ける：足もとはゆるくし，寝衣はゆったりしたものを着用する。
(4) 身体を清潔にする
(5) 運動による疲労感で睡眠を促す：治療やレクリエーションを目的とした運動などによる疲労感は睡眠を促す。
(6) 空腹や飽食を避ける
(7) 安楽な体位をとらせる：症状や身体に障害をもたらさないかぎり，最も安楽な体位をとらせる。
(8) 足浴を実施する：睡眠前に足浴を実施することは，末梢血管の拡張による温罨法の効果と清潔感を与えるので入眠を促す。
(9) 精神的な興奮や不安をもたらす因子を避ける：ナースはつねに聞き上手になり，患者のおかれている状態を理解して不安の除去につとめる。
(10) その他
 ① 睡眠薬に頼ろうとする患者に対しては，その実態を観察して医師の指示を受ける。暗示その他の方法も試みる。
 ② 治療・処置などを効果的に行い，身体の疼痛や倦怠感を軽減して眠りやすい状態をつくる。
 ③ 処置や観察の時間と必要性を患者個々について検討し，必要以上に睡眠を妨げないようにする。

ポイント

● 消灯することが望ましいが，患者の習慣なども考慮して，不安を生じない程度に照度を低くする。また照明を使用しているときは光が直接顔面にあたらないようにする。ベッドの場合は，フットライトが適している。夜間に観察する場合は，懐中電灯で直接照らさないようにする。昼間の場合はブラインドやカーテンを用いて調節する(1)①。
● 子守歌のようにやさしくゆっくりとした低い音が，心のやすらぎをもたらすなどで，入眠を促すこともある。無音だけでなく，患者に相談しながら工夫したい。一般的には，窓を閉め，戸外の騒音をカーテンを引いて遮断する。話し声は小さくても気になるため，夜間は必要最小限に低い小さい声で話す。また，ナースは足音がしない靴を選び，歩き方にも注意する(1)②。
● 寝衣の腰ひもが必要な場合は，ひもを背部に縫い付けて，胸部に移動して閉めつけないようにする。また，下着は臥床時の体位変換時に身体を圧迫するので，寝衣だけを着用するほうがよい。しかし，冬季の夜間のトイレの使用など寒い室内を移動する必要のある場合は，ゆるやかな伸縮性のある材質のものを着用する(3)。
● 身体が汚れていると臭気・瘙痒感・不快感などがあり，また発汗時には病床の温度が上昇して蒸し暑くなり，それが気になって眠れないことがある。就寝前に入浴あるいは清拭をして身体を清潔にすると，不快感が除去でき，それに伴って軽い疲労感や末梢血管の拡張がおこり，入眠を促すことができる(4)。

B リラクセーションへの援助

日常生活において，心拍数が増える，呼吸が浅く早くなる，瞳孔が開く，手に汗を握る，などの緊張状態をゆるめること，精神的な落ち着きを取り戻すことをリラクセーション反応[4]を得ると表現し，くつろぎ，息抜きなどを意味する。す

4) ハーバート・ベンソン，ミリアム・Z. クリッパー著，中尾睦宏，熊野宏昭，久保木富房訳：リラクセーション反応．星和書店，2001．

なわち，自律神経のうちの交感神経の興奮が抑えられ，副交感神経のはたらきが優位になっている状態のことである。

　緊張状態が日常的に続き，休息すべきときにも緊張が続いたりするようになると，さまざまな身体症状や精神症状を引きおこすことになる。精神症状としては不安障害やうつ，不眠などが代表的である。このような緊張状態から抜け出すためにリラクセーション relaxation が必要になる。リラクセーションへの援助で大切なことは，緊張とリラクセーションとのバランスを保つことである。リラクセーションの方法としては，以下の方法などが一般的である。

(1) 腹式呼吸：深い腹式呼吸は，副交感神経のはたらきを高める。
(2) ストレッチ，適度な運動：過度な運動は交感神経を優位にするので，リズム運動やラジオ体操，軽いヨガやストレッチが適切である。
(3) 腸内環境の整備：乳酸菌・食物繊維を含んだ食事は腸内環境を整えるので，副交感神経のはたらきをよくする。
(4) 入浴・マッサージ：入浴やマッサージで血流をよくしたり，ぬるめのお湯に入って身体をあたためることで，副交感神経を活発にする。
(5) アロマテラピー：身体や心を落ち着かせ，リラックスさせる効果のあるアロマの香りで，副交感神経をはたらかせる。
(6) 気持ちのよい音楽

C 日常生活活動（動作）への援助

　健康に問題をもち生活している人を対象とする看護は，保健医療を専門分野とし，健康とその障害に対する直接的なケアを行う。ナースが看護として実施する身のまわりの動作へのケアの内容は，①洗面をしたり，食事をするなどといった生活するための移動動作，②衣服の調節や交換のための，衣服の選択と着脱をすること，③清拭・シャワー・入浴・洗髪などで身体を清潔にすること，④食事をすること，⑤排泄をすること，などである。

　これらの行為を患者が自分で実施できる場合は，適切に実施できているかを確認する。また，動作から心身の異常の有無を観察する。もし間違いがあったり，異常がある場合は，原因を確かめて，指導したり，介助したり，医師に報告するなどの対処をする。

　一方，身のまわりの動作のいずれかが，患者が自分で実施できなかったり，治療の必要から実施してはならない場合には，ナースが援助する。この援助は，患者の自立を促すため，できない部分の介助を中心に実施し，自分でできる方向へ指導する。

　なお，広義の日常生活動作としての生活関連動作である家事動作や育児，買い物などは，生活するためには欠かせないが，患者への直接的な行為でなく，家族や他の人でも代行できることである。このため，この生活関連動作への援助は，家族が行ったり，ホームヘルパーなど福祉関係者が援助している。ナースは，患者に生活関連動作の援助が必要である場合は，これらの福祉関係者や市町村の関係部門に連絡する。

第1章 ● 健康支援に共通する看護技術

F 生活環境と健康

1 生活環境と健康に関する看護の意義

人が生きていく環境は，自然環境や社会環境，内的環境と外的環境などと表現される。自然環境とは，地質や地形，気候，土壌，植物，動物，生物，陽光など，人の生活などに直接または間接的にかかわる自然的条件のことである。社会環境とは，組織や制度，階級，慣習などといった人の生活に直接的あるいは間接的に影響を与えるような社会的な条件のことをいう。また，内的環境とは，体内の血液や組織液などの細胞を取り巻く環境のことであり，生命維持には内的環境のホメオスタシス（恒常性）が保たれることが条件となる。外的環境は，自然環境と同じ意味あいで用いられる。

人が健康に生活するためには，自然環境や社会環境，内的環境や外的環境が整っていることが必要である。とくに内的環境や外的環境に変化がみられたときには，生体の状態を一定に保とうとするホメオスタシスがはたらく。また，生じた自然環境や社会環境の変化，内的環境や外的環境の変化に適応しようとする力も生じる。

生活環境の適または不適は，健康の保持・増進や療養状態に大きな影響を与える。環境には，自然そのものと人為的なものがあるが，これらは，人間の身体的・精神的な発育や健康状態だけでなく，知的，道徳的，社会的側面など生活のすべてに影響を及ぼすものである。これは，人間環境宣言[注1]の示す「環境は人間の福祉と基本的人権，さらには生存権そのものの享受のために必要不可欠なものである」という言葉からも明らかである。

このことは，人間生活のある時期を援助する看護場面にも適用できる。ナースは，環境条件が病状に影響し，回復への意欲にかかわることを基本的な看護ニードとして把握し，援助に表現しなければならない。

看護場面で問題となる環境因子には，採光，照明，色彩，音，室内気候（温度・湿度・気流），空気などの物理的環境があげられる。また，健康問題として課題となっている化学物質によるシックハウス症候群や化学物質過敏症などの室内空気汚染は，化学的環境である。さらに，植物や動物，微生物などの生物的環境，あるいは経済的環境などがあげられる。

このように患者を取り巻く環境には，さまざまな因子があるが，ここでは，患者の生活の場としての身近な物理的環境と化学的環境について説明する。これらは看護としての直接的なケアが求められる病室内環境を中心とするものである。

注1：1972年6月にストックホルムで開催された国際連合の人間環境会議で採択されたものである。

2 生活環境と健康に関する基礎知識

一般的に住まいは,居間や寝室,台所,浴室,トイレなどの間取りで部屋の環境が決まる。また,窓からの採光,室内の温度や湿度,換気,部屋の壁の色,においなどの五感にかかわる居住環境がある。そして,家族や近隣の人たちとの人間関係をもとに社会生活を営み,それは社会環境の1つである。

生活環境が良好であれば,WHO(世界保健機関)が提唱している健康な状態の1つの要素と言えるが,生活環境に不具合が生じた場合には健康な状況を取り戻すためのケアが必要になる。

ここでは,医療施設に入院してケアを受ける病棟や病室などの生活環境について述べる。

A 病棟の構造

病棟は,患者が入院している医療単位の建物の区域を示している。病院によって多少異なるが,病棟は病室・ナースステーション nurse's station(看護師室 nurse's room)・準備室・処置室・リネン室・倉庫・配膳室・浴室・洗濯室・トイレおよび洗面所・廊下などからなっている。

(1) **病室** 病室には,個室(➡図F-1)・準個室(2人部屋)・総室(大部屋)(➡図F-2)がある。準個室も総室に含める区分もあり,総室の収容人員は2名から6~8名くらいである。なお,現在最も多い総室は4名を収容する病室である。

病室の設備は,壁に酸素・吸引のセントラルパイピングの末端器が備えられている施設が多い。とくに集中治療室など濃厚な治療を行う病室には,酸素・吸引のセントラルパイピングの末端器のほか,モニター類など必要な設備が設置されている。また2人以上の部屋には患者のプライバシーを守ったり,不快感を与えないように各ベッドをカーテンで仕切れるようになっている。そのカーテンは,色や材質・型などが工夫されている。

> **ステップアップ**
>
> 病室の床面積は厚生労働省令(医療法施行規則第16条)に具体的に規定されている。すなわち,病院の病室および診療所の療養病床は内のりで患者1人につき6.4 m² 以上,その他の病室は患者1人を収容するもの(個室)は 6.3 m² 以上,患者2人以上の場合は1人につき 4.3 m² 以上となっている。ただし,小児だけの病室は患者2人以上の床面積では 2/3 以上とすることができる。

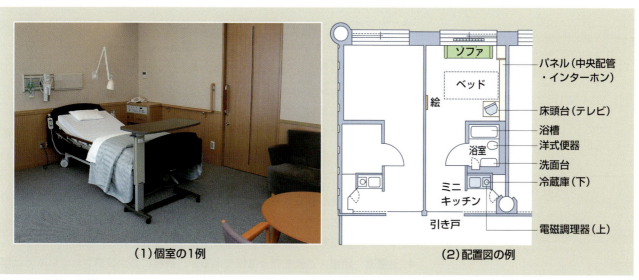

図F-1　病室の設備
(1) 個室の1例
(2) 配置図の例

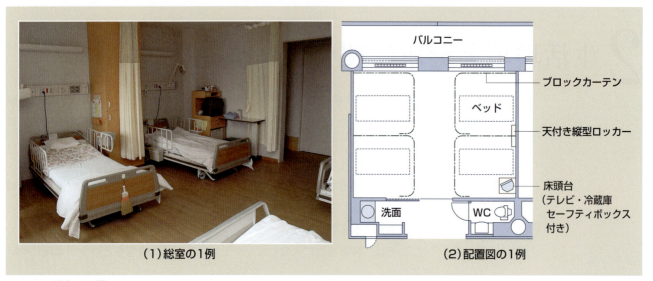

(1) 総室の1例　　　　　　　　　　(2) 配置図の1例

図F-2　総室の設備

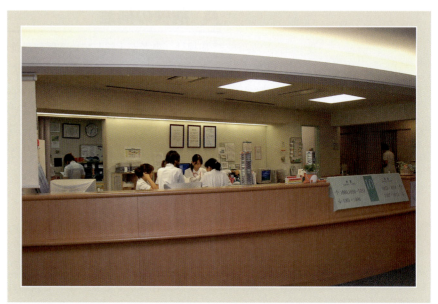

図F-3　ナースステーション

　各病室には，ベッド・床頭台・オーバーベッドテーブル・患者用椅子・電気スタンド・ロッカーなどが設置されている。個室には，浴室・トイレ，応接セット・電話などが設置されているところもある。

（2）**ナースステーション**　ナースが常駐する場所で病棟の患者ケアの「基地」であり，病棟での医師の「基地」としても使用され，外部との連絡の場でもある。そして，看護ケアなどのために各病室へ行きやすい病棟の中央部分に位置し，部屋ではなくカウンターや簡単な仕切りをしたナースステーションが多くなっている（→図F-3）。

（3）**準備室**　個々の患者に対する看護ケアや治療・処置の準備を行う。準備室の多くはナースステーションに隣接し，看護用具や治療・処置に必要な器械器具・薬品などが整備され，いつでも使用できるように保管されている。

（4）**処置室**　治療・処置を行う部屋であるが，病棟に必ず設置されているとは限らない。産婦人科・眼科・耳鼻科など，特殊な診察台やユニットが必要な病棟

や，治療・処置による泣き声で他の患者に影響を及ぼす小児科に設けられていることが多い。

（5）**リネン室**　患者に使用する寝具類や寝衣・おむつ・タオル類などの繊維製品を収納している部屋である[注2]。

注2：リネン linen の意味は麻であるが，病院では繊維製品を総称して言われる。

（6）**倉庫**　治療や看護の器具（スタンド類・吸入器・吸引器・砂嚢など）を保管しておく。

（7）**配膳室**　各病棟の配膳室は，調理室から運ばれた食事を配膳したり，汁物をあたためたりする部屋である。配膳室には，調理室から食事だけを運搬する専用エレベータが設備され，また冷蔵庫（食品の保管）や電子レンジ（食品をあたためる）が備えられていることも多い。現在では，配膳車が冷・温の温度管理できる構造になり，調理室から配膳車で直接配膳されるようになって，専用エレベーターのコーナーだけに縮小された病院も増えている。

（8）**廊下**　廊下は通行の場所であり，患者の安全や医療関係者の仕事がしやすいように適当な幅や手すりなどの設備が必要である。

　手すりは，視力が減退している患者，歩行の不自由な患者の安全をはかるために，階段だけでなく廊下の壁面に必ず設けることが望ましい。また，床は滑りにくく弾力性があることが必要であり，歩行の安全と疲労の予防に弾力性のある床材を使用したり，歩行部分にゴムマットを敷く。

（9）**その他**　病棟にはその病院の方針によって浴室・シャワー室・洗濯室・食堂・湯わかし場・サンルームその他が設備されている。

　トイレと洗面所は接続し，トイレに蓄尿や検尿のコーナーを設けている病院も多い。また，トイレや洗面所は病棟に1～2か所あるのではなく，各個室や各総室の出口に設置され（➡図F-4），患者の生活の質を配慮する病院が増加している。

> **ステップアップ**
>
> 廊下の幅については，医療法施行規則第16条に具体的に規定され，精神病床・療養病床では，片側だけが病室の場合は内のり1.8 m以上，両側に病室がある場合は2.7 m以上である。その他の病床は，病院ではそれぞれ1.8 m以上，2.1 m以上，診察所は1.2 m以上，1.6 m以上である。また，階段や踊り場の幅は内のりを1.2 m以上，蹴上は0.2 m以下，踏み面は0.24 m以上とし，適当な手すりを設ける必要がある。

B　病室内環境の構成要素

　病室内環境を構成している要素のうち感覚によって知ることのできるものには，次のようなものがある。すなわち，採光・照明・色彩は視覚，音は聴覚，室

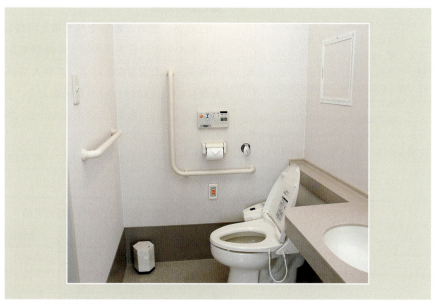

図F-4　各総室の出口に設置されたトイレの例

内気候と空気は体性感覚，においは嗅覚によって観察できる。

1 採光と照明

a 採光

採光は，昼光照明 daylight illumination ともいわれ，太陽を光源とし，太陽からの直射光 sun light と，その直射光が大気中で反射・散乱した天空光 sky light が，窓などを通して室内に入ったものである。しかし，窓の広さや高さ，周囲の建物，太陽の方向，天候・建具材料などによって採光面積や採光の度合いが異なる。建築基準法による病室の有効採光面積は「床面積の 1/7 以上」である(→表F-1)。また，透過率は最も高い透明ガラスに垂直に入射した場合でも 90% である。ふつうの窓から入る拡散光入射のすりガラスでは 60〜70% で，すりガラスは太陽光線の透過率が低下し，明るさが減少するが，安静にしたいときなどには落ち着くので有効である。

b 照明

人工照明 artificial lighting については，直接照明と間接照明がある。直接照明は，光源から直接照らすので光を効率的に利用でき，器具の操作が簡単であるが，まぶしさや影が生じやすく，また照度の分布が均一でないという欠点もある。一方，間接照明は，光を天井や壁に反射させて照明する方法であり，直接照明とは反対に，まぶしさはなく照度分布が均一的で影を生じないという長所はあるが，光の利用度は非効率である。

また人工照明の方法は，室内での光の分布状態から，部屋全体を照明することを目的とする全般照明と，電気スタンドなどのように一部分を重点的に照らす局所照明に分けられる。必要によって使い分けたり，両方を使用したりする。

2 色彩

■色彩の効果

色彩が心理的な影響を与えると同時に，その影響が生理的な面にも及ぶことは，私たちの日常生活の場でも経験するところである。色彩感覚は，年齢や趣味や好み，また流行などによって個人差があり，それらが及ぼす心理的・生理的な影響についてはいろいろな説がある。色の感覚としては，色相(色どり)，明度(色の明るさ)，彩度(色のあざやかさ)があり，それらが総合され心理的に影響を与える。

個人の好みもあるが一般的に，総合的な色彩調節の効果は，一般住宅の居間や

> **ポイント**
> ●看護としては，病室の壁やカーテン，器具・家具の色は，患者の眼が疲れないよう，また安らぎが得られるとして，薄い緑が適当と考えられるが，それぞれの地方の気候も配慮したい。つまり，寒い地方では，黄系統などの暖色の薄い色を使用すると，視覚的にも暖房効果が上げられる。さらに暖色は進出色でもあるので，部屋を狭く見せるがあたたかみを感じさせる。
> ●緑系統は眼を疲れさせないのでよいが，どの色でも一色でまとめると落ち着かず，統一のなかに変化，変化のなかに統一のあるバランスが必要である。手術室で働く医師やナースの眼の疲労が，白一色であることに原因があることに着目して，色彩調節の研究が始められ，疲労防止の立場からもグリーン系の手術衣など着衣や壁の色が配慮されている。

表 F-1 居室の種類別必要有効採光面積

居室の種類	有効採光面積
小学校・中学校・高等学校の教室	床面積の 1/5 以上
病院・診療所の病室	床面積の 1/7 以上
病院・診療所の病室以外の居室	床面積の 1/10 以上

(建築基準法施行令第 19 条による)

寝室の場合では、色相が赤紫・赤・黄赤・緑・青緑で、明度 4～8（比較的明るいもの）、彩度 0～1.5（あざやかすぎない）が適当とされている。

3 音

音は聴覚によって観察されるが、その大きさ・高さ・音色の組み合わせで感じ方は異なる。私たちの日常生活に障害を与える騒音 noise は、公害として社会問題にもなるが、看護上も診療上も重要な問題となる。

一般の病室では、夜間は 40 デシベル(dB)以下、昼間で 50 デシベル以下が望ましいとされている。しかし、たとえ許容値以下であっても、医師・ナースその他の周囲の者の大きい声や高い声なども場合によっては騒音となり、不快音となる。

■騒音

騒音は、人間にとって望ましくない音である。同じ音楽を聞いても、快く感じている人もいれば、ただ騒々しい音としか感じない人もいる。したがって、騒音はその個人差を含めて、客観的に測定・評価することはむずかしい。

現在のところ、騒音とみなす客観的な方法として、音の物理量を、人間の音感に近いレベルで感受する騒音測定器を用いて測定されている[注3]。その騒音にかかわる許容値は、環境基準として示されている（→表F-2）。騒音が人体に及ぼす影響には、聴力の低下や耳鳴・圧迫感のほか、身体的疲労や心理的な不快感、これらに関連して生じる消化液の分泌減少や睡眠障害があげられる。

注3：騒音のレベルを示す単位は一般にデシベル decibel(dB)であらわされている。たとえば、振動数 1,000 cps（サイクル毎秒）の音は 1 dyne（ダイン）$/cm^2$ ＝74 dB である。

4 室内気候

患者の療養上、最も身近な生活環境としての室内気候について考えよう。

■室内気候と体性感覚

室内気候は室内の温度・湿度・気流によって構成される状態であり、屋外の自然気候、とくに気温・気湿（湿度）・風速・風向・日照などに影響される。人間のからだに感じる体性感覚としては、まず暑いとか寒いという温度感覚があるが、その感じ方には個人差がある。湿度や気流などによって温度感覚は異なり、年齢や健康状態などの身体的諸条件、あるいは長年住み慣れた地域の気候に調整された身体機能、それによる慣習や民族の特性によっても体性感覚は異なる。

表 F-2 騒音にかかわる環境基準（道路に面する地域以外の地域）

地域の類型	基準値	
	午前 6 時から午後 10 時まで	午後 10 時から翌日の午前 6 時まで
療養施設、社会福祉施設等が集合して設置される地域などとくに静穏を要する地域	50 デシベル以下	40 デシベル以下
もっぱら住居の用に供される地域および主として住居の用に供される地域	55 デシベル以下	45 デシベル以下
相当数の住居とあわせて商業・工業等の用に供される地域	60 デシベル以下	50 デシベル以下

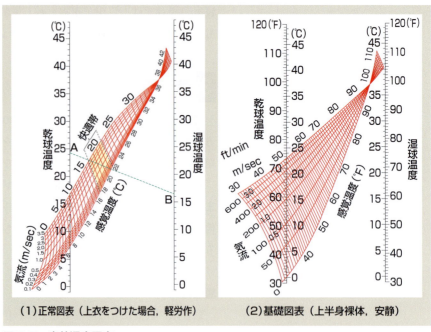

図F-5　実効温度図表

(1) 正常図表（上衣をつけた場合，軽労作）　　(2) 基礎図表（上半身裸体，安静）

注4：effective temperature の略で，有効温度，感覚温度ともいわれる。

注5：1923〜1925年にヤグロー Yaglou, C.P. ホートン Houghton, F.C. ミラー Miller, W.E. らによってアメリカ人の気温・気湿・気流による快感域を調べた資料をもとに考案されたものである。なお，輻射は考慮されていない。

　日本人にとって，身体活動をしていないとき，普通着衣（肌着・ブラウス・合物上着の程度）で3時間以上在室している場合に快適な状態と感じる快感域は，一般的には冬季では実効温度（ET注4）＝19±2℃（気湿40〜60％）であり，夏季は22±2℃（気湿45〜65％）である。春・秋季はこの中間程度である。在室時間が少ないときは，冬季の実効温度は少し低く，夏季は少し高くてもよいとされている。この実効温度は，気候の3要素（気温・気湿・気流）が皮膚を刺激しておこす感覚温度で，ヤグローの実効温度図表注5で求める（→図F-5）。

　室温は，外気温や日射のほか冷暖房・炊事などによる加熱や点灯，さらにその部屋にいる人（人数）によって影響される。しかし，人為的要素がない場合は，日の出前が最低となり，日の出後上昇しはじめ，午後2時ごろ最高に達し，しだいに下降する。

　湿度は，屋外では室温と逆に日の出前に最高に達し，午後2時ごろ最低となる。室内でも外気との通気が著しい場合は外気と同じ傾向になるが，外気との交流がない場合の室内湿度は，部屋の位置・建材によって異なる。つまり炊事場・浴室・地下室，また北側の押入れや鉄筋住宅は高湿になりやすい。したがって，病床の位置を決めるときには，このような点を配慮する。

5 においと室内空気環境

　嗅覚によって感知できるものに，においがある。騒音とともに悪臭公害は，生活環境の大きな社会問題でもある。このにおいは空気に含まれるものである。同じように空気に含まれ，公害や健康問題として社会的関心が高いものに，ダイオキシンなどの化学物質による室内汚染がある。そしてこれらのすべては空気環境に含まれる。ここでは，日常生活や疾病から生じるにおいと室内の空気環境に焦点をあてて述べる。

表F-3　においの強度段階

段階	感じる程度
0	無臭
1	かすかになにかを感じる程度で，なにかは不明（検知閾値のレベル）
2	弱いが容易に感じ，なにのにおいかわかる（認知閾値のレベル）
3	明確に感じるにおい
4	強いにおいとして感じる
5	耐えられないほど強いにおい

■においと嗅覚

嗅覚については，基本臭に関しての学説がいろいろある。においの本態が化学物質であることは理解されているが，嗅細胞への刺激の機序については未知の部分が多い。においには，次のような特性がある。

(1) 発生源によって異なる。
(2) 強度がある（一般に➡表F-3に示した6段階であらわされる）。
(3) 快・不快の認容性があり，同じものでも濃度によって異なる。
(4) 希釈しながら伝播し，ついに感じなくなる。

ナースは，病室や患者の呼吸などのにおいによって，患者のもつ疾患や症状の種類・程度を観察できることが多い。また，室内の空気汚染の程度やガスもれなどを発見し，その原因を確かめ，空気の浄化や安全のために換気をするなど適切に対処しなければならない。嗅覚は食事に際して食物（食用）の適・不適を判断することにも役だつ。一方，患者や来院者も，花などのにおいやその強さによって，快・不快感を訴えることがある。とくに患者は，自分の排泄物のにおいや体臭，口臭などについて，周囲の者に気がねすることも多い。

このように患者の日常生活のなかで，環境の整備や看護活動においてナースの嗅覚が果たす役割や影響は大きい。しかし，嗅覚には個人差があり，鋭敏な人でもにおいの種類によっては，嗅盲や嗅弱であったりする。また，風邪をひいたり，生理時には嗅覚減退や鋭敏状態がおこることもある。さらに，嗅覚は機能が低下しやすく，同じにおいを持続してかいでいると，しだいににおいを感じなくなる。これらのことは，日常生活や看護においてつねに体験することである。

■室内空気環境

空気は，ここに述べてきた生活環境のすべてと深く関連している。それにもかかわらず，室内空気環境を「におい」とあわせて説明するのは，現在の大きな健康問題である化学物質過敏症やシックハウス症候群が，においと関係があるからである。また，病院の新築・増改築，設備や家具の新規購入などにより，ナースには感染予防と同じように，医療施設の健康環境問題として，予防と異常の早期発見への関心が求められる。さらに，在宅看護や在宅介護の増加により，住宅の増改築や家具の購入，改造の機会も多く，患者や利用者への生活環境援助の基礎として，室内空気環境についての配慮が必要と考える。

室内の空気汚染には，建築材料・内装材料，暖房器具・静電気式空気清浄機・加湿器，住む人や動物の代謝物，掃除機や洗剤の使用，その他日常生活のさまざまなものが関係している。そして，それらから生じる汚染物質として，一酸化炭素・二酸化窒素・ホルムアルデヒド・オゾンなどのガス状物質，浮遊塵埃・アスベスト（石綿）・ダニや微生物などの粒子物質，これらの複合物質などがある。

ステップアップ

ホルムアルデヒドは建材の合板・化粧板やフローリングの接着剤，家具やシステムキッチンの接着剤など，現在の建物や家具のあらゆるところに使用されている。性状は無色の気体で，眼・鼻腔・口腔の粘膜にツーンとくる刺激臭があり，室内気候では高温多湿であるほど発生量が多い。また水にとけやすく，防腐剤に使用されているホルマリンは，37％ホルムアルデヒド液である。

ホルムアルデヒドについで室内空気汚染に影響があるのは，揮発性有機化合物で，壁などの塗料や接着剤，床のワックスなどのシンナー（トルエン，酢酸エチル，酢酸ブチル，酢酸アミルなどの混合溶剤）がおもなものであるが，ほかにも多くの種類がある。人体に対する影響としては刺激や不快感が生じることがあり，濃度が高くなると神経系への影響が生じる。化学物質過敏症の原因として最も多いホルムアルデヒドについては，接着剤のゼロホルマリン化や低ホルマリン化の研究が進められ，しだいに改善されつつある。

これらのなかでも，ホルムアルデヒドは代表的な空気汚染物質で，クロルピリホスとともに建築基準法の改正によるシックハウス対策規制により，2003（平成15）年7月から規制された。人体に対する影響としては，前述の刺激臭から眼や気道への刺激が強くなり，10 ppm で呼吸困難を生じるようになり，50 ppm 前後では肺炎や肺水腫をおこして死にいたることがある。ホルムアルデヒドの室内環境での許容範囲は，WHO ガイドラインおよび厚生労働省による室内空気汚染物質の室内濃度指針値では，100 μg/m³（0.08 ppm）となっている。

シックハウス症候群には，化学物質過敏症の原因に加えて，ダニやカビなどの真菌，細菌によるものもある。とくに，ダニによる過敏症は多い。カーペットやカーテン，通気性がわるくて高温多湿になりやすい部屋の隅などに注意したい。

3 対象・状況・目的別：援助の具体例

A 採光と照明への援助

■採光への援助

病室の採光を調節するためには，窓にカーテンやブラインドの設置が必要である。ナースは患者の読書や安静などの動作に伴ってカーテンやブラインドを開閉する。患者自身が操作できる場合は，その方法を具体的に説明し，適切な採光になるように指導する。

室内の明暗調節と心理的効果を考えると，カーテンの外側はダークグレーなどの遮光色で，内側は落ち着きと希望をもたらす色や柄のものを用いることが適切である。できれば，レースのカーテンを用いて二重にすると明るさの調節がより可能となり，またやわらかい雰囲気になる。そして，材料は感染と防災のうえからも，消毒が可能であり，不燃性生地のものを選ぶ。

カーテンやブラインドなど採光に関することは，経済的事情などもあって，施設管理者や設計者などによって決められることも多いようであるが，ナースは患者の環境整備の援助をする立場から意見を述べ，それが実施されるように努力したいものである。

■照明への援助

病室に必要な照度は，患者側の症状や好み，および読書をする際の光の必要度と，医師やナースの行う治療処置・看護行為など世話をする側の必要性を考慮しなければならない。一般には，視作業の能率と見やすさを考えて必要な照度を決めるが，休息や心の安らぎが保てる雰囲気づくりも必要であり，照明器具やその取り付け方などの配慮も必要である。

病院の照明基準は，日本工業規格によると，患者の病室では，通常は100～200 ルクスが適当とされている（➡表 F-4）。

夜間や暗い日の照明は，必要に応じた照度を得るために，病室内は全般照明と局所照明を併用することが望ましい。また，全般照明も睡眠や患者の諸症状を配慮して，何段階かに光が調節できるものが適切である。

照度に対する援助は，カーテンやブラインドによる調節と同様に，患者と接するたびに患者の状態と室内環境の全体を把握し，その場面では，どのように調節

表 F-4　病院の照明基準（日本工業規格 JISZ9110-2010 による）

照度階段（ルクス）	場所			作業
10,000	視機能検査室（眼科明室）			
5,000				
2,000	—			—
1,000	—			○剖検 ○分娩介助 ○救急処置 ○製剤
500	院長室・医局・研究室・会議室・待合室・食堂・配膳室 一般検査室（血液・尿・便などの検査），生理検査室（脳波・心電図・視力などの検査） 調剤室・技工室・育児室・記録室・中央材料室・図書室	診察室・処置室・救急室・分娩室・ナースステーション・薬局・製剤室・剖検室・病理細菌検査室・事務室・玄関ホール		○視診 ○注射 ○調剤 ○技工 ○検査 ○窓口
200	高エネルギー照射室・アイソトープ室 調理室，外来の廊下	病室・X線室（撮影・操作・読影など），物療室・温浴室・水浴室・運動機械室・聴力検査室・麻酔室・回復室・滅菌室・薬品室・霊安室・更衣室・浴室・階段・洗面所・便所・汚物室・洗濯場・カルテ室・宿直室		○ベッド上の読書 ○包帯交換 ○ギプス
100	車寄せ，内視鏡検査室・X線透視室・眼科暗室 病棟の廊下			—
50	動物室・暗室（写真など）・非常階段			
20	—			—
10	—			—
5	—			—
2	深夜の病室および廊下			—
1				—

〔注〕　1）視機能検査室は 50 ルクスまで調光できることが望ましい。
　　　2）手術野の照度は，手術台上直径 30 cm の範囲において無影燈により 20,000 ルクス以上とする。
　　　3）内視鏡検査室とX線透視室は，0.1 ルクスまで調光できるものとする。
　　　4）この表は，日本建築学会設計計画パンフレット 16 による。

することが適切であるかを判断して実施する。患者が覚醒しているときは，必ずよく説明し納得のもとに行う。なお，夜間に患者がトイレへ行くためにベッドから降りることや，ナースの見まわりのことを考えると，睡眠妨害にならない位置である床頭台の下やベッドの足もとに 1〜2 ルクスの照明がほしい。また，病室や廊下の足もとにあるコンセントに充電式の豆球をつけた装置も活用できる。

　なお，高齢者は青年に比べると，同じ照度では暗く感じる。読書などでは高い照度を必要とするので，ナースは自分が感じる明るさで判断するのではなく，患者に確かめて照度を調節する。

B　色彩調節への援助

　色彩調節への援助は，色のもたらす心理的・生理的作用を配慮して行う。たとえば病室の壁や調度品を新しくする場合には，使いやすさとともに，患者に影響する色彩の効果を考えて選ぶことが大切である。またその病室にどの診療科のどのような状態の人が入院するかも配慮する必要がある。たとえば，小児科には楽しそうな色と絵柄，産科関係は薄いピンク系，内科はやわらかいクリーム系が好まれるが，その他年齢や疾病による回復への希望や好みにも配慮する。そのため

には，日常の看護活動において，色彩に対する患者の反応を研究的態度で観察・記録しておく。

また，患者の症状と病床や病衣の色にも関心をもつことも欠かせない。すなわち，患者が出血状態にあるときは，青や緑の病衣は血液の色が病衣の色を反映してみえるので，新しい出血か古い出血かわかりにくいことがある。このようなときは，白地やそれに近い色の病衣にし，歩行可能になれば，できるだけ患者の好みの色柄のものを着用してもらうことが回復への意欲につながる。これは衣類だけでなく家具や調度品にもいえることで，やすらぎと闘病意欲を増すのに適した色彩を知り，調度品や寝具・衣類などに活用することも大切である。

一方，色彩については，ナース自身が日常生活において色彩感覚を養っておくことも必要であり，センスのよいナースになることが色彩に対する患者のニードを充足したり，指導をするうえでも欠かせない。

C 音に対する援助

ナースは患者の訴えと症状に留意し，つねに音についての感受性を高め，関心をもつことが，対象者への援助の第一歩といえよう。騒音対策としては，①騒音源の除去，②騒音防止のための設備の設置，③騒音発生の予防，をあげることができる。これらへの具体的方法として，ナースは病室設計上の要件として騒音防止のための構造・設備や病室の位置関係などについて，関係者に意見を述べられる客観的資料を用意できるよう，日常業務のなかでも音について関心をもつことが必要である。

ワゴンやストレッチャー，その他キャスターのついた器械・器具は，日常の看護業務で物品の運搬によく使うが，それらの上にのせた物品が振動して騒音を発することが多いので，注意が必要である。キャスターに注油して音がしないように整備をし，発生源をつくらないことが必要である。また，物を落とすなど不用意な行動による器具の取り扱いも，患者には不快な音を与えることになる。

その他，足音や着衣の音，医師・ナース・職員の声の調子（大きさ・高さ・言葉づかい）などの不快音には，着衣の材料と型，履物なども再検討する余地がある。声は，年齢によって聞き取りやすい声の高さがあり，また声の調子がある。音への看護援助は，対象者に対する音の影響を知り，それを判断して対処する。

D 室内気候に対する援助

■暑さに対する調節と援助

暑さに対する調節は，一般に次のような4つの方法で行われる。

（1）**身辺の保温力と湿度を低くし，通気性を高める**　身辺の保温力を低下させるために，衣服や寝具の枚数を減らし，保温力の低い繊維を使用して通気性をよくする（第2章「I 着衣・更衣と寝具・寝室，住環境の管理」）。また湿度を低くするために，除湿器を用いたり換気を行う。しかし，室外の湿度の高い雨の日や梅雨期などの多雨・湿度の高い日は，湿度を下げるのが困難な場合が多い。このようなときには，患者の不快感を取り除き，爽快感が得られるようにシャワーをしたり，湯で清拭を行い，気化熱を利用する工夫をする。これは汗を除き，皮膚の清潔保持にもなる。

(2) 室内の気流を高める　気流を高めるためには，扇風機を用いたり，窓を開けて風通しをよくする。扇風機は，直接近距離で用いると風が強いので，皮膚や粘膜からの水分の蒸発を高める。このことは，気化熱が奪われて涼しいだけでなく，皮膚表面を乾燥させるので疲労感が蓄積したり，上気道粘膜の乾燥によって，感染に対する抵抗力の低下をもたらしたりする。したがって，扇風機の使用は，微風程度になる距離から，風向がかわる（首を振る）ようにセットして使用する。とくに，乳児や全身状態のわるい患者，自分で風力を調節できない患者に使用する場合には，風は壁や家具にあてて間接的に送るようにすると，ゆるやかな気流が得られ障害が少ない。

また窓を開けて風通しをよくする場合は，その地方の風向きを考慮した方角の窓を開けるとともに，風が通り抜けるように，対面する2方向の窓や扉を開ける。扇子やうちわも，局所的に適切な気流が得られるので便利である。

(3) 気化熱を利用して室温を下げ，気流を高める　気化熱を利用して室温を低下させ，通風をはかるものとしては冷風扇がある。これはモーターで脱臭抗菌フィルターを水タンクの中でゆっくり回転させ，湿ったフィルターに送風用ファンで風を送ると，フィルターに含まれている水分が蒸発して気化熱を奪い冷風が出る装置である。冷風運転時には必ず窓を開けておく。また機種によっては冷風扇だけでなく温風扇になるものもある。電力の消費量が少なく，外気との温度差が少ないので高齢者や乳幼児のいる家庭で用いられる。

(4) 冷房をする　わが国の夏は湿度が高く，75～85%に及ぶことも多い。このような高湿時には温度が25℃ではほとんどの人が蒸し暑さを感じ，26～27℃となるとすべての人が不快を訴える。したがって，外気温が27℃をこえると冷房が必要になってくる。また，湿度75～85%の状態での快感域の温度は22～23℃であるとされている。しかし，湿度が低い場合は，快感域の温度は高いので，それを考慮して冷房を使用しなければならない。外気温と冷房室内の差を5℃以内にすることが望ましいとされているのは，温度が開きすぎると，身体の機能調節が円滑に行われず，頭重感を生じたり気分がわるくなったりするからである。とくに長時間，冷房室内で仕事をしている人は，疲労感や四肢の関節痛，風邪のような症状，頭痛がおこる。

以上からみて，患者や乳児・高齢者の居室の冷房は，外気温との差を5℃以内にし，22～23℃以下にならないよう調節する。また，ベッドを送風口からの風が直接あたらないように配置する。長時間の冷却と送風によって，血行障害，身体の冷え，皮膚・粘膜の乾燥をもたらし，肩こりや風邪などの症状をおこしやすい。したがって，冷房時は長袖の寝衣の着用や掛け物を使用するなどの配慮も必要である。また，冷房による障害は冷房室内に入るときよりも出るときのほうが症状の訴えは多い。外出可能な患者には，とくに外気温との差に注意し，室内から急に外に出ないように患者へ指導を行う。

病室には必ず温湿度計を備え，つねに環境の管理を行う。温湿度計は，一般の室内では床から150 cmの高さに置かれるが，病室では，患者の寝ている高さでの温湿度をみることが大切であるので，ベッドの高さに置いて測定する。

■寒さに対する調節と援助

寒さに対する調節は，一般に次のような方法で行う。なお，(1)については別項にゆずり，ここでは暖房を中心に述べる。

ステップアップ

冷風能力は，室温と湿度と距離による。室温30℃で水タンクの水27℃の場合に，冷風扇から50 cmのところで湿度80%では10℃，70%では3℃，60%では2℃下がるが，2 mのところでは0.5～1℃の下がり方である。

ステップアップ

熱源の特徴としては，以上のようなものがある。
(1) 電気は空気汚染はないが，湿度が低くなるので，加湿器を用いる必要がある。また1 kcalあたりの単価は高額である。
(2) ガスや石油は，二酸化炭素・一酸化炭素による空気汚染（中毒）がみられ，燃焼時に発生する水蒸気によって結露が生じる。二酸化炭素の発生は比較的石油ストーブに多く，結露はガスストーブに生じやすい。排気式のものは，これらの心配は少ないが，燃料の使用量が多い。

(1) 衣服や寝具の枚数をふやしたり，その質をかえる（身辺の保温力を増す）。
(2) 暖房をする。

　生活習慣や健康状態，身体活動によってその必要温度は多少異なるが，全国的にみて外気平均気温10℃前後から暖房されることから，10℃が暖房の限界温度とされている。

　健康者の生活を基準とした暖房時の各部屋の推奨室内気温は，**表F-5**のとおりである。居室などは昼着を着用している温度である。夜間にしばしばトイレに行く高齢者や患者の場合は，起居時には寝衣のままかガウンなどを1枚はおる程度なので，寝室の温度が12～14℃では寒さを感じる。

　患者や高齢者・乳児が使用する部屋は，着衣状況や外界温度に対して身体調節機能が低いため，冬季でも室温は20±2℃，湿度50±5%に保つことが望ましい。なお清拭や処置時には，着衣を脱いだり，掛け寝具が少なくなるので，24±2℃は必要である。また，暖房が十分でない施設や家屋に生活している患者・高齢者は，離床時に寝衣の上からガウンや羽織を着たり，寝衣の下に肌着を着用するなどの工夫をする。

　暖房の方式には，中央暖房・局所暖房・空気調節方式（空調）があり，熱源として電気・ガス・石油などが利用されている。実施にあたっては，次のようなそれぞれの長所・短所を考慮しながら建築構造に適し，しかも，経済的，衛生的で保温性の高い方式（器具を含む）を選ぶ。

　暖房時には，冷気の侵入と熱の放散を避けるために，窓や出入口にカーテンをつける。また，部屋の隅や北側の壁には結露が生じやすく，外気の低い温度が壁から伝導されるので，ベッドやふとんなどの寝具は必ず離して配置するなど，暖房の効果を考慮した工夫が必要である。

> **ポイント**
> ●カーテンは窓の大きさに合わせるのではなく，床面まであるほうがよい。

■換気に対する援助

　換気は暖房時だけでなく，部屋が長時間密閉されている場合も必要である。衛生上必要な換気量は，1人あたり1時間に約6～7畳の部屋分の空気である（➡表F-6）。排気式でない石油ストーブ・ガスストーブの使用では，燃焼するために必要な空気量の5～6倍の空気が必要とされる。暖房時には，酸素濃度が低下し，二酸化炭素・一酸化炭素が発生して，生命が危険になることもあるので，とくに換気に注意する。

　換気の回数は，暖房をしていないときは1時間に1回，排気式でないストーブを使用している場合は2，3回窓を開ける。ただし，出入りの多い部屋，障子・ふすまの多い和室の場合は自然に換気されるので，回数は少なくてもよい。寒い日や風の強い日に窓を開けるときは，直接外気が患者にあたらないように，窓は

表F-5　健康者の生活を基準とした冬季の推奨室内気温
（湿度40～75%，気流0.1～0.3 m/s）

部屋の用途	推奨室内気温
昼間，居室あるいは食堂として使用する部屋	16～20℃
夜間の就寝に使用する部屋	12～14℃
洋式浴室・水洗便所	18～20℃
厨房	15～17℃
廊下・玄関・ホールなど常時使用しない室	10～15℃

（日本建築学会設計計画パンフレット(2)，p.3，改変）

F 生活環境と健康

表 F-6 衛生上必要な換気量（所要換気量）

部屋の用途	換気量（m³ または回数）
昼間，居室あるいは食堂として使用する部屋	17〜30 m³/h/人
夜間の就寝に使用する部屋	10〜15 m³/h/人
洋式浴室・水洗便所	3〜4 回/h
厨房	3〜8 回/h
廊下・玄関・ホールなど常時使用しない室	1〜2 回/h

（日本建築学会設計計画パンフレット(2). p.4 による）

少しだけ開け，カーテンやスクリーンをする。換気扇は機種によって，排気や吸気などを中心としたものがあるので，その性能を確かめて用いる。

E においと室内空気環境に対する援助

■においに対する援助

　ナースは，患者をめぐる環境で発生するにおいの特性を知り，つねににおいを鋭敏に察知する心がまえと習慣を身につけておくことが必要である。嗅覚は時間の経過とともに鈍くなるので，患者と関係者の安全と安楽をはかるために，不快なにおいを察知したら，ただちに原因を確かめ，除去しなければならない。

　においに対処する方法は，①発生源を除去または減じる，②発生量を少なくすることである。

　具体的には，室内の空気の改善には換気が行われる。とくに臭気が患者の排泄物や疾病から発生している場合は，患者が気がねしないように，日常の習慣として一定時間ごとに窓などの開口部を開けたり，換気扇を使用して空気を入れかえるなど，さりげない心づかいが大切である。なお，空調は室内の空気を循環させ，悪臭が移動することにもなるので，装置の設計や構造を検討して機種を選び，設置する。ナースでなければ気づきにくいような，日常生活のなかのにおいの問題にも，日ごろから深い関心をもって対処するようにして，建築や設備にもいかせるようにする。

　また患部から発生するにおいに対しては，治療上の処置が行われるが，それと同時にナースは，患者の寝衣・寝床・身辺物品の整理と清潔管理，および身体を清潔にする配慮が重要になる。これらは日常の注意と習慣づけが大切であり，モーニングケアやイブニングケアのときに行うなど，環境の整備を定期的に行う必要がある。また，ナースは環境整備や清潔にする方法を看護補助者や家族に指導し，患者にも自分でできる範囲の清潔に関する習慣を身につけるように指導する。

　換気や清潔に留意しても消失しない臭気の緩和には，次のような脱臭法が行われる。

（1）排気により外気に拡散する方法
（2）悪臭成分を破壊する方法
（3）悪臭成分を吸収・吸着する方法

　(1)には換気扇が使用され，(2)と(3)には消臭剤やオゾン(O_3)を使用した脱臭装置が用いられる。また，失禁患者に用いる活性炭マットは物理的に悪臭成分を吸着する方法である。これらをはじめとして脱臭法はいろいろ開発されているので，臭気の原因を知り，それに適した方法を選んで活用することが看護援助に求

められている。

なお，近年，アロマコロジー（芳香心理学）が注目されており，今後の研究成果によって，患者のやすらぎなどへの援助の方向も考えられる。

■室内空気環境に対する援助

ナースの実施する日常の援助としては次のことを行う。

(1) 室内のにおいを敏感に把握し，患者の症状にも関心をもって異常があれば医師に報告し，対処する。
(2) 窓を開けて換気を行う。家屋や部屋を新・改築したり，新しい家具を部屋に置いた場合には，換気扇を併用してつねに換気することが必要である。
(3) 高温多湿であるほどダニやカビなどの発生量が多いので，発生が予測される建材・家具・カーペットがある場合には，室内の温湿度を低く保つようにする。
(4) (3)の室内温度を低く保つことについては，患者の状態や処置・看護実施時に病室に求められる温湿度，梅雨や夏季など気候によっては不可能である。発生を予測して可能な限り換気をする。空気清浄機は効果がない。
(5) 暖房器具は排気式のもので，非燃焼型のものを選ぶほうがよい。
(6) 入室や入居前の一定期間，室内温度を30℃以上にして数時間おいてガスを発生させ，そのあとに窓を開けて換気扇をまわして換気をすることを繰り返し行う（ベークアウト）。ナースは直接実施しなくても，助言や指導をする。

また，ダニやカビなどの真菌，細菌などの生物系のシックハウス症候群への援助については，次のような室内温湿度の管理と掃除を中心に行い，部屋の隅や壁紙の変色などの状態を観察する。

(1) 部屋の乾燥や結露防止のために換気をし，多湿の時期には除湿機を利用する。
(2) 掃除機で床面の塵埃やダニなどを吸収し，きれいな水でよくゆすいで十分にしぼった雑巾で，家具や部屋の隅などをていねいにふく。
(3) シーツなどのリネン類は可能な限り頻繁に洗濯を行う。また，ふとん・マットレスパッドの天日干しや，モーニングケア時のベッド整備に小型掃除機を使うなどの工夫もしたい。

ポイント

● 療養環境である建物や設備および室内空気環境などについては，感染と同様に施設全体の問題として取り組む委員会の設置が望ましい(1)。
● ダニは乾燥に弱く，湿度60％以下になると繁殖が停止する。このため，晴天の日は窓を開けて部屋の乾燥をはかる。室温については，生物の種類によって繁殖温度は異なるが，30℃前後が最も繁殖が著しい。ダニは50℃以上になると死滅する(3)。
● ガスストーブや石油ストーブで排気管がなく，直接暖房をとるものは，一酸化炭素や二酸化炭素が室内に排出されるだけでなく，結露ができたり高湿になる(5)。

ポイント

● 施設では，床の掃除を外注したり，担当者が実施しているが，ナースはその状態を見て必要に応じて助言することも，患者の環境整備の観点から大切であろう。また，モーニングケアなどでの環境整備の方法も工夫したい(2)。

G 安全・安楽

1 安全・安楽に関する看護の意義

　看護は人間の生命に深く関係し,ナースはその看護を職業として行っている。看護行為の基本は,看護の起源からみても,人間愛をもって病む者の苦痛をやわらげ,生命の危険な状態から守ることである。そのためには,ナースはつねに患者の安全と安楽を考えて行動しなければならない。

　安全 safety は危険でない状態であり,安楽 comfort は身体的には苦痛など異常がなく,精神的な憂いもない状態である。つまり安全で安楽な状態は,不安のない状態で満足した日常生活が送れる状態である。そして,この安全と安楽は看護だけの特別な用語や方法ではなく,すべての人間が日常生活を送るうえで,つねに求めている基本的な欲求でもある。

　このような欲求をもつ人間を対象とし,専門職業人としてその生命を守る立場にあるナースが,医師とともに,あるいはそれ以上に,患者の日常生活を安全かつ安楽にするための援助を行うことは,すべての看護行為の基本である。また,「看護者の倫理綱領」(日本看護協会)にもあるように,看護者として医療の安全を守り,医療事故に対するリスクマネジメントを行うことも患者の生命を守ることになる。これは同時に,腰痛や針刺し事故などからナース自身の安全を守ることにもつながる。

2 安全・安楽に関する基礎知識

A 安全に影響を及ぼす因子

　看護場面においては,患者の安全はもとより,ナースの安全も配慮されなければならない。

1 患者による因子

(1) **疾病や傷害,身体機能・思考能力の障害**　疾病や傷害は患者の健康をおびやかすので安全もおびやかす。さらに,疾病や傷害の悪化は,患者の健康状態をより危険な方向に向け,生命の安全をもおびやかす。また,身体機能・思考能力の障害は,運動や動作などの機能が低下したり,思考や判断に支障があらわれたり

するので，転倒や転落などの事故がおこりやすくなり，安全を守ることがむずかしくなる。身体機能・思考能力の障害は災害時に緊急に避難ができないことなどによって，危険な状態を伴うことにもなる。また，長期の療養生活により思考能力も低下しがちになり，疾病に対する不安などから判断力が鈍り，思わぬ事故をおこすことがある。

(2) **人生観や疾患・治療に対する考え方**　人生に対する考え方や価値判断は，各人の思想・信念・信仰の有無や程度によっても異なり，疾患や治療に対する考え方も異なる。そのため，疾患を悲観したり，治療に対する不信感などによって，うつ状態になったり，拒食・拒薬などの治療拒否をしたりすることがあると，安全を守ることができなくなる。患者の人生観によって自暴自棄の行動をとったり，安静指示を守らなかったり，ついには自殺行為を生ずるなど，治療や看護にとって望ましくない行為となり，病状を悪化させることがあり，安全を守ることができなくなる

(3) **知識の不足と習慣**　これまで述べてきたことすべてに関連があるが，疾病や治療，さらに日常生活に対する知識が乏しかったり，食習慣などの習慣の違いから，医師やナースの指示や注意を理解できなかったり，守らなかったために危険な状態をまねくことがある。

(4) **その他**　患者を取り巻く生活環境や患者自身の変化によって，予期しない危険を伴うことがある。

2 ナースによる因子

(1) **知識の不足・技術の不的確**　患者の病状や治療・看護に対する知識だけでなく，日常生活全般にわたる社会生活に対する知識の不足は，ナースの行動に適切さを欠き，看護にも影響する。また，技術が的確でないことから感染や腰痛を引きおこし，患者の安全を妨げる因子となる。これには未熟な技術も含まれる。

(2) **観察力・判断力の不足**　観察とそれに対する判断は，すべての看護行為の基本要素であり，安全を守るための重要な要素である。患者のわずかな変化を見落としたり，聞きもらしたり，また見すごすことが大きな事故につながることが多い。

(3) **人生観とその態度**　それぞれのナースの生命に対する考え方は，看護を行うときの行為にあらわれがちである。これらの考え方は各人の看護観となり，看護行為や関係者への態度となってあらわれてくる。このナースの態度によって患者は希望をもったり悲観したり，不安定な心理状態になることも多く，患者の安全を阻害することになる。

(4) **ナースの能力と人員不足**　判断力と実践能力などの能力のあるナースとマンパワーが安全を守るために必要である。

(5) **その他**　災害などナース自身に予測できないことがおこりうる場合も想定してリスク回避の行動計画を策定しておく。

3 その他の因子

(1) **設備環境の不備**　建物の構造や設備，物品の配置は歩行に支障をきたすだけでなく，災害時の避難にも大きな影響をきたす。

ポイント
- 医療機器に関する知識，解剖生理学的な知識をはじめ，医学や看護の知識，社会的・経済的知識のすべてをもって患者に接し，万全な安全をはかることが必要である(1)。
- すべての危険な状態は，早期発見とその後の的確な対処によって未然に防止したり，軽減できるものがほとんどである(2)。
- 生命の尊重はだれもが考え，言葉に出すが，その意味するものや内容は各ナースによって同じとはいえない。また，疾病や生と死に対する考え方は，患者に対するときと，ナース自身のこととは異なる場合もある(3)。

（2）**環境衛生上の問題** 気候（室内気候を含む）や大気汚染・水質汚濁・騒音・振動・悪臭など，患者を取り巻く環境が不良な場合は，健康を害するだけでなく，病状の悪化や合併症をおこす原因にもなる。

（3）**滅菌・消毒の不備と院内感染** 物品の滅菌・消毒が十分に行われていなかったり，滅菌物や消毒物の不適切な取り扱いや感染対策が不十分な場合に院内感染をおこし，病状を悪化させたり，新たな疾患を合併させる場合がある。

（4）**医療従事者の知識・技術・態度の不的確** 医師・ナースをはじめ医療従事者の診断・治療に関する知識や，技術・態度の不的確さは患者に身体的にも精神的にも影響を及ぼす。誤診や医療過誤は治療過程や生命にも影響を与え，不信につながる。

（5）**社会的条件上の問題** 療養によって失業したり，仕事の内容がかわると，それが不安の原因となり，そのストレスが療養態度に影響する。また，交友関係や経済的問題，家庭内の人間関係などの社会的諸条件が療養を中断するという危険な状況を生み出すことがある。

（6）**その他** 盗難や地震・火災などの災害，家族の考え方その他によって予想できないことがおこり，患者の安全を阻害することがある。

B 安楽に影響をおよぼす因子

人には，つねに苦痛から逃れたいという欲求があるが，身体のどこかに疼痛（痛み）があれば，その部位の痛みだけでなく，それが原因になって不安を生じ，精神的にも苦痛な状態となる。環境や社会的側面に問題がある場合も，各個人の身体的側面や精神的側面の苦痛として表現される。看護にあたっては，どうすれば患者がこれらの苦痛から逃れ，安楽な生活を送ることができるかについて，その原因を明らかにし，効果的な援助をしなければならない。

1 患者による因子

（1）**身体的側面** 疾病・傷害や障害，患部の痛みや頭痛などの疼痛，瘙痒感（かゆみ）・便秘・腹部膨満，食べすぎによる胃部の膨満や吐きけ・嘔吐，全身倦怠などの不快感や目にごみが入ったとき，同一体位の持続による圧迫，シーツのしわなどの違和感も安楽な療養生活を妨げる。

（2）**睡眠不足** 睡眠が不足していると，身体の倦怠感をまねいたり，知覚障害などをおこし，これが重なると疲労が回復せず，意識がもうろうとなって事故をおこすこともある。また，病原菌に対する抵抗力が減退して罹患の原因となる。

（3）**精神的側面** 疾病の予後など疾病や治療に対する不安，家族や友人，医療関係者その他との感情のもつれがあったり，信頼関係がない場合などの人間関係の不調などによる不安が安楽でない状況をつくり出す。また，療養が長期になったり，障害を残すような場合には，職業や経済的な問題，あるいは学業の問題などが心配になり，あせったり，無理をして，落ち着いて療養生活が送れないなどの支障をきたすことがある。

（4）**その他** 安全に影響を及ぼす因子と同様に，治療などに対する考え方や取り組む態度，日常の習慣などによっても安楽に対する期待や要求が異なる。

2 ナースによる因子

　安全に影響を及ぼす因子と同様に，ナースの知識の不足や技術の不的確さ，観察力や判断力の不足，ナースの能力と人員不足によって，安楽への援助についての配慮や質が異なる。

3 その他の因子

（1）**環境衛生上の問題**　大気の汚染は人間の生命に危険をもたらすとともに，その臭気は嗅覚を刺激して不快感を与える。また激しい騒音や振動も身体的には安静を妨げ，不快や興奮をまねく。健康時にはあまり気にならない音であっても，心身の障害をもつ患者には，音楽でさえ騒音と感じて不快を伴う。

（2）**室内環境上の問題**　室内の温度や湿度の適・不適は生理的にも安楽を妨げ，壁・カーテン・調度品の色なども不快の原因になったり，安静にも支障をきたすことがある。また，足音や輸送車・ワゴンの移動，あるいは話し声・器械類の操作音などは騒音と同様にいろいろな反応をあらわす。

（3）**寝具・寝衣の不適切**　患者にとって最も身近な環境である病床気候（病床の温度・湿度・気流）が適切でなく，ベッドや敷きぶとんのかたさ，掛け物の重さが適切でない場合には，安眠や体動の妨げとなる。

（4）**生活習慣の変化**　健康時との生活習慣の変化は，生活のリズムをくるわせ，精神面に与える影響も大きい。とくに，病院では就眠時間や起床時間・食事時間はふだんの生活習慣と異なる場合が多く，また環境や寝具その他によっても生活習慣の変容をきたし，その変化に適応できない場合は心身の調整に障害をもたらす。

3 対象・状況・目的別：援助の具体例

A 安全・安楽に対する対策

　危険な状態は予測ができるものと，できないものがあり，絶対に安全ということは困難でもある。しかし，予測できるものに対しては，安全のための対策をたて，それを日々の活動のなかで実践しなければならない。また，予測がむずかしいことであっても，日ごろの観察と努力によって，できる限り危険な状態に目を向け，予測して前もって対処できるようにしなければならない。安全であることは安楽なことであり，安全と安楽は切り離すことができない。そのためには，日常から次のような点に留意しておく必要がある。

（1）**知識の習得と教育**　ナースの知識不足からおこる患者の危険を未然に防ぐためには，安全教育の立場から，疾患に対する病理や日進月歩する診断・治療および看護学などを系統的に自己学習し，つねに学ぶ態度がなければならない。

（2）**観察力・判断力の向上**　予測される異常を前もって察知できる能力と，それを判断して行動できる判断力をつねに養っておく必要がある。

（3）**技術の的確な実施と訓練**　看護に関するすべての技術を知識として理解しているだけでなく，適切に実践できる能力をもつことが必要である。そのために

は，科学的根拠に基づく技術と巧みな技能（わざ）を兼ね備えていなければならない。また，ナース自身の態度や人間性をみがく必要がある。

（4）**保健医療チームとの協働と社会的資源の活用**　診断・治療に協力するとともに，患者のもつ疾病・障害とその治療および予後について十分に理解する。そして，変容するそれぞれの患者の状態を観察し，他の保健医療チームのメンバーと協力して総合的な立場から看護を行う。患者と家族・友人などとの人間関係や，経済状況についての情報を得て，必要に応じて社会的資源を活用する。

（5）**管理機構の充実**　適正な設備・物品管理，災害時の避難体制，各職員の訓練，看護要員の数と質の充実など，設置者の努力と管理は，患者およびナースの安全のために欠かすことができない。また，ナースが行う薬品・物品の取り扱いや，使用物品の選択などの看護管理を充実させる。

（6）**研究の充実**　患者やナースの安全を保障するためには，看護行為が理論に裏づけられ，実証された技術 art であることが必要である。ただ経験的に行っている方法も看護の技術や医療の場面には多いが，それらは科学的な立場からみると未知の部分も多いので，これらについての研究を重ね，解明し，実証することが，安全な看護につながる。

（7）**患者と家族への教育や相談**　患者の安全を守るためには，患者自身の参加も欠かすことができない。患者の知識不足によっておこる危険な状態を避けるには，患者の状態に応じて指導・教育することが必要である。また，患者の生活習慣を理解し，患者の悩みや要求に耳を傾け，欲求不満の解消に努めることによって，治療や看護を円滑に行う。

> **ポイント**
> ●これらを実現するためには，感染予防対策委員会や医療安全委員会のような組織的な体制をつくり，その責任のもとに安全対策がはかられるような機構が望まれる（5）。

B　転倒・転落の予防

患者の転倒・転落に関しては，厚生労働省が医療安全対策として提唱し，日本医師会が「転倒転落防止マニュアル」を公表している。これらを利用して患者の情報を整理し，予測を立てて防止する必要がある。

（1）**収集情報**　日本医師会の「転倒転落防止マニュアル」の各論2の「転倒転落アセスメントスコアシート（例）」では，アセスメント項目として，年齢，既往歴，感覚，運動機能障害，活動領域，認識力，薬剤，排泄，病状，患者特徴，の10項目について，おのおのの観察項目を設けてスコア化し，その合計点で転倒・転落の危険度を判定するものである（→表G-1）。

（2）**看護計画**　危険度によって，転倒・転落予防に対する看護計画をたてる。上記の看護計画例としては，患者に対する観察事項と転倒・転落に関係するベッド周辺の整備，歩行時の環境整備と援助，患者を移動する車椅子やストレッチャー使用時の注意点，排泄や入浴時の注意点，家族への指導などについてチェックを行い，転倒・転落を予防する。

（3）**評価**　看護計画を評価し，必要な事項を追加修正する。

C　患者の誤認防止

（1）**収集情報**　聞き間違い，文字・表示の読み違い，機器のデータの読み違いやデータの入力間違い，手慣れた業務における勘違い，患者に対する認識の違いがないかをみる。

表 G-1 転倒転落アセスメントスコアシート（例）

項目		観察	スコア	入院時 /	/	/	/
A	年齢	65 歳以上である	2				
B	既往歴	転倒・転落したことがある（日常的にスポーツなどでの転倒・転落を除く）	2				
C	感覚	平衡感覚障害がある（めまいなど）	2				
		視力障害がある（日常生活に支障がある）	1				
		聴力障害がある（通常会話に支障がある）					
D	運動機能障害	足腰の弱り，筋力低下がある	3				
		麻痺がある	1				
		しびれ感がある					
		骨，関節異常がある（拘縮・変形）					
E	活動領域	自立歩行できるが，ふらつきがある	3				
		車椅子・杖・歩行器を使用している	2				
		自由に動ける	1				
		移動に介助が必要である					
		寝たきりの状態だが手足は動かせる					
F	認識力	痴呆症状がある	4				
		不穏行動がある					
		判断力・理解力・記憶力の低下がある					
		見当識障害，意識障害がある					
G	薬剤	睡眠安定剤服用中	2				
		抗精神薬服用中	2				
		鎮痛剤服用中	1				
		麻薬使用中	1				
		下剤服用中	1				
		降圧利尿剤服用中	1				
		点滴中である	1				
H	排泄	尿・便失禁がある	3				
		頻尿がある	3				
		夜間トイレに行くことが多い	3				
		室内にトイレがない	3				
		ポータブルトイレを使用している	1				
		車椅子トイレを使用している	1				
		BT を使用している（ウロストミーである）	1				
I	病状	38.0℃ 以上の発熱中である	2				
		貧血症状がある	2				
		手術後 3 日以内である	2				
		ドレーン類が挿入中である	2				
		リハビリ開始時期，訓練中である	1				
		病状・ADL が急に回復・悪化している時期である	1				
J	患者特徴	N-C は認識できているが押さないで行動しがちである	4				
		N-C が認識できなくて使えない	4				
		行動が落ち着かない	3				
		何事も自分でやろうとする	3				
		環境の変化（入院生活・転入）に慣れていない	1				
		自宅では布団で寝ている（ベッドでない）	1				
計画は危険度Ⅱから立案		危険度Ⅰ：1～9点　　転倒・転落する可能性がある 　　　　Ⅱ：10～19 点　転倒・転落をおこしやすい 　　　　Ⅲ：20 点以上　転倒・転落をよくおこす	合計				
			危険度				
			サイン				

（畑中卓司：転倒転落防止マニュアル，日本医師会.〈www.med.or.jp/anzen/manual/menu.html〉〈参照 2019-01-18〉による，一部改変）

（2）**看護計画**
　①フルネームによる患者確認を行う。患者自身に氏名を名のってもらう。
　②ナースは，診療録や処方箋など手もとにある患者の氏名情報と一致しているかを確認する。
　③必要時は，リストバンドやバーコードで患者確認を行う。
（3）**評価**　誤認防止についての対策が適切であったか，不備はなかったかについて評価し，必要な事項を追加修正する。

D　曝露予防

　抗がん剤や感染症などによる医療従事者への有害な影響を予防する。
（1）**収集情報**　取り扱う薬剤に関すること（運搬法・量・使用頻度・継続期間），使用する機械・器具や個人防護具の状況，患者の体液との接触状況，接触による有害症状の出現の有無と程度など
（2）**看護計画**　①毒性の少ない薬物への変更，②有害物質を封じ込めたり，換気が可能なキャビネットやアイソレーターなどの機械・器具を使用，③抗がん剤などの保管や，運搬，廃棄，抗がん剤治療中の患者の排泄物の処理などについての指針や手順を明確にした組織的な管理，④容器の破損や日常の看護で生じる曝露要因に対する作業実践，⑤手袋，ガウン，マスク，保護メガネなどの個人防護具の着用などの防護対策をたてる。
（3）**評価**　曝露の有無を確認し，問題があれば対策を講じる。

E　腰痛予防

　腰痛は職業病ともいわれ，発生を予防するために厚生労働省では職場における腰痛予防対策指針を提示している。
（1）**収集情報**　動作要因（人のかかえ上げ作業，長時間の立位姿勢，不自然な姿勢の保持，予期しない重力が腰部にかかるなど）の有無と程度，環境要因（手術室など寒冷な気温のなかでの長時間作業，段差，暗い場所での作業，作業空間の不適切性など），個人要員（年齢，性，体格，筋力，腰痛の既往歴など）などについての情報収集を行う。
（2）**看護計画**　①介護用具や機器を用いて，自動化や省力化をはかる，②前屈，中腰，ひねり，後屈ねん転などの不自然な姿勢を避ける，③作業台や椅子は適切な高さに調節する，④同一姿勢を長時間とらないようにする，⑤動作経済の原則に基づく作業姿勢を保持する，⑥腰部に負担がかかる場合には複数の人で行うなどの対策をたてる。
（3）**評価**　腰痛の有無と程度を確認し，問題があれば対策を講じる。

●参考文献
1) 池田耕一：室内空気汚染の原因と対策．日刊工業新聞社，1998．
2) 石井當男：これからの高血圧治療戦略のポイント「1999 WHO-ISH ガイドライン」より．ライフサイエンス出版，1999．
3) 石河利寛：健康・体力のための運動生理学．杏林書店，2000．
4) 石塚忠雄：新しい靴と足の医学．金原出版，1996．
5) 伊藤謙治・桑野園子・小松原明哲編：人間工学ハンドブック，普及版．朝倉書店，2012．
6) 伊藤利之・江藤文夫編，中村春基ほか著：新版 日常生活活動(ADL)——評価と支援の実際．医歯薬出版，2010．
7) 伊藤隆：解剖学講義，改訂2版．南山堂，2001．
8) 井部俊子・竹股喜代子監修：看護記録のゆくえ．日本看護協会出版会，2000．
9) 入來正躬：体温生理学テキスト——わかりやすい体温のおはなし．文光堂，2003．
10) 岩井郁子編集企画：看護MOOK 7, バイタルサインの見かた考え方．金原出版，1983．
11) 上田敏：目でみるリハビリテーション医学，第2版．東京大学出版会，1994．
12) 上田敏監修，伊藤利之ほか編：標準リハビリテーション医学，第3版．医学書院，2012．
13) ヴァージニア＝ヘンダーソン著，湯槇ますほか訳：看護の基本となるもの(再新装版)．日本看護協会出版会，2016．
14) 氏家幸子：病床気候の臨床的研究．看護研究 12(2), 1979．
15) エレイン N. マリーブ著，林正健二ほか訳：人体の構造と機能，第3版．医学書院，2010．
16) 及川慶浩ほか：目的にかなった手術中の体温測定部位はどこか．臨床麻酔，33(増)：399-411, 2009．
17) 岡安大仁ほか編：JJN ブックス，バイタルサイン．医学書院，1988．
18) 小川鑛一：看護・介護を助ける姿勢と動作．東京電機大学出版局，2010．
19) 小川鑛一：看護動作を助ける基礎人間工学．東京電機大学出版局，2000．
20) 小川鑛一ほか：看護・介護のための人間工学入門．東京電機大学出版局，2006．
21) 厚生労働省：特定健康診査及び特定保健指導の実施に関する基準(https://www.mhlw.go.jp/stf/seisakunitsuite/bunya/0000174020.html)(参照 2018-8-8)
22) 小原二郎：暮らしの中の人間工学，新版．実教出版，2011．
23) 小原二郎：人間工学からの発想，クオリティ・ライフの探究．講談社，1982．
24) 郡司篤晃編：パス法その原理と導入・評価の実際．へるす出版，2000．
25) 健康住宅推進協議会編：わかりやすい空気環境の知識．オーム社，1998．
26) 公益財団法人長寿科学振興財団：体力測定・運動機器(https://www.tyojyu.or.jp/net/kenkou-tyoju/tairyoku-kiki/index.html)(参照 2018-8-8)
27) 小口芳久ほか編：眼科検査法ハンドブック，第4版．医学書院，2005．
28) 小幡邦彦ほか：新生理学，第4版．文光堂，2008．
29) 斉藤宏ほか：姿勢と動作，第3版．メヂカルフレンド社，2010．
30) 高久史麿ほか監修：新臨床内科学，第8版．医学書院，2002．
31) 高橋千晶ほか：優れた Coma Scale とは——JCS, ECS の比較研究，Neurosurg Emerg, 12：129-135, 2007．
32) 高辻功一ほか：からだを理解するための解剖・生理学．金芳堂，1999．
33) 笹月健彦編：からだの科学増刊 12, 新免疫学読本．日本評論社，1997．
34) スーザン＝ランピー著，岩井郁子監訳：フォーカスチャーティング——患者中心の看護記録．医学書院，1997．
35) 三輪眞木子：情報検索のスキル．中公新書，中央公論新社，2003．
36) 山蔭道明監修：体温のバイオロジー——体温はなぜ37℃なのか．メディカル・サイエンス・インターナショナル，2005．
37) 山浦晶ほか編：標準脳神経外科学，第9版．医学書院，2002．
38) 春木良且：岩波ジュニア新書，情報って何だろう．岩波書店，2004．
39) 真島英信：生理学，第18版．文光堂，2018．
40) 成瀬悟策：姿勢のふしぎ——しなやかな体と心が健康をつくる．ブルーバックス新書，1998．
41) 星野一正：ナースが知っておきたいインフォームド・コンセント．メディカ出版，2003．
42) 霜田幸雄ほか：からだのしくみ，生理学・分子生物学．日本看護協会出版会，1999．
43) 中山昭雄編：温熱生理学．理工学社，1983．
44) 渡辺慧：岩波新書，認識とパターン．岩波書店，1978．
45) 藤井正一：住居環境学入門，第3版．彰国社，2002．
46) 日本音響学会・境久雄・中山剛：聴覚と音響心理．コロナ社，1978．
47) 日本救急医療財団心肺蘇生法委員会監修：救急蘇生法の指針2005(医療従事者用)，改訂3版．へるす出版，2007．

48) 日本救急医療財団心肺蘇生法委員会監修：救急蘇生法の指針 2015(市民用)．厚生労働省 (https://www.mhlw.go.jp/file/06-Seisakujouhou-10800000-Iseikyoku/0000123021.pdf)(参照 2018-8-8)
49) 日野原重明：POS――医療と医学教育の革新のための新しいシステム．医学書院，1973．
50) 日野原重明ほか：POS の基礎と実践，看護記録の刷新をめざして．医学書院，1980．
51) 日野原重明編：フィジカルアセスメント――ナースに必要な診断の知識と技術，第 4 版．医学書院，2006．
52) 日野原重明編：看護にいかす POS．医学書院，1990．
53) 武藤徹一郎監修：新臨床外科学，第 4 版．医学書院，2006．
54) 文部科学省：体力・運動能力調査(http://www.mext.go.jp/b_menu/toukei/chousa04/tairyoku/1261241.htm)(参照 2018-8-8)
55) 並木淳ほか：GCS による意識レベル評価法の問題点――JCS による評価との対比．日臨救医誌，10：20-25，2007．
56) 堀雅宏：化学物質による室内空気汚染．環境管理第 33 号，1998．
57) 野村みどり編著，秋山哲男・池田誠ほか著：バリアフリーの生活環境論，第 3 版．医歯薬出版，2004．
58) Anne M. Gilroy ほか著，坂井建雄監訳：プロメテウス解剖学アトラス．医学書院，2010．
59) Cathy Sellergren 著，福井次矢監訳，前川宗隆訳：写真でみるフィジカル・アセスメント．医学書院，1997．
60) David Paul Greene & Susan L. Roberts 著，嶋田智明監訳：日常生活活動のキネシオロジー，第 2 版．医歯薬出版，2008．
61) Donald A. Neumann 著，嶋田智明ほか監訳：筋骨格系のキネシオロジー．医歯薬出版，2005．
62) Frank Hatch & Lenny Maietta，澤田裕二訳：キネステティク健康増進と人の動き――そして，その介助への応用．日総研出版，2004．
63) Guidelines Subcommittee: 1999 World Health Organization-International Society of Hypertension Guidelines for the Management of Hypertension, Journal of Hypertension 17(2)：151-183, 1999.
64) Lynn S. Bickley 著，福井次矢・井部俊子監修：ベイツ診察法．メディカル・サイエンス・インターナショナル，2008．
65) Per Halvor Lunde 著，中山幸代ほか監訳：移動・移乗の知識と技術――援助者の腰痛予防と患者の活動性の向上を目指して．中央法規出版，2007．
66) World Health Organization, International Society of Hypertension Writing Group: 2003 World Health Organization (WHO)/International Society of Hypertension (ISH) statementon management of hypertension, Journal of Hypertension, 21(11)：1983-1992, 2003.

第2章 生活を整える看護技術

第2章 ● 生活を整える看護技術

H 体位・姿勢と移動の工夫

1 体位・姿勢と移動の工夫に関する看護の意義

ナースは患者の世話をしたり，器械・器具を使用するときに，どのように身体を動かすと身体に障害をおこさず，しかも無駄な動作をせずに，最小の労力で最大の効果をあげることができるかを知らなければならない。また，患者が日常生活上の世話を受けたり，診察・治療を受けるときの体位や姿勢の保持などについても，患者の安全性や安楽の点からみて，科学的で効率のよい合理的な姿勢や動作であるかどうかを観察して，看護を実践したいものである。

患者の日常生活動作の1つである移動動作は，他のすべての日常生活動作と関連する動作である。また，移動動作には診察・検査・治療を受けるなどの診療に伴う患者の動作も含まれる。

これらを科学的で効率のよい合理的な姿勢や動作で行うには，力学を中心とする物理学の知識に加えて，心理学その他の関連領域の知識も必要である。人間の動作や行動に関する研究は，人間工学を中心に医学や体育学など広い分野で進められているが，看護においてもナースや患者の動作に関する研究が行われ，また他の研究分野の成果を活用している。

2 体位・姿勢と移動の工夫に関する基礎知識

A ボディメカニクス

注1：人間工学の名称は，アメリカのヒューマンエンジニアリング human engineering に相当するもので，ヨーロッパではエルゴノミックス ergonomics などが用いられている。エルゴノミックスはギリシア語の ergon（仕事）と nomos（管理または法），ics（学を意味する接尾辞）が合成されたものである。

ボディメカニクス body mechanics は，人間工学[注1]が発達してきたなかで，どのような動作によればエネルギーを無駄に消耗せず，疲労を避けて，効率よく作業できるかをあらわす言葉として使用されるようになった。そして看護の分野でも，ナースの姿勢や動作の効率，合理性をあらわす言葉として使用されている。

すなわちボディメカニクスとは，人間の身体の骨格・筋・内臓などの形態的特性や筋力的特性をとらえ，その力学的相互関係によっておこる姿勢や動作についていう言葉である。そこで，よいボディメカニクスというのは，これらの身体的特性が十分にいかされて，正しい姿勢や動作が円滑に行われる状態である。

人間工学において人間の特性としてあげられるものは，①人間の形態的特性，②筋力的特性，③人間と機械の関係におけるさまざまな情報の流れの適正化，④

環境条件，⑤時間的要素，である。人間の活動には，これらのすべてが関係するが，姿勢や動作そのものと深い関係にあるのは，①人間の形態的特性と②筋力的特性である。

ボディメカニクスは，このような人間の特性をとらえた身体の動きのメカニズムを示し，それは「姿勢」と「動作」として表現される。

1 姿勢

姿勢 posture とは，国語辞典によると，①からだの構え，②事にあたる態度，とされている。①は身体的な状態を意味し，②は物事に対処するための向かい方など，観念的なものに対する表現である。そして，いずれにも共通するところは「構え」である。

姿勢の「姿」は文字どおり「すがた」という静的なものであり，「勢」は「いきおい」で動きをあらわしている。したがって，「姿勢」は姿が連続していることをあらわしている。

日常生活における標準的な姿勢には，①立っている姿勢（歩く姿勢を含む），②腰掛けている姿勢，③座っている姿勢（あぐらも含む），④寝ている姿勢があるが，このほかに作業や運動をしている姿勢もある。

作業をしているときの姿勢（作業姿勢）は，作業時の身体各部の相対的位置関係と空間を占める位置と定義づけられている[1]。この作業姿勢を決定する場合に考慮しなければならないことは，①視覚，②循環系の中心である心臓の位置，③身体の重心，④身体各部の関節，などの動作範囲を知ることである。それぞれについて次に説明を加える[2]。

（1）**視覚** 眼球の位置が中心点で，眼はその対象物に必要な限度だけ近づいていくので，前屈姿勢や側屈姿勢など，見るという目的を達成するために身体の位置がかわる。

（2）**心臓の位置** 心臓から上位にあるところほど物理的に血液を送りにくく，下位にあるところは血液の戻りがわるい。作業姿勢でも長時間にわたって立っていると，下肢に浮腫があらわれたり，手を上げたままでいるとしびれるなど，心臓との位置関係が影響する。

（3）**身体の重心** 人は重心の位置が上下，左右，前後に移動するときには，重心の位置を補正するような動きをとることが多い。たとえば，右手に物を持ったとき，無意識のうちに身体を左へ傾けている。これは重心を右に移動するような外からのはたらきかけに対して，重心の位置を移動させまいとする姿勢の補正によるものである。

一方，動的な姿勢をとる場合には，重心の移動の利用がみられる。たとえば，重い物をのせたワゴンを押す場合は，足を前後に開いて身体をワゴンのほうに大きく傾けて自分の重心を車に近づけるように姿勢をとるなどである。

（4）**身体各部の関節** 手作業の場合には，肘関節を曲げた位置で行うので，肘関節が中心となる。また，シャベルを使う場合などには，上肢の運動は肩の関節が支点となる。そして，足を床あるいは地面に固定して上半身を動かす作業では，股関節が中心となって動いている。さらに，歩行などでは，股関節と膝関節が中心となって動いている。

1）人間工学ハンドブック編集委員会編：人間工学ハンドブック，増補第2版．p. 310．金原出版，1972．
2）人間工学ハンドブック編集委員会編：上掲書．pp. 313-314．

ポイント
●姿勢の補正をしない状態が長時間習慣になると，肩の高さに左右差があらわれてくる（3）。

2 動作

　動作 motion は国語辞典によると，①事を行おうとして身体を動かすこと，また，その動き，②立ちい振るまい，③挙動，である。人間工学では，作業姿勢の動いている最小単位が動作といわれるもので，作業姿勢は動作の集合体である。

　私たちは日常動作をする場合，自然の動作のなかから，合理的な動作について観察し，無駄な動作をしないようにしようとしている。これを法則化したものに動作経済の原則 the principles of motion economy[注2]がある[3]。この原則のなかで次に示す項目は，看護動作のすべてに活用したい（かっこ内は著者説明）。

(1) できるだけ身体の重心の上下方向・水平方向の移動を少なくする。
(2) 両手はなるべく反対方向に動かすようにする（平衡を保ち，重心の極端な移動を避ける）。
(3) 動作の負担はなるべく両手・両足などに分担させる（一部の筋肉だけに負担をかけることは疲労につながる）。
(4) 動作時の手の動きの範囲はあまり広げないようにする（作業域を理解して行う）。
(5) 方向転換が円滑にできるように，円形・弧形などを描いて動作の軌道が進むようにする（急激な方向転換は骨格や筋の運動に支障をきたす）。
(6) 反射的に行う動作，たとえば緊急の場合のブレーキの操作の方向は，手の場合は身近に引く方向に，脚はのばす方向にする（危険な状態のときは本能的に手は胸部をかばうように縮めるので，それを利用する。脚は，ける力が大である）。
(7) 重い物を持ち歩くときには，なるべく両手に分けて持つ（片側にかかる負担を軽くし，重心の位置を身体の中心線に保つので，安定感がある）。
(8) 動作によって，それに適した筋力が発揮できるようにする。
(9) 生体に加わる負荷を小さくするために，
　①摩擦力が小さくなるようにする。
　②斜面を有効に利用する。
　③てこの原理の利用など力のモメント[注3]を利用する（→123ページ）。
(10) 安定性を考慮した動作でなければならない（→121ページ）。
(11) 衝撃力を小さくする（コンクリートよりカーペットが敷いてあるほうが床を歩く衝撃力が小さい）。
(12) 人体との接触面を大きくし，人体の単位面積あたりに加わる力が小さくなるようにする。
(13) 物を動かすときや，振る場合は，振り子の腕の長さの調節など固有振動の利用が考慮されると，力はあまり必要でなく，大きな仕事ができる。
(14) 物が滑らないように，摩擦係数を必要に応じて大きくし，動作の安定を保つ（(10)と関連がある。(15)参照）。
(15) 動作をする場合に，身体の安定性を保つためには基底面積を大きくして重心を下げ，モメントのつり合いを考える。
(16) 大きな筋力を発揮する場合には巧緻性はわるくなる（細かい巧みな作業は指先など小さい筋力で行う）。
(17) 動作のうち可能な部分は機械におきかえることを考える。
(18) 動作をする際には，心臓の高さより低いところは血液が送りやすく，高い

注2：動作経済の原則はギルブレス Gilbreth, F.B. によって提唱され，その後多くの学者によって整備されたものである。

3）人間工学ハンドブック編集委員会編：上掲書．pp.334-337．

注3：力のモメントとは，力学において，物体に回転を生じさせるような力の性質をあらわす量のことを言う。

ところには血液が送りにくいことによる局所循環障害がおこらないように気をつける。また，使用している臓器に酸素の供給が必要なことによる血液の循環量が増えて，使用していない局所に循環障害がおこらないように，動作の周期を考える必要がある。

(19) 動作の距離はできるだけ小さくする。
(20) 基本動作の数はできるだけ少なくする（無駄な動きを少なくし，動線を考えた動作をする）。
(21) 慣性の利用を取り入れると動作が容易になる（ニュートンの第1法則）。
(22) 無駄な待ち時間はなくす。
(23) 動作はある程度組み合わせて数を少なくする。
(24) 重力の利用も考慮して動作を容易にする。
(25) 動作をする身体各部の位置が自然の位置からあまりはずれていない（作業域内で動作をする）。
(26) 足で操作する場合は，あまり高い巧緻性や速いテンポは要求できない（手のほうが足よりも巧みにものごとを行う）。
(27) 動作に要求される反応・時間は，人間の能力の限界内でなければならない。
(28) 動作の距離を短くすることによって動作時間も短くなり，能率があがる。

3 看護場面の姿勢と動作

動作経済の原則は，ボディメカニクスに必要な物理学的な知識を中心とした人間工学からみた効果的な動作のあり方を示したものである。看護場面で姿勢や動作を適切に行おうとすると，ナースと患者の双方，およびナースと患者が一緒になってつくり出している姿勢と動作が，適切であるかを考える必要がある。そのために看護場面で姿勢と動作に関して求められるのは，ナースの科学的で合理的な姿勢や動作と，患者の安全で安楽な姿勢や動作である。ここでは，そのためにとくに考慮しなければならない，ⓐ体位，ⓑ作業域，ⓒ安定性，ⓓ運動，に焦点をあてて考えてみよう。

ⓐ 体位

姿勢を構えと体位に分けると，体位は身体の重力の方向に対する位置関係であり，姿勢の静止した状態であるが，ここでは，看護場面で問題となる患者の体位について考えてみよう。

体位を大別すると，次のように一般的な体位と特殊な体位に分けられる。それぞれについて説明する（図H-1）。

```
                    ┌ 立位 standing position
                    │           ┌ 椅座位 sitting on chair
                    │           │ 正座 Japanese sitting
                    │ 座位 sitting ├ 長座位（平座位）long sitting position
                    │ position   │ あぐら cross-legged sitting position
一般的な体位 ┤           └ 半座位 semi (half-) sitting position, Fowler's position
                    │           ┌ 仰臥位（背臥位）dorsal position (supine position)
                    │           │ 側臥位 lateral position
                    │ 臥位 lying ├ 半腹臥位（シムス位）semiprone position (Sims's position)
                    │ position   │ 半背臥位 semisupine position
                    └           └ 腹臥位 prone position

              ┌ 起座呼吸体位 orthopnea position
              │ 膝胸位 knee-chest position
特殊な体位 ┤ 截石位（背仙位）lithotomy position (dorsal recumbent position)
              └ 骨盤高位 Trendelenburg position
```

■立位

　立位は，人間が他の動物より進化していることを示す体位であり，足底部を基底面（→図H-2）として立っている状態である。立位は基底面積が小さいので，一般的な体位のなかでは最も疲れやすい体位である。

　正しい立位姿勢とされているのは，身体各部，つまり頭や体幹などの重心が1つの線上にあり，顎を引いて胸をはり，下腹部に少し力を入れた姿勢である。これは脊柱の負担が最も少ない。

■座位（坐位）[注4]

　座位には，椅座位・正座・長座位・あぐら・半座位がある。

（1）**椅座位**　椅子に腰を掛けて座る体位である。

（2）**正座**　膝を約160度曲げ，足関節を底屈して両母指を重ね，その上に殿部をのせる体位である。

（3）**長座位（平座位）**　ベッドに上体を起こして脚を投げ出した座り方である。

（4）**半座位**　ベッドの上部を上げて上体を15〜45度起こした体位で，呼吸困難の患者や，食事・読書のときに安楽な体位である。

（5）**あぐら**　両下肢を外旋・外転し，膝関節を屈曲して合わせた座り方である。あぐらは基底面積が広く，座位としては最も重心が安定した，らくな体位とされている。

■臥位

　臥位には，仰臥位・側臥位・半腹臥位・半背臥位・腹臥位がある。

（1）**仰臥位**　背部を下にしてあおむけに臥床した体位で，背臥位ともいわれる。身体の重力のかかる面積が最も広いので安定している。また，腰椎にかかる圧力が少ない体位で，安静を要する患者には適している。

（2）**側臥位**　身体の左右どちらかを下にして臥床した体位で，下にした身体が左か右かによって，左側臥位と右側臥位に区別される。側臥位では，下側になる上肢が身体に圧迫されて循環障害をおこしたり，しびれたりする。脊柱を屈曲してエビのように丸くなった形を屈曲側臥位という。

ポイント

●立位時に，頸と肩を前に出し，腹部を凹ませたような姿勢をとると，呼吸器や心臓を圧迫し，背部や腹部の筋肉の緊張がなくなる。また内臓下垂をおこし，脊柱の変形をきたし，さらに交感神経も圧迫されるので身体的にも精神的にも機能が低下する。

注4：「座」と「坐」の違い
「座」は"すわる場所"をあらわし，「坐」は"すわる動作"をあらわしていたが，常用（当用）漢字表の制定により「座」を使用することになった。それにより「座」はすわるという動作とすわる場所の両方の意味で使用されることになった。

ポイント

●側臥位は，圧迫を少なくするために，下側になる上肢の肘関節を少し屈曲し，上側の上肢も身体を圧迫しないように，またバランスをとるために肘関節をやや屈曲させる。股関節と膝関節も少し屈曲してバランスをとる（2）。

H 体位・姿勢と移動の工夫

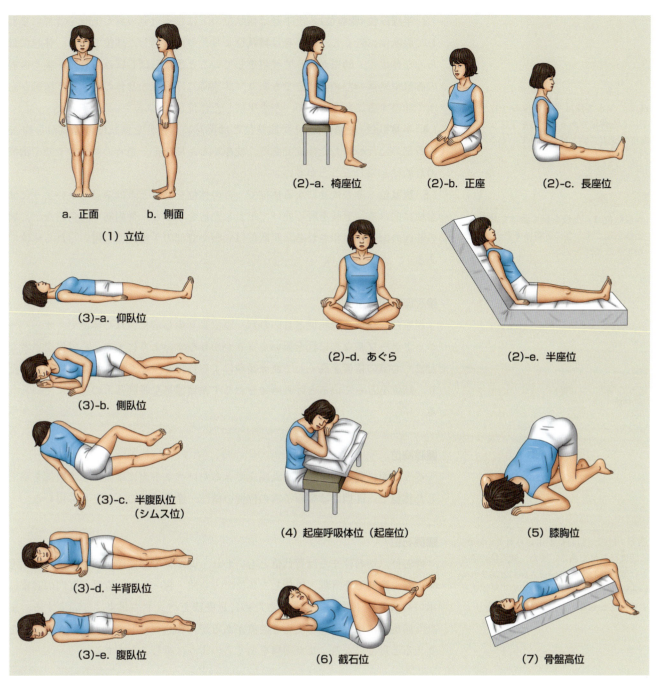

図 H-1　体位の種類

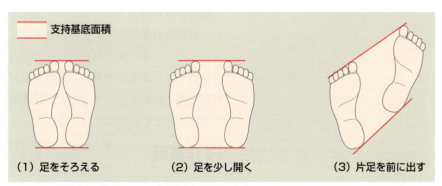

図 H-2　足底部の位置による支持基底面積の変化

注5：シムス位は半腹臥位のうち，左を下にした体位であるが，右を下にした半腹臥位もシムス位と通称されていることが多い。

> **ポイント**
> ● 腹臥位は，上肢を軽く曲げておくと，上体を起こすときに肘関節で支えることができる(5)。

（3）**半腹臥位（側腹位）** 上半身は側臥位の下になった側の肩と上肢を背部にまわして腹臥位に近くし，下半身は側臥位よりやや前に倒した体位である。休息にはらくな体位で，幼児が疲れて昼寝をしているときにしばしばみられる。腟や直腸の診察や処置のための体位でもあり，診察時には患者の身体の構造や，医師が右手で診察することを考えて，左を下にした体位（シムス位[注5]）がとられる。

（4）**半背臥位（後傾体位）** 半腹臥位とは反対に，体幹を側臥位の位置から約45度背部のほうへ倒した体位である。枕やふとんで支え，患者の褥瘡の予防や治療のためにとられることが多い。

（5）**腹臥位** うつ伏せになる体位で，この体位をとるときは窒息しないように顔を横に向ける。上肢を軽く曲げて挙上した形をとると，僧帽筋や三角筋など，肩の筋肉の緊張が緩和される。腹臥位は診察や背部の手術時にも用いられる体位である。

■ **起座呼吸体位**

起座呼吸体位は起座位ともいわれ，座位より少し前に倒れた体位で，オーバーベッドテーブルなどに枕を置いて寄りかかりやすいようにする。心臓疾患患者などに，心臓の位置を高くして血液循環による負担を少なくするために用いられたり，臥位をとっていると呼吸困難をおこす循環器系や呼吸器系の患者に用いられる。

■ **膝胸位**

ベッド面に胸と膝をつけ，大腿をできるだけベッド面に垂直にして殿部を挙上した体位で，肛門の診察や子宮の位置の確認，産褥体操の1つとして用いる。

注6：最近，截石位が用いられているが，語源は砕石位である。また，截石位の読み方は慣用として「さいせきい」と読まれているが，正しくは「せつせきい」であるので切石位とも書く。

■ **截石位**[注6]

砕石位，切石位または背仙位ともいわれ，仰臥位で膝関節を屈曲して大腿部を挙上し，股関節を外転・外旋した体位で，会陰・腟・子宮・直腸・肛門の診察に用いられる。下肢を安定させるために足底部をベッドや足掛けで固定する。また，診察台には大腿部を支える装置があるが，普通ベッドでは大腿部か膝関節を支えるとらくになる。また両脚をあぐらのように組むこともある。

■ **骨盤高位**

頭部を腹部や下肢より低くした体位で，トレンデレンブルグの体位ともいわれ，診察や治療のときに用いられる。この体位では，腹部内臓が重力によって胸部を圧迫し，その角度が急なほど大である。

身体がずり落ちるのを防ぐために肩押さえを用いるが，これによっておこる上腕神経叢の麻痺を予防するため，長時間にわたるときは肩押さえの位置をときどきかえる。とくに頸部の近くを圧迫しないようにする。

ⓑ 作業域

作業域は，ある姿勢で身体各部を動かしたときにつくられる空間である。動作を有効にするためには，この作業域を活用することである。

注7：この図は，カリフォルニア大学のバーンズ Barnes, R. M. が報告したものに，アメリカのスクァイヤーが実際の作業は物を手で握ったり操作するとして，その考え方を加えたものである。

手作業は机や台の上で行うことが多いが，このような水平面での作業域は，図Ⅱ-3[注7]のような範囲である。

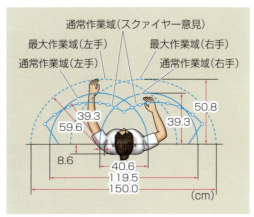

図 H-3　水平面での作業域

　また，垂直面作業域は，戸棚を整理する場合などに活用され，立ったままで作業するときは目の高さから膝関節の高さまでの範囲が作業しやすく，とくに頻度の高い動作では疲労が少なくなる。また，目の位置や上肢の位置によって，肩や上肢の筋肉の収縮や弛緩の状態，それに伴う循環動態についても検討が必要である。

ⓒ 安定性

　ナースが動作をするときには，動作経済の原則（→116 ページ（10），（14），（15））を考慮しながらナース自身の安全を考え，安定をはからなければならない。ここでは，ナースと患者の相互の安全と安楽を維持するためにも，ナースの体位の安定性や患者の姿勢・動作の安定にとくに関係のある要素について述べてみよう。

■重心

　人体の重心，つまり人体が受ける重力の中心は，その人の体型や身体各部の重力によって多少異なるが，ほぼ第 2 仙椎の位置にある。重心の位置は低いほど安定性がよいので，体位からみた安定性は，臥位＞座位＞立位であり，臥位のなかでも仰臥位が最も安定性がよい。

　立位では図 H-4 のように，頭の重心と体幹の重心が一直線上にあって，下肢の線にもまっすぐにつながる姿勢が安定する。すなわち側面からみると，耳垂（朶）－肩峰突起－大転子の中心－膝蓋骨前面－外果の約 2 cm 前面が一直線上にあり，背部からみると，後頭隆起－各椎骨棘突起－殿裂－両膝関節内側の中心－両内果部の中心が一直線上にある。いいかえれば，下顎を引いて胸をはり，下腹部に少し力を入れた立位姿勢が，脊椎への負担が最も少ない。

■基底面積

　基底面積は床面の面積という意で，床や地面に接している身体の部分の面積である。仰臥位の基底面積は最も大きい。立位の場合でも足をそろえて立つと足の面積が基底面積となるが，少し広げると，身体を支持する面積（支持基底面積）は広くなる（→119 ページ，図 H-2）。この支持基底面積は広いほど安定性があり，この面上に重心線がくると安定性がよくなる。

　また動作をすると，基底面積も重心線もかわるので，重心線の移動によって足の位置をかえ，重心線がつねに基底面積の中央部分にあるようにする。前方にあ

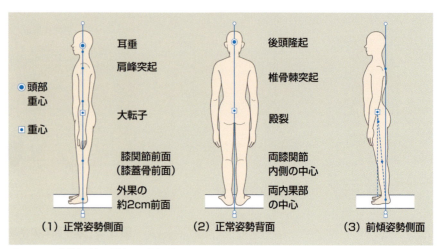

図H-4　立位姿勢の重心と重心線

るものを取るとき，手の届く範囲であっても片方の足を一歩出して取るなどがその例である。

■摩擦

　病院の床がなめらかすぎると，ナースも患者も転倒しやすくなり，下肢に力を入れて小股で歩くようになる。この状態は安定性を欠き，余分なエネルギーを使うことになる。履物が滑りやすくても同じである。したがって，床や履物は摩擦係数の大きいものを選ぶ必要がある。

　床は摩擦係数の大きい材質のものを選ぶとともに，滑らないように掃除の方法を工夫する。履物は足が地面につく着地面積の大きなものを選び，その底の材料は摩擦係数の大きいものにすると安定性がよくなる。つまり，着地面積の小さい革底のハイヒールより，着地面積の広い踵の靴のほうが，また革底よりゴム底のほうが作業に適している。とくに運動障害のある患者にはゴム底の運動靴が適当である。入院患者の持参するスリッパや履物に注意し，安定性を十分考慮して指導する必要がある。

d 運動

　私たちがある姿勢を維持したり，動作を行うことができるのは，骨格の位置や関節の動きを筋肉が調整しているためである。したがって，ボディメカニクスにおける運動は，身体各部の骨格筋が神経のはたらきによって収縮して関節を動かすという力学的なものであり，関節を支点とするてこの作用によるものといえよう。

（1）**骨格筋の動きと関節による運動**　骨格筋の両端には腱または腱膜があり，それによって骨または他の筋に付着している。また骨格筋の付着端は起始と停止（付着）とよばれ，体幹に近いほうまたは収縮時に移動の少ないほうが起始で，体幹に遠いほうまたは移動の多いほうが停止である。この付着端は1つの骨に両方がついていることはなく，必ず他の骨についている。たとえば，**図H-5**のように前腕を曲げる上腕二頭筋は肩甲骨からおこり（起始），橈骨に付着している（停止）。また，前腕をのばす上腕三頭筋は肩甲骨と上腕骨からおこり，尺骨に付着している。このように，起始部と停止部の骨は必ずしも隣り合った骨とは限らない。しかし，その骨と骨の間には必ず関節が存在している。

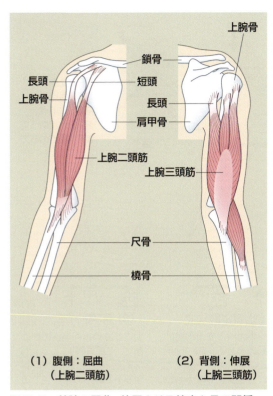

図H-5 前腕の屈曲・伸展させる筋肉と骨の関係

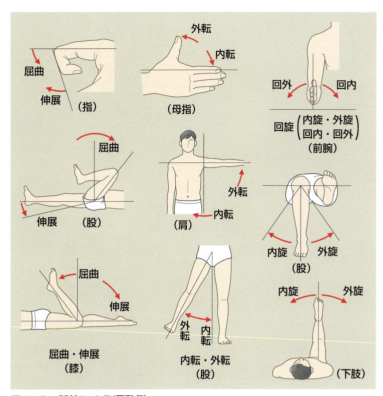

図H-6 関節による運動例

　筋は，はたらきのうえから屈筋・伸筋・内転筋・外転筋・回旋筋・拮抗筋・協力筋に区別される。拮抗筋は屈筋と伸筋，内転筋と外転筋など相反する方向の運動を行う筋をいい，協力筋は同じ方向の運動を共働で行うものである。

　看護の動作や患者の運動も，これらの筋が長軸方向に収縮して骨を動かす関節による運動であり，運動の方向によって次のような名称がある(→図H-6)。

(1) 屈曲 flexion：曲げる運動
(2) 伸展 extension：のばす運動
(3) 内転 adduction：体肢を体幹に近づける運動
(4) 外転 abduction：体肢を体幹から遠ざける運動
(5) 回旋(軸旋) rotation：体肢または体幹をその長軸を軸として回転する運動（ねじる運動）
　①内旋 internal rotation：前面が身体の正中線に近づくような回旋運動
　②外旋 external rotation：内旋と逆方向の運動
　③回内 pronation：回旋運動のうち，前方に向けた手掌を体幹のほうに向け，さらに後方に転じさせる運動
　④回外 supination：回内の反対の運動

(2) **てこの作用**　人体の多くの関節はてこの原理によって動いている。ナースが患者のケアをしたり器具を使用する動作や，患者が身体を動かす場合にも，てこのはたらきによることが多い。

　てこには，次のような機能がある。
(1) 同一結果を得るのに力が少なくてすむという力学的有利性がある。
(2) 運動範囲が増大する。
(3) 運動の速度が増大する。

　また，てこは力のかかる位置関係によって，支点 fulcrum(F)，力点 force

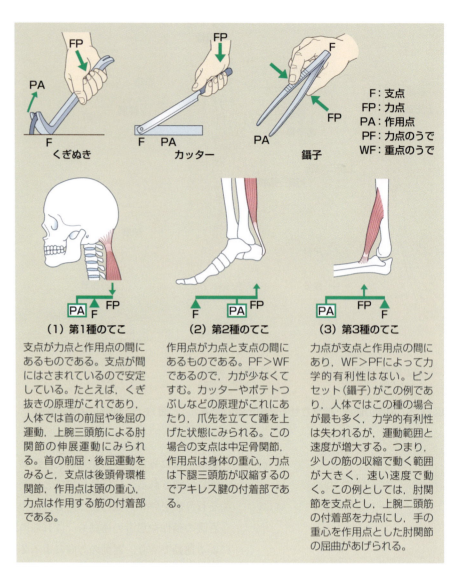

図H-7 人体関係にみられるてこの3種

point(FP),および作用点 the point of action(PA)がある(➡図H-7)。力点と支点の直線距離(力点のうで)が作用点から支点までの直線距離(作用点のうで)より長い場合,つまり図H-7の(2)の場合は力学的有利性がはたらいて力が少なくてすむ。反対に(3)の場合は力学的有利性はないが,運動範囲の増大と速度の増加が得られる。

人体でこの支点・力点・作用点の関係をみると,支点は関節であり,力点となるのは収縮する筋の骨への付着部,作用点は動かされる部分の重心である。

ナースは日常生活において,これらのてこの機能を活用し,その有利性をいかす身体の動きや器具の使用を行って,不必要な筋力の浪費を避け,また患者の安全と安楽をはかりたいものである。

B キネステティク

キネステティク Kinaesthetics はドイツで提唱された概念であり,日常生活活動を行うための「人の動きの研究」を意味する。キネステティクの目的は,日常生活動作を実際的で効率的に計画し,実践に役だてることである。すなわち,人

の自然な動きを知って，その動きを活用することである。キネステティクは，以下の6つの概念で構成されており，この6つから行動の意味を分析し，これらを組み合わせて効率的な動きを実行する。以下に6つの概念について説明する。

(1) **インタラクション** interaction（相互作用）：五感を使って人の行動を観察し，その人が自分でできることと，できないことを見きわめることである。
(2) **機能解剖**：骨と筋肉がどのように，それらの仕事を担っているかを見きわめることである。
(3) **人の動き**：人の行動の範囲を支持している関節の可動性や筋肉の大きさから，どのような動きが可能であるかを見きわめることである。
(4) **人の機能**：目的に合わせた行動がどの程度できるかを見きわめることである。
(5) **力**：人の行動時の体重移動がどのようにできるかを見きわめることである。
(6) **環境**：人の行動のための環境整備がどの程度できるかを見きわめることである。

ボディメカニクスもキネステティクもその目的は，いずれも人間の通常の機能に基づいて，それを活用して，患者もナースも安全・安楽で効率よく作業を行っていくことにある。

C 移動時に用いる補助具

(1) **歩行補助具** 歩行時に患者をサポートする補助具（➡151ページ，図H-35，図H-36）
(2) **車椅子** 移動時に歩くことができない患者をサポートするもの（➡147ページ，図H-33）
(3) **輸送車** 仰臥位での移動が必要な患者に対してサポートするもの（➡145ページ，図H-31）

3 対象・状況・目的別：援助の具体例

就床患者の身体の動かし方については「移動動作」と「体位変換」に分け，その基本的な援助法をボディメカニクスを考慮しながら述べる。いずれも運動学・生体力学・解剖学・生理学を基礎とするもので，身体は重力に影響される。

A 各体位に対する援助

各体位に対する援助は，その体位が安楽であるように物品を用いるなどして保ってもらう。患者が自力で体位をかえることができない場合には，少なくとも2時間ごとに体位をかえる必要がある。

1 物品を用いて安楽な体位を保つ方法

ナースが行う患者の安楽のための基礎的な技法については，第1章「G 安全・安楽」で説明するので，ここでは身体的安楽のうち，体位からみた安楽の方法に

ついて基礎的な技法を述べる。

■目的

同一体位を持続することによっておこる障害(圧迫による血液循環の障害や褥瘡など)を予防し,安楽な状態で療養生活が送れるよう援助する。

■留意事項

(1) 人体の姿勢とその生理を十分に理解し,患者のもつ問題点を観察・把握する。
(2) (1)の結果から安楽を保つために必要な物品を選び,患者に適した体位を工夫し,保持する。
(3) 物品を用いて良肢位を保持し,緊張をやわらげてエネルギーの消耗を少なくするよう工夫する。
(4) 掛け物などは軽いものを選び,圧迫や摩擦を少なくする。

■使用物品

(1) マットレスの上に置いて身体を支えるもの
① エアマット:体位変換が困難な患者に用いられ,次のような種類がある。
　(a) 圧切替式エアマット:体重による圧迫を調節できる圧切替エアマットである(➡図H-8)。
　(b) 換気システム付きエアマット:病床内の換気をしながら圧力を切りかえるエアマットである(➡図H-9)。
② ウレタンフォームマットレス:ポリウレタンのマットの上面がクレーターcrater(噴火口)状に凸凹しているので,体圧の分散がはかれ,ポリウレタンには,透水性があり,また凹面部が圧迫されず空気が存在するので,床上面の湿潤を防ぐことができ,寝返りもしやすい。
③ その他:敷きぶとん,低反発ウレタンマットレス,ポリウレタンの半面マットなど。

(2) ベッドの上に部分的に敷くもの
① 羊毛皮:上半身に敷く。やわらかさと支持感があり,あたたかい(➡図H-

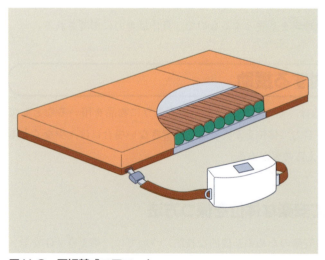

図H-8　圧切替式エアマット

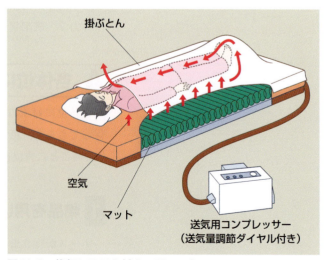

図H-9　換気システム付きエアマット

H 体位・姿勢と移動の工夫

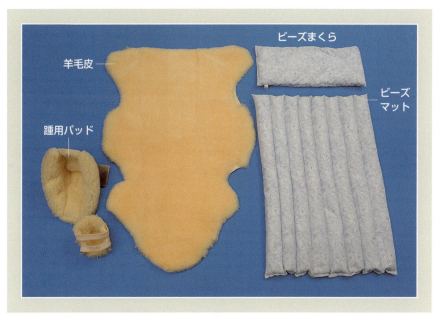

図 H-10　安楽に用いる物品

10)。

②人工羊毛布：羊毛皮のかわりに用いられ，さまざまな市販品がある。

③高分子人工脂肪：殿部にあてて圧迫を予防するものであるが，2〜4枚並べて上半身や全身にあてる場合がある。

④ビーズマット類：布袋に発泡ポリエチレンの小粒が入ったもので，大きさは頭部用・座ぶとん大・上半身用があり，並べると全身用にもなる(➡図H-10)。

⑤その他：上半身用のそばがらぶとんなど。

(3) 部分的にあてるもの

①円座類：ビーズ入り，空気クッションなどがある。円の中心空間にあてて圧迫を避ける。産後の会陰部の疼痛の緩和として用いられる。

②スポンジ：圧迫部にあてたり，綿花でつくった円座の下に敷き，円座の踵部が直接寝具にあたるのを防ぐ。

③人工羊毛パッド・羊毛皮：人工羊毛布そのままや，肘・踵用に形ができている市販品があり，圧迫を除去する(➡図H-10)。

④フォームパッド：ウレタンフォームでつくられ，30度以下や45度の角度のものなどがあり，身体を支持する。

(4) 体位を支持するもの

①枕：羽毛枕やパンヤ綿入りの枕が用いられる。

②フットボート foot boat：下肢とくに足部の変形を予防するために用いる(➡図H-11)。

③砂嚢：手術部の圧迫や身体の固定に用いられる。

④その他：毛布・座ぶとん・敷きぶとん・掛けぶとんを工夫して用い，患者の体位を支持する。

(5) 掛け物の重さを軽減するもの　離被架1〜3個を置いて掛け物が患者の身体に直接掛からないようにし，重さによる圧迫や摩擦を避ける。手術後患者や重症患者・ギプス装着患者の患部を保護するために用いられる。

ポイント
- 羊毛皮は高価であり，消毒や滅菌に問題があるので，個人宅では使うが病院では使用されない(2)①。

ポイント
- 座位を長時間保つ患者には殿部の圧迫による疼痛を軽減することができる(3)。

ポイント
- 箱でつくったものも応用物品として使用できる(5)。

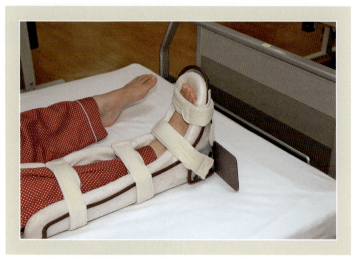

図 H-11　フットボート

■実施方法

　ナースは患者に説明しながら実施する。これは，患者が不安を感じないようにする配慮と，患者にできることは協力してもらうことによって，患者・ナースともにスムーズに実施できるからである。

（1）仰臥位の場合（→図 H-12）　仰臥位の体圧は，後頭部・肩甲骨部・殿部・大腿部・踵部が大である（→130ページ，図 H-16）。立っている人体を横からみると，頭部と腰部が前屈し，膝関節も前方へ屈曲，仙骨は骨盤の後方に突出している。肩甲骨は外側がやや前方に傾斜し，上腕は屈筋が大きく作用している。これらの姿勢を考えて，次の順序で行う。

①枕を1つにし，患者を側臥位にして全身または上半身用羊毛皮を敷いたあと，仰臥位に戻して取り除いた枕を重ねる。

　羊毛皮の入れ方は，リネン交換の敷シーツや横シーツの入れ方を応用する。羊毛皮の中央に身体があるかを確かめる。

②枕を二つ折りにし注8，折り山を上にして，曲げた膝の下に入れる。膝と膝の間は約5～7cmあける。

③下腿と足部ができるだけ直角になるよう，両踵部に枕の長辺を二つ折りにして足部にあてる。

　足部の枕は尖足を予防し，掛け物によって足部の位置がかわらないようにするためのものである。したがって，足底部の長さより長いものが望ましい。尖足をおこすおそれのある麻痺患者にはフットボートや尖足予防板，ボール箱の隅を利用した固定板などを用いる。

④脊柱が彎曲している患者や肩に倦怠感のある場合は，両上腕部から肩甲骨部にかけて枕をあててもよい。

（2）側臥位の場合

①頭部の枕は，脊椎がベッドに平行になるような高さになるようにする。

②背部に枕をあてて支える。

ⅰ）枕の長さは脊柱と同じ程度にし，枕の長辺の片方を背部とベッドの間に押し込み，その反対側を外側へ二つ折りにして押し込む。

ⅱ）背部の広い患者は，枕を2つ使用し，1つは背部にそのままあて，他の1つは二つ折りにして支えるとよい。毛布を応用してもよい。

注8：枕は羽毛1,300～1,500g入りのベッド用65×40cmのものであれば，短辺（40cmのほう）を二つ折りにする。クッション・座ぶとん・毛布なども枕のかわりに用いる。

ポイント
●膝と膝の間には巻いた毛布や座ぶとん1～2枚を用いてもよい。その場合は，ひもでしばっておくとずれなくてよい。両膝を開けるのは大腿部の筋肉の緊張をとくためと，膝関節部の骨による圧迫を避けるためである(1)②。

ポイント
●枕の数や高さは枕の中の羽毛・パンヤ綿・そばがらなどの材質と量，患者の体格によって決まるが，習慣もあるので，意識のある患者には安楽の程度を確かめながら行う(2)①。

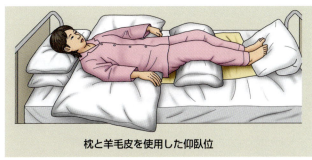

図H-12 仰臥位での安楽の保ち方

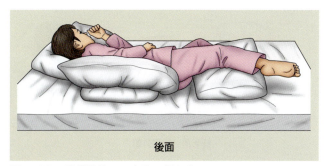

図H-13 半背臥位での安楽の保ち方

ポイント
● 両膝を離し，その間に小枕をはさむと，膝関節部の骨の圧迫や摩擦を避け，緊張をやわらげることができる。上側の下肢の下に枕を置くと，ベッド面から高くなり，安定した体位がとれる(2)③。
● 半背臥位は骨の突出部が床面に最もあたりにくいので，褥瘡の予防や治療時の体位として実施される(3)。

③上側の下肢を前方に出し，両膝の間に小枕をはさむか，上側の下肢の下に枕を置く。

④身体が前傾して不安定な場合は，胸部側にも枕を平らに置き，その上に上側の上肢をのせて胸部への圧迫を少なくする。枕を抱くように用いると，上側の肩関節が安定する。

（3）**半背臥位の場合**（→図H-13）　半背臥位は側臥位と仰臥位の中間，つまり側臥位を背部側に少し倒した位置である。支えがなければ仰臥位になってしまうので，枕で支える。

①頭部の枕は，頭の高さを考えて1〜2個にする。

②肩関節と殿部を支えて体幹部を側臥位にし，身体をナースの片方の手で支えながら背部に枕をあてる。

　ⅰ）枕の長さは背部と大腿部を支える長さにする。大枕であれば2個を縦に並べる。毛布や肌掛けふとんを折って使用してもよい。

　ⅱ）患者の身体を静かに枕のほうへ倒す。

③上側の下肢は，下側の下肢よりも少し背部へずらし，その下に枕を置く。

（4）**腹臥位の場合**（→図H-14）

①枕はとるか，1つにし，顔は窒息予防や嘔吐の場合を考えて横に向け，上肢は少し挙上して顔の横に置く。

②足関節の下に枕を平らに置く。

③腹部に小枕を置く。

　患者の体型や腹部・胸部・腰部・大腿部の緊張・圧迫・摩擦状態などを観察して，あてものの要・不要を決める。また，使用時には患者の反応をみて，使用部位を決定する。

ポイント
● 足関節を枕で挙上すると，膝関節は後屈し，腹部および下肢の緊張が緩和される(4)②。
● ①②の順を逆にしてもよいが，上半身を挙上するときに身体がずれることが多いので，ここでは先に膝を上げる。安楽を目的とした上半身の挙上は20〜30度であるが，個人差がある(4)②。

（5）**半座位の場合**（→図H-15）　半座位にする方法は，ギャッチベッドを用いる。

①身体のずれを防ぐために，先に膝の部分を少し挙上する。もし上半身を挙上するだけのベッドの場合は膝枕を入れる。膝関節部を挙上すると，腹筋および腰部・大腿部の筋肉の緊張がとける。体圧は半座位の角度によって図H-16のように，圧迫の部位や大きさがかわるので，挙上角度が高いほど膝枕の位置は大腿部側とし，腰部に小枕を入れることも必要となる。

②ハンドルをまわすか，スイッチを入れて上半身を挙上する。安楽を目的とした上半身の挙上は20〜30度であるが，個人差がある。

③頭部には大枕2個をハの字型にして少し重ね合わせ，その中央に小枕を置く。小枕か低い枕を1つだけ頭の下に置いてもよい。

　ハの字型にすると，やや前屈した肩甲部と，上腕部の空間を補って上半身を支持・安定することができる。

第2章 ● 生活を整える看護技術

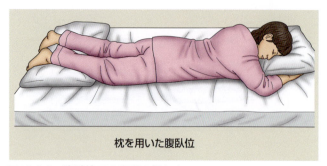

図H-14 腹臥位での安楽の保ち方
枕を用いた腹臥位

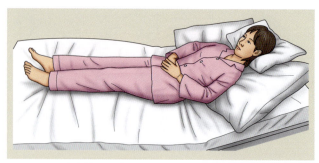

図H-15 半座位での安楽の保ち方

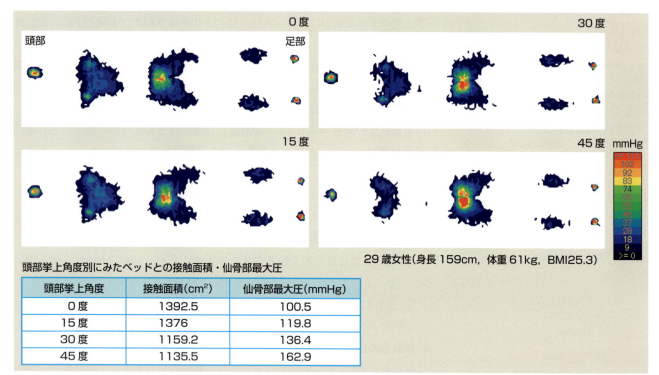

頭部挙上角度別にみたベッドとの接触面積・仙骨部最大圧

頭部挙上角度	接触面積(cm^2)	仙骨部最大圧(mmHg)
0度	1392.5	100.5
15度	1376	119.8
30度	1159.2	136.4
45度	1135.5	162.9

29歳女性（身長159cm, 体重61kg, BMI25.3）

図H-16 背部および大腿部の体圧跡（体圧センサーシートによる測定）

ポイント

●膝の部分を先に上げた場合は，上半身の挙上角度によって調節する必要がある。上半身の挙上角度が高くなるほど，膝も高く上げるが，個人差があるので，患者に確かめながら調節するとよい(5)④。

ポイント

●例：清拭をするとき，患者の身体がナースの水平作業域内にあるようにするために，患者の身体を仰臥位のままナース側に動かすと，患者が安楽に看護を受けられ，また，ナースの作業が容易になる(2)。
●日常生活の自立は患者にとって社会復帰の1つであるため，患者の運動やできない動作を援助して，全面介助→部分介助→全自立になるようにする(4)。

④必要により，膝の部分を再度挙上する。

B 移動動作の援助

1 目的

(1)看護の技術や治療・処置を行うのに適切な姿勢をとる。
(2)患者をベッドの適当な位置に移動する。
(3)患者が望む動作を自分でできない場合には，患者の身体を支えるなど，動作が容易にできるように患者の動作を手伝う。
(4)日常生活が自立できるよう患者の運動・動作をたすける。

2 留意事項

(1)患者に動作の目的を説明し，納得を得たうえで行う。
(2)1つひとつの動作を説明しながら行い，患者が可能な場合は協力を得る。

H 体位・姿勢と移動の工夫

ポイント

- 患者の不安をなくし，またナースも少しの力で円滑に作業ができる(2)。
- ナースは基底面積を広くするために両足を広げたり，患者の方向に片足を一歩出すなどする(4)。
- 患者の身体を持ち上げたり，支えたりするときに，片方の手だけで行うとナースも患者も安定性を欠く(6)。
- ナースの姿勢は脊椎を骨盤と下肢でしっかりと支え，下腹部の筋肉を引っ込め，背部の筋肉を緊張させるようにし，動作は各関節を屈曲・伸展させて行う。これは腰痛予防のためにも必要であり，患者の姿勢も脊柱を正常な状態に保つことによって安楽となる(7)。
- 患者の体重が重いとか，自立能力が低いなど，ナース1人では良肢位が得られない場合は，2人以上で行うか，シーツや器具などを利用して行う(8)。
- 患者のすべての動作にナースが手を出すのではなく，自分でできない部分や必要とする部分を援助する(9)。

(3) ナースの重心と患者の重心を近づけて行う。
(4) 支持基底面の面積を考慮する。
(5) てこの作用，すなわち関節の動きと慣性を利用して行う。
(6) ナースの両手にかかる重さが同じになるようにして患者の身体を支える。
(7) ナースおよび患者の姿勢は，脊椎を正常な状態(→図H-17)に保つようにする。
(8) ナース1人で実施することが困難なときは，無理をせず協力を求めたり，用具を使用する。
(9) 移動動作は，患者の自立を目標として援助する。
(10) 移動動作は，その目的を理解して患者の状態を観察し，患者の安全と安楽を第一とし，科学的判断のもとに適切な方法を工夫する。
(11) 動作が終わったら，患者の衣服の乱れをなおし，とくに背部にしわやたるみがないようにする。

3 実施方法

a 枕の入れ方と除き方

体位をかえたり，診察や治療を行うときに，頭部の枕はしばしば取り除いたり入れたりする。

■方法1　上体を少し起こして枕を入れる方法

(1) ナースは患者に向き合って立つ。患者の体位は仰臥位とし，掛け物は作業に支障があれば下方におろす。
(2) 患者の上肢を腹部の上で軽く組んでもらう(→図H-18-(1))。
(3) 患者の頭部側のナースの上肢を，患者の手前側の肩から頸部を支えるように深く差し入れ，もう一方の手を患者の腰部の少し上あたり(小背中)に差し入

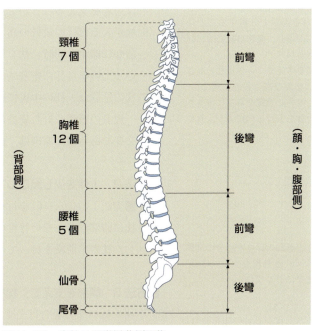

図H-17　脊柱の正常彎曲側面像

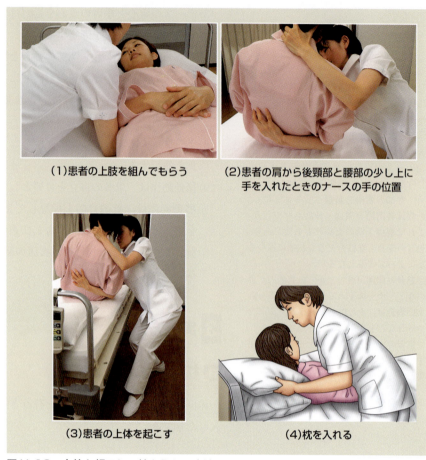

図H-18　上体を起こして枕を入れる方法

ポイント

●ナースと患者の重心を近づけ，しかも相互の呼気が直接かからない位置にして安定性を保ち，感染および口臭による不快感を与えないようにする。ただし，患者の口臭は観察の対象となる(3)。
●患者を支える基底面積を広くし，患者の上体の重力を両手で分担することによって安定性が増し，動作は経済的に行うことができる(4)。
●患者の安楽を考えて，上体は枕の高さと手の動きに必要な高さ程度に起こし，あまり高くしない。上腕を身体に密着させておくと上体を上げるのに力が入りやすい(6)。

れる(➡図H-18-(2))。

(4) ナースの下肢は，基底面積を広くし，重心線の安定をはかり，さらに上肢の作業域を考えて，上肢の反対側の下肢を出す。
(5) 小背中を支えたナースの肘をベッドに押しつけて，患者の上体を回転するようにしてナース側に引き寄せながら上体を起こす。このとき，ナースの身体は患者を支えることができるように重心を低くする(➡図H-18-(3))。
(6) 枕が入るだけの最低の高さまで患者の上体を起こし，頭部を支えていた手を静かに離すと同時に枕を手ばやく入れる。このとき，ナースは上体を支えている上腕を身体に密着させておく(➡図H-18-(4))。
(7) 枕の位置は，枕の中央に頭がくるように調整する。
　　患者の習慣や好む姿勢によって個人差があるので，それを確かめることも必要であるが，原則は，頭を動かしても安定するよう枕の中央に頭を置く。

■方法2　上体を少し起こして枕を除く方法

(1) ■方法1の(1)～(6)を行う。
(2) 枕に頭部が接しない程度の高さまで上体を起こし，頭部を支えていた手を離し，枕の手前横を持って手前に引く。

■方法3　頭部を支えて，枕を入れたり取り除く方法

　小枕や低い枕の場合は，ナースの患者に近いほうの手で頭部を支え[注9]，一方の手ですばやく枕を入れ，位置を調整する。取り除く場合は，すばやく取り除

ポイント

●運動は，水平移動のほうが患者の身体の移動が少なく，運動量も少ないので，できるだけ水平に引く(2)。

注9：ナースの上体が患者の顔をおおわないように注意する。

き，頭部をベッドに静かにおろす。

ⓑ 患者をベッドの片側へ寄せる方法

■方法1　1人で仰臥位の患者を寄せる方法

(1) ナースは患者を移動させようとする側に立つ。
　　手前に引くほうが，上肢の屈筋が利用でき，作業が容易である。
(2) 2つ以上の枕を使用している場合は1つにする（全部はずしてもよい）。
　　身体を移動するときに，枕が高いと患者の身体が屈曲し，不自然な姿勢になる。低い枕を1つにしておくと，支える面が大きくなり，頭部を支えたときに安定する。また患者も，頭部の重心を広い基底面積で支えられるので，頭部の移動や振動が少なく，安楽である。
(3) 移動する側のベッド柵をはずして，ベッドのフットフレームのところに置く（➡図H-19-(1)）。
(4) 移動時に上肢が身体の下になったり，ブラブラしないように，患者の上肢は腹部の上で軽く組む（➡図H-19-(2)）。
(5) ナースは片方の前腕で患者の頭部と頸部の境の部分を枕の下から支え，もう片方の前腕は腰部に深く挿入して支え，少し持ち上げぎみにしてナース側へ水平に静かに引き寄せる。このとき，ナースは膝を曲げ，重心を患者の重心と同じ高さ，やや低くする（➡図H-19-(3)）。
(6) 腰部か，そのやや下方と大腿上部に前腕を深く差し入れて引き寄せる（➡図H-19-(4)）。
(7) 下腿の膝窩部に近い部分と足関節部に近い部分に，ナースは両前腕を差し入れて手前に寄せ，患者の身体をまっすぐにする（➡図H-19-(5)）。

●力を効果的に活用するため，下肢と上肢の筋肉を同時に使用する。また，身体は水平移動だけでは引きずるようになるので，ベッドから少し浮かせる程度に持ち上げ，ナースと患者の重心を同じか，患者より低くする(5)。

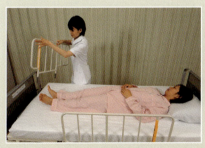
(1) ベッド柵を外す

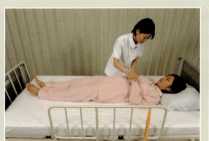
(2) 患者の上肢を組む

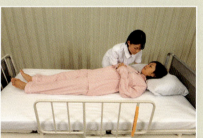
(3) 上半身を移動する

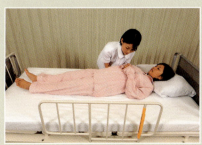
(4) 殿部を移動する
身体を上下または水平に移動するときは，大きい骨や筋のある部分を支えるほうが姿勢を固定したまま移動させやすい。

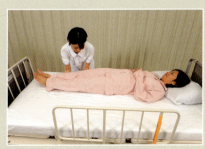
(5) 下肢を移動する
仰臥位での良肢位は，脊柱の各椎骨棘突起部が一直線になる正常彎曲の姿勢で，解剖・生理学上無理がない姿勢である。

図H-19　仰臥位でベッドの片側へ寄せる

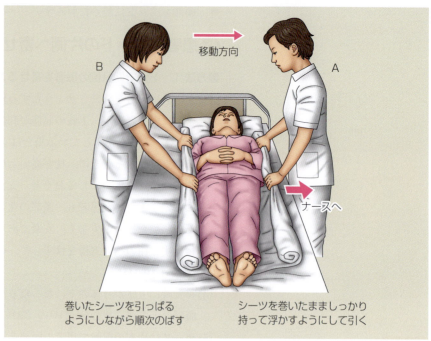

巻いたシーツを引っぱる　　シーツを巻いたまましっかり
ようにしながら順次のばす　　持って浮かすようにして引く

図H-20　横シーツで患者をベッドの片側へ寄せる

(8) 患者の衣類を整え，ベッド柵をもとにもどす。

■方法2　2人で仰臥位の患者を寄せる方法

■方法1の応用であり，ナースの手を入れる場所を，1人のナースは頭部と腰部に入れ，もう1人は腰部のやや下方と膝窩部を支えて，2人が同時に手前に引き寄せる。

■方法3　2人で横シーツを用いて寄せる方法

(1) 横シーツ[注10]の両端をベッドからはずす。
(2) 枕は1つにし，その枕は横シーツの上端にかかるように置く。
(3) ナースAは患者を移動させる側に立ち，ナースBは反対側に立つ。
(4) ナースA・Bともに横シーツを患者の身体近くまで巻き，患者の肩峰の位置と大腿部中央になるシーツの部分を上から握るようにして持つ(➡図H-20)。
(5) 2人のナースは，横シーツで患者の身体をベッド上から浮かすようにしながら同時に持ち上げる。ナースAは自分のほうへ肘関節を屈曲して横シーツを引いて水平移動をリードし，ナースBは手を上げぎみにして，移動を容易にし，シーツを引っぱるようにしながら，巻いた部分を順次のばして移動が終わる。

ⓒ 患者をベッドの上方または下方へ移動する方法

■方法1　1人で行う方法

(1) 枕を全部取り除き，枕が作業の障害物にならないようにする。
(2) 患者の膝関節を屈曲して，患者の基底面積を小さくする。
(3) 患者の上肢は腹部の上に軽く重ねる。
(4)-1　身体が小さい患者の場合：ナースの片方の上肢を肘関節で後頭部を支えるように，患者の頭の下から反対側の腋窩にまわし，他方の上肢を大腿中

注10：横シーツは後頭部から膝窩部上縁まであるのが望ましい(➡181ページ，図I-24)。

H 体位・姿勢と移動の工夫

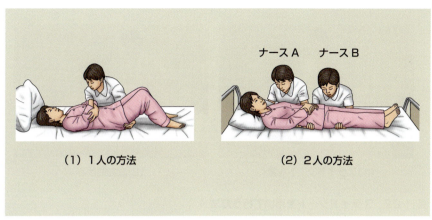

図H-21 患者の上方への移動方法

表H-1 患者の上方移動方法によるナースの負荷

	移動方法	
	持ち上げ移動	ずり上げ移動
最大荷重	43.7±4.2 kgf	40.3±1.8 kgf
床反力	ナース体重の26%	ナース体重の17%

(小川鑛一:臥位患者移動作業に要する力について, Quality Nursing 6(1):79-84, 2000)

移動の仕方に関して，患者を持ち上げるような気持ちで移動する場合(持ち上げ移動)とベッドにそわせて移動する場合(ずり上げ移動)とを比較した場合，左右のナース2人にかかる最大荷重(重さ)の平均および床から受ける最大床反力の増加率は，ずり上げ移動のほうが持ち上げ移動より小さいということが検証されている。したがって，患者は重力に逆らわないように移動する必要がある。

央部の下に深く入れて，必要な位置まで移動する。ナースの片方の下肢は移動する方向に一歩出しておく。

(4)-2 身体の大きい患者の場合：腰部のやや上方と大腿上部を支えて移動する。患者には肘を支点として身体を支え，また下肢は足底部を固定したまま移動の方向に膝関節を屈曲または伸展してもらう。

(5)患者の上肢を前で組み，膝を立て，ナースは図H-21-(1)のように手を背部と殿部に深く差し入れ，患者に合図して協力を得て上方に移動する。

■方法2 2人以上または用具を用いて行う方法

身体が大きく，または体重が重く，しかも患者の協力が得られない場合は，ナース2人以上または用具を用いて行う(➡表H-1)。

(1)ナース2人で行う場合：枕を1つにして患者の手を腹部に軽く重ね，ナースAは頭部と腰部に上腕を深く入れ，ナースBは腰部のやや下方と膝窩部に同じように上腕を深く入れ，2人が同時に上方または下方に移動する(➡図H-21-(2))。ベッドが広い場合は，患者をナース側に寄せてから行ってもよい。この方法は，ナースと患者の重心の位置が近づくため安定性を高め，ナースの腰椎を余分に前屈しないで正しい作業姿勢がとれる。

(2)ナース3人で行う場合：ナースAは頭部と腰部上部，ナースBは腰部下部と大腿上部，ナースCは大腿下部と足関節部に，それぞれ上腕を深く差し入れ，3人が同時に上方または下方に移動する。

(3)用具を用いて行う場合：
①患者を側臥位にして，患者の背部から殿部にかけてスライドシートを入れて仰臥位にし，膝関節を曲げてもらう(➡図H-22-(1), (2))。
②スライドシートを上方または下方にスライドさせて移動する(➡図H-22-(3))。移動後は，患者を側臥位にしてスライドシートをのける。

ステップアップ

スライドシートを用いると，バスタオルを用いるときと比較して，半分の力ですむ。摩擦係数の平均：スライドシートは0.194±0.010, ナイロンシーツは0.280±0.014, バスタオルは0.463±0.053 摩擦係数の平均：スライドシートは0.194±0.010, ナイロンシーツは0.280±0.014, バスタオルは0.463±0.053 摩擦係数の平均：スライドシートは0.194±0.010, ナイロンシーツは0.280±0.014, バスタオルは0.463±0.053である。

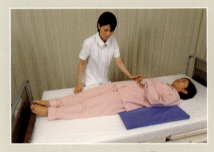 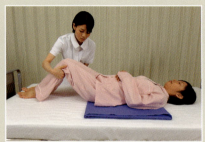 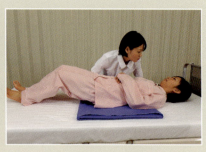

(1)スライドシートを敷く　　(2)膝を曲げる　　(3)上または下に移動する

図 H-22　スライドシートを用いて行う方法

■方法3　横シーツを用いて2人以上で行う方法

前項の■方法3に準じる（➡134ページ）。

3人で行う場合は，患者の頭部を1人が支えると，患者の振動は少なくなり，また重量比の高い頭部および上半身が支えられるので，ほかのナースは少ない力で行うことができる。

C 体位変換の援助

体位の変換は，患者の日常生活動作を援助するために看護上必要であるだけでなく，診断・治療・検査が行われるときにも必要になってくる。また，体位によって視野が広がったり，刺激が増えてストレスの発散につながることもある。車椅子などによる場所の移動は，社会生活への視野を広げる。自分で動けなかったり，動いてはならない患者には，ナースはその援助をしなければならない。

1 目的

(1)安楽な体位をとる。
(2)同一体位の圧迫による障害を避ける。
(3)同一体位による筋の萎縮・機能低下を予防する。
(4)循環器を刺激し，静脈血栓症や褥瘡あるいは四肢の浮腫を予防したり，症状を軽減する。
(5)肺の拡張を促進する。
(6)気道の分泌物を排出しやすくする。
(7)看護や診察・治療・検査に必要な体位をとる（➡119ページ，図H-1）。

2 留意事項

動作の基礎となる考え方は移動動作の場合と同じであり，それ以外に追加することは以下の通りである。

(1)身体の右側または左側のどちらか一方に麻痺がある（片麻痺）場合には，麻痺のない側に体位を変換する。
(2)体位の変換には，いくつかの方法があるが，患者の身体機能の障害レベルによって方法を選択する必要がある（➡表H-2）。

ポイント

● 健康な場合は自然に安楽な体位をとることができるが，不可能な場合には体位をかえることは困難であり，ナースの援助が必要になる(1)。

● 健康時に同一体位が持続できる時間は，覚醒時では仰臥位で約45分，側臥位で約35～40分で，睡眠中の大きな寝返りは1晩で20～30回，四肢だけの動きはその倍であるといわれている。疾病や障害の程度によって異なるが，自分で体位変換のできない患者は，体圧・循環障害・病床内の温湿度の上昇などからみると，長くても2時間ごとには体位をかえる必要がある(2)。

● 疼痛を恐れて身体を動かさなければ，筋は収縮と弛緩が行われず，筋線維の大きさおよび数が減少して筋が縮小し，機能低下をきたして動きにくくなる。体位変換は，わずかであっても筋の運動をすることになり，疾患の回復後の生活自立にも役だつ(3)。

● 血液の循環は，臥位＞座位＞立位の順に心臓への負担が少ない。同じ体位をとっていると，各部位の血液の流れは固定し，血液循環のわるい部位に静脈血栓や褥瘡，末梢部の浮腫をきたすので，体位をかえ，循環のバランスをはかる(4)。

● 肺活量は体位によって多少異なるが，いずれの体位でも部分的に圧迫されて吸気量が減少する。体位をかえることによって，吸気量の少ない部分に空気を満たすことになり，肺の拡張を促進することができる(5)。

● 仰臥位よりも半座位のほうが分泌物の排出が容易であり，また体位をかえることにより排出しやすくなる(6)。

表H-2 身体機能による仰臥位から側臥位への体位変換方法

身体機能	適切な体位変換方法
寝たきり状態であるが，とくに麻痺はなく意思の疎通ができる	1・2・3
片麻痺である	2・3
下半身麻痺である	2・3
下肢の関節拘縮がある	2・3
意識不明である	1・2・3

注）方法1：肘関節と膝関節を持って変換
　　方法2：肩関節と殿部を支えて変換
　　方法3：横シーツやバスタオルを用いて変換

3 実施方法

a 仰臥位から側臥位にする方法

■方法1　肘関節と膝関節を持って行う方法

(1) 枕を1つにする。全部取り除いてもよい。

(2) ナースは患者の向く側の反対側に位置して，手前に患者を移動する。

(3) ナースは患者の向く側に移動して，片手で頭部を支え，もう一方の手で枕を手前斜めに引く。

(4) 患者の向く側の上肢は顔の前方に置く(→図H-23-(1))。

(5) ナースから遠位にある下肢の膝関節を立ててゆっくりと手前に倒しながら，他方の手で同じ側の肩甲骨部に置き，側臥位にする(→図H-23-(2))。このときナースの下肢は片方を一歩前進させる。

(6) 患者の殿部を移動する。

　① 自分で動ける患者の場合：ナースの一方の手で下側になっている患者の骨盤を支え，他方の手は上側の骨盤にあてて，同時に殿部を後方にずらせ，安定をはかる。

　② まったく動けない患者の場合：殿部をかかえて後方へ移動する(→図H-23-(3))。背部にまわって殿部の下に両手を入れて引いてもよい。

(7) 上側になっている下肢の膝関節を屈曲させて前方に出す(→図H-23-(4))。患者が無理な体位になっていないことを確かめる。

(8) 枕の高さを調整する。

■方法2　肩関節と殿部を支えて行う方法

(1) ■方法1の(1)～(4)を行う。

(2) 患者の顔に近い手でナースと反対側の肩関節部をおおうようにあて，他方の手を同じ側の大転子部と殿部をおおうようにあてる。

(3) ナースの両上肢を屈曲して，患者の体幹部を軸として手前に静かに回転させるようにしてナース側に向ける(→図H-24)。

(4) ■方法1の(7)，(8)を実施して殿部と下肢を安定させる。

■方法3　横シーツやバスタオルを用いて行う方法

(1) 横シーツ

ポイント

- 仰臥位の位置で側臥位にすると，ベッドの片側に寄り，転落の危険があるので，まず向く側の反対側に寄せてから体位を変換する(2)。
- ナースが患者の向く側に立つのは，ベッドからの転落などの事故防止と，観察が容易で，体位変換による異常をすぐに発見し，対処するためである。枕を手前斜めに引くと，側臥位になったとき，枕が患者の体幹と直角になり，頭が枕の中央にくる(3)。
- 上側にあてた手をてこの支点とし，下側の手を力点にして動かす。この場合は殿部の軽い患者であれば容易であるが，ふつうは患者の協力が必要である。寝衣交換など短時間の側臥位で，しかもナースが支えながら行う場合は，殿部や(8)で述べる下肢の移動はしない(6)。
- 枕は脊柱がまっすぐになるような高さが望ましいが体幹の傾斜を考慮して〔(肩幅)－(頭部正面幅)〕/2よりやや少なめとされる。枕は1個とはかぎらず，2個必要な場合もある(8)。

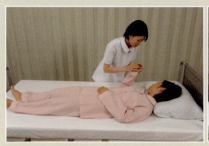
（1）枕を手前に引き，上肢を挙上する

仰臥位のままで向きをかえると，向く側の上肢は身体の下になり，体重で圧迫されて循環障害や麻痺状態がおこるので，あらかじめその上肢を離しておく。腕関節を前に出して肘関節を屈曲させると，筋の緊張が少なく安楽である。

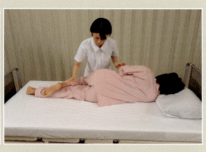
（2）膝関節を手前に倒しながら，他方の手を肩甲骨部に置く

膝関節を立てて手前に倒すのは，身体が自然に手前方向に向く自然な動きを活用したものである。血圧の変動，体液の移動などを配慮して静かに移動する。

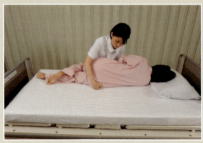
（3）殿部をかかえて移動する

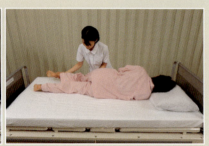
（4）膝関節が重ならないように上側の下肢を軽く曲げる

下肢を重ねないようにすると，殿部を後方にずらすのと同様に，基底面積を大きくして安定性を増し，循環障害などを防ぎ，また殿部の後屈に対して膝関節の屈曲と下肢の前屈によって，安定をはかることができる。

図H-23　仰臥位から側臥位にする方法(1)

(1) 横シーツの両側をベッドからはずす。横シーツの長さは，患者の頸部から膝関節部までであることが適している。なおこの長さは，便器使用時にも適している。
(2) ナースは患者が向く反対側に位置し，横シーツを端から患者の身体まで丸め，肩甲部と殿部の位置で静かにシーツを引いて患者を手前に寄せる。横シーツは端を丸めたまま，患者の上に置く。
(3) ナースは反対側である患者を向ける側にまわり，丸めた横シーツの端をできるだけ患者に近づけて，(2)と同じように肩甲部と殿部の位置で静かに引き寄せて側臥位にする。
(4) ■方法1の(7)，(8)を実施して，殿部と下肢を安定させる。

(2) バスタオル

(1) 大判バスタオル(長さは患者の肩から大腿部中央まで以上，幅は肩より15cm以上広いもの)を，あらかじめ敷いておく。
　　横シーツを用いた場合と同様にバスタオルを用いて患者を向ける反対側である手前に引く。
(2) 横シーツの場合と同じく，患者を向ける側にまわり，肩と殿部の位置のバス

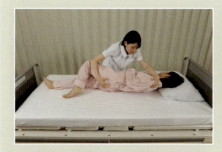

肩甲部と殿部の位置で引くと，単位面積あたりの重量が重い両部位がナースによるてこの2つの力点となるので容易に体位を変換できる。また，横シーツによって患者の背部を支えるので，ナースの手が触れる部分による圧迫感や引っぱられる感じがなく，背部全体が支えられて安楽である。

肩関節と殿部を支えて側臥位にする

図 H-24　仰臥位から側臥位にする方法(2)

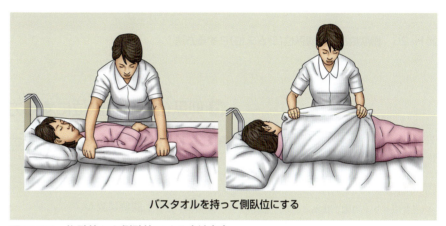

バスタオルを持って側臥位にする

図 H-25　仰臥位から側臥位にする方法(3)

タオルを持ってナース側に向ける(➡図H-25)。

(3) ■方法1の(7)，(8)を実施して，殿部と下肢を安定させる。

ⓑ 側臥位から仰臥位にする方法

(1) 患者の背部に立つ。
(2) 患者の肩関節部と大転子部に手をあて，静かに手前に倒し，上を向かせる。
(3) 患者の頭部を片手で支え，他方の手で枕を頭の中央にあてる。
(4) 患者の膝関節は屈曲した状態で，殿部を支えて身体をまっすぐにする。
(5) 患者の位置がベッドの中央でない場合は，中央へ移動する。

ⓒ 側臥位から半腹臥位(シムス位)にする方法

(1) ナースは患者と向かい合うように立ち，患者の頭部に近いほうの手掌で患者の下側の肩関節を下から支え，他方の手を背部中央にまわして，身体をかかえるようにする(➡図H-26-(1))。
(2) 患者の上半身を瞬時に持ち上げ，下側になっている肩関節部をナースの手掌で押すようにすると，上肢は背部に移動する(➡図H-26-(2))。患者が自分でまわせない場合は，ナース2人で行う。
(3) 身体のバランスを確かめる。すなわち，下半身はやや前傾させ，両下肢も側臥位より角度を開く。患者が安楽なように，胸部に枕をあてる(➡図H-26-(3))。

> **ポイント**
> ● 半腹臥位の患者の下側の上肢が腹部にあると半側臥位となるので，胸部を圧迫し，上肢に循環障害がおこる。そのため背部にまわして自然な位置にする(2)。

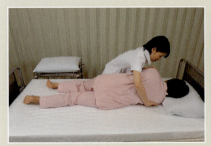

(1)肩関節を手で支える
患者の頭部に近いナースの手を肩関節の下から入れて支える。背部にまわした手は肩甲骨部から下側に入れてかかえるようにする。

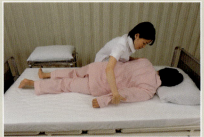

(2)下側の上肢を背部に移動する
患者の上半身を少し持ち上げるようにし，患者の協力を得て，下側の上肢を背部に移動する。

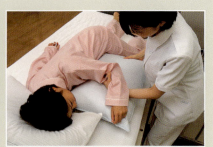

(3)胸部に枕をあてる
患者の胸部を圧迫しないように，また体位が不安定にならないように枕をあてる。

図H-26　側臥位から半腹臥位(シムス位)にする方法

d 仰臥位から腹臥位にする方法

■方法1　上肢を挙上して身体を回転させる方法(上肢を挙上できる患者)

(1)枕を1つにする。
(2)患者を回転させるベッドの反対側に患者の身体を寄せる。
(3)挙上する上肢側に立つ。
(4)上肢を挙上させる。
(5)挙上していない上肢側の肩関節と大転子部をできるだけ深くかかえこむように持ち(➡図H-27-(1))，手前にゆっくり回転させる(➡図H-27-(2))。
(6)患者の窒息を避けるために顔を横に向け，上肢は肘関節を屈曲する(➡図H-27-(3))。
(7)患者がベッドの手前側に寄っている場合は，ナースは反対側にまわり，患者を中央へ移動する。

■方法2　仰臥位→側臥位→半腹臥位，その後腹臥位にする方法(上肢を挙上できない患者)

患者が上肢を挙上できない場合は，そのまま回転して腹臥位にすることもあるが，無理な場合は，側臥位から半腹臥位にしたあと，腹臥位にすることもできる。

(1)仰臥位から側臥位にする。
(2)側臥位の上側の下肢を前に出し，下側の下肢は歩行時のような形に屈曲する。
(3)ナースが両手で患者の下側の肩関節を少し持ち上げるように支えて，肩関節に添えた手で肩を向こう側に押し出すようにして移し，半腹臥位にする。
　　その後，腹臥位にするには，
(4)患者の殿部に手を差し入れ，胸部・下肢も一緒に腹部を下にする。
(5)患者の身体をまっすぐにし，顔は横に向ける。
(6)■方法1の(5)，(6)を行う。

> **ポイント**
> ●患者用ベッドの幅が狭かったり，患者の身体が大きい場合は，回転すると転落やはみ出すおそれがあるので，安全のために行う(2)。
> ●枕を入れたほうが安楽な場合は，頭部を少し持ち上げて枕をあてる(7)。

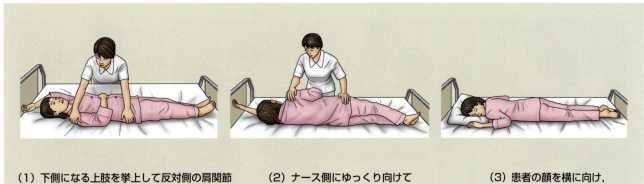

(1) 下側になる上肢を挙上して反対側の肩関節と大転子部を手で大きく支える

患者を手前に起こして回転するときは，ナースは肘関節を屈曲して上肢に力を入れるだけでなく，体重を利用する。

(2) ナース側にゆっくり向けて回転させる

(3) 患者の顔を横に向け，上肢を屈曲する

図H-27　仰臥位から腹臥位にする方法

e 仰臥位から椅座位・椅座位から仰臥位にする方法

■方法1　仰臥位から椅座位にする方法

　仰臥位から椅座位にするには，（ベッドが高い場合は調節後）仰臥位→長座位→端座位（ベッドの端に腰掛けた状態）→立位→（歩行）→椅座位の順序に移動する。

　電動ベッドの場合の高さ調節は，患者が座位で安定している場合は，ナースの身長とボディメカニクスの関係からみて，患者が座位になってからでもよい。以下は，患者が座位になってから行う手順である。

(1) ナースは臥床している患者と顔を向き合わせて立つ。

(2) 掛け物を扇子折りにして足もとにたたむ。

(3) 患者の膝を軽く屈曲させる。

(4) 患者に近い側のナースの上腕を患者の手前側の腋窩から反対側の肩甲骨のほうに深く差し入れ，ナースに近いほうの患者の手はナースの肩を後ろから持つ。

(5) ナースは患者を支えている上肢と反対側の下肢を一歩前に出し，下肢と同じ側の上肢の手指を広げるようにして患者の頸椎から胸椎にかけて支えながら上体を起こす（長座位）。

(6) 頸部側にあてていたナースの手を，手指を広げたまま両肩甲骨の中心部に移して背部を支え，腋窩に挿入していた上腕は患者の膝窩部に深く差し入れる。ナースは背中を丸くしたような姿勢にならないように良肢位を保ち，下肢が前方へ自然に歩むように位置する。

(7) 患者の手はナースの肩に置く。

(8) 患者の座骨部を中心にして上体の方向を回転するようにしてかえ，下肢をベッドの端にたらした端座位にする（➡図H-28-(1)，(2)）。

(9) ナースは患者を背部にまわした手で支えながら，もう一方の手で電動ベッドの高さ調節のスイッチを入れ，患者の足が履物に届くようにする（➡図H-28-(3)）。床上に置いた履物を履かせる（➡図H-28-(4)）。

(10) ナースは両手の母指と示指の間を広げて患者の両腋窩を持ち上げるように支え，患者は静かに床に立つ（立位）。

(11) 椅子の前まで患者の身体を支えながら歩かせ，患者の腋窩または上腕を支

> **ポイント**
> ●患者の手をナースの肩に置くと重心が近づき，患者もナースの動きに合わせて動きやすい。また，患者自身もなにかを持っているという安心感が得られる(7)。

第2章 ● 生活を整える看護技術

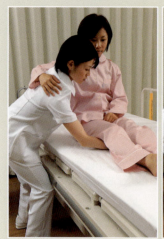
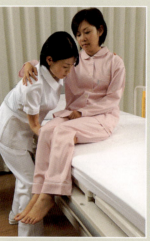
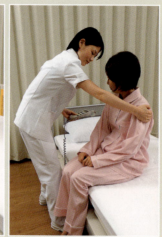
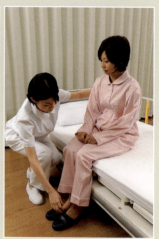

(1)(2)長座位から座骨部を中心として回転し端座位へ　　(3)ベッドを低くする　　(4)履物を履かせる

履物は作業を容易にするため，あらかじめ患者が履きやすいところに置いておく。

図H-28　仰臥位から椅座位にする方法

えて，椅子に腰を掛けさせる。患者が椅子の肘掛けや背もたれにつかまって自分で腰を掛ける場合は，ナースは椅子が倒れないように，手で椅子を固定する。

■方法2　椅座位から仰臥位にする方法

すべての行動は■方法1に準じて行い，順序は椅座位→立位→(歩行)→端座位→長座位→仰臥位→(ベッド上での左右・上下の移動)→(掛け物)の順に行う。

D 移動動作・体位の変換を活用した援助

1 輸送車による移動(ベッドのまま移送ができない場合)

臥位での移動は，病室の入口の幅と廊下の幅が広く，しかもベッドに大きなキャスターがついていれば，ベッドに寝たままで手術や検査のために移動する。ベッドが輸送車の役割をできない場合の臥位での移動は，一般的には輸送車(ストレッチャー wheel stretcher)で行っているので，ここではストレッチャーによる移動を，ベッドからストレッチャーへ，そして移動，もとのベッドへという順で説明する。

ストレッチャーへ移す場合に，何人で移動するのが適切かは，患者の症状・体重およびナースの能力によって異なる。多くの人数で移すほうがナース各自の負担が少なく，患者も不必要な心身の緊張がなく安全・安楽に移すことができる。

ここでは，4人と1人(おもに幼児までの患者の場合)で行う方法について述べる。

なお，ベッドとストレッチャーが同じ高さで，それぞれのマット面が密着できる場合には，器具を用いて2人のナースで移動することもできる。

H 体位・姿勢と移動の工夫

■目的
立位・座位のとれない患者，安静を要する患者を，目的の場所に安楽な状態で安全に移動(輸送)する。

■使用物品
- 輸送車(ストレッチャー)注1
- 敷き毛布(1～2枚)注2
- 敷きシーツ(1枚)
- 掛け毛布またはタオルケット(1～2枚)注3
- 枕(1つ)注4

注1：ストレッチャーには折りたたみ式のものや，台の高さが調整できるもの，ボンベ立てや輸液用のスタンドがついているものなどがある。ベッドの高さが調整できるものが便利である。折りたたみ式のものは外来で救急患者用に準備されたり，保管場所の狭い病棟で使用されている。それぞれの使用目的によって選択する。

注2：敷き毛布はストレッチャーの台のままではかたいので，毛布の縦を三つ折りにして敷き，敷きシーツでおおう。専用の敷きぶとんを用いてもよい。

注3：掛け毛布はカバーを掛け，タオルケットは患者専用のものを用いる。掛け物の重さが患者の身体にかかるので，できるだけ軽いものが望ましい。気温によって枚数や品質を選定・調整する。

注4：枕は使用中のものでよい。

■収集情報
患者の体重や症状など患者の状態，病室の構造，移動にかかわることができるナースの人数，移動する場所

■留意事項
(1)ストレッチャーの整備状態を確認する。
(2)移動する目的にしたがってストレッチャーを選ぶ。
(3)移動する場所の気温・湿度・気流を調べ，掛け物の種類と枚数を準備する。
(4)ベッドからの移動およびベッドへの移動時にはストレッチャーのブレーキをかけておく。
(5)移動(輸送)中は振動をできるだけ避けて安静にし，安全と安楽をはかる。

■実施方法
(1)4人でストレッチャーに移す方法
(1)毛布かタオルケットを掛けながら，掛け物を足もとに下げ，枕を1つにする。
(2)横シーツをマットレスの下からはずし，ベッドの上に置く。
(3)ストレッチャーをベッドと平行させて静かに配置し，ブレーキ(ストッパー)をかけて動かないように固定する。
(4)患者をベッドからストレッチャーに移動する(➡図H-29)。
　①ナースAは患者の頭部側に立ち，枕の下から手を入れ，患者の肩の部分の横シーツを持って頭を支える。
　②ナースBは患者の足もとのベッドの柵の横に立ち，横シーツの足もとを持つ。
　③ナースCはストレッチャーの反対側に立ち，横シーツを患者側に巻き，殿部を中心にナースの肩幅または少し広めの幅で持つ。
　④ナースDはストレッチャー側に立ち，シーツをできるだけ患者の近くまで巻き，Cと同じように持つ。
(5)4人の態勢ができたら，軽く合図をし合ってストレッチャーに移す(➡図H-30)。

ポイント
●患者に振動を与えないように，また防水シーツや敷きシーツも一緒に外さないように静かに注意して行う。横シーツの頭部側へ手を入れて上端を外し，それをもとにシーツを水平かやや下方に引っぱるようにして外す(2)。

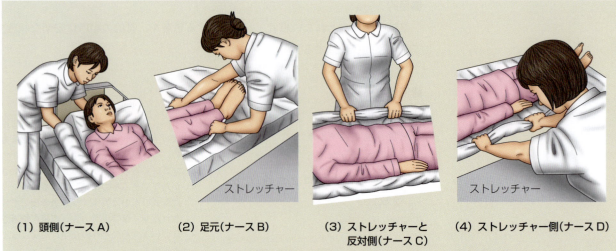

(1) 頭側（ナースA）　　(2) 足元（ナースB）　　(3) ストレッチャーと反対側（ナースC）　　(4) ストレッチャー側（ナースD）

A・B・C・Dのいずれも持ち方は手掌を下にして握り込むようにする。手掌を上にして握ると，患者の体重が持ち上げるシーツにかかったときに指が開きやすく，患者を落とす危険がある。また，肩幅か少し広めの幅で持つと最も力を入れやすい。また，各ナースの配置は身長・力・熟練度を考慮して決めるとよい。たとえば，CとDは力が強く熟練したナースが受け持ち，Aは身長の高いナースが受け持つと頭が下がらず，手が枕の下にのびやすい。看護補助者と組む場合は，ナースが頭部を持ち，観察しながら輸送する。

図H-29　横シーツの持ち方

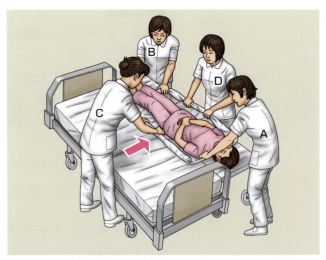

図H-30　4人で横シーツを持ってストレッチャーへ移す

①ナースAは頭部を，Bは足をすこし持ち上げながら，支えてストレッチャーのほうに移す。

②ナースCは巻いたシーツをのばしながらシーツを引っぱって支える。

③ナースDはストレッチャーが動かないように，ベッドに押しつけるようにしながら肘関節をしだいに曲げて引き寄せる。

④ストレッチャーの患者保持用のベルトや柵は必要に応じて用いる。

(6) ストレッチャーを操作する。

①ストレッチャーのブレーキ（ストッパー）を外して1人が頭部の握りを持ち，他の1人は足もとを後ろ向きに持って動かす（➡図H-31）。

②進行は足もとを進行方向に向ける。坂の場合はつねに頭部を坂上に向ける。すなわち，上り坂は頭部を前に，下り坂は足もとを前に向けて進行する。

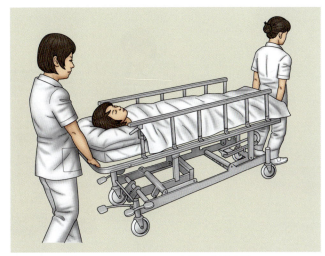

図H-31　ストレッチャーによる患者の移送方法

（2）移動器具を用いてベッドとストレッチャー間を移動する方法

　ナース1～2人で，患者をベッドとストレッチャーへ交互に移動する用具はさまざまに工夫されている。大別すると，①ループ状パットの上に，患者を仰臥位にしてパットを回転させて移動するもの，②ベッドのシーツの上に滑りやすい生地のマットを敷いて，患者を仰臥位にしたままで移動するもの，③ポリエチレンフォームを中板としてコーティングした回転カバーでおおい，上にのせたマットをスライドさせて移動するもの，などがある。また，④ストレッチャーの側柵を板（側板）にして，ベッドとストレッチャーの間にわたすように工夫したものもある。

　ここでは，これらの用具を用いた移動の基礎的なものとして，①のループ状パットによる移動と，②および④に滑りやすいマットを用いた移動について簡単に説明する。

［方法1］　ループ状のパット（等身大の滑りやすい布製の輪状のもの）による移動：ベッドからストレッチャーへ（➡図H-32-(1)）

(1) 患者をナースの側に向けて側臥位にして背部にパットをあて，患者の身体をもとに戻し，パット上中央で仰臥位にする。

(2) ストレッチャーは側柵を下げ，ベッドにつけてストッパーをかけて動かないようにする。

(3) ストレッチャーとベッドを同じ高さにする。

(4) ナースはストレッチャー側に立つ。

(5) パットの持ち手ひも（ないものもある）を引くか，ナースと反対側の患者の肩関節と大転子部を支えるように持ち，手前に引いてストレッチャーに移す。パットが回転するので，患者の身体はパット上で仰臥位のまま移動する。

(6) ナースは患者の身体を自分のほうに向けた側臥位にして，パットをベッド側に外す。

(7) ストレッチャーからベッドへの移動は，この手順を逆に行う。

［方法2］　ストレッチャー側板と滑りやすいマットを用いた移動－ストレッチャーからベッドへ（➡図H-32-(2)）

(1) ベッドにストレッチャーをつける。

(2) ストレッチャーはベッドの高さと同じか，少し高め（約2～3 cm）にし，ベッ

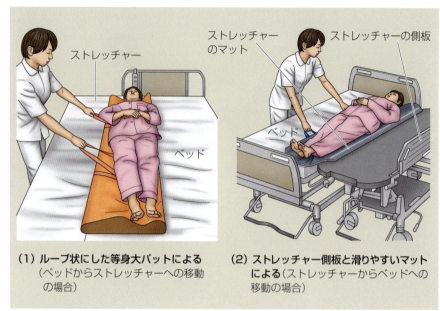

(1) ループ状にした等身大パットによる（ベッドからストレッチャーへの移動の場合）

(2) ストレッチャー側板と滑りやすいマットによる（ストレッチャーからベッドへの移動の場合）

図H-32　患者のベッドとストレッチャー間の移動方法

ド側の側板をベッド上に橋渡しのように倒してストッパーをかけ固定する。
(3) ストレッチャーのマットがシーツ上を滑りやすいマットの場合は，そのまま(4)を実施する。
(4) ナースはベッド側に移動して立ち，マットのひもを引いて，患者をベッド中央に移動する。ひもがないときは，患者の肩関節部と大転子部に近いマットまたはパットを持って移動する。
(5) 患者をナース側に向けた側臥位にして，マットまたはパットを取り除き，体位を仰臥位に戻す。
(6) 寝衣を整え，掛け物を掛ける。
(7) ベッドからストレッチャーに移すときは，ストレッチャーの高さをベッドと同じか，少し低い（約2～3cm）位置にして実施する。その他の手順はこの逆である。

以上，患者のベッドからストレッチャーへの交互移動について述べたが，市販の用具だけでなく，シーツや毛布などを工夫して患者・ナースともに安全・安楽に作業できるように考える。

2 車椅子による移動の援助

車椅子による移動の対象者は座位になることはできるが，歩行が困難な患者や歩行をしてはならない患者であり，障害の程度によってナースやその他の介護者が操作して移動する場合と，患者自身が操作する場合がある。また，移動は病室から外来や治療室・検査室などの病院内や施設内だけでなく，身体障害者のように，一般の社会生活のすべての場で車椅子を使用する必要がある場合も多い。したがって，ナースはその援助はもとより操作法に習熟し，介護者や患者に対してその指導をすることが必要である。

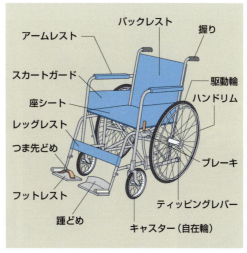

図 H-33　車椅子の名称（JIS による）

■目的

歩行できない患者や歩行してはならない患者を、車椅子を用いて、目的の場所に安全かつ安楽に移動（輸送）する。

■収集情報

患者のベッドから車椅子への移動能力の程度、車椅子での座位保持能力の程度、自力運転の可否、医療機器・点滴などの装着の有無、移動する場所

■使用物品

- 車椅子（1 台）注1（➡図 H-33）
- 座ぶとんまたはクッション（1 つ）注2
- ガウンまたは上着（1 枚）
- 靴下（1 組）
- 毛布またはショール・膝掛け（各 1 枚）注3
- 履物
- その他

注1：車椅子には手押し式（手動式）と電動式がある。手動式にも背もたれの低い折りたたみ式と、背もたれが頭部まであるものがある。電動式には各種のハンドル操作型と、呼気によって操作できる特殊なものがある。
注2：椅子の座面がかたい場合には座ぶとんまたはクッションを敷く。
注3：毛布またはショール・膝掛けなどは保温のためのもので、必要に応じて用いる。

■留意事項

(1) 患者の状態と使用目的によって車椅子の種類を選ぶ。
(2) 車椅子の整備状態（座席のかたさ、タイヤの空気圧と溝の深さ、車輪のきしみ、清掃状態など）を確認する。
(3) 車椅子の昇降時には必ずブレーキをかけて動かないようにする。
(4) 移動する場所の気温・湿度・気流を知り、患者の着衣や毛布などの使用を配慮する。
(5) 移動中（輸送中）は振動をできるだけ避け、安全と安楽をはかる。

■実施方法（ここでは自操・介助両用型車椅子で実施する）

(1) 使用物品をそろえ、車椅子は、ベッドの足もとの患者が移動しやすい位置に置き、ブレーキをかける。また、車椅子の足踏み台が折りたたみ式のように

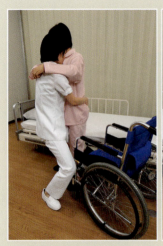
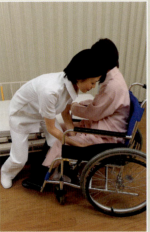
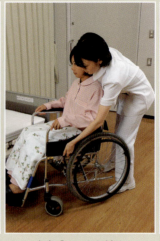
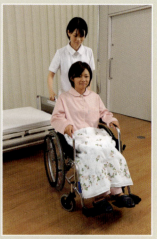

| (1)患者を立たせる | (2)車椅子に深く掛けさせる | (3)ブレーキを外す | (4)車椅子を押す |

(1)患者の手はナースの肩に置ければナースと患者の重心が近づくので，互いに身体を支持しやすい。また，患者の体重を支えるときには，ナースの重心は患者の重心より低い位置にあると支えやすい。

図H-34　患者を支えながら車椅子に腰を掛けさせる

> **ポイント**
> ●靴下は，保温と足部の汚れを予防するために，必要に応じて履く。座位にする前に履くほうが患者の身体の安定がよく，ナースも履かせやすい(3)。
> ●腹筋の緊張をやわらげるために膝関節を曲げ，座らせる場合と同じ方法で，患者の殿部を支点とし，踵部を作用点，持ち上げられた肩を力点として，てこの作用を応用して起こす(4)。
> ●(4)(5)の動作を連続して行うと，患者は背筋や腹筋の緊張が少なく，ナースも患者の体重を力点として利用することができる(5)。
> ●病室の廊下は往来と同じであり，保温のうえからも，ガウンまたは上着を着せる(6)。

移動するものは，足が引っかからないように，あらかじめ上げておく。

(2)ベッドの高さを患者の足が床につくように低く，同時に患者の足もとになる位置に履物を置く。

(3)掛け物を足もとに扇子折りにし，靴下を履かせる。

(4)臥位の患者を座位にする。

(5)患者の体位をベッドの端に腰掛けた椅(端)座位とする(➡142ページ，図H-28)。

(6)背部にまわした手で患者を支えながら，床(または足踏み台)に置いた履物を履かせ(➡142ページ，図H-28)，ガウンまたは上着などを着せる。

(7)ナースは，患者の腰部に手をまわして，しっかり体重を支えて，患者を静かに立たせる(➡図H-34-(1))。

(8)患者の身体を支えながら，用意した車椅子に腰を掛けるのを介助する(➡図H-34-(2))。

　①車椅子のブレーキをかけ，車椅子が動かないようにする。

　②患者を車椅子にできるだけ深く掛けさせる。ただし身長や身体状態によっては深く掛けられないので，まず腰掛けさせ，あとで介助する。

　③腰を掛けてから片方ずつ下肢を支えて，足踏台を降ろして足をのせる。

(9)車椅子に深く腰掛けているかを確認し，できていない場合は，再度介助して深く掛けさせ，患者の身じたくと安全を確認する。

(10)車椅子を操作する。

　①ブレーキを外し(➡図H-34-(3))，押し手を持って静かに押す(➡図H-34-(4))。

　②急な下り坂の場合は，患者が車から落ちないように蛇行して引っぱるようにするか，あるいは後ろ向きに支えながらゆっくりとおる。

③段差のある場合は，車の前部を浮かせて段上に前輪をのせ，患者に振動を与えないように進める。
(11)ベッドへ戻すときは，車椅子が動かないようにブレーキをかけてから，(9)→(1)の順に行う。

3 歩行の介助

歩行による移動ができる患者であっても，長期間にわたって臥床していたり，身体に機能障害がある場合，また老化のための機能低下によって，1人で歩行することが危険である場合には，ナースは患者の歩行を介助する。

ここでは，整形外科的な治療やリハビリテーションにおける歩行訓練としての介助ではなく，日常の患者の歩行の介助方法について述べる。

■収集情報

歩行時の援助の必要性，歩行時の補助具の必要性，歩行時の援助の程度，歩行距離などの情報を収集する。

a 方法 1 患者の身体をナースの手で支えた歩行介助

ナースが歩行を介助するのは，歩行が不安定な患者が病室からトイレへ行ったり，車椅子で外来へ移動したあと検査場所まで歩く必要がある場合などである。また，日常生活のなかで家族や介護者が，高齢者・患者・障害のある人などの歩行を介助することも多い。ナースがこれらの人たちに適切な歩行介助の方法を指導することも，大切な看護行為である。

■目的

歩行の不安定な患者が，目的の場所まで安全に歩行して移動することを介助する。

■留意事項

(1)ナースは介助するときに，患者の歩行を妨げないようにしながら歩く。
(2)歩行の安全を確保するために，ナースは患者の障害のある側や不安定な側に付き添って，危険なときにはすぐに身体を支えられるようにする。
(3)通行する場所の安全をつねに観察し，危険な状態があればそれを除去するなどの対策をとる。
(4)歩行の速度は患者に合わせ，急がせないようにする。
(5)自動車が通行する道路では，障害などで支える必要がある場合のほかは，車道側をナースが歩き，患者の安全をはかる。

■実施方法

(1)歩行に適した衣類と履物であるかを確認する。患者が自分で着たり，履いたりできないときは，患者のできないことを介助し，自立の方向で介助する。
(2)全身状態を観察する。
(3)患者に対するナースの位置は次のようにする。
①患者に障害のある場合は，患者の患側。

> **ポイント**
> ●病室の外に出るときは，ガウンや上着を着て，病衣のままで病室外に出ないようにするが，歩行障害のある患者ではガウンの裾が足にまとわりつかないように注意する。また，履物は歩行を妨げたり，脱げることがないことを確認して安全をはかる(1)。
> ●異常や危険な状態があれば歩行を中止してベッドに戻して臥位にし，医師に報告する(2)。

> **ポイント**
> ●患者は危険な状態になると，自然に使いやすいほうの手で行動するので，患者の自衛的・自立的行動を妨げないようにする。一般には右手が利き手の人が多いので，患者の左側に位置する。ナースは身体が患者に触れるか触れないかの距離で，後方に位置する。しかし，横に並ぶほうが患者の身体が安定するときは，横に並ぶ(3)⑥。

②とくに障害がない場合でも不安定な側があるときは，不安定な側。
③患者が手すりを持って移動するときは，手すりの反対側。
④患者が杖を使用する場合は，その反対側。
⑤車道や溝など危険な場所では，危険がある側。
⑥とくに条件がない場合は，患者の利き手でない側。

(4) ナースは両手で患者の腰部に手を添えて支える。背部または両肩を後ろから軽く支えてもよい。
(5) 患者の歩行を妨げないように注意し，患者の速度に合わせて，付き添って歩く。

ⓑ 方法2 ベルトを使用した介助

患者にとっては，歩行がときに不安定になることがあっても，つねに身体の一部を手で支えられることは，わずらわしく感じることがある。また介助するナースは，患者が身体の平衡を失ったときに手で支えられないこともある。そこで，付き添いながら，不安定になった場合に瞬時に支えられる方法として，患者の腰のベルトを持って歩行の介助をする方法がある。この場合には，患者に介助方法を十分に説明し，理解してもらう。

■目的
■方法1に同じ。

■使用物品
ガウンや上着のベルト。または布製の幅の広い帯やベルト，両手で把持する取っ手付きの歩行介助専用ベルト。

ベルトなどは，ナースが把持しやすく，また患者が倒れかけたり，ふらついたときに身体を支持し，しかも身体の一部分のみを圧迫しすぎないような幅と材質であることが必要である。

■留意事項
■方法1に同じ。

■実施方法
手で患者の身体を支える歩行介助と同じである。相違するところは次の2点である。
(1) 歩行の前にベルトや帯がとけないことを確認してから歩行を介助する。
(2) ナースは患者に近いほうの手を患者の背部からまわし，ベルトを外側から握って付き添って歩く。専用ベルトの場合は，ベルトの取っ手に両手を添える。

ⓒ 方法3 補助具を使用したときの介助

歩行の介助には，ナースが歩行する患者を支える介助に加えて，補助具を使用した介助もある。以前は，整形外科疾患の患者や，術後の患者が補助具を使用することが多かったが，最近では，高齢者の増加とともに，日常生活での歩行移動に，杖や買い物車型の歩行器を用いて外出する人も多くなった。医療施設内で

H 体位・姿勢と移動の工夫

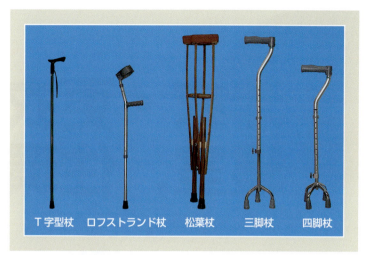

図H-35　杖の種類

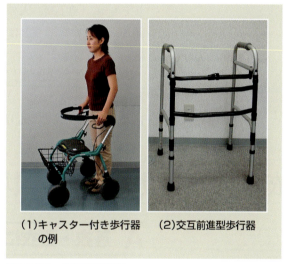

図H-36　歩行器の種類

も，さまざまな杖や歩行器が使用されている。ナースはこれらの補助具の使い方を指導し，また患者の使用状況を観察して，適切でない場合には適切な使用方法を指導したり，患者と一緒に使用方法を工夫する。

■歩行用補助具の種類

歩行用の補助具は，杖と歩行器に大別できる。

(1) 杖（→図H-35）　①T字型杖，②三脚杖（三支点杖），③四脚杖（四支点杖），④ロフストランド杖，⑤松葉杖，⑥その他

(2) 歩行器（→図H-36）　①キャスター付き歩行器（四輪式歩行器），②交互前進型歩行器，③買い物車型歩行器，④その他

着衣・更衣と寝具・寝室，住環境の管理

　「衣食住」という言葉は，昔からよく言われている熟語であり，人が生きるために必要な要件である。「衣」は，体温を保持するために必要であり，また衣類の形や色によって個人の気持ちを表現することもでき，社会的な行事にもかかわりをもつ。「食」は，人の命を守るものであり，第2章「J 食事と栄養管理」で詳しく説明する。「住」は人の生活を支える場であり，第1章「F 生活環境と健康」で必要性は述べた。

　このように，「衣食住」は人が生きることと深くかかわりをもち，生活保障の基本となるものである。したがって，「衣食住」は病院に入院していても，施設に入所していても整えなければいけない要件である。

1 着衣・更衣と寝具・寝室，住環境の管理に関する看護の意義

A 着衣・更衣に関する看護の意義

　着衣・更衣という言葉の「衣」は，一般に衣服・被服・衣裳などとよばれているものを総称したものである。衣類すなわち上衣・ズボン・スカート・肌着などは，人間が日常生活を営むために身にまとい，防寒・身体保護・装飾その他の役割を果たしている。この防寒・身体保護その他の役割には，履物も含まれる。

　看護の対象である人には，疾病や障害があっても日常生活を健康者と同様に自立して営む人も含まれるが，多くは傷病や障害によって着衣・更衣についてもなんらかの支障を有する人である。また，乳幼児のように自分で衣類を選択したり着用することができない人などは，ナースが直接世話をしたり，対象者本人や家族に指導する必要がある。

B 寝具・寝室，住環境の管理に関する看護の意義

　入院中の寝具・寝室などの住環境は，患者のプライバシーを保つ唯一の生活空間である。患者がリラックスして精神面の回復をはかり，闘病意欲を保持できる空間である。寝具・寝室などの住環境の管理が不十分であれば，心身の落ち着きが得られずに疾病の回復を遅らせ，同時にストレスも増大する。このような状況をおこさないためにも，寝具・寝室などの住環境の管理は，看護上大切なことである。

2 着衣・更衣と寝具・寝室，住環境の管理に関する基礎知識

A 衣類に関する基礎知識

1 衣類を着用する目的

　衣類をなぜ着用するかについては，古くから環境適応説・防寒説・身体保護説・異性吸引説・羞恥説・装飾説などさまざまな説がある。これらを総合すると衣服を着用する目的は，次の5項目が考えられる。

（1）**保健衛生上のニーズを満たす**　生理機能を妨げることなく，正常な状態を保ち，疾病予防，健康の維持・増進，発育の促進が配慮された衣類を着用することである。

　①身体を清潔に保持する：皮膚の生理機能を促進するため，皮膚から排泄される水分その他の物質を吸収する素材でつくられ，つねに清潔な衣類であることが必要である。

　②体温調節を行う：人間以外の動物は衣類にかわるものを体表面にもち，自然に毛がわりなどを行うことにより体温を調節している。人間は衣類を着脱し，また衣類の素材の質，形，枚数を配慮して調節している。

　③衣服気候を調節する：生理的に快適な状態にするために，衣服と身体の間の温度・湿度・気流などの衣服気候を適切な状態に調節する。この調節は，生活環境や②で述べた素材の質，衣類の形，枚数との関係が大きい。

（2）**外界からの危害を防ぐ**　皮膚表面を汚染させる汚れ，有害物質の付着，外因的傷害，光・害虫・熱などの外界の危害因子から身体を守り，傷害を防止する。ただし，衣類そのものが病源体の媒介因子になったり，アレルギー源になることもあるので注意する。

（3）**心理的，心情的**[注1]**な満足を得る**　美意識の表現，品位の保持，自己選択などによる満足感を得る。また，着用する衣類によって他人の言葉や態度に影響があることなどを配慮している。

（4）**社会生活を円滑にする**　家族や所属集団（国や地方社会を含む）その他の社会生活において適した衣類を着用することは，よい人間関係の形成に寄与し，社会生活を円滑にする。職業や民族衣装などの社会習慣による服装，あるいはユニホームなどの制服や作業衣は，その職業や職場の標識（類別）であり象徴である。また，祝いごとや悲しみの場にふさわしい服装をすることは，礼儀を重んじて社会生活を円滑にする。

（5）**生活活動を機能的に実施する**　衣類には，日常生活上の活動や個々の動作を円滑でしかも機能的に実施し，また着脱や動作を容易にする機能が必要である。このため衣類の素材の機能として，保温性・通気性・柔軟性・屈伸性・耐皺性（しわのなりにくさ）・強度などが求められ，圧迫する衣類でなく，ゆとりのある大きさが必要とされる。

注1：心理学では，とらえ分析しきれない人間本性の心の動き・感情・精神構造を含めたものをさす。

2 療養生活に配慮した病衣とその管理

a 患者の生活・生活習慣に配慮した病衣

　患者にはそれぞれの病状・治療内容による療養上の生活条件や，日ごろの生活習慣など，いろいろな事情や条件がある。患者の衣類すなわち疾病療養時に着る病衣も，それらの条件にあった適切なものでなければならない[1]。

（1）**療養状況に適した病衣である**　患者の療養状態は，終日臥位をとる人，主として臥位であるがときどき離床する人，ほとんど離床している人などがある。一般には寝衣を病衣として着用しているが，主として離床している人の場合は，日常生活を円滑に行うために就寝時以外はふつうの昼着を着用することが適している。離床している人は，外観だけでなく，生活の意欲を増すためにも，離床時には病衣から昼着に着がえることが望ましい。

　また，臥床している患者でも体位変換や離床をする場合は，動きやすいパジャマが適切であろうし，ナースがすべての世話をする動けない患者は，着脱の援助が容易にできる専用の病衣や二部式の和式寝衣が適している。

　これらに加えて，患者の心理的・情緒的状態を考慮して，清潔感があり，可能な限り色や形（デザイン）に工夫されたものが望ましい。色のあせた衣類は心さみしいものである。

（2）**疾病の病態生理や機能障害に適した病衣である**　患者の衣類として選ぶ以上は当然のことであるが，その人の疾病に関する病態生理を知り，また，機能障害の有無とその種類（疼痛による動作の制限なども含む）を把握して病衣を選ぶ。たとえば，日常の習慣としてネグリジェに太めのひもなどを用いる患者であっても，循環器系疾患の場合は体幹の圧迫は避けなければならない。また失禁状態の患者には，下半身の更衣が容易な上下二部式を選びたい。このように疾病や症状によっても衣類の選択に気を配る必要がある。

　また，疼痛あるいは四肢やその他の部分に機能障害があり，動作制限のある場合は着脱しやすく，障害の部分を圧迫しないゆるやかな形や材質のものを用いる。着脱が困難な場合には，袖下やわきの縫い目に面ファスナーのついたものを用意する。着脱の困難は臥位の患者だけでなく，離床して日常生活を営んでいる脳卒中後遺症のある者や身体障害者にも多い。

（3）**生活習慣を尊重した病衣を用いる**　病衣は各個人の日常の生活習慣を可能な限り重んじることが，身体的・精神的安楽に通じる。パジャマを着て寝る習慣の者がネグリジェや和式の寝衣を着用すると，慣れるまで寝ごこちがわるい。和式寝衣を用いたことのない人は，寝衣のひもがしだいに胸部のほうへ上がり，息苦しくなったり体位変換がしにくくなる。和式の寝衣を手術などで用いる場合は，背部にひもをつけたものや，わきでひもをつけるなどの工夫が必要である。

（4）**生活環境に適した病衣を選ぶ**　病室の室内気候や患者が移動する場所の温度・湿度・気流は，衣類の質や量に関係する。室温は適切であっても廊下やトイレの温度が低い場合は，室外には重ね着をして出るようにし，また室内暖房が十分でない場合は，病床から起きて洗面や排泄の用を足すことを考えると，肌着を着用することが適切なこともある。

（5）**経済的な配慮を行う**　寝衣は素材やデザインなどの種類も多く，それに伴って価格の差も大きい。経済的に無理のない範囲内で諸条件を満たすよう，総合的

1）氏家幸子：看護援助より見た衣類とその選択．看護研究 9(2)：17, 1976.

I 着衣・更衣と寝具・寝室，住環境の管理

な立場から病衣を選択することが望ましい。

b 病衣の素材・型・色・柄

病衣は患者が私物の寝衣などを用いたり，病院専用のものもある。そして，医療機関での手術やICU(intensive care unit：集中治療室)・CCU(coronary care unit：心臓集中治療室)など集中的な濃厚医療を行う患者だけに治療上の必要から，専用のものがつくられていたり，ディスポーザブル病衣を用いる。また，リハビリテーション段階の患者はトレーニング用の衣類などを着用しているが，在宅の患者や多くの患者は寝衣を着て臥床している。

病院が貸したりしている病衣や，病衣として用いる私物の寝衣は，ナースが衣生活の援助として，その素材・形・色・柄などを配慮したり指導することが望ましい(➡表I-1)[2]。

2) 氏家幸子：看護援助より見た衣類とその選択. 看護研究9(2)：17-18，1976.

■素材

衣類を着ることによって，身体と衣服の間や衣服間に空気の層ができ，それによって外気の温度・湿度・気流を調節している。この衣服と身体の間につくられる衣服気候[注2]を左右する衣類の条件として，衣服の含気性・通気性・保温性・吸水性(➡図I-1)・透湿性(吸湿放湿性，➡図I-2)があげられ，織り方によっても異なるので，素材を選ぶ場合には，これらの点をまず考慮する。また，衣服は直接皮膚に接するために，汗や代謝，あるいは失禁などによって汚れるので，ディスポーザブル製品以外は，洗濯に耐えられるものが求められる。洗って縮んだり，かたくなるものは肌ざわりもわるくなり，身体を圧迫するので好ましくない。また，のりをつけると通気性がわるくなり，しかもかたくなって皮膚を傷つけることもある。

注2：諸説があり，筆者の実験においては，温度32±1℃，湿度50±10%が適当とみられるが，個人差がある。

表I-1 病衣としての寝衣の条件

(1)素材	①肌ざわりのよいもの，②吸水性のあるもの，③皮膚を刺激しないもの，④体温調節が可能なもの，⑤洗濯に耐え，洗濯しても変質しないもの
(2)形	①着脱が容易にできるもの，②行動を妨げないもの，③ゆったりくつろげるもの，④着くずれが気にならないもの，⑤デザインが単純でファッション性のあるもの，⑥体位変換に便利なもの
(3)色・柄	①やすらぎと希望を与えるもの，②変色しないもの，③汚れが目だつもの，④観察に影響を与えないもの

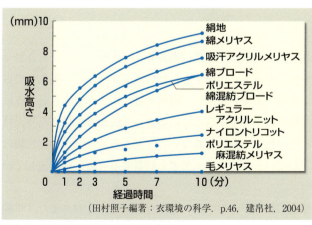

図I-1 布地の吸水高さ(吸上げ法)
(田村照子編著：衣環境の科学. p.46, 建帛社, 2004)

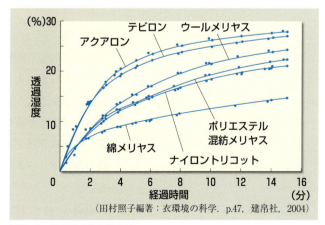

図I-2 肌着材料の透湿性
(田村照子編著：衣環境の科学. p.47, 建帛社, 2004)

肌ざわりは細い糸で織られた布がよく，吸水性などは織り方によって多少異なるが，綿織物が肌着としては最も適切である。また，ナイロンやアクリルは動物繊維と同様に高分子窒素化合物であり，製造工程で用いられる水酸化ナトリウム・硫酸・酢酸・ホルマリンなどが繊維の中に残っていたり，帯電性によって静電気が発生したりするので，それらが感作源となって皮膚を刺激し，皮膚炎をおこすこともある。これらの皮膚への影響を避けるために，肌に直接触れる衣類は洗濯してから使用する。

素材の選び方としては，以上のような衣服気候や肌ざわり・洗濯などの点を総合的に考慮する必要がある。一般的に直接肌に接する病衣の材料としては，洗濯してもあまりかたくならず変質しにくい，木綿の平織りやメリヤスなど木綿のやわらかい織り方のものが適している。

■形

3）小原二郎：暮らしの中の人間工学．p.184，実教出版，1971．

行動による皮膚面積ののびに対する実験結果をみると[3]，首まわりや肩まわりは変化しないが，他は最大6％ののびがみられている。したがって，行動を妨げず，ゆったりとした形のものとするには，寝衣の身幅は体位変換時に側臥位で片膝が直角に曲げられ，もう一方をやや後ろへのばせる余裕が必要である。そこで，洋服では首まわりの開きすぎないもので，身幅のゆったりしたものが適切であり，和服では襟幅の狭いもので，ひもは胸部を圧迫しないように，ウエスト部分の背部に縫い付けておくとよい。

体位変換の援助は自分でできない患者に行うが，首まわりが大きすぎたり，着くずれの激しい衣類は洗濯や体位変換のたびに衣類のゆるみやしわができ，着くずれをなおすためには患者の身体を浮かせて整えなければならない。このことはナースの作業上の負担も大きいが，それ以上に患者の苦痛も著しい。また，失禁患者の衣類交換のことも考えると，セパレート型（上衣とスカート）も大いに取り入れたいものである。

病衣の形は，身体を圧迫せず，体位変換が容易であり，着脱しやすいものが望ましい。また，デザインの配慮もほしい。身体に機能障害や疼痛のある場合は，患者自身が工夫や努力をしたり，ナースが援助しても衣類の着脱が困難なことも多い。このようなときは，縫い目を面ファスナーでとめるようにして着脱を容易にする方法もあるが，面ファスナーの部分が多いと屈曲に制限があったり，テープとテープの間から中が見えることがある。とくに機能障害がなければラグラン袖で，袖つけの広いものが着脱しやすい。

■色・柄

特別に病院で指定されていない限り，衣類は患者個々の習慣や好みにも合わせて，やすらぎのある色や柄を選ぶよう指導する。色は清潔が保たれ，変色して古びた印象を患者や家族などに与えないように，汚れが目だつ色が望ましい。青系統の色は患者を観察する場合に顔色や皮膚の色に影響して肌が青く見えたり，付着した血液が黒ずんで正しい色を見分けられないことがある。シーツや寝具類に白や薄いクリーム色などが用いられるのは，患者を観察する立場からは適している。

色調については，情緒との関係が心理学的にも研究されているが，また，年齢や性別，流行によっても各人の感じ方は異なるので，色・柄を選ぶ場合は上記に

加えて各人の好みを尊重して一緒に考えて選ぶ。

c 衣類・リネン類の管理

病院で使用される衣類には，患者用の各種病衣・検査衣・おむつ・おむつカバーのほか，職員のユニホームやガウン・手術衣などがある。日常の病衣やユニホームなどの布類は洗濯して再利用されるが，おむつや検査衣・手術衣などはディスポーザブル製品を使用することが多い。また同じ布類としてリネン類には，寝具として使用されているもの，各種カバーや包布・タオル類などがある。これらは病院全体としてハウスキーパーや担当の係が洗濯(直接でなくリースや委託が多い)や保管をしている。各病棟や所属(検査室や手術室その他)に必要なリネン類は各病棟で保管される場合と，中央管理などのシステム管理がある。病棟に保管されているリネン類の責任者は看護師長や主任であることが多く，整理は看護助手が行っていることが多い。しかし，ナース全体がつねに関心をもち，数の確保だけでなく，その質にも注意し，洗濯・アイロンかけ・染み，その他について看護する者の立場で気づいたことをハウスキーパーに連絡するなど，よい状態で患者に提供できるよう準備しておかなければならない。

また，寝衣が患者の私物である場合は，寝衣は1〜2日に1回は取りかえ，汚れた場合はすぐに交換するなど，つねに清潔なものを着用するように配慮したり指導する。そのためには，予備を2〜3枚は準備し，汚れたものはできるだけ早く洗濯するよう，患者や家族と相談したり，必要に応じて指導する。

3 履物

a 履物の使用

履物は衣服とともに用いられるもので，広義の衣類の1つと考えられる。患者の履物は，以前のようにスリッパやこれに類する型のサンダルが中心でなく，歩行時の転倒防止やリハビリテーションのための履物など，多様化している。履物の歴史は古く，古代から足部の防御のほか，履く人の身分の象徴にも使用された。現在は他の衣類と同様に足の保護や，防寒などの環境に対する生理的欲求，運動や作業などを配慮した機能性に加えて，装飾の役割を果たすなどの社会生活を営むための心理・社会的欲求に基づいても使用されている。

あらゆる健康レベルの人にとって，歩くことは健康の維持・増進の観点から重要であり，各人に適した履物の選択が求められる。このことは，広義の看護として，用途に応じた履物の選択や使用方法について，指導・助言を行うことが期待される。さらに，看護業務を効果的に実施するため，ナース自身がよいボディメカニクスで看護が行えるよう，適切な履物を選択し，使用することが欠かせない。

b 健康の視点からみた履物に影響する因子

(1)成長・発達・加齢 足の骨格は全体として弓状に彎曲しており，この彎曲すなわち足弓(足部アーチ arch of the foot)は，立位における身体の移動時に，地面に対して弾性のあるてこ(梃子)として機能している。そしてこの足弓は歩行・走行時に平坦でない地面に対してばねとしての機能だけでなく，足底部の血管や

神経を保護する役割を果たしている。

　足弓は出生時から存在するが，乳幼児期は骨も関節も未完成であり，足底の皮下脂肪が厚いので外見としては明らかでない。3歳ごろになると足弓は骨・靱帯および筋の運動によって形成・維持されるためにわかるようになり，成人と同じ歩行パターンとなる6～7歳には，足弓ははっきりとみとめられるようになる。加齢による影響は個人差が非常に大きいが，足弓を支持する靱帯・筋肉の力が弱まり体重の負荷に耐えられなくなると，縦足弓が低下あるいは消失する扁平足や，横足弓が低下する開帳足になり，歩行などによって疼痛を生ずるようになる。

　また，加齢によって膝関節や足関節が変形したり，下肢の筋力が低下したりすると，姿勢は立位姿勢が前傾前屈となり，歩き方は踵からではなくつま先から接地するのでつまづきやすくなる。

（2）**足底の長さと幅および周囲径**　足の大きさと形，とくに靴では足底の長さ（踵後端から最も長い指の先端までの距離）と足の周囲径である足囲[注3]（中足指節関節周囲の長さ）によって履物のサイズが決まる。一般に歩くときは前足部で地面を蹴って足を踏み出すが，このときに中足指節関節が地面をしっかりとらえて足背側に十分に伸展するためには，履物内部で足の指が自由に動かせることが求められる。さらに前足部の形は斜め・四角・円形があるが，これは足の指の長さの違いにより個人差が大きい。

（3）**疾病・障害**　脳卒中などの麻痺性疾患や，運動失調・不随意運動を伴う神経筋疾患では，疾病や障害それ自体が歩行能力に影響を与える。股関節や膝関節の変形性疾患は，疾患の進行とともに姿勢を変化させ，関節リウマチや足部の疾患は，足部自体を変形させる。

　また，疾病や障害は身体感覚や運動機能を変化させるだけでなく，思考能力や活動意欲に影響を与え，動作や歩行などの能力を低下させる要因となる。

（4）**使用する場所と時間**　履物の種類や材質は，床面や地面の状態や状況と，そこでどのような体位で，どの程度の時間使用するかによって決まる。立位や椅座位をとる時間が長い場合には，浮腫が生じて，起床時に比べると就寝時には足は約10～20％大きくなることもある。

（5）**その他**　以上のほか，履物に影響する因子として，生理的には足底の不感蒸泄や発汗によって履物の内部が不潔になりやすい。また各人の活動量・活動内容，さらに各地の気温や天候なども含めた気候も，履物に影響する。

ⓒ 履物を選択するときの条件および看護

　看護の視点から履物を選ぶときの一般的な条件を，指導や助言をするときには，以下の点に注意をはらいたい。

（1）**成長・発達や歩行機能を阻害しない**　歩行機能を獲得する幼児期から運動機能の発達する学童期は，運動量や活動量が増大するとともに，下肢が急激にのびる時期でもある。この時期には，履物によって足や足の指の成長を妨げないことが重要である。足部がやわらかな2～3歳ごろまでは，かたい履物は避けるようにするが，歩くことによって足弓を支持する筋は強くなるため，歩行に応じて中足指節関節が足背側に十分に伸展でき，しかも足が地面につくときの衝撃をやわらげる材質が求められる。また，活動に応じて素材が十分にのび縮みし，足部の屈曲に自然に応じる履物を選びたい。

注3：足囲はウィズ width とよばれ，JIS により男女別に足長に応じて決められており，A から 6mm 単位で E まで広くなり，さらに EE，EEE，EEEE，F，G となっている。

子どもにとって小さすぎる靴は足の成長を妨げ，大きすぎる靴もまた靴の中で足が滑ることで爪や指の先をいためる原因となる。乳幼児健診や学校保健に携わる場合には，子どもの靴の形や大きさ，素材について必要に応じて養育者に助言したい。

（2）**加齢による変化を考慮する**　加齢による変化として，足弓部を支持する筋肉や靱帯の機能の低下，下肢の筋力の低下，膝関節や足関節の軟骨の変化による変形，関節痛が生じることが多い。このため前傾姿勢となり平地を歩いていてつまづくことが多くなる。履物は軽くて足底部が薄すぎないで，足弓部を支え足背をしっかりおおうタイプが求められる。足弓を支えるタイプの中敷を使用することも効果的である。足背をしっかりと押えるとともに，状態によってはつま先部分が少し上がるように調整した履物が適当となる場合がある。

　　そして，入院すると，履物も日常と異なるものを使用する場合が多く，履き慣れないため事故が生じることにもなる。ナースは患者の状態の変化をふまえて歩く姿勢や履物にも注意し，必要に応じて履物の選択について助言する。また，転倒予防の観点から履物の調整や杖の使用が必要と考えられる場合には，医師に連絡したり，患者が適切な対応がとれるよう指導や助言を行いたい。

（3）**疾病や障害による影響を知る**　疾病や障害によって歩行に関する機能も異なるため，履物の選択や使用方法への配慮が必要となる。

　　麻痺性疾患や神経筋疾患では，歩行能力の維持・改善のために，靴型装具を含めた履物の調整が重要である。ナースは日常生活における歩行状態をよく知る立場にあるため，訓練室で使用した履物が日常生活を送るうえでも適切であるかについて観察し，必要に応じて医師や装具担当者などに相談することが求められる。

　　また，下肢の関節や足部自体が変形している場合には，原因疾患に関連した看護とともに，歩行機能への影響に注意し，足のケアや履物の工夫で歩行能力が向上する余地はないかについても注意深く観察したい。たとえば，関節リウマチの治療は行われていても，足の指の変形を考慮しない不適当な履物は足底に胼胝（たこ）や潰瘍ができる原因となる。そのことで歩行能力が低下するということがないようにしたい。

　　そして，糖尿病の合併症などによって足部に知覚麻痺や末梢神経障害がある場合には，履物による圧迫が血行障害を助長することがあるため，日々のケアのなかで履物との関係にも注目して足部の観察を行うことが必要である。

　　さらに，患者の日常生活を知るナースは，患者が足部や歩行機能自体に変化をきたしていない場合でも，病状や活動レベルの変化に応じて下肢の機能の変化を予測して，履物を履きかえるという視点をもちたいものである。

（4）**使用目的や使用状況を考慮する**　立位や歩行による足部への衝撃の影響は，床面や地面の状態と歩行時間によって異なる。軽く歩行するだけで足部にかかる荷重は体重の約20％増しとなり，その衝撃は一般的には踵部にかかるが，加齢によってつま先から接地する場合には，前足部に衝撃がかかることになる。それらのことを総合的に判断して，使用目的や使用場所に最も適した履物を選びたい。一般的に部屋履きは軽く着脱がしやすい履物が適しており，屋外では足部をおおう靴の使用が適している。靴は基本的には軽いものが望ましいが，足部への衝撃をやわらげ長時間歩行できるだけの強度を有するためには，ある程度は重量のあるものとなる。履物は足部に密着することで足に感じる重みは軽減するた

め，長時間使用する履物は，足の大きさや形にきちんと合った靴が適当である。また立位や椅座位をとる時間が長い場合には，ひも靴のように足の容積の増大に適応できるようなタイプの履物が望ましい。

　片麻痺や下半身の麻痺などによって多くの時間を車椅子で過ごす場合には，着脱がしやすく，足の容積の増大にも対応しやすい面ファスナーを使用した靴が使用されることが多い。この靴の場合は，面ファスナーが足の状態に応じて適切に固定されているかを必ず確認する。また頻回に着脱しない場合には，ひもを用いた靴のほうが自然に足の膨大に対応するので，少し履きにくくても適当である場合もある。

　いずれにしても，ナースは患者の1日あるいは1週間を通しての生活パターンを知ったうえで，使用目的・状況に適した履物についての助言を行いたい。

（5）**その他**　足部の不感蒸泄や発汗は，活動量や気候，精神状態によって影響され，湿度が高くなると履物の内部は汚れや微生物の繁殖によって不潔になり，臭気を伴うようになる。したがって，活動量や気候に応じて通気性にすぐれた履物を選ぶとともに，靴の内部の湿度が高くなったときにかえられるように，1〜2足の履きかえを用意したい。途中で履きかえられない場合には，数足の靴下を用意し，発汗に応じて靴下を交換することも効果的である。履物内部の湿気をとるため，1〜2週間に1度は日光にあてて風を通したり，内部をふいたり洗ったりしたいものである。

B　寝具・寝室，住環境の管理に関する基礎知識

　第1章「F 生活環境と健康」の基礎知識（➡90ページ）では生活環境と健康の観点から環境を説明した。ここでは，休養や睡眠をとる場，療養の場としての住環境の管理について述べていく。

1　病床

　家庭では日常の寝具が一般に用いられているが，病院では病床すなわち患者用の寝床として，患者の状態や治療に適応したベッドが選ばれる。ベッドには各種のマットレス mattress やマットレスパッド mattress pad，シーツ・毛布などの寝具が用いられる。

a　ベッドの種類

　ベッドの種類は，寝床面積や高さ・機構などによって異なるが，おもなものをまとめると，表I-2のようである。病院で使用されるベッドについて説明する。

（1）**電動ベッド**　一般に使用される患者用ベッドは，長さ200 cm，幅90 cmのものが多く，患者が横たわったままでスイッチを入れることができ，ベッドの上下移動や半座位になることができる（➡図I-3,4）。最近では，以前に使用されていた手動式ギャッチベッドから電動ベッドに転換する病院が多い。

　また，高齢者の生活の自立や介助を容易にするために，家庭用ベッドに近いデザインで，病院のベッドより高さが低く，ボトム（床面）までの高さを調節できる（30〜60 cm）。臥床する人に合わせて，上半身の挙上とともに腹部の緊張感や圧迫感をとるために，上体挙上のボトムが曲線に曲がったり，下肢挙上のボトムの

> **ポイント**
> ●ベッドの高さは，医師やナースにとっては高いほうが作業がしやすく，離床できる患者には，腰掛けやすく立ちやすい膝下より少し高いぐらいの高さが適している。このため，高さの調節可能なベッドが便利である。また，幅と長さは患者の体型によって選ぶことが必要である。患者を中心に考えると，普通ベッドは体位変換が容易にできて，安全で安楽なベッドの幅が望ましい（➡162ページ，図I-3）。

表 I-2 ベッドの種類

種別	機構の特色	長所	短所
普通ベッド(家庭用)	枠組みは木製やレザーばりである。	やわらかい感じで落ち着く。	キャスターがない場合は,ベッドの移動が困難である。
療養ベッド(家庭用)	枠組みは木製やレザーばりで,家庭向きであり,ベッド高が低く,電動ベッドになっている。	在宅療養向き。	―
療養ベッド(家庭用・施設用)	病院用電動ベッドと同じ機能のもので,木調のものが多く使用される。	ベッドの高さが調節でき,ギャッチ機能があるので療養者や世話をする者が普通ベッドより容易に動作や行動ができる。	―
ハイロー機能付き両ギャッチベッド(病院用)	足もとハンドルで上半身と膝が挙上できる。ベッドの高さが調節できる(現在は,電動ベッドに転換するところが多い)。	容易に半座位にできる。患者の歩行の可否,ナースや医師の行う作業によってベッドの高さが調節できるので,姿勢に無理が少なく安全である。	寝ている人は自分で操作できず,他人の手をかりる必要がある。
電動ベッド(病院用)	ベッド足もとスイッチおよび手もとスイッチで上半身・膝・頸部・足部の挙上やベッドの高さ調節が可能。	患者に適した体位がとれる。ベッド高が下がるのでベッドから降りやすい。寝ている人が自分で操作できる。	重いので,床がその重量に耐えるものが必要。木造家屋ではむずかしい。高価。
ICUベッド	手動と電動があり,高度の治療処置や体位変換のための機能を備えている。	重症患者の治療に適した機能になっている。	―
その他特殊治療用ベッド	特殊機能付きICUベッド・フレームベッド・リカバリーベッド・透析用ベッドなど特殊なベッドがある。	―	―

膝の部分が約 10 cm 前後に動いて上体がずれない工夫のあるベッドもある。

ベッドの台は合板すの子のものと,金属製のもの,その他がある。柵は掛け寝具の落下や患者の転落の防止になる。

柵を立てるくぼみは柵の位置を自由にすることや,点滴静脈内注射などに用いられる支柱を挿入することもできる。さらにベッドの頭部・足もとのボードが取り外しが可能なものは,頭部・足部の治療に便利である。身長の高い患者には,足もとのボードを外して,足もとへ補助フレームとマットをつける。

患者用のベッドの脚はキャスター caster(脚輪)がついているものが適している。車の直径は,大きいほうが移動時の振動が少ない。キャスターがあると,患者は安楽に寝たまま移動ができる。またナースは容易にベッドを移動することができ,掃除などの作業をする場合の移動も,寝ている患者への負担が少ない。車にはストッパー stopper があり,停止時にベッドが動かないようになっている。

このほか,寝ている人や在宅療養看護をする人との位置関係を適切にするた

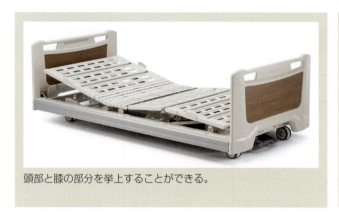

頭部と膝の部分を挙上することができる。

図I-3 電動ベッド(1) （パラマウント株式会社提供）

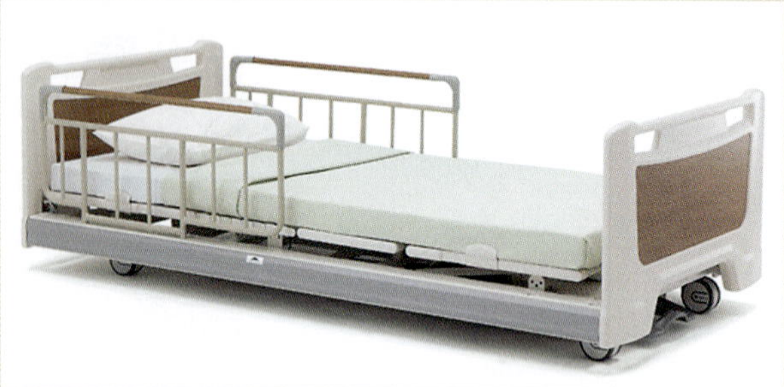

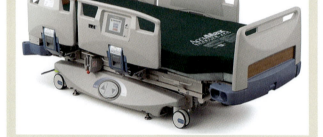

マットレスをのせた図であるが，ハンドル操作によって高さが調節できる。

図I-4 電動ベッド(2) （パラマウント株式会社提供）

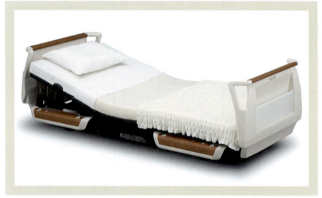

図I-5 家庭用ベッド （パラマウント株式会社提供）

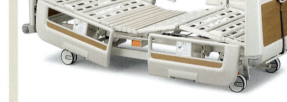

図I-6 ICUベッド （パラマウント株式会社提供）

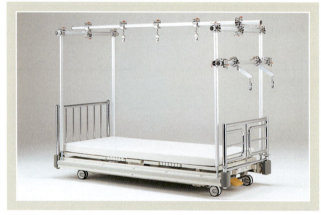

図I-7 フレームベッド （パラマウント株式会社提供）

図I-8 リカバリーベッド （パラマウント株式会社提供）

め，サイドレールや介助バーの位置を調節できるよう工夫されているものもある。これらは高齢社会に向けて高齢者が使いやすく快適なベッドであり，看護や介護をする人のボディメカニクスや作業を配慮した工夫がされている(➡図I-5)。これらの家庭用療養ベッドは家庭だけでなく，高齢者向け施設でも使用されている。

(2) ICUベッド　集中治療を行う患者には，モニターなどの使用や，急激な病変による手術も考えられるので，移動・治療処置を敏速に行えるICUベッドが使われる。キャスターの直径が大きいので移動しやすく，柵は頭部を含めてすべて取り外しが可能で，医師・ナースがケアをしやすいようにベッドの高さが調節できる。高さは普通ベッドより高く約100cm，幅は狭く約80cm，長さは200cmで，頭部を上げて足部側に傾斜させることや，フットフレームを倒してベッ

ドを長くすると，器具台やメモ台としても使用できる（→図I-6）。

（3）フレームベッド，リカバリーベッド，その他 フレームベッドは，牽引するための滑車がついている。図I-7は滑車が各部分に使用できるもので，簡単な構造のものである。

リカバリーベッドは術後回復期に使用されることが多い。術後はICUベッドが使われることもあるが，回復室で麻酔の覚醒後，病室への輸送車も兼ねてリカバリーベッドが用いられる（→図I-8）。

ベッドにはそのほかに透析用ベッド，X線撮影が可能なエマージェンシーベッド，体位変換用ベッド，便器付きベッドなどがある。

b ベッドの消毒設備

院内感染が医療施設の大きな問題になり，ベッド全体を消毒することが課題となった。ベッドの消毒設備にはベッドとマットレスを同時に洗浄・消毒するものもあるが，ベッドとマットレスを別々に実施するものが，汚染の頻度や材質の構造上から使用されていることが多い。図I-9はベッドとマットレスを洗浄・消毒する設備の一例である。

c 寝具

わが国で使用される寝具には，和式・洋式があり，ベッドとシーツを除く寝具も，それぞれ使用目的に応じていろいろなものが用いられている（→表I-3, 4）。

病院用マットレスではポリエステルやポリウレタンマットレスなどの消毒しやすく，切断・加炎処理しやすい材料のものが使われている。また，マットレスは治療用として，整形外科では弾力性の少ないパームマットレスなどが使われることもある。体圧分散と透湿性をはかるために，ポリウレタンをプロフィルカット加工して，臥床面がクレーター状になっているマットも多く使用されている。しかし，このマットは透湿・透水性がよいので発汗しても床上面はべとつきが少ないが，水分を通すので在宅療養の和室では畳が湿気をもつ。

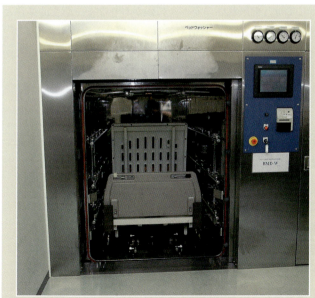
(1)ベッド消毒・消毒装置

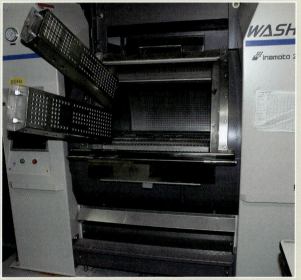
(2)マットレス洗浄・消毒装置

図I-9　ベッドの消毒設備

表 I-3 寝具使用の現状

	敷く物	掛ける物
主として家庭で使用	(1) 敷きぶとん(1枚) (2) 敷きぶとん(2枚) (3) 和式ポリウレタンマットレス＋敷きぶとん(1枚) (4) プロフィルカット状ポリウレタンマットレス (5) 家庭用ベッド①(スプリングマットレス付き)＋マットレスパッド (6) 家庭用ベッド②(各種マットレス，または板ばり，畳)＋敷きぶとん(1枚)またはマットレスパッド (7) 在宅療養用ベッド(医療機関一般用・福祉施設のベッドに準じたもので介護保険適用)	(1) タオルケットのみ，または綿毛布 (2) 肌掛けぶとんのみ (3) 毛布類のみ(1枚または2枚以上) (4) 毛布類＋掛けぶとん (5) 掛けぶとんのみ (6) その他
主として病院で使用	(8) 病院用各種ベッド＋スプリング・ポリエステル・ポリウレタン・ゴム配合マットレス＋マットレスパッド (9) 病院用各種ベッド＋プロフィルカット状ポリウレタン・高弾力性ウレタン・低反発ウレタンフォームマットレス (10) (8)の上に高弾力性ウレタンフォームや高通気性ウレタンフォーム (11) 普通ベッド＋各種マットレス＋エアマット各種 (12) その他：各種ベッド＋敷きぶとんやマットレスパッドの上に上半身用羊毛皮など	

〔注〕(1)～(11)については，おのおのの上にシーツを使用する。

そのほか，特殊マットレスとしては，ウォーターマットレスやエアマットレス（褥瘡予防ではなく普通マット）などがある。

マットレスの上に敷くマットレスパッドは，マットレスのかたさを調節する役割があるので，マットレスの種類によって厚さや材質を選択することが求められる。

また，掛け寝具の種別や特色を**表 I-5**にまとめたが，それぞれの特色を理解して，使用する患者や室温などを総合的に判断して選択し，使用することが，患者の身辺環境についての援助の1つである。

d 寝床に必要な条件

寝床に必要な条件としては，健康状態のレベルにかかわりなく，衛生的条件と人間工学的条件があげられるが，さらに習慣や外見も無視できないものであり，患者の場合は，傷病に対しての必要な条件が加わる。ここでは，実際の寝床（病床）に必要な条件とはどのようなことか，また寝具の用い方について述べる。

■寝床の衛生的条件

(1) 寝具は寝室の気候（気温・気湿・気流）によって，その種類や枚数を調節する。目安は汗ばまない程度にあたたかくなるよう調節することである。ただし，寝室の温度が25℃以上になると寝具による調節は不可能になる。
(2) 畳の場合は，直接畳の上に敷きぶとんを敷くので，敷きぶとんの放熱量が大であり，保温効果からみると，掛けぶとんより敷きぶとんを厚くする。
(3) 保温のためには頸部と肩部を十分におおう。
(4) 頭寒足熱にすると眠りやすい。
(5) 寝床は，乾燥と消毒を兼ねて，日光にあてる。
(6) 寝具に使用する綿やマットレスの素材の性質を知り，それに応じた寝具を用いる。

ステップアップ

寝床内の温度・湿度・気流によって形成されている状態を寝床気候とよんでいる。寝床気候を測定すると，室内の温度20±2℃，湿度40±5%では，青年女性で快適な温度は30～34℃，湿度40～50%であった。これは環境，健康状態，年齢，性別，習慣（寝具や着衣）などによって個人差があり，1つの目安と考える。また寝床内の気流は，呼吸運動による胸部・腹部の動きや体位変換などの体動によっておこる。この体動による寝具の移動は，寝床内の空気を換気し寝床内湿度を下げる[4]。

4) 木村憲司：論壇，医療用ベッドの過去・現在・未来．病院設備46(1)：7, 2004.

I 着衣・更衣と寝具・寝室，住環境の管理

表 I-4　おもなマットレスおよび敷きぶとん

	種別	使用法	長所	短所	備考
ベッド用マットレス	①スプリングマットレス	要マットレスパッド	弾力性と支持感があり，一般的に寝ごこちがよい。独立したスプリングを不織布で包んだスプリングマットレスは，自然な姿勢になり，寝ごこちがよく，体位変換が容易で振動がない。	スプリングの性能によっては高圧のかかる殿部などがへこむことがある。	廃棄処理に問題があるので，大量使用の病院では少なくなっている。
	②ポリエステルマットレス	要マットレスパッド	透湿性があり，かためのクッションで耐久性・難燃性がある。	かたい感じがあり，マットレスパッドの種類に工夫が必要である。	パンタグラフ構造のクッション材であり，リサイクル廃棄処理に適している。
	③ポリエステルと天然ゴム組合せマットレス	要マットレスパッド	クッション性が適度にあり，ギャッチ角度に沿いやすい。通気性・通水性があるが，ゴム組合せにより保湿性もある。	人によってはややかたく感じるので，マットレスパッドに工夫が必要。	
	④プロフィルカット加工のポリウレタンマットレス	直接シーツを掛ける	クレーター状で体圧を分散する。吸湿性はないが，透湿性があり，軽い。	マットレスの下面に透湿・透水性によって水分が生じ，畳や板が湿気をもつ。	鋼鉄網や板すの子の上に敷いて湿気を放散する。畳の上で家庭用としても使用される。
	⑤高弾力性ウレタンフォーム＋低反発ウレタンフォームのマットレス	直接シーツを掛ける	弾性のあるウレタンフォームで底づき感がなく，支持感のある状態になる。その上に低反発ウレタンフォームの層があるので体圧分散がはかれる。	体圧分散を意図したマットのため，カバーがナイロンで通気性がない。また，人によってはやわらかくて身体が沈み込むように感じ，圧迫感がある。	
	⑥その他特殊マットレスなど	—	—	—	ウォーターマットレスや特殊治療用マットレスがある。
敷きぶとんと和式マットレス	木綿綿敷きぶとん	シーツを上に掛ける。	比較的安価である。日常生活のなかに習慣として入っている。弾力があり保温性・吸水性・吸湿性がある。	湿気やすく使用を続けると弾力がなくなる。	再生がきく。シングルで6 kg。ベッド用マットレス上に敷くときは綿を1/2にするとよい。
	木綿綿・合成繊維綿混合の敷きぶとん	同上	同上木綿綿より軽い。	シングルで4.5 kg前後。	木綿綿のみよりも現在は多く使用される。
	羽毛敷きぶとん	同上	あたたかく，やわらかい。	夏は暑い。高価。やわらかすぎて支持感に欠ける。	
	羊毛敷きぶとん	同上	あたたかく，弾力性がある。	放熱性は製品によって異なる。下の畳が湿気やすい。	和式ふとんの下には6 cm程度のものがよいとされている。
	和式マットレス（ポリウレタン・気泡合成樹脂・気泡合成ゴム）	敷きぶとんの下に敷く。	弾力性に富むが，吸湿性がない。透湿性は製品によって異なる。		
マットレスパッド・その他のマットレス	マットレスパッド（中綿は木綿・合成繊維綿・混合）	シーツを上に掛ける。ベッド用マット上。	ベッド用マットレスに適したパッドである。綿の量により寝ごこちを調節できる。	やわらかいふとんに慣れた者には，ややかたく，背部が痛い場合がある。洗濯により綿がかたくなったり，厚さが薄くなる。	マットレスの種類，寝ごこちを確かめて，厚さ・枚数を調節する。
	上置きマット（表面ピンポン型ウレタンフォーム）	マットレスパッドにかえて使用。	マットレスパッドでは身体が痛い場合に，体圧分散がはかれる。消毒しやすい。	マットレスによってはやわらかすぎて，身体が沈むことがある。	
	エアマットレス	同上	身体に感じない程度の圧迫が交互にあり，マッサージ的効果が得られる。	発汗や高温時にビニールのため背部が湿り，汗疹ができやすい。空気量と機構によって乗り物酔いがおこる。高価。	空気袋横式で太いものは上下動があり，乗り物酔いがおこることがあるので，空気量を加減する。

> **ステップアップ**
>
> 畳は固体であり，それと直接に接する敷きぶとんのほうが，気体である空気と接している掛けぶとんより放熱量が多い。頸部や肩部を低気温の外気にさらしておくと，冷えて抵抗力が低下し，風邪をひいたり，その部分の血液循環が不良となって，肩がこるという症状があらわれ

①肌に接するシーツや毛布は吸湿性のある木綿を使用する。

②敷きぶとんは吸湿性があるので，吸湿した水分を放出する透水性・透湿性に豊み，さらに弾力性のあるものが適している[注4]。

③掛けぶとんは軽く，透湿性があり，吸湿性の少ない合成繊維の綿が適している。しかし，乾燥が毎日可能な場合は水分を吸収して保温力の高い木綿綿がよい。

(7) 温度・湿度・塵埃によって，カビや害虫が発生・増殖するので，その予防を

表I-5 おもな掛けぶとんと掛け寝具

	種別	長所	短所	備考
掛けぶとん	木綿綿掛けぶとん	吸水・吸湿性に富んでいる。	重い。かたくなりやすい。	綿の打ちなおしにより再生できるが，重いこと，合成繊維綿のほうが安価で丸洗いできるため，しだいに使われなくなっている。
	木綿綿＋合成繊維綿掛けぶとん	吸水・吸湿性があり，透湿性もある。	—	—
	各種合成繊維綿ぶとん	軽い。保温力と弾性に富む。透湿性がある。入手しやすい。	軽いので寝返りによって動きやすい。	
	木綿綿に真綿を巻いた掛けぶとん	軽く，保温性に富む。	真綿が高価で得にくい。	最近は真綿が少なく，また合成繊維綿が発達したので，あまりつくられない。
	羽毛掛けぶとん	非常に軽く，保温性に富む。	高価である。虫害を受けやすい。	保温性をより高くするためには，ふとんの上から毛布を掛けて，ふとん内のあたたかい空気を出さないようにする。
	羊毛掛けぶとん	保温力に富む。		
	夏用小型掛けぶとん	小型で扱いやすい。吸湿性に富む。	夜間の気温差のあるところでは被覆面積が少ないので冷える。	吸収した湿気を蒸発させるために，毎日干す。
その他の掛け寝具（主として肌側に）	タオルケット	肌に沿うのであたたかく吸湿・吸水性に富む。洗濯が容易である。	汚れやすい。	—
	毛布（綿100%）	同上 肌ざわりがよい。	直接，肌近く掛けるのでしばしば洗う必要があるが，洗うとかたくなる。	洗濯は木綿用の柔軟剤を使用するとよい。
	毛布（毛100%）	吸湿性があり，含気量が多く保温性に富む。	虫害を受ける。	ラクダ・ヤギ・ヒツジの毛を用いている。
	毛布（各種合成繊維）	虫害を受けない。軽い。	吸湿性が劣る。毛玉ができやすい。	
	毛布（混紡）	—	—	毛と綿・合成繊維のものがある。
	肌掛けぶとん（羽毛，合成繊維綿）	吸湿・吸水性に富み，軽くて肌に沿ってあたたかい。	タオルケットや綿毛布より洗濯しにくい。	
	夜着	肩を十分におおうことができる。	縫製がめんどうである。	関東以北で用いられている着物型の綿入れぶとん。

〔注〕 1）ふとんおよび肌に直接掛ける綿以外の毛布は，木綿のおおい布をかけることが，清潔，吸水・吸湿からみて望ましい。
　　　2）電気毛布は保温用具として別に説明する。

る。睡眠時の代謝は，基礎代謝の約70％にあたるので，末梢部の皮膚温は下がりやすく，冷感として刺激を受けるので，睡眠が妨害される。一晩に寝具に吸収される発汗や不感蒸泄は200 mL程度である。乾燥させることによって，その水分が蒸発し，また綿の間の含気量を増して保温性と吸湿性を高める。乾燥させる時間は外気の湿度が低く，紫外線量の多い午前10時前後から午後2時すぎごろが適している。

注4：厚さ6〜7 cmのポリウレタンのマットレスの上には，木綿綿の薄い敷きぶとんがよい。しかし，畳を使用する場合は湿気が出るので注意する。

する。

①部屋の換気をし，通風をよくする。

②万年床を避け，室内の床を掃除機で吸引し，ふき掃除をする。

③ベッドを使用する場合は，毎日ベッドメーキングを行い，寝床内の換気をする。シーツは毎日かえることが望ましいが，かえない場合はシーツの上の細かい塵埃を除去する。

④畳の場合は，ポリウレタン製マットレスの上にふとんを敷き，マットレスは毎日上げて畳とともに乾燥させる。終日臥床している患者の場合は畳の上に直接マットレスを敷かないで，すの子を用いて空間をつくるとよい。

⑤ふとんは，晴天の日に日光消毒（天日干し）をする。

⑥塵埃は床から20〜30 cmまでが多いので，衛生上は畳に直接敷き寝具を敷くよりもベッドのほうがよい。

■寝床の人間工学的条件

(1) ベッド面の高さは，患者側からみると，歩行可能な場合は各人の膝関節部を直角にして足底部が床につく高さか，やや高く（＋3〜5 cm）すると立ちやす

Ⅰ 着衣・更衣と寝具・寝室，住環境の管理

く安全である。ナース側からみると，各人が立位で肘関節を軽く屈曲した姿勢で，上肢の作業ができる高さが適している。

(2) 寝床の幅は，患者の安全・安楽からみると，体動や寝返りが支障なくできる，十分な広さが必要である。一方，医療処置などの作業は医療者各人が立位で上体をあまり曲げない程度で，手が患者の反対側に届く広さが作業しやすい。

　体動や寝返りが支障なくできるベッドの大きさは，図Ⅰ-10に示したように，標準的な男子患者で長さ200 cm，幅100 cmが必要である。一般に成人の寝やすいベッドとしては，セミダブル（幅約120 cm）がよいとされる。

　治療処置に必要なベッドの移動や高さの調整が容易であることが望ましい。

(3) マットレスや敷きぶとんは，適当な弾力性が必要である。

　脊柱・骨盤・下肢骨がほぼまっすぐにのびている状態は，個人の習慣・筋肉状態・体型などによって個人差はあるが，一般に寝返りが容易であるので，疲れにくい。

　臥床したときの体圧分布を，図Ⅰ-11に示した。これをみると，背部から殿部にかけて圧力が強くかかるので，それを支持できるようなかたさのマットレスが必要である（→図Ⅰ-12-(b)）。図Ⅰ-12-(a)は，スプリングがやわらかいので，殿部が落ち込み，疲れやすい。

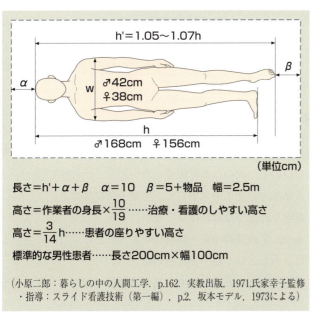

図Ⅰ-10　体動や寝返りが支障なくできるベッドの大きさ

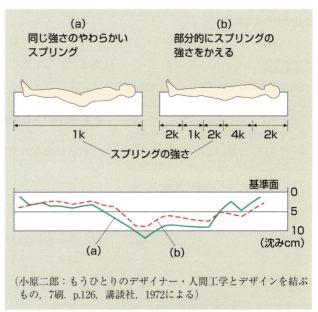

図Ⅰ-12　スプリングの強さと寝床姿勢との関係

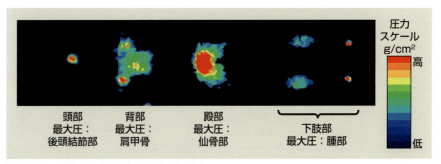

図Ⅰ-11　仰臥位の体圧分布（20歳成人）

第2章 ● 生活を整える看護技術

ポイント
- 頭部を支える枕の高さは成人では7〜10 cmが適しているが、羽毛枕のように肩の部分から支えるものもあり、仰臥位から側臥位になることを考えると、寝返りしても顔が落ちない幅も必要となる。これらを総合して、従来の矩形だけでなく、気道を開いて呼吸が容易になる型で、頸部をのせると後頭部がやや下がるようなものも市販されている(5)①。
- 羽毛枕を2個使用するときは、下はかための陸鳥の羽、上はやわらかめの水鳥の羽が適している。ウレタンフォームでは低反発ウレタンフォームが好ましいとされる。また、かたさには日ごろの習慣もある。これらを総合して各人に適した枕を選択する(5)③。

注5：身体の骨が突出している部位が敷寝具に接しているとき、板に接しているようにかたく感じる状況をいう。
注6：敷寝具に臥床しているときに、身体全体を支えてくれるような感じで、安心感が得られる状況をいう。
注7：人間の感覚(視覚・聴覚・味覚・触覚・嗅覚)を用いて、物体の特性を一定の手法で評価する検査。

ポイント
- 寝床は睡眠時だけでも発汗や不感蒸泄によって湿りやすい。とくに終日臥床している患者の病床は湿気も多く、さらに床上での便器の使用などによって不潔になりやすい。一般に病床気候は、温度が30〜35℃であり、湿度も高く、体位変換の回数が少なければ気流も少ないので、微生物の繁殖に好条件となる。感染予防のためには、寝具は洗濯・乾燥・日光消毒されたものを用いる(1)。

ポイント
- ベッドを昇降できる患者の場合は、ベッドの高さは座位で床に足底がつくものを用意する。また、ベッドに弾性がありすぎるものは、起きたときに不安定な体位になりやすいので注意し、転落の危険がある場合は起きるときの持ち手としても役だつ柵や補助具を用いる。また患者には、体力や平衡感覚の低下があるので、つねに安全な病床への配慮をする(2)。
- 防水シーツやナイロン布などは、その上に木綿シーツを敷いても、その部分の弾性に欠けるので敷いている部分の身体が疲れたり、疼痛を訴えることが多く、

(4) 身体にかかる寝具の重さは、患者の習慣なども考慮して適切なものを選ぶ。保温性がよければ、薄くて軽いものを選ぶと安楽である。
(5) 枕は、高さ・かたさ・透湿性を考慮して適切なものを選ぶ。
① 枕の高さは高すぎると頸椎が前屈し、顎が頸部を圧迫して極端な場合は呼吸が困難になる。また、側臥位になったときには、後頭結節と脊柱を結ぶ線がベッドのボトム面と平行になる高さが肩のこらない高さである。高齢者は背部が丸くなったり、脊椎が前傾しているなど、脊柱や背部の形には個人差がある。枕の高さや大きさと形は個人差を加味して選ぶ。
② 後頭部から頸部にかけての発汗は多いので、湿気を通す材質がよい。
③ 枕がかたすぎると頭部表面を圧迫して、しびれ感をおこし、やわらかすぎると頭部が沈み込んで頭部の温度が放散されず、寝苦しい。このため、表面は柔軟で、その下は支持感のあるものが望ましい。

■寝床の寝ごこち

寝る人にとって、寝ごこちは安楽とのかかわりが大きく寝床に必要な条件として重要である。総合的には、寝床は身体に接する部分はやわらかく、底づき感注5がなくて支持感注6のあるものが官能検査注7からみて適当である。

病院などの医療施設は、一般病室で用いられているベッド・マットレスの種類が多いだけでなく、ICUで用いられる特殊なベッドの種類自体も多い。どのような状態の患者でも、ベッドは生活のおもな場であるので、寝ごこちのよいことは寝床に不可欠な条件である。

寝ごこちは主観的・本能的な感覚であり、寝ごこちに対する好みには個人差がある。寝ごこちには、このほか各人の体格とマットレスの幅との関係や、掛け寝具の大きさ・重さとの関係が大きい。

ⓔ 病床への配慮

病床は患者の生活の場としての寝床であり、単に睡眠するところ、つまり「寝どこ」をさすものではないので、次のことに配慮したい。
(1) 病原微生物に対する抵抗力の低下を考慮して、感染予防に努める。
(2) 寝起きしやすく、安全な寝床でなければならない。
(3) 便器を使用するときや、手術後の出血・排液による汚れを防ぐために用いる防水シーツやナイロン布などは、最小限に用いる。
(4) 患者が離床しやすく、ナースが看護しやすい高さに調節可能なベッドが望ましい。

病床としてベッドをつくる場合は以上の他に、個々の患者の症状や治療に伴って観察した内容についてアセスメントを行い、それぞれの寝具の特性を考慮して選択するという個別性がナースに要求される。

■病床に適した寝具

以上の事項を参考に、病床に適した寝具の用い方を具体的に述べる。
(1) ベッドの場合は、台が通気性のよい構造で、その上にマットレスを置き、そのマットレスに適したマットレスパッドを敷いてシーツを掛ける。
(2) 家庭で敷きぶとんを敷く場合は、その下に透水性のあるポリウレタン製のマットを敷く。

また湿度が増すので，敷く部分および使用時間を最小限にする(3)。
●ナースのボディメカニクスからみると，低すぎるベッドは腰部を曲げたり，しゃがんだりして不自然な姿勢で作業することになり腰痛の原因ともなるので，患者とナースの双方の立場から，高さが調整できるベッドが必要である(4)。

(3) 寝たきりの患者で，ナースがすべての日常の世話をする場合は，ケアがしやすい高さのベッドで，かつハンドルやボタン操作などで座位姿勢にすることができるベッドが望ましい。
(4) 褥瘡の予防には体圧分散マットレスを用いるが，発汗しても蒸れない機種を選定する。
(5) 掛け物は季節に応じて調節する。一般に肌に近いものは，吸湿性の高い木綿（シーツや綿毛布）とする。掛けぶとんは保温と透湿性にすぐれている合成繊維や羽毛を用いる。

■望ましい医療機関のベッド

病床としての寝床を，病床の条件と病床に適した寝具として説明してきたが，以上の内容を総合して，とくに医療機関のベッドとして望ましいものとしてまとめると次のようになる。
(1) 高さの調節ができるもの
(2) 医療・看護行為が効率よくできるもの
(3) 患者とナースのボディメカニクスが良好な状態のもの
(4) 患者の行動の変化に対応できるもの
(5) 患者の病態・症状や変化に適したもの

(1)〜(4)の条件では，大きめのキャスター付きでベッドの高さが調節でき，頭部や膝部を挙上できる電動ベッド，(5)の条件では，処置の多い急性期は医療関係者の作業しやすい70〜85 cm の幅の狭いベッド，慢性期の患者はQOLを配慮して100 cm程度の幅の広いベッド，身長の高い人には足もとに継ぎたせるベッドとマットレスが望ましい。

マットレスについては，表I-6〜8に実験結果を記載したので参考にしていただきたい。すなわち，感染の疑いがなく，治療上必要がなければ，患者にとって寝ごこちのよいマットレスとマットレスパッドを選んで使用できるように配慮したい。

いずれにしても，部屋の広さや医療関係者の作業をもとにベッドのサイズを決めたり，購入担当者の決定や，消毒の都合でマットレスの種類を決めるのではなく，患者の状態を中心に考えて総合的に判断して決定をしたいものである。

■ナースとしての病床の選択

これまで，病床の種類，寝床に必要な条件，病床としての寝床について述べてきたが，それらはナースとしてそれぞれの患者に求められるベッド・寝具類を看

ステップアップ

高齢者(65〜72歳)と20歳代女子を対象とした筆者らの表I-6のような要素でみた実験結果によると，寝ごこちの総合評価（平均嗜好度と分散分析・重回帰分析による）は，寝たときの沈み加減である加圧曲線と一致している。そして，使用マットレスなどの敷き寝具を一般病室で使用されている5種類（→表I-7）でみると，表I-8のように最も好まれているのは高齢者ではポリウレタンのプロフィルカットである。20歳代では，スプリングマットレスにマットレスパッドであり，高齢者より表面がかたいものである。一方，両者ともに最も好まれていないのは，底づき感のあるものである。

表I-6　マットレスの寝ごこちテストの要素

要素項目	内容
表面硬度	仰臥位でのベッドのかたさ
荷重特性	寝たときの安定感
加圧曲線	寝たときの沈み加減
側圧感	寝たときに身体を締めつけられる感じ
揺動	横揺れぐあい
安定性	寝返りのしやすさ
総合	全体としての寝ごこち

（氏家幸子・丸橋佐和子・阿曽洋子・井上智子：高齢者の褥瘡の予防，看護ケアに関する研究—（第一報），寝具の生活習慣とマットレスの寝心地による検討，大阪大学医療技術短期大学部研究紀要，自然科学・医療科学編，第19輯，p.3, 1991による）

表I-7 テストに用いたマットレスなど

種別	名称	寸法	特徴
A	スプリングマットレス①＋パッド＋シーツ	910×1910×100 mm	表生地撥水性 スプリング各縦固定（＋）
B	スプリングマットレス②＋パッド＋シーツ	910×1910×100 mm	表生地キルティング スプリング各縦固定（－）
C	ポリエチレン中芯ポリウレタンマットレス＋シーツ	910×1910×105 mm	ポリウレタンフォームに通気孔数百個，外側をポリウレタンで囲む
D	ポリエステルマットレス＋パッド＋シーツ	910×1910× 85 mm	パンタグラフ構造のクッション材
E	プロフィルカット加工ポリウレタンマットレス＋シーツ	910×1910× 90 mm	クレーター状で体圧分散

（表I-6と同じ，p.2）

表I-8 要素別平均嗜好度の判定

要素項目	高齢者	20歳代
表面硬度	E＞C＞B＞A＞D	A＞C＞E＞B＞D
荷重特性	E＞B＞A＝C＞D	A＞C＝E＞B＞D
加圧曲線	E＞B＞C＞A＞D	A＞E＞C＞B＞D
側圧感	C＞A＞B＞E＞D	A＞E＞D＞C＞B
揺動	A＞C＞E＞B＞D	B＞A＞E＞C＞D
安定性	E＞C＞D＞B＞A	A＞E＞C＞B＞D
総合	E＞C＞B＞A＞D	A＞C＞E＞B＞D

（表I-6と同じ，p.4．再実験は1995年に実施，第15回日本看護科学学会で大阪府立看護大学竹中京子らと発表）

ステップアップ

医療機関のベッド幅は，91 cm・83 cm・78 cmに規格化され，現在は83 cmを使用しているところが大半を占めている。これは，既述したように病室の広さ，設置医療機器に加えて，患者の安楽とナースの作業を配慮してベッドのまま移送するようになったことが大きい。一方，在宅患者用のベッドは，要望により100 cm幅やセミダブル（120 cm）もつくられて使用されるようになってきた。

護の視点で選択することが欠かせないからである。

　ベッド類については，ナースの意見をもとにしてつくられたものが多いとされているが，現状の病室の条件や医療・看護の容易さから求められたものも多い。寝床の人間工学的条件として，標準的な体格の男性の場合，ベッドは幅100 cm，長さ200 cmは必要であるが，現在の一般病室用ベッドはボトムの幅は78 cm，83 cm，91 cmのいずれかであるが，大半は83 cmであり，長さは195 cmが標準である。このベッド幅83 cmは病室面積の基準と，病室内で使用する医療機器，床頭台やオーバーベッドテーブルなどベッド周辺の家具類を置く面積を考慮するとやむをえない面もあるかもしれない。しかし，一律でなく，個々の患者の状態に適応したベッドとして選択したいものである。

　とくにマットレスや寝具については，看護の観点から選択をすることは可能である。一般病室においては，すべての患者が同じマットレスを使用するのでなく，患者の体型や状態，治療上必要なことを総合的に判断して，マットレスの長所・短所を考えて種類を選択し，他のマットレスに変更することは看護の役割の1つであろう。また，医療保険の診療報酬に基づく寝具業者からのリースや寝具の洗濯は，経済的には合理的であるが，マットレスパッドやシーツなどしばしば洗濯する寝具の質が落ちてきても，破れていなければ納入されている現状もある。洗濯されているだけでなく，マットレスパッドの綿の厚さや，かたく変質していることによる患者の背部の痛みなどを知り，業者へ寝具の質の注文をすることも患者の看護として必要である。すべてを管理者や事務職員にまかせるのではなく，個々のナースが経済面への関心をもって，同じ費用でより適したものを看護として提供したい。

3 対象・状況・目的別：援助の具体例

A 着衣・更衣への援助

日常生活において衣類にかかわる具体的な行為には，衣類の選択・管理・着脱などがあげられる。この際に，ナースが行う援助には次のようなことが求められる。

(1) 個々の対象者の状態を総合的に判断し，各人に適応する衣類を選択する。状態の判断基準のポイントは，下記のとおりである。
  ① 衣類着用の目的(➡153ページ)が達せられている。
  ② 治療方針および対象者のもつ症状や状態の特殊性を配慮したものである。
  ③ 衣類の着脱動作の安全と安楽が考えられている。
  ④ 衣類の習慣を尊重し，経済的な条件に適している。
(2) 衣類の管理について十分な知識をもち，それを対象者が実施できるように適切な知識と方法を提供する。
(3) 衣類の着脱に必要な科学的知識に基づいた技術を，熟練した「わざ」で行う。

ここでは自分で着衣や更衣ができない患者に対する，和式寝衣やパジャマ(丸首)の交換の一例について述べる。なお，和式寝衣は一般的な寝衣としてはほとんど着用されないが，全面介助の必要な患者の場合には交換しやすく，また，病院などで貸し出しする寝衣は上下に分かれた二部式で，上着は着物に準じた形が多く，前開きのパジャマの上着を着せかえる場合などにも活用できるので，基本的な事項として説明する。

1 寝衣交換の目的

(1) 皮膚の生理機能を良好に保つ：皮膚のおもなはたらきは保護・排泄・体温調節・感覚であり，そのうちの排泄は，図I-13のように汗や皮脂や落屑(1日6〜12g)によって行われている[注8]。この排泄には臭気も伴い，排泄物によっ

注8：衣服の汚染の度合いを各部の皮脂分泌量からみると，襟＞背部＞肩甲部＞乳房間部＞腰部＞腹部＞下腿部である。

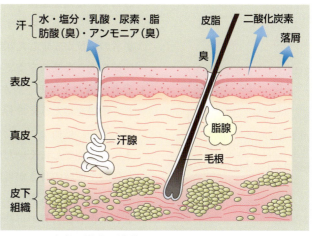

図I-13　皮膚の構造と排泄

て汚染された病衣は皮膚に冷たく感じられるとともに，体温調節のための機能が低下する。また，汚れにより発生したカビや増殖した常在菌の病原性によって，皮膚疾患や合併症をもたらす原因にもなる。したがって，皮膚を清潔にし，その生理機能を良好にするために病衣を交換する必要がある。

(2) 疾患による発汗や分泌物を除去する。

(3) 外部からの汚染を除去する。

(4) 気分を爽快にする：気候が多湿のわが国では，汚れやあかのついた衣類は臭気を伴って不快なので，しばしば着がえる習慣がある。とくに入浴も思うようにならない臥床患者にとって，汚れた病衣は不快感が大きく，闘病意欲はもとより日常生活全般に影響するので，つねに清潔な病衣を着用し，気分を爽快にする必要がある。

> **ポイント**
> ●健康時にも発汗や分泌物はあるが，疾病時にはそれが増加したり変質したりして病衣に付着・吸収されることも多いので，病衣を交換して汗や分泌物を除去する(2)。
> ●衣類の汚れには身体自身の汚れと，外部からの浮遊塵埃や食べ汚しなどによる汚れがある。終日臥床している患者にとって，病衣は終日着用する昼着であり夜着でもあるので，汚れる機会も多い(3)。

2 収集情報

年齢，性別，ADL，疾患名，意識レベル，疼痛または機能障害のある部位と動かせることができる程度，患者の着脱能力・機能障害・動作能力，患者の更衣意欲などの情報を収集する。

3 留意事項

ナースが病衣の交換をする場合は，介助を要する患者が対象となるので，次のような点に留意して行う。

(1) 不必要な露出を避ける。患者が羞恥心をもつことがないように配慮する。また，保温に留意する。

(2) 交換しやすい形や材質のものを選ぶ。

(3) 着脱時の安全と安楽をはかる。

　①作業のしやすい側から行う：和式寝衣の場合は患者を仰臥位→側臥位→仰臥位にするので，ベッドの位置をみて作業しやすい側から行う。また，パジャマの場合は上半身を支える必要もあるので，利き手で作業する。

　②障害部位がある場合は健側から脱がせ，患側から着せる：障害部位の安静を守り，少しでも疼痛を緩和して障害を悪化させないためである。長時間にわたり末梢からの輸液療法(点滴静脈内注射)を受けている場合には，針が刺入されている側を患側として考え，刺入部位の安静を保ち，輸液療法の管理を行いながら交換を援助する。

　③患者の体位が安定した状態で行う。

　④関節や大きな筋肉を支えながら行う。

(4) 患者の協力を得る：着がえる前に病衣を交換する目的や方法を患者に説明し，納得を得たうえで行う。また病衣の交換途中にも説明をすると，協力が得やすい。疼痛などのために拒否されることもあるが，拒否行動が激しいときには操作がしにくいだけでなく，患者の安全をそこなうことがある。

　体動や四肢の動きが可能な患者には，協力を得ると交換の時間が短くてすみ，患者の疲労も少なく，また床上での運動にもつながる。さらにこれらのことは患者に自分の可能性を知らせ，精神的な安定にも役だつことがある。

(5) できるだけ毎日着がえ，汚れた場合はそのつど交換する：季節によっても異

> **ポイント**
> ●患者の体位はできるだけ基底面積を大きくして重心を下げ，つねに支えながら行う(3)③。
> ●袖を抜く場合は手指を持たないで，手首の関節(橈骨手根関節)や肘関節を支えると上肢全体が安定して作業がしやすく，患者の不快感や不安感はおこらない(3)④。

なるが，皮膚の汗や皮脂の排泄状態からみて，直接肌につけている病衣は毎日着がえることが望ましい。とくに発汗のある場合は，汗の固形成分中約1/4が尿素など有機物で，弱アルカリ性となるのでカビが発生しやすい。また皮脂は皮膚を保護するが，汗の量と比例したり，心身の状態によって分泌量が増して皮膚を刺激したりして，病衣を汚染させる。したがって，発汗の著しいときや，排尿・排便・血液などで病衣が汚れたときには，生理学的にも，また患者の精神的安定と爽快感を保持するためにも，すぐに交換する。病院では一般に2日に1回着がえているようであるが，清拭だけで入浴やシャワーが使用できない患者の陰部（とくに女性）は不潔になりやすいので，下着は必ず毎日取りかえるようにしなければならない。

4 援助方法

実施にあたっては，患者に説明し，スクリーンやカーテンを引き，次の方法で行う。

■使用物品
- 交換する洗濯した寝衣[注1]
- タオルケットまたは綿毛布（1枚）[注2]
- 洗濯袋（必要時）

注1：和式・ネグリジェ・パジャマなど。パジャマの場合，汚染状況によっては，上着だけあるいはズボンだけを交換すればよい場合があるが，患者の好みや予備の数を考慮しながら，できるだけ上下の柄やデザインがマッチするように配慮したい。
注2：大判のバスタオルでもよい。

ⓐ 和式寝衣―タオルケットを用いないで行う方法

この方法では，掛け物がなくても肌を露出しないで着がえることができるので，手ばやくできる。

(1) 枕を2つ以上使用している場合は1つにする。
(2) ひもをほどく。
(3) ナース側になるほうの着がえる寝衣の前身ごろに，清潔な寝衣の前身ごろを重ねる。
(4) 清潔な寝衣の下に重ねた寝衣の片側を脱衣する。
　①ナースの手を入れて手前側の前身ごろを，襟もとから裾のほうへ順に脇へ下ろし，襟もとを肩のほうへ引き上げるようにゆるめてから，肩の部分の襟を持って，肩の部分を「くるり」と折り返すようにして脱がせる（➡図I-14-(1)）。
　②患者の肘関節をナースが片方の手で下から支えるように持ち，他方の手は袖口を持って患者の手から袖を抜く。
　③脱いだ側の前身ごろを落屑が散らないように内側に巻いてベッドの上に置く。
(5) 清潔な寝衣を，脱衣した側から着せる。
　①清潔な寝衣の袖口から片方の手を入れ，患者の手関節と前腕を下側から支えるように持って患者の上腕を袖に通し，他方の手で袖山にあたる襟の部分を持って引くようにする（➡図I-14-(2)）。
　②襟の位置を確かめながら前身ごろを正す。
　③ナースはベッドの反対側へ行き，両手で患者の肩と殿部を手掌を広げるよう

> ポイント
> ●枕を1つにするのは，患者の身体を無理な姿勢にせず，また操作がしやすいためである(1)。

> ポイント
> ●①の方法で行うと，直接袖から上肢を抜くよりも肩関節の動きが自由になるので，次の動作が無理なくできる(4)①。

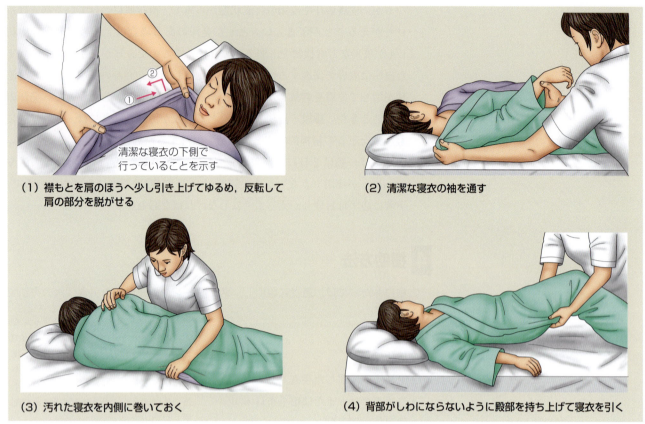

図I-14 病衣の交換(1)

(1) 襟もとを肩のほうへ少し引き上げてゆるめ，反転して肩の部分を脱がせる
(2) 清潔な寝衣の袖を通す
(3) 汚れた寝衣を内側に巻いておく
(4) 背部がしわにならないように殿部を持ち上げて寝衣を引く

> **ポイント**
> ●これで汚れた寝衣は片方の前身ごろと後身ごろが患者の身体から外れたことになる(5)④。

> **ポイント**
> ●右と左の前身ごろを逆にすると，死亡時の着せ方になるので注意する(6)②。
> ●ひもを縦結びにすると死亡時の結び方になる(6)④。

> **ポイント**
> ●患者の皮膚を直接露出して寒さを感じさせたり，羞恥心をもたせないため，また掛け物のままで交換を行うと重くて操作しにくいので，タオルケットまたは綿毛布を掛けて行う。方法はリネン交換と同様に，タオルケットを掛けながら掛け物を足もとへ移動する。また，タオルケットを用いない場合は掛けシーツだけを掛け，他を扇子折り(扇子のように幅を狭く折りたたむ)にして足もとに置いてもよい(1)。

に大きく持って，患者を手前側に向けて側臥位にする。
④ナースは片方の手で患者を支え，他方の手で汚れた寝衣を(4)-③と同様に内側に巻くようにしてベッドの上に下ろす(➡図I-14-(3))。
⑤清潔な寝衣を④と同時に下ろす。
⑥清潔な寝衣の背縫い(または背部中央線)を脊柱の位置に合わせ，下になった残りの前身ごろを内側に巻くようにしながら身体の下に軽く入れる。
⑦患者の肩と殿部を支えながら，静かにもとの仰臥位に戻す。
(6)寝衣を脱がせ，清潔な寝衣を着せる。
①汚れた寝衣を肩から外し，袖口を片手で持ち，他方の手は患者の上腕に添えて袖を脱がせ，洗濯袋に入れる。
②清潔な寝衣の前身ごろをのばし，右の前身ごろを下にして左前身ごろを上にして襟もとを合わせて位置を整える。
③患者の膝を立てて殿部を少し挙上してもらい，背縫いを中心にして軽く引いて背部のしわをのばす(➡図I-14-(4))。
④ひもを横結びにする。
(7)患者に着ごこちを確かめる。意識のない患者の場合は，圧迫部分やしわの部分がないかを確認する。
(8)外観を確認し，不都合があればもう一度整える。
(9)掛け物をもとの位置に戻し，スクリーンを取り去って洗濯物をしまつする。

ⓑ パジャマ(丸首)―タオルケットを用いて行う場合

(1)タオルケットを掛け，掛け物を足もとへ扇子折りにする。

I 着衣・更衣と寝具・寝室，住環境の管理

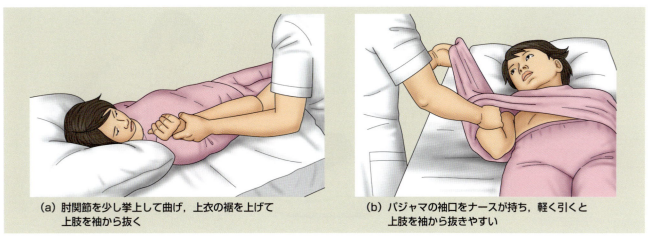

(a) 肘関節を少し挙上して曲げ，上衣の裾を上げて上肢を袖から抜く

(b) パジャマの袖口をナースが持ち，軽く引くと上肢を袖から抜きやすい

図 I-15　病衣の交換(2)

(2) 上衣を脱がせる。

以下，タオルケットの下で行うが，わかりやすいように図はタオルケットを外している。またタオルケットにかえて，部分的に大判のバスタオルを用いてもよい。

〔方法1〕

①ナース側の患者の肘関節を少し挙上して曲げ，上衣の裾を上げてそこからナースの片方の手を内側に入れ，患者の上腕を支えながら手前に引く。ナースのもう一方の手で袖口を持ち，軽く引いて患者の手を袖から出す（➡図I-15）。

②反対側に行き，他方の袖を①と同じようにして脱がせる。

③後頭部を片方の手で支えながら，もう一方の手で上衣を頭部から脱がせる。

〔方法2〕

①ベッドのギャッチを上げて半座位とする。

②患者は上肢を両方ともに挙上する。

③ナースは片手で患者の上半身を起こすようにしながら着衣の裾を上げ，患者の頭部を脱がせる。

④両手を同時に袖から抜く。

(3) 清潔な上着を着衣する。

〔方法1〕

①清潔な上衣を裾からたぐって，後頭部を支えて入れ，顔面にかからないように襟ぐりをのばすようにしながら頭部を通過させる。

②袖を袖口からたくし上げてナースの手を入れ，患者の手を持って誘導するようにして通す。

③膝を立て，殿部を浮かせて上着の裾を引く。

〔方法2〕

ベッドのギャッチを上げた状態のままで着せる。脱衣と逆の順で行う。

(4) ズボンを脱がせる。

①(3)の③と同時にズボンを殿部から大腿部に下ろす（➡図I-16）。

②両膝を通過させ，片脚ずつ支えながら抜く。

(5) 清潔なズボンを履かせる。

①清潔なズボンの前後を確認して裾をたぐり，片脚ずつ支えて入れる。

ポイント

●顔面にあたらないように襟ぐりを両手でのばしながら，先に顔面を通過させ，そのあと片方の手で後頭部を支え，他方の手で上着全体を外すとよい③。

ポイント

●殿部を自分で浮かすことができない患者の場合は，片方の手で殿部を持ち上げ，他方の手で引く。殿部が重くて持ち上がらないときは，ナース側に向けて側臥位にし，片方の手で患者の身体を支え，他方の手で裾を引く③。

第2章 ● 生活を整える看護技術

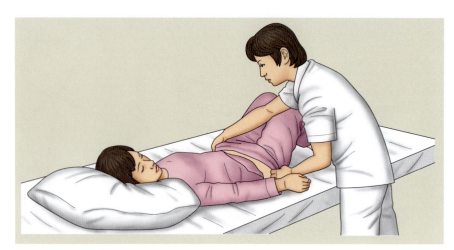

図Ⅰ-16 病衣の交換（3）

②膝を立て，殿部を上げてズボンを完全に履かせる。

(6) (5)の②と同時に，上着・ズボンともに身体の下になっている部分にたるみやしわがないことを確かめ，あれば整える。

(7) タオルケットを取りながら掛け物を掛け，あとしまつをする（「和式」に準じる）。

> **ポイント**
> ● 片麻痺があるなど膝を立て腰部を持ち上げることが困難な患者や，上着たけの長い場合は，ズボンを脱着したあと上着の脱着のために側臥位にしたとき背部のたるみをのばすようにすると，患者およびナースの動作数を少なくし，安楽で容易である(6)。

B 寝具・寝室への支援

1 病床のつくり方と整備

患者の生活の場である病床は，必要な諸条件を総合的に検討して選択した寝具を用い，適切につくられた寝床でなければならない。寝床をつくること，つまりベッドメーキング bed making は，使用する寝具や室内気候の状況によって多少異なる。近年，病院ではベッドメーキングは外注の業者が行うことが多いが，重症の患者に対するシーツ交換は患者の状況を観察しながら実施する必要があり，ナースが実施する。シーツ交換の基本となるのがベッドメーキングである。ここでは，病院での基本的な病床のつくり方を述べる。

a クローズドベッド

ベッドメーキングの基本はクローズドベッド closed bed である。クローズドベッドは寝床として準備が整ったベッドで，患者の入院に備えて用意しておくものである。

■**目的**
患者に安全で安楽な寝ごこちのよい病床を提供する。

■**使用物品**
- マットレスパッド（1枚）注1
- シーツ（2枚）注2
- 防水シーツまたは合成繊維製防水横シーツ（1枚）（必要時）

> 注1：マットレスの弾性を考えて厚さを選ぶ。底づき感のある弾性のよくないマットレスでは，2枚用いると背・肩が痛くない。
> 注2：シーツ2枚は敷きシーツと掛けシーツとして用いる。

- 横シーツまたはシーツ(1枚)(必要時)[注3]
- 毛布(必要枚数)
- スプレッド(1枚)
- 枕(必要個数)[注4]
- 枕カバー(枕と同数)
- タオル類(各1枚)(必要時)[注5]

注3:ゴムやビニールシーツを使用する場合はこれをおおう専用の横シーツを用いるが,専用のものがない場合はシーツを準備する。ここではふつうのシーツを用いている。

注4:ここでは羽毛枕大1個,小1個を準備する。ギャッチベッドでない場合は上半身の挙上にも使うので大2とする。

注5:バスタオル・フェイスタオル・ウォッシュクロス

■使用物品の準備

ベッドメーキングの使用物品は,材質や大きさが目的に適したものを選ぶ(→表I-9)。材質については,患者の肌に接するものは,吸湿性およびアレルギーの有無からみて,木綿が適している。そして,のりをつけると布地がかたくなるので,体動によって皮膚を摩擦して傷つけたり,重なった部分が身体を圧迫することもあり,また,かたい感じを与えるため,患者に用いるシーツはのりがついていないほうがよい。

リネン類は,ベッドメーキングを容易に行うため一定のたたみ方にしておく。

リネン類のたたみ方には,いく通りかの方法があるが,重要なことは不必要な労力と無駄な動作をしないで,寝ごこちのよいベッドをつくるのに適し,また物品の収納・管理・美観をも考えて最も適した方法を工夫することである。図I-17は,これから説明するベッドメーキングに使用するリネン類のたたみ方である。これは,ベッドに寝ている患者の右側に床頭台を置いて作業を始める場合の例で,床頭台の位置が逆であったり,収納庫の奥行きの関係でもリネン類のたたみ方はかわる。

■留意事項

(1) ベッドの高さは,ボディメカニクスを考慮して,作業者が立位で手掌がマットレスに触れる程度の高さに調節して実施する。
(2) 寝具類の材質や大きさ,その他の適否を点検する。
(3) 体動によってくずれないようにつくる。
(4) 体動が自由にでき,身体を圧迫しないようにつくる。
(5) ボディメカニクスを熟知して安定した姿勢で行う。
(6) 無駄な動作を避ける。
(7) ベッドメーキングは看護補助者が行うことも多いが,その場合にはまかせきりでなく,看護専門職者としての立場から患者にとって外見的にも内容的にも適切なベッドであるかどうかを点検する。

■実施方法

次に述べる方法は,動線を少なくするために,まず臥床患者の右側に床頭台を置き,その側を全部つくってから反対側をつくる場合である。

(1) 使用物品を使う順序にワゴンの上に積み重ねる。

枕はマットレス頭部に置き,リネン類は中央線を手前にそろえる(→図I-18)。
(2) 床頭台に枕と枕カバーをおき,ベッドから少し離し,ワゴンをナースの作業しやすい場所に置く。
(3) 椅子とオーバーベッドテーブルは,ナースの作業がしやすい程度にベッドか

ポイント
●シーツ類の折りたたみは,2人で行うと容易である。たたみ方は,ベッドの右側から始めるか,左側から始めるかによって異なる。いずれにしても始める側に立って,シーツの中央線がつねにベッドの側になるようにたたむと,合理的に広げられて作業がしやすい。

ポイント
●腰痛予防および動作経済の原則からみて,ベッドの高さはナースの身長の49%の高さが適切である(1)。
(田丸朋子・矢野祐美子・阿曽洋子:ベッドの高さの違いによる調節によるベッドメイキング動作の分析.第21回システム連合大会研究発表会,2004)

ポイント
●ワゴンを用いて物品を計画的に集めると,不必要な労力を使わずにすみ,能率的である。また,リネン類の折り目を手前になるように並べておくと,各リネンを1つずつ取りやすく,数も確認しやすい(1)。

表 I-9　ベッドメーキングに使用するリネン類の材質と大きさ

品名		材質	大きさ（仕上り寸法）	備考
マットレスカバー（本書では第6版から使用しない）		木綿100%：ギャバジン織，その他厚地	長さ：マットレスの長さ＋高さ＋入れ込み分（20±5 cm） 幅：マットレスの幅＋ゆるみ分（5 cm）＋ちぢみ代（2 cm） 高さ：マットレスの高さ＋縮み代（2 cm）	・患者ごとにマットレスを消毒したり，汚れたら買いかえる病院が多くなったので，第6版からは使用しない。参考のために記載する。
マットレスパッド		表地：木綿ブロード 中綿：木綿綿または合成繊維綿	マットレスの長さおよび幅と同じ。別注の場合は洗濯縮みを考えてそれぞれ2〜3 cm長くする。	・ウレタンのプロフィルカットや低反発ウレタンフォームのマットレスの場合は不要。 ・マットレスのかたさや材質によってマットレスパッドの中綿の量（厚み）を調節。
シーツ		木綿100%：ベッドシーツ用平織24番手または20×13番手 在宅用としてはタオル地のマットレス包布型も使用	長さ ①シーツを枕もとだけ入れる場合：マットレスの長さ＋α（マットレスの高さ＋30±5 cm） ②シーツを足もとのほうにも入れる場合：マットレスの長さ＋2α 幅：マットレスの幅＋（マットレスの高さ×2）＋（20±5 cm）×2	・幅の20±5 cmはマットレスの下に入れる分で，手長は男性18.6 cm，女性17.1 cmであるので，これを目安に平らに入れる。 ・ヘムは上5 cm，下3 cmが適当。
スプレッド		木綿100%または合成繊維・木綿と合成繊維の混紡・羊毛・木綿のテーブルクロス用織りが適当	長さ：シーツの長さに同じ。 幅：シーツの幅＋おおう余裕（5±2 cm）×2	・足もとの余裕は毛布の厚さとシーツ・毛布すべてをおおうため。 ・スプレッドは寝床時の寝具おおいとして用いられることが多いが，ここでは寝具の汚れを防ぎ，外観をよくするために用いる。
防水シーツ		防水布の両端にギャバジン・さらし天竺，その他の丈夫で滑らない木綿布をつける。	長さ：腰部には80〜90 cm 防水布：マットレス幅＋高さ×2 防水布につける布の長さ：（20±5 cm）	・長さは使用部，用途によって異なる。 ・ナイロンタフタの裏面や片面布製の用布を使用すると，両端に布をつけなくても80〜90 cm×シーツ幅でよい。
横シーツ		シーツに同じ	防水シーツがゴム製やビニール布の場合に，それを十分におおい，マットレスの下に20±5 cmずつ入れ込める大きさ	・普通シーツの長さを1/2にする。二重になると，布の吸湿性と弾力性が加わるのでよい。 ・ナイロンタフタの裏面使用のときはシーツは不要。
毛布		木綿・羊毛・アクリル・ポリエステル，およびこれらの混紡	長さ：シーツの長さ①－15 cm 幅：シーツの幅	―
枕	大	木綿袋の中に羽毛またはパンヤ綿，羽毛は陸鳥（約1.5 kg），水鳥（約1.0〜1.3 kg）その他：低反発ウレタンフォーム，合繊綿，そばがらなど	ベッド専用：約65×40 cm 一般用：約45×32 cm	・羽毛枕はギャッチベッドでない場合は大2・小1個を用いることが多いが，ベッドの機能と対象者に合わせる。 ・羽毛枕を2個以上使用するときは，下を支持感のある陸鳥にし，上をやわらかい水鳥にするとよい。
	小	同上。羽毛は約0.6 kg	ベッド専用：約35×25〜30 cm	
枕カバー	大	木綿平織り	長さ：大枕の長さ＋折り返し分（15〜20 cm） 幅：（大枕の幅＋ゆるみ3 cm＋縮み代2 cm）×2	数は枕と同じ。
	小	同上	折り返し分・ゆるみ・縮み代は大枕に準じる。	―

〔注〕 材質の合成繊維は天然繊維に対する総称であり，分類として再生繊維（レーヨンなど），半合成繊維（アセテートなど），合成繊維（ビニロン・ナイロン・アクリル・ポリエステル・ポリウレタンなど），無機繊維（金属繊維・ガラス繊維など）などがある。

I 着衣・更衣と寝具・寝室，住環境の管理

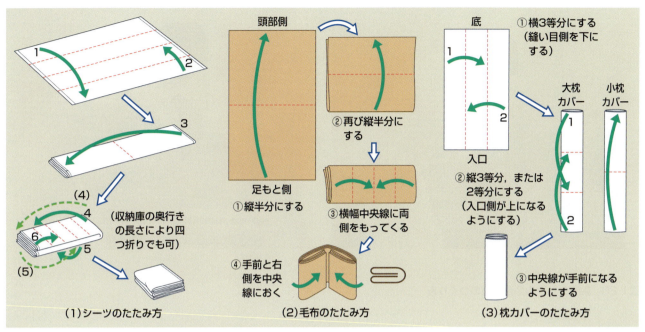

図I-17 たたみ方の例

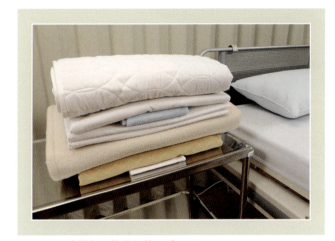

図I-18 床頭台に物品を積み重ねる

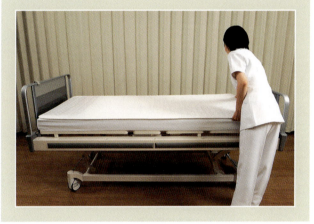

図I-19 マットレスパッドを敷く

●マットレスパッドがマットレスの長さより少し短いものは，頭部に枕があるので，足もとに合わせる(4)。
●反対側に置くシーツは，反対側にナースが移動したときに引くので，完全にのばしておかなくてもよい(5)②。
●右手で持ち上げるマットレスは，左手でシーツを入れる距離からみてもマットレス上端から肩幅と同じ程度のところが適当である。また，手関節よりやや上部まで手を入れて持ち上げ，同時に左手でシーツを入れると短時間で操作ができ，力も少なくてすむ(6)。

ら離す。

(4) マットレスパッドを敷く

　マットレスパッドは縦半分に折ってシーツと同じようにたたんであるので，マットレスの中央線に折り目を合わせてから広げる（➡図I-19）。

(5) 敷きシーツを敷く

① たたんであるシーツの中央線をマットレスパッドの中央線に合わせて置き，シーツの下端をマットレスの下端に合わせ，その中央線にシーツの中央線を沿わせながら頭部のほうへのばす。

② シーツの手前の上1枚を手前に垂らし，残りのシーツを反対側（向かい側）に置く。

(6) 頭部のほうへのばしたシーツをマットレスの下に入れる

　シーツの中央線がマットレスの中央線と一致していることを確認しながら，頭部に集めたシーツを左手で持ち，マットレスを右手で持ち上げて入れる。

(7) 敷きシーツの頭部側面の角をつくる

179

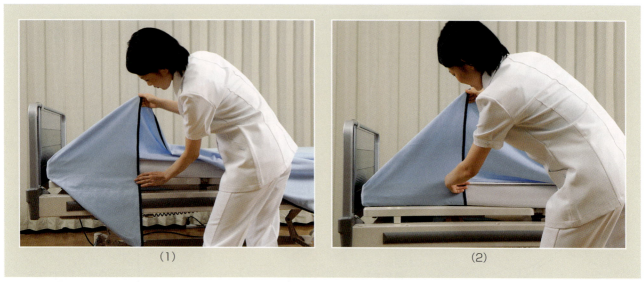

図I-20 敷きシーツの頭部側面のつくり方

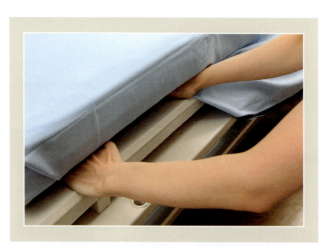

図I-21 敷きシーツ側面をマットレスの下に入れる

- 両手背をマットレスの側辺へ下がったシーツ面に沿わせて入れると、布目にそって奥へ入れることができる。片手ですると、一方の上肢が疲労しやすく、布目がつれやすい(7)①。
- マットレスの下にシーツを入れたり、手をシーツに沿わせるときは、手掌より皮膚の薄い手背がシーツの布側になるようにする。シーツは縦横直角に織られているので、力の加わる方向を繊維に沿って直角にすると、シーツが平らでしわにならず、くずれにくい状態のベッドができる。外見は三角になるが、掛けシーツや毛布の足もとと同じように四角にしてもよい(後述)(7)②。
- ナースの姿勢は脊柱をのばし、膝関節と股関節を屈曲し、作業方向を配慮して身体の重心の位置を安定したものにする。また関節の伸展・屈曲の動作によって作業するが、けっして座り込まない。座ると床に衣服が付着して不潔になるだけでなく、立つときに無理な姿勢となる(8)②。
- 便尿器を使用する患者や、排液によって汚れるおそれのある場合は、その予防ができる位置に敷く(9)。
- 1人で簡単に二つ折りにする方法は数種類あるが、この二つ折りにする方法を、シーツを横シーツにさばくという。この横シーツのさばき方は三角巾のたたみ方に応用できる(10)。

①シーツのわき線をマットレスの寝床面と直角にあて、マットレスから垂れ下がった部分をマットレスの下に入れる。シーツとマットレスを直角にすると、繊維がバイアス(斜め)にならないので、角がくずれにくく、外見も美しくできる。

②マットレスの上縁に左手の手背を添え、左端まで沿わせて固定しながら、右手で上の余った部分を降ろす(➡図I-20)。

(8)マットレスの側面に垂れた敷きシーツをマットレスの下に入れる

①両手を肩幅ほど開け、シーツに手背を沿わせながら頭部から足もとへ2, 3回に分けて2/3〜3/4程度入れる。

②最後に入れる前に、シーツの足もとの端を引っぱって、しわにならないように調節し、残りをマットレスの下に入れる(➡図I-21)。

(9)防水シーツを、敷きシーツの上に敷く(➡図I-22)

防水シーツの中央線と敷きシーツの中央線を合わせ、広げた防水シーツのうちマットレスの下になった余った部分を、下シーツと同様にマットレスの下に平らに入れる。

(10)防水シーツの上を横シーツでおおう

I 着衣・更衣と寝具・寝室，住環境の管理

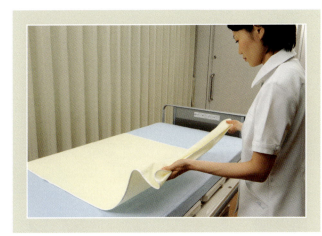

図I-22 防水シーツを敷く

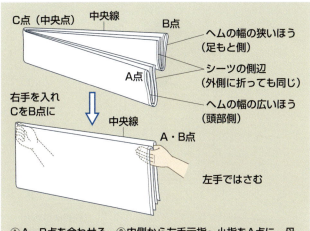

①A・B点を合わせる。②内側から左手示指〜小指をA点に，母指をB点に入れてはさむ。③右手をB点からシーツ中央線内側に滑らせてC点をつかむ。④シーツの側辺部を外して振りおろす。⑤C点をB点側に内側から引いて裏返す。⑥ヘムの部分が重ならないよう，また表側が二重にならないようにB点を内側にずらす。

図I-23 シーツを横シーツにさばく方法（一例）

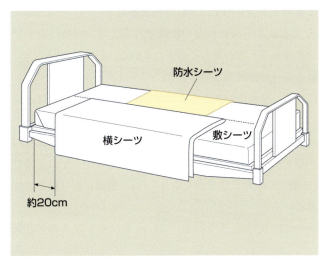

図I-24 さばいた横シーツを防水シーツの上に置く

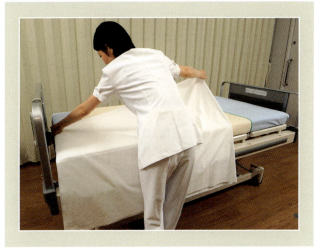

図I-25 さばいた掛けシーツをマットレス頭部に合わせる

●横シーツは防水シーツの肌ざわりをやわらげたり，摩擦を少なくしたり，シーツの汚れるのを防ぐだけでなく，患者の不感蒸泄や汗などの水分を吸収する役割もあるので，シーツ2枚重ねが適している。ただし，水分の吸収といってもタオル地のように厚手のものは吸収量が多く蒸発しにくいので，すぐに交換しなければ褥瘡の原因となる(10)①。
●横シーツは防水シーツをおおうが，余裕分は枕が横シーツの上に少しかかる位置にすると，枕と横シーツの間が開いて横シーツの端が肩にあたることがない。したがって，横シーツを使用して体位変換をする場合には頭部を支えることができ，また掛け寝具は上端から約15 cm離すので，横シーツがはみ出ることがな

専用のシーツは中央線を合わせて防水シーツと同様に敷くが，普通のシーツを用いるときは中裏・縦半分に折ったものを使用する（➡図I-23）。
①防水シーツの上に，図I-23のように，さばいた横シーツをマットレスの上端から約20 cm下げた位置に，中央線をマットレスの中央線に合わせて置く（➡図I-24）。
②マットレスから垂れた部分を，シーツと同様にマットレスの下に平らに入れる。横シーツの輪のほうを頭部側にする。

(11) 掛けシーツを広げる
①シーツのヘム（シーツの折り返し部分）の幅の広いほうが上になるように掛けシーツをさばいて，折ったシーツの内側がシーツの裏面（中裏）になるようにする。すなわち，右手ではさみ，左手でヘムの幅の広いほうに手を入れて裏返す。
②ヘムの幅の広いほうが表側になっているので，そのヘムをマットレスの上端に合わせ，中央線を一致させて反対側に広げる（➡図I-25）。

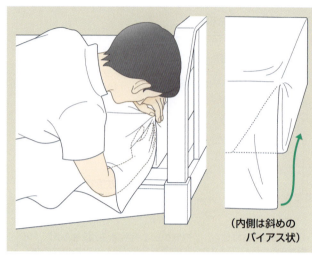

図I-26　掛けシーツの足もとの角をつくる
（内側は斜めのバイアス状）

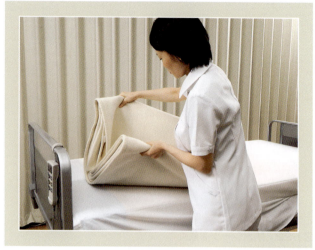

図I-27　たたんだ毛布を広げながらマットレスの上に置く

●く外観がよい。なお，防水シーツでなく，ナイロンタフタ素材の裏面を使用する場合などは，横シーツは必要ない(10)①。

●シーツはマットレスの上端に合わせるが，上に掛ける毛布の厚さや枚数による厚みを考慮して，約3〜5 cmをマットレスの上端からはみ出すようにするとよい(11)③。

●マットレスの下になった部分は，つねに重ならないように平らに入れる。左手をマットレスの下に入れるときに，敷きシーツを押さえるようにして手を入れるとゴロつかないで掛けシーツを入れることができる。肩幅程度の位置にするのはてこの応用と，余分のシーツを全部入れやすいためである(12)①。

●シーツの長さに余裕があれば，足もとを約5〜10 cm折り返してゆるみをつけてもよい。ゆるみの位置は，身長に合わせて患者の足もとにつくる。しかし実際には患者が入院する前にベッドメーキングすることや寝ている間に位置がずれることもあるので，足もとの端に近いほうにゆるみをつける。ただし，最も端にすると掛け物で圧迫されてゆるまないので，折り山をベッドの下端から3〜5 cmにする(12)①。

●足もとの角を四角にすることは，シーツの内側がバイアス状になって足もとがゆるみやすく，しかも表面が繊維にそって四角になっているので，型が外見上はくずれることが少ないためである。また毛布を何枚か重ねても，1枚ずつ四角につくっておくと外側がかさばるようなことがなくて，外見もよい。下に垂れているシーツを全部マットレスの下に入れると，身体を圧迫して寝苦しく，また離床時に掛け物をずらすと，敷きシーツまで外れる(12)④。

③ヘムの幅の狭いほうが上になるので，これを両手で持ってベッドの足もとのほうへのばす。

(12)掛けシーツの足もとをマットレスの下に入れ，角を整える

①左手でマットレスを足もとから肩幅程度の位置で持ち上げ，同時に右手でシーツの余った部分をマットレスの足もとの下に入れる。

②側面の足もとは，敷きシーツの頭部と同じようにシーツのわき線をマットレスの寝床面と直角に下げ，マットレスから下の部分をマットレスの下に入れる。

③図I-26のように，左手の母指と示指でマットレスの上端角にあたる部分のシーツを持ち，右手はシーツの間に入れて角に手背を添えながら下に下げて角をつくる（これを一般に，四角に角をつくるという）。側面は引っぱりすぎないように軽く入れる。

④下に垂れているシーツは，足もとから約40〜50 cmをマットレスの下に入れる。

(13)毛布を置いて広げる

①横四つにたたんだ毛布（→179ページ，図I-17）を，床頭台の向こう側になっている折り目の部分を持って広げながらマットレスの上端から約15 cm下げ，中央線を合わせて置く（→図I-27）。

②毛布の両端を両方に広げる。

③毛布を襟もとになる1枚を残して両手で毛布の中央部と足もと部分を一緒に持ち，ナースは足もとのほうへ後ろ向きに歩きながら順次のばす（→図I-28）。

(14)毛布の足もとをマットレスの下に入れる

掛けシーツと同じように左手でマットレスを持ち上げ，右手で毛布の足もとの余った部分をマットレスの下に入れ，側面の角は四角にする。

(15)掛けシーツの襟もとを折り返す

掛けシーツの上端を毛布の上に折り返して，襟にする。もしスプレッドの幅が狭く，シーツや毛布がはみ出すおそれのある場合は，襟もとの側面を少しマットレスの下にはさみ込む。

(16)スプレッドを掛ける

①スプレッドは中央の輪をマットレスの中央に置き，マットレス上端にヘムの

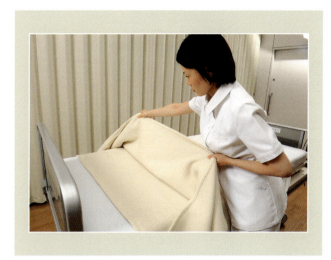

図I-28 毛布を広げる

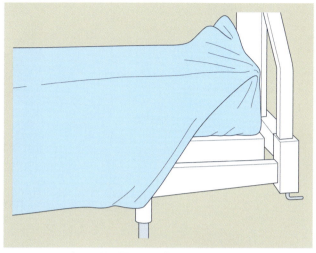

図I-29 スプレッドの足もとの角

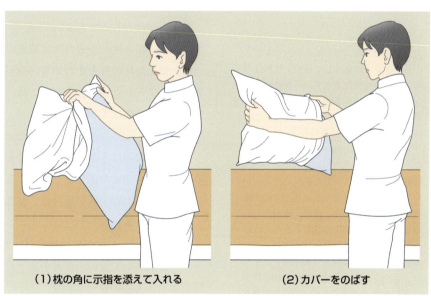

(1)枕の角に示指を添えて入れる　　　(2)カバーをのばす

図I-30 枕にカバーを掛ける

●毛布をマットレスの端から15cm下げる程度が，臥床患者の肩を十分におおえる長さである(13)①。
●襟をつくるのは，毛布の汚れを防ぎ，また毛布が直接皮膚に触れて炎症をおこすのを予防するためである(15)。
●スプレッドは前述のように，塵埃よけであり，飾りでもある。家庭やホテルでは，これを外してから就寝することが多いが，病院では毛布の汚れの防止と飾りのために掛けているので足もとの三角は飾りである。また，マットレスの下に側面の余分のスプレッドを入れないことによって圧迫を避けることができる。スプレッドの余った部分をマットレスの足もとに入れるとき，先に入っている掛けシーツや毛布を引きずり出さないように，毛布の下に片手を入れて持ち上げる(16)。

幅の広いほうをそろえて四つ折りのまま足もとにのばす。
②床上の1枚をまず手前にのばし，他方をナースと反対側に置く。
③足もとの余った部分をマットレスの下に入れ，側面のマットレスより下の部分をマットレスの下に入れて三角に角をつくる(➡図I-29)。

(17) 反対側のベッドをつくる
①床頭台側のベッドをつくったら，ベッドの足もとから反対側にまわり，リネン類を，しわができないように注意しながら床頭台側へ1/3程度反転させる。
②マットレスパッドを布目に沿って手前にのばし，その上に敷きシーツ・防水シーツ・横シーツ・毛布・スプレッドをそれぞれの中央線に合わせながら布目に沿って手前に引き，床頭台側と左右対称にベッドをつくる。
　反対側のベッドがつくられたら，床頭台側に戻るとき，オーバーベッドテーブルと椅子をもとの位置に戻す。

(18) 枕にカバーを掛ける
①右手にまくらカバーを持って，そのカバーの縫い目のほう（両方に縫い目の

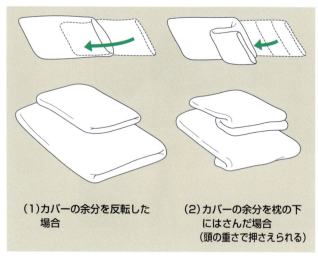

(1) カバーの余分を反転した場合
(2) カバーの余分を枕の下にはさんだ場合（頭の重さで押さえられる）

図I-31　枕カバーの余分のしまつ

あるものはどちらでもよい）を左手でたぐって持つ。
②右手の示指を枕の長辺の角に添えて，カバーの中に入れ，カバーの底隅に示指を添えた枕の角をそわせる（➡図I-30-(1)）。
③カバーに入れた枕の底を左手に持ち，右手でカバーの側辺と枕を合わせながらカバーをのばす（➡図I-30-(2)）。

(19) 枕カバーの余った部分をしまつし，ベッドの頭部に重ねる
　カバーの輪のほうが頸部のほうになるようにして（底は床頭台側にする），枕の大きさより余った部分をしまつする。
①枕とカバーの幅が同じ場合は，長さの余った部分を枕の下になるほうへ反転させて入れる（➡図I-31-(1)）。
②枕よりカバーの幅が広い場合は，余った部分をベッド柵側の枕の側辺にカバーを反転して重ね，長さの余った部分は枕の下にはさむ（➡図I-31-(2)）。

(20) 床頭台をもとの位置に戻す
　タオル類はタオル掛けに掛ける[注9]。
(21) 全体を点検し，クローズドベッドはできあがる（➡図I-32）

〔付〕掛けぶとんやタオルケットなどを使用し，掛け物を足もとに入れない場合は，マットレス全体を敷きシーツでおおう。これは外観上の美観とマットレスの汚れを防ぐためである。おおい方は，頭部をマットレスの下に入れ，次に足もと，最後に側面を入れる。

　また，図I-33のように，包装紙の包み方と同じような方法もある。この場合は，床頭台側を終えてから反対側をつくるのではなく，まず敷きシーツの両側を入れてから次の作業に移る。

ｂ オープンベッド

　オープンベッドは患者が使用しているベッドの形で，患者がすぐに寝られる状態になっている。病床づくりとしては，クローズドベッドからつくる場合と，はじめからつくる場合があるが，いずれの場合も，目的・使用物品・留意事項などについてはクローズドベッドと同様である。したがって，ここでは，クローズドベッドからオープンベッドにつくる方法，つまりクローズドベッドの開き方について述べる。

●リネン類を手前に引くときは，手背を上に手掌でリネン類の端からたぐるようにし，手を下向きにして持つ。これは手関節の屈曲運動や水平方向の移動に力が少しですむことを配慮したものである。また下向きに持っていると，マットレスの下に入れるときにそのままの位置で，リネン類が皮膚の傷つきやすい手背側になることなどの利点がある(17)②。

●枕カバーの底の部分を部屋の出入口から見える側にする場合もあるが，底が床頭台側にあるほうが，患者が床頭台のものを取ったり，食事をするときなどに首を動かしやすく，見舞い客や医師・ナースのケアも床頭台側から行う場合が多いのでよい。また，しばしば向く側に枕がくずれやすいので，カバーの底の部分がその方向にあると，くずれにくく，周囲から見た目にもよい。羽毛枕は重ねる場合に，両手で平らに押さえながら空気を抜いておく(20)②。

注9：タオル類は準備しない場合もある。

I 着衣・更衣と寝具・寝室，住環境の管理

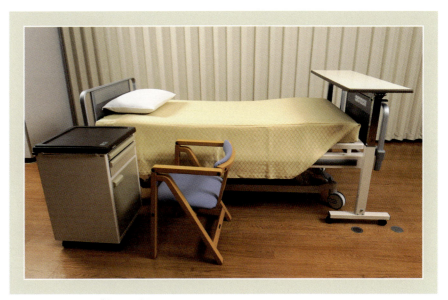

図 I-32　クローズドベッド

なお，直接オープンベッドをつくる場合は，クローズドベッドのつくり方(15)(➡182ページ)の掛けシーツの襟もとを，毛布の上に折り返さないでスプレッドを掛け，床頭台反対側のリネン類の作業をすべて終えてから，オープンベッドのつくり方(6)～(10)を行い，枕カバーを掛けて，枕を置く。

■目的
患者に安全で寝ごこちのよい寝床を提供する。

■使用物品
176ページを参照。

■留意事項
177ページを参照。

■実施方法
(1) 枕を床頭台の上に移し，床頭台をベッドから離す。
(2) スプレッドの頭部の布端を持って，掛けシーツの襟もとの折り返しが出るまで下げる。
(3) 床頭台側のマットレスの下にはさんだ掛けシーツと毛布を外し，掛けシーツの襟もとの折り返し分をのばす。次に反対側にまわって完全にのばす。
(4) 椅子とオーバーベッドテーブルをベッドから離し，床頭台の反対側に移る。
(5) 床頭台側と同様にスプレッドを下げ，掛けシーツと毛布をマットレスにはさんでいる場合は外し，掛けシーツの襟もとを完全にのばす(➡図 I-34)。
(6) 毛布の襟もとの上にスプレッドをのばし，毛布の上縁にそって余った部分を毛布の下に折り込む。前腕を毛布と掛けシーツの間に挿入して，確実に折り込まれているかどうかを確認する。
(7) 掛けシーツの襟もとの部分を折り返してスプレッドをおおう。
(8) ベッドに入りやすくするため，掛け物を足もとに折り返す。襟もとを両手で

> ポイント
> ●作業はベッドの頭部のほうに顔を向けて両手で行う。このようにすると，ベッドに寝ている患者の顔をナースの上腕がおおって，患者に不快感を与えるようなことがなく，患者の状態を観察しながらケアができるので，つねにこのような姿勢をとるよう習慣づける(2)。

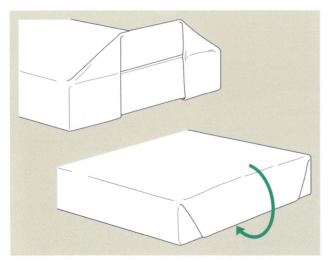

図 I-33　敷きシーツの足もとのしまつ（一例）

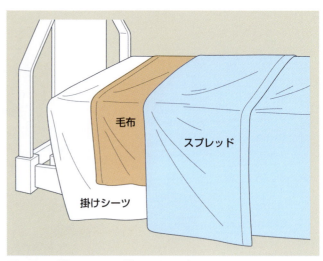

図 I-34　掛けシーツの襟もとをのばす

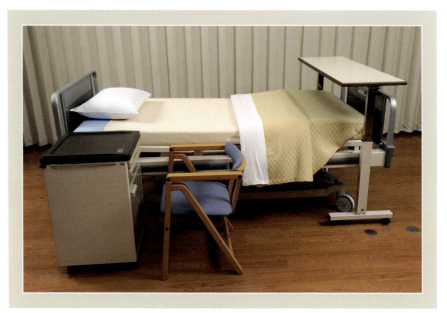

図 I-35　オープンベッド

持って足もとまで折り返し，その折り返し線に添えるように襟もとを折り返す．

(9) オーバーベッドテーブルと椅子をもとの位置に戻し，床頭台側に行く．
(10) 掛け物を整え，床頭台の上の枕をマットレスの頭部に戻す．
(11) 床頭台をもとの位置に戻し，全体を点検する（➡図 I-35）．

c 寝具の取り外し方（ベッドのくずし方）

■目的
清潔な新しい寝具との交換やベッドの清掃，退院後のかたづけのために行う．

ポイント
●感染の疑いのある場合はビニール袋を用いる．複数のベッドを処理する場合は，ランドリーカーを用いる．それがない場合はビニールの大袋を用いる(1)．

■使用物品
(1) 洗濯袋（ない場合はビニールの大袋か使用中の枕カバーを利用），またはランドリーカー
(2) ベッド用掃除用具（最適なものはないので，次の物品を工夫して活用する．

①専用の小型電気掃除機，②簡易掃除用具類，③ふき掃除用具類)

■**留意事項**
(1) 塵埃がたたないように静かに寝具を取り外す。
(2) 塵埃が広がった場合は，窓を開けて換気する。
(3) 移動が可能な患者の場合は，病室からいったん出てもらい他の場所で待機してもらう。
(4) 患者が臥床したままで寝具を取り外す場合は，振動を最小限にする。また，ベッドからの転落や気分がわるくなっていないかについて観察を行いながら実施する。
(5) 動作を合理的に能率よく行う。

■**実施方法**
(1) 使用物品をのせた専用のワゴンをベッドサイドに運ぶ。
(2) 床頭台をベッドから離す。
(3) 枕と洗濯袋を足もとの椅子の上に置く。
(4) 椅子とオーバーベッドテーブルをベッドから離す。
(5) 洗濯袋をベッドの足もとの柵に結びつける。
(6) 枕カバーを外して洗濯袋に入れる。
(7) 床頭台側に戻り，襟もとのスプレッドと掛けシーツをのばす。
(8) 敷きシーツの頭部側の角の部分を外す。
(9) 外した敷きシーツの下に手を入れ，両手を交互に移動させ滑らせながら側面を外す。
(10) 足もとまでいったらマットレスを上げ，できるだけ反対側まで外すか，ゆるめる。
(11) 足もとがゆるめられたら反対側にまわり，足もとから頭部側へ敷きシーツの下に手を入れ，床頭台側の側面と同様に両手を交互に移動させて外す。
(12) マットレスからリネン類を外し，しまつをする。
 ①外したリネン類を洗濯する場合は，ごみが散らないように静かに重ね合わせて洗濯袋に入れる。
 ②再使用するリネン類は，次に操作しやすいように折りたたむ。つまり，シーツは，外した状態のままで頭部側の端を足部側の端にそろえ，頭部になるほうを表にして四隅をそろえる。そろえた四隅と中央線のふちを持って，椅子の背にかける。それぞれの折り目の方向はそろえる(➡図I-36)。
(13) 再使用する寝具(マットレス・マットレスパッド・敷きシーツ・防水シーツ・横シーツなど)は，掃除用具(➡図I-37)を用いて塵埃が周囲にかからないように配慮して除去する。

d リネン交換

リネン交換は定期的に行う場合と，排泄などによって汚れたシーツを必要に応じて交換する場合がある。

■**目的**
リネン類を洗濯した清潔なものに取りかえることによって，患者の身辺環境を

ポイント
●頭部側が敷きシーツ1枚となっているので，外しやすい。また，角は重なっているので，その部分を外すとゆるみが生じて他の部分も外れやすい(8)。

ポイント
●シーツに電気掃除機を用いる場合は，そのままでは吸引力が強すぎるので洋服用ブラシを用いるとよい。粘着ローラー(➡図I-37)も前もって毛布の上で2，3回転がして粘着力を弱めてから使用する。ナースは次々と開発される掃除用具に関心をもって活用したい(13)。
●浮遊塵埃が多い場合は，患者の頭部に薄いガーゼ布などを掛け，ナースはマスクを掛けて頭部をおおい，ガウンを着用する。掃除機を用いる場合は，排気口が患者のほうへ向かないようにし，また吸引力が強い場合は，シーツが吸引されて操作がしにくく，臥床患者には振動を与えるので注意する(13)。

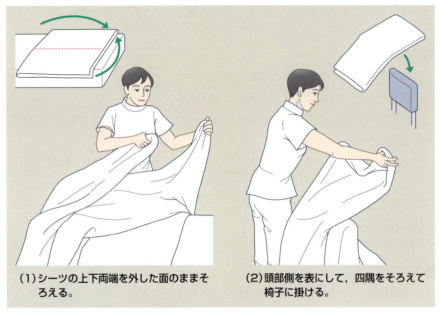

(1) シーツの上下両端を外した面のままそろえる。
(2) 頭部側を表にして，四隅をそろえて椅子に掛ける。

図Ⅰ-36　再使用するシーツの扱い方

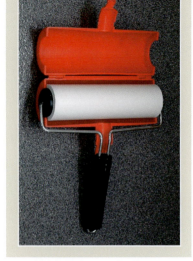

図Ⅰ-37　粘着ローラー（例）

清潔にする。また，それによって患者の気分を爽快にして，闘病意欲の高揚をはかる。

■使用物品
- 交換するリネン類注1
- タオルケット
- 洗濯袋注2 またはランドリーカー
- 掃除道具注3

注1：〔ここでの例〕スプレッド（1枚）・シーツ（2枚）・枕カバー（大1枚，小1枚）・バスタオル（1枚）・タオル（1枚）・ウォッシュクロス（1枚）。
注2：洗濯袋がない場合は，使用中の枕カバー（大）を利用する。
注3：ベッドブラシ・粘着ローラー・掃除機。掃除機を使用する場合は，シーツに対して吸引力が強すぎるので，床用の吸引器具でなく，洋服用ブラシか壁用ブラシが適している。

■留意事項
(1) 患者の体位が安定していることを確認して作業をする。
(2) 作業によるベッド上の振動をできるだけ少なくし，患者の疲労や不快感を避ける。
(3) 患者の状態（顔色，吐きけなど）をつねに観察しながら実施する。異常があればただちに中止して対処する。
(4) 塵埃が患者に直接かからないように作業する。塵埃が多い場合は，マスクの使用や，顔を薄い布で軽くおおうなどの工夫をする。
(5) 塵埃や汚れの著しいリネン類を交換する場合には，ナースは袖つき予防衣を着用し，マスクを掛け，頭髪は三角布（巾）でおおって，塵埃が看護衣や身体に付着しないようにすることが望ましい。
(6) 換気を十分にする。ただし，患者の保温に注意する。
(7) その他（➡192ページ，病室の整備）

■実施方法
　シーツ交換時には，どのような方法で実施しても浮遊塵埃が多く，窓を開けて

I 着衣・更衣と寝具・寝室，住環境の管理

換気が行われるので，冬季は室内気温が低下し，風のあるときは直接患者に吹きつけ体温が低下する。また，患者が臥床したままで行うと，作業による振動があり，体位変換に時間がかかったりするので，ベッドに患者がいないほうが時間的にも労力的にも少なくてすみ，作業が容易である。したがって，移動が可能な患者は，ガウンを着用して保温をはかったうえで，他の場所の椅子に移したり，車椅子で移動する。

しかしここでは，患者が臥床していることを前提として，その方法を述べる。

(1) 患者にリネン類を交換することを説明して了解を得る。
(2) 窓を開ける。
(3) 使用するリネン類をワゴンの上に置き，使用順に重ねる。
(4) 作業がしやすいように，床頭台をベッドから離し，洗濯袋を持って足もとに移る。洗濯袋がない場合は，患者の使用している枕カバーを利用するとよい。
(5) 椅子やオーバーベッドテーブルなどをベッドから離し，洗濯袋をベッドの足もとの柵に結びつける。
(6) ベッドのくずし方で述べた方法で，床頭台側の敷きシーツの頭部をくずし，順に足もとのほうをくずして，反対側の頭部まで，一巡してくずす。
(7) スプレッドを取り除く。スプレッドの襟もとを持って足もとへ行き，塵埃が散らないように両端を合わせて静かに洗濯袋に入れる。
(8) 毛布を外す。毛布の襟もとの端を持って足もとの端に合わせ，襟もとを外側にして四隅をそろえて持ち，椅子の背に掛ける（→図I-38）。
(9) タオルケットを掛けながら掛けシーツを外す。
 ① 床頭台側に戻って，タオルケットを毛布を広げる方法で，中央線を患者の身体の中央に合わせて横に広げる。
 ② タオルケットを足もとのほうへ広げながら，掛けシーツの襟もとを足もとのほうに下げる。
(10) 掛けシーツを横シーツ用にたたみ，椅子の背に掛ける。
 ① 襟もとと足もとの端を，足もと側のヘムの狭いほうを輪になっている方向に少しずらし，ヘムが重ならないようにして合わせる。
 ② 毛布の場合と反対に，襟もとを内側にして四つ折りにする。このとき，外側

> **ポイント**
> ●窓は季節や状態を考慮して適度に開ける。窓にカーテンまたはスクリーンをし，直接風があたらないように，また外から見えないようにする(2)。
> ●下からタオル類・スプレッド・シーツ・枕カバー・タオルケット・洗濯袋の順に置く。粘着ローラーは横に置く(3)。
> ●柵のないベッドを使用している場合は，ランドリーカーを利用すると便利である(5)。
> ●シーツ類を外すときは，臥床患者に少しでも振動を与えないようにするためには，持ち上げないで，斜め下方に引き出すようにする(6)。
> ●患者の協力が得られれば，患者にタオルケットの襟もとを持ってもらって行うとよい(9)②。

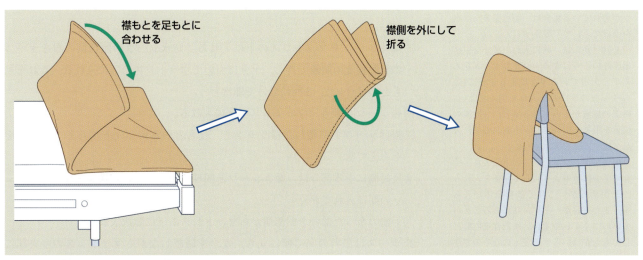

図I-38　毛布の四隅をそろえて椅子の背にかける

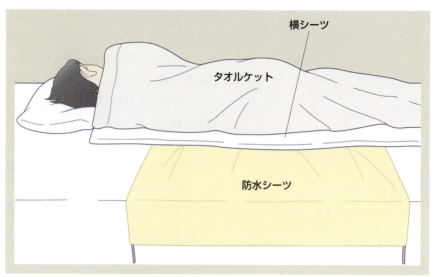

図I-39 横シーツを患者の身体のほうへ寄せる

になっている足もとのシーツのヘムの狭いほうを，内側にずらしてヘムが重ならないようにしてそろえる。

(11) 枕を1つにして患者の体位を側臥位にする。
　①枕を1つにし（他の枕は椅子の上に置く），カバーを外して洗濯袋に入れる。
　②床頭台の反対側に行き，患者を側臥位にする。
(12) 外した横シーツを，塵埃が散らないように内側にかたく巻き込み，患者の身体の下に押し込むようにする（➡図I-39）。
(13) 防水シーツは塵埃を粘着ローラーで吸着し，患者の身体の上に静かに置く。
(14) 敷きシーツも同じ要領で内側に巻き込み，患者の身体の下に入れる。
(15) マットレスパッドの上をはき，患者のほうに置いてマットレスの上と側部をはく。
(16) マットレスパッドをもとに戻し，その上に新しい敷きシーツを掛ける。
　①ベッドメーキングと同じ要領で中央線をマットレスの中央に合わせ，手前側のシーツを広げる。
　②反対側になるシーツの部分は，しわにならないように折り，先に巻き込んだ使用していたシーツの下に入れる。
(17) 敷きシーツの頭部と側辺の余った部分をマットレスの下に入れる（➡図I-40）。
(18) 防水シーツをマットレスの下に入れる。防水シーツの頭部側の布をナースの肩幅程度の間隔で持ち，十分に引いてマットレスの下に入れる。これを足もとのほうに2，3回に分けて順次行う。
(19) 横シーツを敷き，マットレスの下に入れる。
　①掛けシーツで準備した横シーツを，枕もとから約20 cmずらして中央線をそろえて敷く。
　②反対側になる部分は，敷きシーツと同様に使用していた横シーツと防水シーツの間に入れておく。
　③手前の余った部分を頭部側からマットレスの下に順次入れる。
(20) ナースは患者の向く側に立ち，安全を確認しながらマットレスの中央部に重ねたリネン類を支点として患者を手前（床頭台側）に向けて側臥位にする。

ポイント

● シーツの交換は，汚れの程度と再使用できる枚数を考えて行う。シーツをすべて交換する場合は，上シーツもスプレッドと同様に，塵埃を散らさないように洗濯袋に入れる。一般には，便器を使用するなどで最も汚れの多い横シーツを外し，3枚中2枚をかえることも多い。その場合には，汚れにくい掛けシーツを横シーツとして再使用する。ここで示した方法も掛けシーツを横シーツに利用する方法である(10)②。

● 患者を安定させ，落ちないようにするために殿部を後ろに少し引いて基底面積を大きくし，ベッドの中央に患者がいると作業がしにくいので，患者の安全と作業効率を考えた位置にする。側臥位が無理な患者は，仰臥位のままでベッドの端に移動させる。いずれにしても患者の身体は，ベッドの中央より床頭台の反対側にある(11)②。

● 粘着ローラーは，頭部から足もと，中央から外側に向けて滑らせる。防水シーツが汚れている場合は，消毒薬または水をつけてふいて，乾かす(13)。

● 2回目からは，前に入れた部分を引き出さないようにする。つまりマットレスの下に入っている手を添えるようにし，もう一方の手に力を入れて引くとよい。殿部の位置が沈みすぎる場合は，殿部の位置を最初に引いてマットレスの下に入れ，次に両側を入れる(18)。

● 中央部からマットレスの下に入れ，そして手を広げるようにして全体を入れることがあるが，これでは布全体が入らず，また布目がバイアス状になることが多いのでくずれやすい。また作業姿勢としても力がいらず不安定になるので注意する(19)③。

I 着衣・更衣と寝具・寝室，住環境の管理

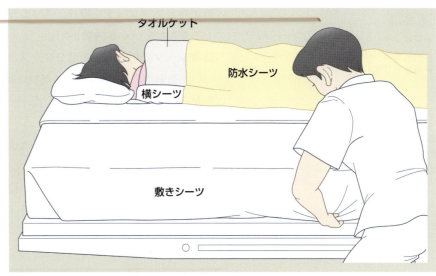

図I-40　敷きシーツの頭部と側辺をマットレスの下に入れる

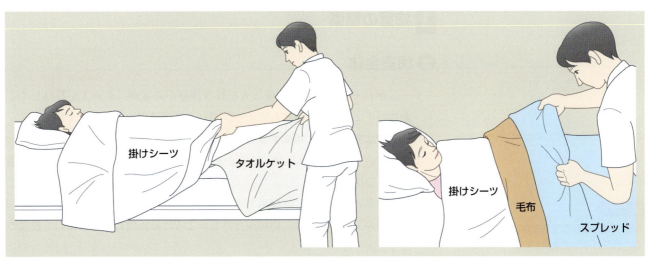

図I-41　掛けシーツを広げながらタオルケットを外し，毛布にスプレッドを掛けて襟もとをつくる

注10：患者の上にシーツ類を置いても重くないが患者の状態によって無理な場合は背部に置く。

ポイント
- 各シーツは患者の下になった部分がたるまないように，繊維の方向に十分引いてのばしてからマットレスの下に入れる(26)。
- 冬季や室温が低いときは，患者に寒さを感じさせないために，枕をかえる前に，(29)～(32)を先に行ってもよい(28)。
- ヘムの広いほうを少し余分に折って，襟もとをつくり，タオルケットの上におおいながらタオルケットを外す(29)。

注11：床頭台側を行ってから反対側をつくる。

枕の位置をかえて安楽にし，タオルケットで身体をおおう。
(21) 粘着ローラーを持って床頭台の反対側に移動し，横シーツの上の塵埃が散らないようにシーツを左右から寄せて持ち，洗濯袋に入れる。
(22) 新しい横シーツをのばして静かに患者の上に置く。
(23) 粘着ローラーで防水シーツの上の塵埃を吸着し，新しい横シーツの上に置く。
(24) 横シーツと同様に，使用していた敷きシーツを取り除いて洗濯袋に入れ，新しいシーツをのばして防水シーツの上に置く注10。
(25) マットレスパッドとマットレスの塵埃を取り除き，もとの位置に戻す。
(26) 床頭台側と同様に敷きシーツ，防水シーツ，横シーツの順にマットレスの下に入れ，ベッドをつくる。
(27) 患者をマットレスの中央に仰臥位にし，病衣を整える。
(28) 枕カバーを清潔なものにかえて，枕をあてる。
(29) 掛けシーツ用にシーツをさばいて患者に掛ける（➡図I-41）。
(30) 掛けシーツの足もとに患者の身長に合わせてゆるみをつくり，角をつくる注11。

> **ポイント**
> ●掛けシーツ・毛布・スプレッドの足もとの折り返しは，マットレスの頭部からの距離を目算して行う(31)。

注12：入れ方は「クローズドベッド」の項参照。掛けシーツ・毛布・スプレッドの足もとのしまつの順序は，掛けながら行っても，あとで行ってもよい。

(31) 毛布とスプレッドを掛け，スプレッドは毛布の襟もとを約15cm折り返して襟もとをつくる(→図I-41)。
(32) 敷シーツの折り返した部分に，スプレッドでおおった襟もとを入れておおい，襟をつくり，十分に肩口がおおわれていることを観察する。
(33) 足を圧迫しないように注意しながら，足もとに毛布・スプレッドを別々に入れる注12。
(34) 床頭台の反対側に移動し，襟もとを整え，足もとの掛けシーツ・毛布・スプレッドをマットレスの下に入れてベッドをつくる。
(35) オーバーベッドテーブル・椅子・床頭台をもとに戻して終わる。
(36) 全体を点検し，換気を確認したうえで窓を閉める。床頭台やオーバーベッドテーブルなどの上をふいて整理し，患者が使用しやすいようにする。

C 居住空間への支援

1 病室の整備

a 病室全体

ナースが行う部分と他の職種の人が行う部分があるが，ナースが行わなくても，全体のチェックはそれぞれのナースが行う看護管理の1つとして実施する。

(1) 掃除中は窓を開けて換気する。
  ① 塵埃がおさまるまでには約40分かかるといわれているので，換気中の保温には十分注意する。
  ② 外気が患者の顔や肌に直接あたらないように，カーテンなどを活用する。
(2) 畳や床の上の掃除では，塵埃がたたないように掃除機の空気排出口を患者のほうに向けない。
(3) シーツを交換しない場合は，シーツの上の塵埃を飛散しないように注意して，頭から足もとに向かって掃除用具で静かに除去する。
(4) 床頭台やベッド柵などについた塵埃は，きれいにふき取る。
(5) 花びんの水は毎朝かえる。アレンジの花の水にも注意する。香りの強い花はアレルギーをおこしたり，嗅覚への刺激が強いので好ましくない。最近は，病室への花の持ち込みを禁止しているところも多い。

> **ポイント**
> ●換気は汚染した空気を排出するとともに，外気によって希釈し，同時に湿度の調節もする(1)②。
> ●床や家具などの掃除用具はさまざまのものが市販されているので，ナースは日常生活でこれらに関心をもち活用する。床頭台などは水ぶきや，感染予防のために消毒液でふく場合もある(2)。

b 病床

(1) シーツは最低1週間に1回は交換する。交換しないときには，就寝中などにしわになったシーツを引っぱって，しわによる背部の不快感を取り除く。
(2) 木綿綿の敷きぶとんを使用している場合は，木綿綿は吸湿性があり，また，体臭などの臭気も吸着しているので，3日に1回くらいは干したり，乾燥器を使用して乾燥させる。
(3) ウレタンマットレスは透水性があるので，和式の病床の場合は，すの子の上にマットレスを敷いたり，寝床の位置をかえて畳を乾燥させる。
(4) 掛けぶとんなどがベッドの外側に垂れ下がる場合は，ふとんの重さで患者の身体に圧迫がかからないように，柵などをしてベッド上で支える(→図I-42)。
(5) ベッドの整備は熟練した手法で静かに手ばやく行う。患者に与える振動を少

> **ポイント**
> ●発汗や汚れのあるときは，毎日あるいは必要に応じて交換する。汚れのない場合でも，24時間臥床している患者は，健康人より代謝が少ないが臥床の時間が3倍になるので，2，3日に1回はシーツを交換することが望ましい(1)。
> ●敷きぶとんを2，3枚用意して交互に使用するとよい(2)。

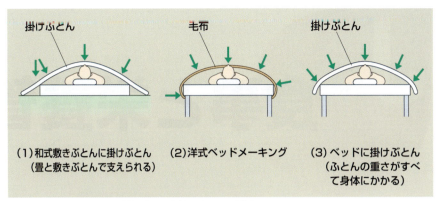

図I-42 使用寝具別の掛け物の身体に与える影響

なくし,短時間で行う。また,正確で美しく整えられたベッドは,患者の安楽と安全を保障し,ナースの疲労も少ない。

J 食事と栄養管理

1 食事と栄養管理に関する看護の意義

　食事と栄養管理は健康レベルにかかわらず，よりよく生きていくために欠かすことのできない行為である。食事をとることで，食物のなかに含まれている栄養素を摂取して生命を維持し，成長や発育を促して生活を営んでいる。

　栄養 nutrition とは生体が体外から食物を摂取し，消化・吸収して体内に取り入れ同化または異化して体成分をつくり，成長や発達を促して生命を維持し，健全な活動を営む過程をいい，栄養素 nutrient はこれらの活動を営むために必要な物質をいう。いいかえると，栄養は身体が食物を取り入れた場合の処理の過程で，栄養素は食物のなかに含まれている物質である(➡図J-1)。

　私たちが食事をして食物をとるのは，栄養素をとって生命活動を維持するという生理学的な意味だけではない。食事は生活の一部であり，その社会の文化や経済，交友や楽しみにもつながる。また，それらが各人の食生活に対する価値観に影響して，食材の選択・調理，栄養バランスの考慮といった食物に対する行動の示し方が異なってくる。

　まずは，規則正しく食事をして適正な栄養素を摂取することが，生命を守り，身体の機能を正常に維持するための基本であるという生理学的意味を，ナースは認識する必要がある。同時に，食事が日常の生活に与える心理・精神的，社会・文化的影響を知り(➡図J-2)，自然な食欲によって適切な食事ができるように援助する必要がある。そのためには人の食事と栄養を，健康の保持・増進，疾病の

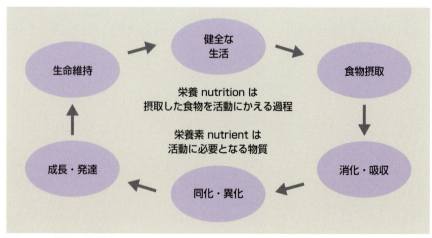

図 J-1　栄養と栄養素

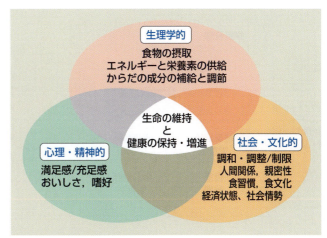

図 J-2 栄養と食事の意義

表 J-1 健康レベルからみた栄養と食事のアセスメント

健康レベル	アセスメントのポイント
健康の保持・増進，疾病の予防	・食事時間と食事間隔 ・食事バランスと適正エネルギー ・成長・発達，あるいは加齢の考慮 ・消化・吸収をたすける工夫 ・楽しく，食育も考慮した食事
健康の回復	・回復過程に応じたエネルギーと栄養素 ・病状や症状，治療（手術，化学療法，放射線療法）の影響を考慮した食物形態や調理法 ・療養上の制限に応じたエネルギーと栄養素 ・五感を刺激し，食欲のわく食事
苦痛の緩和	・苦痛の種類や程度に応じた食物形態や調理法 ・食べることの楽しみや食物への思い ・食事がもたらす社会・文化的な関係性 ・五感を刺激し，心理・精神的な満足感をもたらす食事

予防，健康の回復，苦痛の緩和という看護の視点でアセスメントする。さらに，その人や家族が食事に求める要素はなにかを考えながら，その人らしい生活が維持できるように，健康レベル，成長・発達，加齢現象に応じた援助を考えていかなければならない（→表 J-1）。

　栄養は食物を口からとることによって，消化管から体内に取り込むことが最も望ましい。しかし，機能的に経口摂取が行えない場合や，治療や療養のために消化管を使用できない場合には，経腸栄養や静脈栄養といった栄養療法が必要となる。栄養療法では経腸栄養剤や静脈栄養剤が適用されるため，食物を味わい楽しむ機会がなくなりがちである。また経口摂取が可能であっても，症状に応じてエネルギーや栄養素を制限あるいは調整する食事療法では，適正な食事をとること自体が治療となるため，本人や家族が治療目的をよく理解して，主体的かつ継続的に食事療法を続けることが求められる。食事療法と栄養療法は広く栄養管理としてとらえることができ（→図 J-3），ナースは栄養管理を受ける人とその家族の食事に対する思いをくみ取りながら，生命活動を維持し，疾病を治療する栄養の重要性を理解した支援を行う。

　栄養管理には高度な知識と技術が必要であり，さまざまな専門職がチームとして栄養管理を行う栄養サポートチーム nutrition support team（NST）としての活動が期待されている。NST は，医師，管理栄養士，ナース，薬剤師，臨床検査技師らが協働しながら，個別的な栄養管理が必要な患者への支援を行う（→図 J-

> **ポイント**
> ●経口摂取だけでは十分な栄養がとれないために，補助的に栄養療法が適用される場合もある。

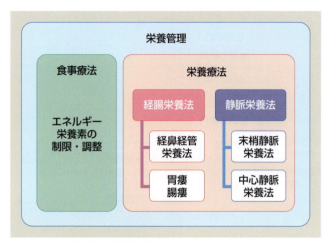

図 J-3　食事療法と栄養療法

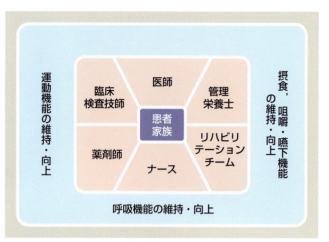

図 J-4　チームとしての栄養管理

表 J-2　栄養療法におけるナースの役割

療養生活の質を向上させる栄養療法
効果や副作用についての情報提供
合併症を予防し安楽を高める適用の援助 ・適用に必要な準備や処置 ・管やルートとその周囲の皮膚などの観察 ・全身状態の観察
患者・家族の理解と納得を支援する

4)。NSTの活動が効果を発揮するためには，摂食や咀嚼・嚥下機能の回復や，栄養摂取にかかわる呼吸機能と運動機能の維持・向上を支援するリハビリテーションチームの役割も重要となる。医療における栄養管理は，栄養上の問題が疑われる患者に対して栄養アセスメントを行い，栄養に関する治療計画を立案し，その効果を観察・評価して必要に応じて計画に修正を加えながら，患者の栄養上の問題の解決をはかろうとするものである。

したがって患者の生命と生活の基盤となる栄養管理は，NSTの一員としてのナースのみならず，患者を援助するすべてのナースが担うべき役割である。ナースは栄養療法を受ける患者・家族がその必要性や重要性を正しく理解し，納得して療養できるよう支援する。そして計画された栄養療法が確実かつ安全に実施されるように，必要な準備や処置を行うとともに，実施中は栄養を適用する管やルートとその周囲の皮膚および全身状態の観察を行い，合併症を予防し，患者の安楽を高める役割を担う（→表 J-2）。

加えて，栄養療法に関連する効果や副作用についての情報を，具体的かつ正確に医師や NST に伝え，患者の療養生活の質の観点から栄養状態が評価され，よりよい栄養管理が行われるように支援する。

2 食事と栄養管理に関する基礎知識

A 食事摂取基準，食品群，食事バランスガイド

食事摂取基準は栄養評価や栄養管理に，食品群は家庭での調理に，食事バランスガイドは調理済みの食品や外食時に，各人に適したエネルギーと栄養素を満たす食事をするために必要となる指標である(➡表J-3)。

1 食事摂取基準

食事摂取基準は，健康の保持・増進，生活習慣病の発症と重症化の予防を目的として，エネルギーおよび栄養素の摂取量の基準を示すものである。管理栄養士や保健医療関係者が有効に活用することで，栄養評価・栄養管理の標準化と質の向上が期待される。策定の対象は，生存に不可欠で健康の保持・増進を左右するエネルギーと，生存や健康の保持・増進に不可欠であることが明らかで，その摂取量が定量的に明らかになっていて科学的に信頼できるレベルと判断される栄養素である。基準が示された栄養素は，タンパク質，脂質(脂質エネルギー比率，飽和脂肪酸エネルギー比率，n-6系脂肪酸，n-3系脂肪酸)，炭水化物(エネルギー比率，食物繊維)，ビタミン(脂溶性ビタミン4種類，水溶性ビタミン9種類)，ミネラル(多量ミネラル5種類，微量ミネラル8種類)，およびエネルギー産生栄養素バランス[注1]である。

エネルギーの指標には体格(BMI：body mass index)が採用され，目標とする体格「BMI＝体重(kg)÷(身長(m))^2」を指標として提示し，推定エネルギー必要量を参考として示している。目標とするBMIは男女ともに，18～49歳では18.5～24.9，50～64歳では20.0～24.9，65歳以上では21.5～24.9である。これらの値はあくまでも参考として使用すべきであり，肥満とともに，とくに高齢者では低栄養の予防が重要となる。

栄養素の指標は，摂取不足の回避，過剰摂取による健康障害の回避，生活習慣病の予防という3つの目的からなる5指標から構成されている(➡図J-5)。

■摂取不足の回避を目的とする指標

(1) 推定平均必要量 estimated average requirement(EAR)：ある対象集団において測定された必要量の分布に基づき，ある母集団における平均必要量の推定値。当該集団に属する50%の人が必要量を満たすと推定される摂取量。

> **ステップアップ**
>
> 食事摂取基準は，健康増進法(平成14年法律第103号)第16条の2に基づき厚生労働大臣が定めるもので，「日本人の食事摂取基準(2015年版)」は2014年にとりまとめられた。国内外の論文や資料をもとに5年ごとに見直され，使用開始年度が○年版として括弧内に示され，5年間使用するものとなっている。厚生労働省のwebサイトで内容が示されている。

注1：タンパク質，脂質，炭水化物(アルコール含む)が，総エネルギー摂取量に占めるべき割合(％エネルギー)。

> **ポイント**
>
> ● 世界保健機関(WHO)，米国国立衛生研究所(NIH)，日本肥満学会などで，BMI 22を標準としている。
> ● BMI 25以上は肥満，BMI 18.5未満は低体重とされ，BMI 18未満は低栄養を考えながらの栄養管理が必要となる。

表J-3 適切なエネルギーと栄養素を満たす食事を考えるための指標

指標	活用の場
食事摂取基準＋食品成分表	栄養士などの専門家
3色分類，6つの基礎食品群	家庭での調理
食事バランスガイド	外食，調理済みの食事

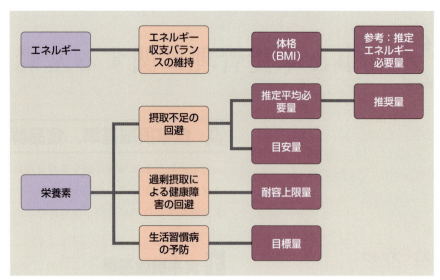

図 J-5 食事摂取基準の設定指標

> **ステップアップ**
> 推奨量は，理論的には「推定必要量の平均値＋推定必要量の標準偏差の2倍」として算出される。

(2) 推奨量 recommended dietary allowance(RDA)：ある対象集団において測定された必要量の分布に基づき，ある母集団のほとんど(97〜98%)の人が充足している量。

(3) 目安量 adequate intake(AI)：推定平均必要量および推奨量を算定するのに十分な科学的根拠が得られない場合に，特定の集団の人々がある一定の栄養状態を維持するのに十分な量。

■過剰摂取による健康障害の回避を目的とする指標

耐容上限量 tolerable upper intake(UL)：ある母集団に属するほとんどすべての人々が，健康障害をもたらす危険がないとみなされる習慣的な摂取量の上限を与える量。これをこえて摂取すると，過剰摂取によって生じる潜在的な健康障害の危険性が高まると考える。

■生活習慣病の予防を目的とする指標

目標量 tentative dietary goal for preventing life-style related diseases(DG)：生活習慣病の予防を目的として，現在の日本人が当面の目標とすべき摂取量。

年齢区分は，乳児は6か月での2区分と，6か月以降をさらに3か月で分けた3区分が示され，1〜17歳を小児，18歳以上を成人，2020年版からは65歳以上を高齢者とし，75歳未満と75歳以上の2区分を設けた(➡表J-4)。

参照体位は日本人の平均的な体位を示すもので，食事摂取基準は，性・年齢，参照身長・参照体重をもとに策定されている(➡表J-4)。

2 食品群

食品群とは，栄養成分の類似している食品を3〜6種類に分類し，必要とされる各栄養素をバランスよく摂取するために，どの食品をどの程度食べればよいかについて，摂取の目安をおもに重量で示したものである(➡表J-5)。家庭で献立を考えて調理をするとき，健康教育や食育の場面などで活用できる。

> **ステップアップ**
> 食品群は，家庭を中心とした栄養教育において広く活用されてきたが，食品の分類を理解したうえで，生の食品の重量が把握できないと十分に活用することができないという課題があった。また，調理を前提に考えられているため，調理済みの食品や外食では，量的な目安が示されていなかった。そこで，2005年に厚生労働省と農林水産省が食事の組み合わせと量を示すイラスト「食事バランスガイド」を公表し，2010年に一部変更されている。

表 J-4　参照体位（参照身長，参照体重）[1]

性別	男性		女性[2]	
年　齢	参照身長 (cm)	参照体重 (kg)	参照身長 (cm)	参照体重 (kg)
0～5(月)	61.5	6.3	60.1	5.9
6～11(月)	71.6	8.8	70.2	8.1
6～8(月)	69.8	8.4	68.3	7.8
9～11(月)	73.2	9.1	71.9	8.4
1～2(歳)	85.8	11.5	84.6	11.0
3～5(歳)	103.6	16.5	103.2	16.1
6～7(歳)	119.5	22.2	118.3	21.9
8～9(歳)	130.4	28.0	130.4	27.4
10～11(歳)	142.0	35.6	144.0	36.3
12～14(歳)	160.5	49.0	155.1	47.5
15～17(歳)	170.1	59.7	157.7	51.9
18～29(歳)	172.0	63.0	158.0	51.0
30～49(歳)	171.8	70.0	158.5	53.3
50～64(歳)	169.7	69.1	156.4	54.0
65～74(歳)	165.3	64.4	152.2	52.6
75 以上(歳)	162.0	61.0	148.3	49.3

1) 0～17 歳は，日本小児内分泌学会・日本成長学会合同標準値委員会による小児の体格評価に用いる身長・体重の標準値をもとに，年齢区分に応じて，当該月齢および年齢区分の中央時点における中央値を引用した。ただし，公表数値が年齢区分と合致しない場合は，同様の方法で算出した値を用いた。18 歳以上は，平成 30，令和元年国民健康・栄養調査における当該の性および年齢区分における身長・体重の中央値を用いた。
2) 妊婦，授乳婦を除く。
3) 2025 年版では 18 歳以上(男女計)参照身長 161.0 cm，参照体重 58.6 kg が示された。

表 J-5　6 つの食品群

分類	おもな食品	おもな栄養素	機能・特徴
1 群	魚，肉，卵，大豆・大豆製品	タンパク質	骨や筋肉などをつくる エネルギー源となる
2 群	牛乳・乳製品，海藻，小魚	ミネラル（カルシウム）	骨や歯をつくる 身体の各機能を調節する
3 群	緑黄色野菜	ビタミン（おもにカロチン）	皮膚や粘膜を保護する 身体の各機能を調節する
4 群	淡色野菜，果物	ビタミン（おもにビタミン C）	身体の各機能を調節する
5 群	穀類，芋類，砂糖	炭水化物	エネルギー源となる 身体の各機能を調節する
6 群	油脂類，脂肪の多い食品	脂肪	エネルギー源となる

3　食事バランスガイド

　食事バランスガイドは，主食・主菜・副菜などを，料理を基準とした単位（SV：サービング〔食事提供量の単位〕）で分け，1 日にどの料理をいくつ（何 SV）とればバランスのよい食べ方であるのかを示している。健康な人の健康づくりを

目的として作成されており，男性の成人を対象とした，想定エネルギー量2,000〜2,400 kcal を基本形とし，活動量，性別，年齢に応じて，主食を1〜2 SV，主菜を1 SV程度，増減して使用するものとなっている。

B エネルギーとおもな栄養素の作用

栄養素には，タンパク質，脂質，炭水化物（糖質），ミネラル，ビタミンおよび水の6種類がある。水は人体の約60％を占め，各栄養素が機能するためにも欠かすことができない。

1 エネルギー

エネルギーの役割は，体成分の合成と分解および生命を維持するために必要となる，アデノシン三リン酸 adenosine triphosphate（ATP）を再合成することにある。1日あたりのエネルギー消費量は，基礎代謝量，身体活動に伴うエネルギー，食事による産熱で構成され，小児や乳児では成長に必要となるエネルギーが，妊婦では胎児の成長に伴うエネルギーが，授乳婦では母乳合成に伴うエネルギーが考慮されなければならない（→図J-6）。

基礎代謝量（kcal/日）は，基礎代謝基準値（kcal/kg体重/日）×基準体重（kg）として算定される。身体活動レベルは，エネルギー消費量（kcal/日）÷基礎代謝量（kcal/日）として求められる。実際の活用においては，身体活動レベルを「低い」「ふつう」「高い」の3群に分けた基準値（およその範囲）から，推定エネルギー必要量が参考として示されている（→表J-6〜8）。

2 栄養素

タンパク質，脂質，炭水化物（糖質）は，三大栄養素ともよばれる。

■タンパク質

タンパク質は体を構成する重要な成分であり，代謝の調節や物質輸送，生体防御などに関与し，生理活性物質の前駆体にもなり，エネルギーとしても利用される。そのため推定平均必要量は，全年齢区分で男女ともに同一のタンパク質維持必要量（0.66 g/kg体重/日）を用いて算定されている。なお目標量については，摂取量が低すぎても高すぎても生活習慣病の発症予防および重症化予防に関連するため，総エネルギー摂取量に占める割合（％エネルギー）として示され，1歳以上については目標量の上限は20％エネルギーに設定されている（→表J-9）。

■脂質

脂質は細胞膜の主要な構成成分であり，脂溶性ビタミン（A，D，E，K）やカロテノイドの吸収をたすけ，エネルギー供給源として重要な役割を担う。そのため，脂質の摂取量は，炭水化物やタンパク質の摂取量とあわせて考える必要があり，脂質の食事摂取基準は，総エネルギー摂取量に占める割合（エネルギー比率）で示され，1歳以上は20％以上30％未満が目標量である。

脂質の一部を構成する脂肪酸のうち多価不飽和脂肪酸（n-6系脂肪酸及びn-3系脂肪酸）は必須栄養素であり，飽和脂肪酸は生活習慣病に深く関連することが

ステップアップ

身体活動レベルの強度は，メッツ値が使用されている。メッツ（METs：metabolic equivalents）とは，身体活動の強度を座位安静時代謝量の倍数としてあらわしたものである。国立健康・栄養研究所は，生活活動や運動を21大項目に分けて821の個別活動のメッツを「改訂版『身体活動のメッツ（METs）表』（2012年4月11日改訂）」として示している。

ポイント

●慢性腎臓病（chronic kidney disease：CKD）に対する食事療法では，腎保護効果を期待して，タンパク質の摂取制限が行われる。

ポイント

●基準量を摂取するためには，主要な食品のタンパク質含有量を知っておく必要がある。
●Mサイズの鶏卵1個（殻つき58 g〜64 g未満，正味約50 g）に含まれるタンパク質は約6 gである。

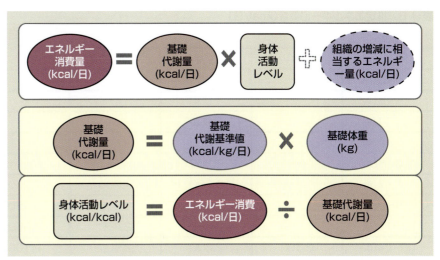

図 J-6　エネルギー消費量算出の考え方

表 J-6　参照体重における基礎代謝量

性別	男性			女性		
年齢（歳）	基礎代謝基準値 (kcal/kg 体重/日)	参照体重 (kg)	基礎代謝量 (kcal/日)	基礎代謝基準値 (kcal/kg 体重/日)	参照体重 (kg)	基礎代謝量 (kcal/日)
1〜2	61.0	11.5	700	59.7	11.0	660
3〜5	54.8	16.5	900	52.2	16.1	840
6〜7	44.3	22.2	980	41.9	21.9	920
8〜9	40.8	28.0	1,140	38.3	27.4	1,050
10〜11	37.4	35.6	1,330	34.8	36.3	1,260
12〜14	31.0	49.0	1,520	29.6	47.5	1,410
15〜17	27.0	59.7	1,610	25.3	51.9	1,310
18〜29	23.7	63.0	1,490	22.1	51.0	1,130
30〜49	22.5	70.0	1,580	21.9	53.3	1,170
50〜64	21.8	69.1	1,510	20.7	54.0	1,120
65〜74	21.6	64.4	1,390	20.7	52.6	1,090
75以上	21.5	59.6	1,310	20.7	49.3	1,020

表 J-7　身体活動レベル（カテゴリー）別にみた活動内容と活動時間の代表例

カテゴリー 基準値（範囲）	日常生活内容	強度中程度*の身体活動時間（合計/日）	仕事での歩行時間（合計/日）
低い 1.50 (1.40〜1.60)	生活の大部分が座位で、静的な活動が中心	1.65	0.25
ふつう 1.75 (1.60〜1.90)	座位中心の仕事であるが、職場内での移動や立位での作業・接客等、通勤・買い物での歩行、家事、軽いスポーツ、のいずれかを含む	2.06	0.54
高い 2.00 (1.90〜2.20)	移動や立位の多い仕事への従事者、あるいは、スポーツ等余暇における活発な運動習慣を持つ	2.53	1.00

＊3.0〜5.9メッツ

表 J-8　推定エネルギー必要量(kcal/日)

性別	男性			女性		
身体活動レベル	低い	ふつう	高い	低い	ふつう	高い
0〜5(月)	―	550	―	―	500	―
6〜8(月)	―	650	―	―	600	―
9〜11(月)	―	700	―	―	650	―
1〜2(歳)	―	950	―	―	900	―
3〜5(歳)	―	1,300	―	―	1,200	―
6〜7(歳)	1,350	1,500	1,700	1,250	1,400	1,600
8〜9(歳)	1,600	1,850	2,050	1,450	1,700	1,900
10〜11(歳)	1,950	2,200	2,450	1,850	2,100	2,350
12〜14(歳)	2,300	2,600	2,900	2,100	2,400	2,650
15〜17(歳)	2,500	2,800	3,150	2,050	2,300	2,550
18〜29(歳)	2,250	2,600	3,000	1,700	1,950	2,250
30〜49(歳)	2,350	2,750	3,150	1,750	2,050	2,350
50〜64(歳)	2,250	2,650	3,000	1,700	1,950	2,250
65〜74(歳)	2,100	2,350	2,650	1,650	1,850	2,050
75以上(歳)	1,850	2,250	―	1,450	1,750	―
妊婦(付加量)初期				+50	+50	+50
中期				+250	+250	+250
末期				+450	+450	+450
授乳婦(付加量)				+350	+350	+350

表 J-9　タンパク質の食事摂取基準(推定平均必要量，推奨量，目安量：g/日　目標量：％エネルギー)

性別	男性				女性			
年齢	推定平均必要量	推奨量	目安量	目標量	推定平均必要量	推奨量	目安量	目標量
0〜5(月)	―	―	10	―	―	―	10	―
6〜8(月)	―	―	15	―	―	―	15	―
9〜11(月)	―	―	25	―	―	―	25	―
1〜2(歳)	15	20	―	13〜20	15	20	―	13〜20
3〜5(歳)	20	25	―	13〜20	20	25	―	13〜20
6〜7(歳)	25	30	―	13〜20	25	30	―	13〜20
8〜9(歳)	30	40	―	13〜20	30	40	―	13〜20
10〜11(歳)	40	45	―	13〜20	40	50	―	13〜20
12〜14(歳)	50	60	―	13〜20	45	55	―	13〜20
15〜17(歳)	50	65	―	13〜20	45	55	―	13〜20
18〜29(歳)	50	65	―	13〜20	40	50	―	13〜20
30〜49(歳)	50	65	―	13〜20	40	50	―	13〜20
50〜64(歳)	50	65	―	14〜20	40	50	―	14〜20
65〜74(歳)	50	60	―	15〜20	40	50	―	15〜20
75以上(歳)	50	60	―	15〜20	40	50	―	15〜20
妊婦(付加量)初期					+0	+0	―	―
中期					+5	+5	―	―
末期					+20	+25	―	―
授乳婦(付加量)					+15	+20	―	―

ステップアップ

n-6系脂肪酸とn-3系脂肪酸は体内で合成できず、欠乏すると皮膚炎などが発症する必須脂肪酸であるため、摂取の目安量(g/日)が示されている。一方、飽和脂肪酸は体内合成が可能であり、生活習慣病の発症予防・重症化予防において摂取量の制限が有効であるため、示された目標量(成人では7%エネルギー以下)をこえないようにする。

表 J-10 脂質の食事摂取基準(% エネルギー)

性別	男性		女性	
年齢	目安量	目標量	目安量	目標量
0～5(月)	50	—	50	—
6～11(月)	40	—	40	—
1～2(歳)	—	20～30	—	20～30
3～5(歳)	—	20～30	—	20～30
6～7(歳)	—	20～30	—	20～30
8～9(歳)	—	20～30	—	20～30
10～11(歳)	—	20～30	—	20～30
12～14(歳)	—	20～30	—	20～30
15～17(歳)	—	20～30	—	20～30
18～29(歳)	—	20～30	—	20～30
30～49(歳)	—	20～30	—	20～30
50～64(歳)	—	20～30	—	20～30
65～74(歳)	—	20～30	—	20～30
75以上(歳)	—	20～30	—	20～30
妊婦			—	20～30
授乳婦			—	20～30

知られている栄養素である(➡表J-10)。

■炭水化物

炭水化物は単糖あるいはその重合体で、ヒトの消化酵素で消化できる易消化性炭水化物と消化できない難消化性炭水化物に分類でき、前者は糖質、後者は食物繊維とよばれる。

炭水化物はエネルギー源として生体組織にブドウ糖を供給する重要な役割をもつため、食事摂取基準目標量はタンパク質と脂質が総エネルギーに占める割合の残余として設定され、1歳以上では男女ともに50～65%エネルギーとされている。

食物繊維は摂取量が多いほど生活習慣病の発症率や死亡率が低くなる傾向がみとめられているため、成人の摂取目標量は25g/日以上が理想的とされる。食事摂取基準目標量は現在の日本人の摂取実態を踏まえて3歳以上で示され、成人男性では20～22g/日以上、成人女性ではおおむね18g/日以上と設定されている。

ステップアップ

脳などの神経組織、赤血球、腎臓の尿細管、精巣、および酸素不足の状態にある骨格筋などは、通常ブドウ糖をエネルギー源とする。とくに脳の重量は体重の2%程度であるが、基礎代謝量の20%を占めていると考えられており、基礎代謝量が1,500kcal/日であれば、脳が消費するエネルギーは300kcal/日となる。糖質は約4kcal/gのエネルギーを産出するため、脳だけで75g/日のブドウ糖が必要となる。

■ビタミン・ミネラル・微量元素

ビタミンとミネラルは、からだの調整機能をもち、健康の保持・増進や疾病の予防に重要な役割を果たすため、意識して摂取することが大切である。微量元素もからだの機能を調整する重要な役割をもっているが、通常の食事をしている場合には欠乏症はおこりにくい。サプリメントでビタミン・ミネラル・微量元素を補う場合には、上限量に注意する必要がある(➡表J-11)。

ナトリウムとカリウムは、体液の主たる電解質である。ナトリウムは腎機能が正常である場合には、1日に尿や糞便、皮膚などから排泄される600mg(食塩相当量では1.5g)を補給すれば必要量を満たし、高血圧の予防と治療、がんの予防

ポイント

- 経管経腸栄養や経静脈栄養の場合には、ビタミン・ミネラル・微量元素の欠乏症をおこすことがある。

表 J-11 おもなビタミンとミネラルの食事摂取基準

区分 / 年齢	ビタミン A (μgRAE/日) 男性	ビタミン A 女性	ビタミン B₁ (mg/日) 男性	ビタミン B₁ 女性	ビタミン B₂ (mg/日) 男性	ビタミン B₂ 女性	ビタミン C (mg/日) 男性	ビタミン C 女性	カルシウム (mg/日) 男性	カルシウム 女性	鉄 (mg/日) 男性	鉄 女性 月経なし	鉄 女性 月経あり	ナトリウム (食塩相当量[g/日]) 男性	ナトリウム 女性
0〜5(月)	300	300	0.1	0.1	0.3	0.3	40	40	200	200	0.5	0.5		0.3	0.3
6〜11(月)	400	400	0.2	0.2	0.4	0.4	40	40	250	250	4.5	4.5		1.5	1.5
1〜2(歳)	400	350	0.4	0.4	0.6	0.5	35	35	450	400	4.0	4.0		3.0 未満	2.5 未満
3〜5(歳)	500	500	0.5	0.5	0.8	0.8	40	40	600	550	5.0	5.0		3.5 未満	3.5 未満
6〜7(歳)	500	500	0.7	0.6	0.9	0.9	50	50	600	550	6.0	6.0		4.5 未満	4.5 未満
8〜9(歳)	500	500	0.8	0.7	1.1	1.0	60	60	650	750	7.5	8.0		5.0 未満	5.0 未満
10〜11(歳)	600	600	0.9	0.9	1.4	1.3	70	70	700	750	9.5	9.0	12.5	6.0 未満	6.0 未満
12〜14(歳)	800	700	1.1	1.0	1.6	1.4	90	90	1000	800	9.0	8.0	12.5	7.0 未満	6.5 未満
15〜17(歳)	900	650	1.2	1.0	1.7	1.4	100	100	800	650	9.0	6.5	11.0	7.5 未満	6.5 未満
18〜29(歳)	850	650	1.1	0.8	1.6	1.2	100	100	800	650	7.0	6.0	10.0	7.5 未満	6.5 未満
30〜49(歳)	900	700	1.2	0.9	1.7	1.2	100	100	750	650	7.5	6.0	10.5	7.5 未満	6.5 未満
50〜64(歳)	900	700	1.1	0.8	1.6	1.2	100	100	750	650	7.0	6.0	10.5	7.5 未満	6.5 未満
65〜74(歳)	850	700	1.0	0.8	1.4	1.1	100	100	750	650	7.0	6.0	—	7.5 未満	6.5 未満
75以上(歳)	800	650	1.0	0.7	1.4	1.1	100	100	700	600	6.5	5.5		7.5 未満	6.5 未満
妊婦(付加量) 初期		+0		+0.2		+0.3		+10		+0		+2.5			
妊婦(付加量) 中期		+0		+0.2		+0.3		+10		+0		+8.5			
妊婦(付加量) 末期		+80		+0.2		+0.3		+10		+0		+8.5			
授乳婦(付加量)		+450		+0.2		+0.6		+45		+0		+2.0			

注:ビタミン,カルシウムについては,乳児は目安量,1歳以上は推奨量を,鉄については,0〜5(月)は目安量,6(月)以上は推奨量である。ナトリウムは,食塩相当量を示しており,乳児は目安量,1歳以上は目標量である。

ステップアップ

ナトリウムは,通常の食事では食塩に代表される塩化ナトリウムとして摂取される。ナトリウムと食塩相当量の関係は,食塩相当量(g) = ナトリウム(g) × 58.5/23 = ナトリウム(g) × 2.54 である。

ポイント

● 和食は,野菜のゆで汁に含まれるカリウムを捨てて調理することが多いが,蒸すなどの調理法の活用も考えたい。

の観点から,摂取過多に注意すべき栄養素である。しかし食塩は食品の保存や調理に欠かすことができず,塩味は他の味覚とともにおいしさを引き出すので,成人の目標量は,男性は7.5 g/日未満,女性は6.5 g/日未満と示されている。

バランスのとれた食事をとっている場合,カリウム欠乏をおこすことはないが,カリウムはナトリウムの尿中への排泄を促すため,カリウムの摂取は重要となる。またカリウム摂取の増加は,血圧の低下,脳卒中の予防,骨密度の増加につながることが示されている。腎機能が正常であれば高カリウム血症をおこすことはないため,生活習慣病の予防の観点からも,カリウムの摂取量を増やす工夫が求められる。

■水

成人で通常の活動量の場合,1日に必要とされる水分は,食事を通して摂取する1,000 mLと,食事以外に口渇を感じるなどして飲用する1,000 mLを目安とするが,食事摂取量が十分でなかったり,加齢により口渇に鈍感であったり,あるいは認知レベルの低下があると,摂取量が不足がちになる。脱水予防や尿路系の感染予防,そして排便コントロールの観点からも,必要に応じて意識的に水分を補給する。

C 食物の味とおいしさ

栄養素は一般的には食物を食べることで摂取するため，食物の味は食事内容や食事量を左右し，エネルギーと栄養素の摂取量に影響する。おいしさは食物摂取を促すとともに，生活にうるおいをもたらして心身の状態も改善させる。味とおいしさは，味覚を中心とした感覚，食べる人の心身の状態のほか，食習慣や生活習慣，食文化による感じ方などを含む，食物を摂取したときの総合的な感覚である（➡図 J-7）。

人は視覚，嗅覚，聴覚を用いて，見て，かいで，聞いて，食物を口に運ぶ前に，味やおいしさを判断あるいは想像する。その後，口に入れておもに舌で甘味，塩味，酸味，苦味の基本感覚に加え，うま味を感じながら，食物の温度と硬さや弾力などを，口腔全体の感覚で総合的においしさを判断している（➡表 J-12）。

心身の状態は，空腹感や満腹感，渇感といった内臓感覚，食べたいと思う気持ち，食物に対する好みや嗜好品，食習慣や生活習慣などが複雑に関連して，味とおいしさの程度を決定づける（➡表 J-13）。

D 食事療養

入院中の食事は医療の一環であり，健康保険法などにより入院時食事療養として，適切な時刻に，適切な温度の，患者の嗜好に配慮した食事を，患者の病状に応じて提供するよう定められている。入院患者の食事は，一般食と特別食に大別される。特別食とは医師の発行する食事箋に基づいて提供される，治療食，無菌食，特別な場合の検査食のことをいう（➡図 J-8）。

一般食は，疾患あるいは病態の治癒に，栄養素の種類・量の調整を必要としない場合の食事であり，体位，病状，身体活動レベルなどを考慮したうえで「日本人の食事摂取基準」のエネルギーと栄養素（脂質，タンパク質，ビタミン A，ビ

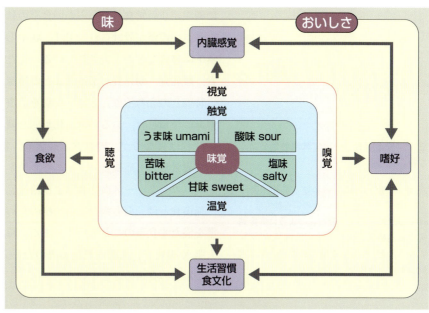

図 J-7　食物の味とおいしさに関連する感覚と影響要因

表 J-12 感覚器官による味わい

感覚	味とおいしさ
視覚	・食物の形状と色は食欲に影響する。 ・美しい形や盛りつけは見ただけで食欲を刺激する。 ・雑な盛りつけに対しては嫌悪感が生じ食欲不振や偏食につながる。
嗅覚	・かおりは鼻孔および後鼻孔から化学的刺激となって中枢神経に伝達される。 ・その刺激によって消化液の分泌が増し食欲が増進する。 ・嗅覚は味覚にも影響し嗅覚障害は味覚障害をもたらす。 ・嗅覚が麻痺している人は食生活についての楽しみが減退する。
聴覚	・調理中の包丁の音や油のはねる音などは食物や献立を想像させて食欲を増す。 ・食物をかむ音も食べている人・聞いている人の食欲を増す。
味覚	・基本的な味は酸味,塩味,甘味,苦味,うま味の5種類である。 ・味覚の感覚受容器は味蕾とよばれおもに舌にある。 ・味蕾のごく一部は軟口蓋や頬部内側の粘膜にもある。 ・高齢になると味蕾は減少する。 ・基本的な味の他にも,えぐ味・渋味・辛味,その他がある。
温覚	・食物にはそれぞれ適温がある。 ・温度によってかおりや味覚の反応は異なる。 ・一般に体温に近いほどなまぬるくてまずく感じ,体温と差があるほどおいしく感じることが多い。 ・温度が低すぎたり,熱すぎたりすると味を感じなくなる。 ・通常は10~65℃の温度域が味覚の反応がよい。 ・あっさりした単純な味は冷たいほうが,濃厚で複雑な味は熱いほうがおいしいと感じる。 ・食物の温度は季節感や環境温度,あるいは個人によっても異なる。 ・口に入れるときの食物の温度調節に配慮が求められる。
触覚	・食物のかたさ・やわらかさ・弾力性は,口に入れる前に食器や手で触れることで予測する。 ・口に入れて歯・舌・頬部内側の粘膜で感じる。 ・調理法や煮え方,新鮮さに関する情報を伝え,食物の味そのものをも左右する。 ・口腔内の痛覚や圧覚が刺激されることによって,魚の骨や果物の種など食物のなかで摂取しない部分についての情報を与える。

タミン B_1,ビタミン B_2,ビタミン C,カルシウム,鉄,ナトリウム〔食塩〕,食物繊維)の値を用いて調理される。なお,推定エネルギー必要量は,治療方針から身体活動レベルや体重の増減などを考慮して適宜増減される。

一般食の形態は,咀嚼・嚥下機能,消化機能に対応できるように,やわらかさに制限がない常食,やわらかい食事の軟食・軟菜食,流動体の流動食まで,やわらかさの段階が設けられ,ゼリー状やとろみがありやわらかくて飲み込みやすい嚥下障害食などが工夫されている。また,乳幼児・小児・学童に対しては,調乳食,離乳食,幼児食,学童食などが用意される。

特別食のうち治療食とは,疾病を治療する直接の手段として,エネルギーや栄養素の種類や量,あるいは消化形態を調整した食事のことをいい,各病院によって呼称は異なるが,腎臓食,肝臓食,糖尿食,胃潰瘍食[注2],貧血食,膵臓食,脂質異常症食,痛風食,フェニールケトン尿症食,楓糖尿症食,ホモシスチン尿症食,ガラクトース血症食および治療乳[注3]をいう。

無菌食とは,白血病などの治療のために無菌室で療養する患者に提供される基準を満たす食事のことをいう。また,特別な場合の検査食とは,潜血食,および大腸 X 線検査・大腸内視鏡検査のためにとくに残渣の少ない調理済食品を使用した場合の食事のことをいう。

注2:胃潰瘍食については流動食を除くもの。

注3:治療乳とは,いわゆる乳児栄養障害症(離乳を終わらない者の栄養障害症)に対する酸乳,バター穀粉乳のように直接調製する治療乳をいい,治療乳既製品(プレミルクなど)を用いる場合および添加含水炭素の選定使用などは含まない。

表 J-13 心身の状態や生活習慣による味わい

事項	味とおいしさ
内臓感覚	・食事時の身体的状態で栄養摂取に関係の深いものとして内臓感覚がある。 ・内臓感覚（臓器感覚）には固形の食物を摂取したいという欲求を示す空腹感，それが持続しておこる飢餓感，水分の欠乏によっておこる渇感，または胃内の食物の摂取量・胃内停滞時間，胃液の分泌状況などによって，これ以上食べたくないという満腹感などがある。 ・内臓感覚は視床下部の摂食中枢や満腹中枢のはたらきによるとされている。
食欲	・食欲 appetite は，食物を摂取しないでいると，体内の代謝様式が変化して胃部に投射され，食べたいという気持ちがおこることである。 ・食欲は絶食によって血液に生じた変化が，直接に中枢に作用しておこるという説（中枢説）と，この血液の変化が胃とその周辺の状態を変化させて，間接的に作用しておこるという説（末梢説）とがある。 ・食欲に関係する部位は中枢にあるとされ，内臓感覚の1つでもある。 ・食欲は空腹感とは異なる。 ・空腹感は食欲をそそる1つの要素ではある。 ・空腹感が満たされても食欲はおこり，食後のデザートの果物・菓子やお茶などはこの例である。 ・食欲は過去の経験的連想や情緒に関係するので，快適な環境で気持ちのよいサービスを受けたり，うれしいことがあると高められる。 ・反対に不愉快な環境で，生活や疾病に対する不安や心配があるときには，食欲はおこらない ・食欲の本質は精神的な要素の強いものと考えられる。
嗜好	・嗜好は食物に対する好みで，過去の経験や周囲の者の影響が強く，食欲よりも精神的な面が強い。 ・食欲のない場合でも，その人の嗜好品を食べたり飲んだりすることによって食欲を増進させ，消化・吸収率を向上させることも多い。
生活習慣その他	・生活習慣は食欲や嗜好とも関連して，各人の食物の摂取状況や，味・おいしさに影響する。 ・生活習慣としての生活リズムや日常の食物の種類，味付けの影響は大きい。 ・入院によって起床・就寝・食事時間が日常と大幅に変化することで食欲がなくなったり，夜中に空腹を感じすぎて眠れず，朝食時には食欲がないなどの例がある。 ・日常の食物の種類や味付けでは，日ごろおもに淡白な食品を食べている人が脂肪の多い食事が続くと，胃での停滞時間が長くなって空腹感が少なく，嗜好の面からも食欲がなくなることも多い。 ・料理の味付けの濃さや甘さなども，日ごろの食習慣による味付けが関連して，おいしさの感じ方は各人で異なる。 ・食文化による食物の味やおいしさの違いは大きい。 ・食文化は広義には食生活習慣であろうが，時代や国・地方により異なり，援助するうえで配慮したい要素である。

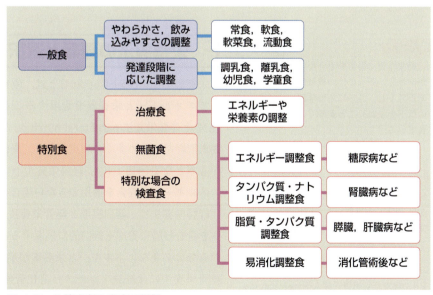

図 J-8 入院患者の食事の種類

E 摂食・嚥下機能と消化・吸収・排泄機能

　必要なエネルギーと栄養素をからだに取り込むためには，摂食・嚥下と消化・吸収・排泄に関連する行為と作用が十分に整っていなければならない。摂食・嚥下機能は，食物や食事を食べものとして認識し，それを食器や手を使って口もとに運ぶという摂食行動に関連する認知機能や運動機能を含むものである。嚥下機能は，食物を口に含んで必要ならばかみくだいて味わい，それを1つの塊にしてうまく飲み込んで胃に送り込むという，咀嚼・食塊形成・嚥下を含むものである。

　消化とは，口にはじまり肛門にいたる消化管を食物が運ばれる過程で，吸収できる形に機械的・化学的に分解・代謝を経て，その結果生じる不用または有害な生成物を体外に排出する過程を含むものである。胃に入った食塊は順に積み重なり，胃の蠕動運動によって攪拌され，胃液と混和されて半液体・かゆ状の糜粥となり，胃の中で1～2時間かけてよく混和され，少しずつ十二指腸に送られる。十二指腸に入った糜粥は，膵液，胆液，消化管ホルモンとまざり，それらに含まれる消化酵素によって，さらに分解され栄養素となって小腸にいたる。小腸粘膜には小腸内腔に突出する輪状ヒダが存在し，粘膜表面には絨毛とよばれる突起が密集し，さらに絨毛表面には微絨毛とよばれる突起がある。栄養素は微絨毛に存在する消化酵素によって小腸上皮から吸収されるまでに分解され，小腸上皮から拡散と能動輸送により体内に取り込まれる。その後，内容物は大腸に送られ，水が吸収されて固形状の便となり，食物は食後1～3日で便として排泄される。

　摂食・嚥下や消化・吸収・排泄機能の低下や障害がみとめられる場合には，必要となる検査やNSTなどによる栄養アセスメントが行われ，栄養療法の適用が考慮される。摂食・嚥下障害は，さまざまな疾患や状態によって引きおこされ，その原因によって治療や対処法が異なる。摂食・嚥下機能は先行期，準備期，口腔期，咽頭期，食道期の5段階に分けることができる。先行期は食べものを認知し，準備期は咀嚼と食塊形成を行い，口腔期は舌を用いて食塊を咽頭に送り，咽頭期は咽頭に送り込んだ食塊を飲み下して食道に送り，食道期は食道の蠕動運動によって食物を少しずつ胃へ送る（→図J-9）。摂食・嚥下機能を段階に分けて評価することで対応や支援の方向性が明確となりやすい。

F 栄養療法の種類と選択の考え方

　栄養療法（nutrition support）とは，栄養状態の改善に伴う病態の治療を目的としてエネルギーと栄養素を適用することであり，経腸栄養法 enteral nutrition（EN）と静脈栄養法 parenteral nutrition（PN）とがある。経腸栄養法は生理的な栄養摂取経路のため多くの利点があり，腸が機能している場合は経腸栄養法の選択が基本となる（→図J-10）。経腸栄養が不可能な場合や，経腸栄養だけでは必要なエネルギーと栄養素を適用できない場合に，静脈栄養法が選択される。

　経腸栄養法は，経口摂取と経管栄養法（tube feeding）に分けられ，サプリメントを含む経腸栄養剤を経口的に摂取することが不可能な場合，あるいは経口摂取のみでは必要なエネルギーと栄養素が不足する場合，経管栄養法が選択される。経管栄養法には経鼻アクセスと消化管瘻アクセス（胃瘻，空腸瘻，PTEG[注4]など）があり，経管栄養が短期間の場合は経鼻アクセスを，4週間以上の長期にな

ステップアップ
食物の胃内停滞時間は，食物に含まれる成分により異なり，糖質，タンパク質，脂質の順に十二指腸に移動する。食後2～3時間で食物の約80%が，食後4時間でほとんどの食物が十二指腸に移動する。

ステップアップ
腸管粘膜の基部1/3は血行性に栄養されるが，先端部2/3は腸管腔内を流れる食物から栄養を摂取している。

ステップアップ
口腔期から食道期では，食塊が舌により咽頭に送り込まれると反射運動がおこり，迷走神経，三叉神経，舌下神経，舌咽神経などのはたらきによって不随意運動により，食物は食道から胃へと運ばれる。

ポイント
● 絶食などで腸管を用いないと小腸粘膜が萎縮し，それに伴い機械的なバリア機能が低下し，さらに免疫学的バリア機能の低下をまねくことが多くの研究で示されている。

ポイント
● エネルギー消費量あるいは必要量の60%以下しか摂取できない状態が，1週間以上持続することが予想される場合に栄養療法が考慮される。

注4：経皮経食道胃管挿入術（percutaneous trans-esophageal gastro-tubing：PTEG）

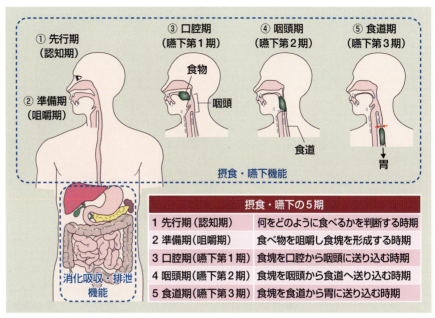

図 J-9　摂食・嚥下機能

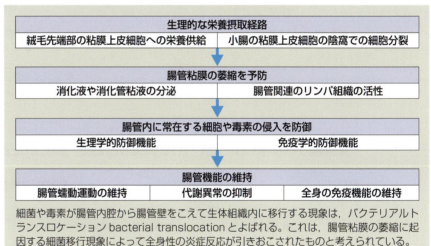

図 J-10　経腸栄養法の利点

ステップアップ

ASPEN（米国静脈経腸栄養学会）ガイドラインでは，静脈栄養の施行期間が2週間以上の場合はTPN，2週間以内はPPNの適応としている。

ステップアップ

高エネルギー（高浸透圧）の栄養輸液を2週間以上投与する場合はTPNの適応である。具体例としては，小腸疾患や小腸切除後で十分な消化吸収機能がない，または著しく低下している場合，重症急性膵炎，大手術の周術期，消化管瘻や炎症性腸疾患，骨髄移植や化学療法患者などがTPNの適応となる。

る場合や長期になることが予想される場合は消化管瘻アクセスが選択（可能な場合は胃瘻が第一選択）される（→図J-11）。

静脈栄養法は適用経路から，末梢静脈栄養法（peripheral parenteral nutrition：PPN）と中心静脈栄養法（total parenteral nutrition：TPN）に分けられ，一般的には2週間程度の静脈栄養はPPNの適応とされているが，栄養アセスメントや適用期間の必要エネルギーと栄養素の算定から，1週間程度でTPNへの移行が考慮される場合もある。経口摂取や経腸栄養と併用して静脈栄養が適用される場合には，エネルギー量や施行期間などを考慮して適用経路が選択される（→図J-12）。

経腸栄養剤は，窒素源の形態や消化の必要性の程度によって分類することができ，成分や栄養素を処理・合成した人工濃厚流動食（成分栄養剤，消化態栄養剤，半消化態栄養剤）と，天然の食品素材から調製した天然濃厚流動食とがあり，使用されている製剤のほとんどは人工濃厚流動食である（→表J-14）。なお，制度

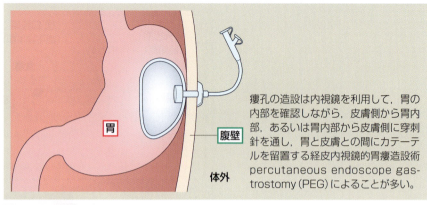

図 J-11 胃瘻

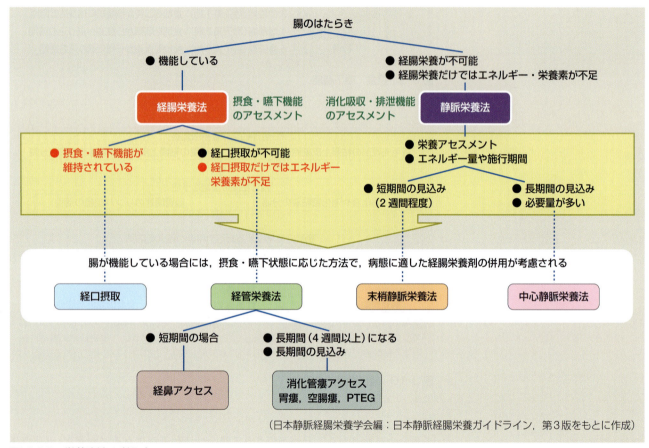

図 J-12 栄養療法の考え方

上，医師が処方箋で指示する医薬品と，食事箋で指示する食品に分類される。

3 対象・状況・目的別：援助の具体例

　食事と栄養管理に関して支援が必要となる状態には，(1)活動量や生活リズム，病態や治療の影響で，食欲がなく必要エネルギー・栄養素が不足する，(2)摂食・嚥下機能の低下や障害がみとめられる，(3)栄養療法や食事療法が導入される，といった場合がある。病院では食事と栄養管理は，給食あるいは治療として供されるため，ナースは身体機能や治療に応じて，食事摂取や栄養療法が円滑に

表 J-14　経腸栄養剤（人工濃厚流動食）の特徴

種類	窒素源	脂肪含有量，その他	適応疾患
成分栄養剤 elemental diet	アミノ酸	低脂肪：全エネルギー比の 1.5〜8.1％ 食物繊維を含まない 低残渣	吸収不良症候群，クローン病に対する寛解導入・寛解維持療法，重症急性膵炎に対する早期経腸栄養
消化態栄養剤 oligomeric formula	アミノ酸，ジペプチド，トリペプチド（タンパク質を含まない）	脂肪含有量は製品により異なりエネルギー比 0％，13％，25％，36％，40％などとなっている	消化・吸収障害やクローン病，周術期
半消化態栄養剤 polymeric formula	タンパク質	脂肪は必要量を含む 100 種類以上の製品がある	脳血管障害や神経疾患，上部消化管の通過障害など消化・吸収機能に異常がない場合の第一選択剤である

進むように整えるとともに，食事療法の理解に関連する支援を担うことが多い（➡表 J-15）。しかし食事や栄養管理は，食材の購入から調理・片づけまでを含むものであり，多職種連携によるこまやかな支援が必要となる場合も多い。ナースは保健医療福祉チームの一員として，対象者の健康状態と生活環境に応じた総合的な支援策を提案し，対象者の療養生活を支え，生きる力を引き出す役割を果たしたいものである。

ここでは支援の具体例として，配膳・下膳を行う場合，食べやすく整える場合，食事介助を行う場合を取り上げる。

A　配膳・下膳を行う場合

大きな病院や施設では，食事は調理室で食膳として整えられ，配膳車を利用して専用のエレベータを用いて清潔が保たれるルートで，各部に届けられる（➡図 J-13）。適切な時刻に適温の食事提供を実現するには，保温・保冷とともに，盛り付けから食事提供までの時間を短くする工夫も求められる。食堂があり本人が利用できる状態であれば，清潔や採光，換気や眺望などに配慮し，快適な食事環境が提供できるよう整える。

配膳前には手洗い，もしくは手指消毒を行い，マスクとキャップをつけ，食札を確かめて食膳を本人のもとに運ぶ。食札には，部屋番号，氏名のほか，食事種別や注意事項などが記載されている。それらの事項が配膳する人に適したものであるかを確認する。食膳の置く向きに注意して，食べやすい位置に整える（➡図 J-14, 15）。必要に応じて，食べやすいように食器の場所をかえ，容器のふたをとり，添付の調味料をかけるなど，本人の要望を聞いて，食事がしやすいように整える。食事が終わったころを見はからい，下膳する（食事を終えた食膳を下膳車に置く）（➡図 J-16）。

B　食べやすく整える場合

視力や上肢の運動機能などに制限がある場合には，制限の程度・持続期間，状態変化・環境変化の有無などの影響を総合的に判断し，状況に応じた食べやすさへの支援を行う。治療により一時的な制限が必要である場合，病態から引きつづ

ポイント
●適切な時刻の考え方として，夕食は原則として午後 6 時以降に提供し，朝食から夕食までの間隔は 10 時間程度とることが望ましい。

ポイント
●保温・保冷には，食器をあたためておく，ふたをするなども有効である。

ポイント
●食事は 10℃ 以下または 65℃ 以上で管理し，食中毒につながらないように衛生面にも留意する。

表 J-15 食事と栄養管理に関する支援

状態	要点	特徴的な状態	留意点	支援の方向性
食欲低下による栄養の不足	食欲低下の原因を考える	空腹感がない（原因となる病態がない）	・活動量や生活リズムを調整する	・食事時間に空腹を感じるような暮らしや生活をつくる ・食事環境や献立，味付けを含め，食事に楽しさが生まれる
		原因となる病態や治療の副作用がある	・食欲が低下する期間と栄養状態への影響を調整する	・原因を知って病態や治療の影響に応じた対処法をとる ・食べられる食物を食べられるときに少しずつとる
		原因が特定できない	・心理的不安やストレス，生きる気力や楽しみを調整する	・不安やストレスに気づき，表出する ・食べる楽しみや，生きる意欲を感じる
摂食・嚥下機能の低下や障害	機能改善の見込みや誤嚥の有無と程度を考える	誤嚥がない 機能の改善が見込まれる	・食事行為に関連する機能低下を補う ・多職種連携によるリハビリテーションに加わる	・食事に適した身体に整える：排泄をすませ，口腔・歯牙や手指が清潔である ・食事に適した姿勢をとる：テーブルや椅子の高さ，あるいはベッドの角度や枕の高さが調節され，足底が床などにきちんとつき，無駄な力を使わずとも体幹が安定しており，食物を口に運ぶときに自然と顎を少し引いたような状態になる
		誤嚥がない 機能の改善が見込まれない	・食事行為に関連する障害部分を補う	・正しく食物を認識して口の中に適切に運ぶ：視覚や嗅覚と認知，手指や上肢の運動機能に応じて，声かけや誘導，道具（自助具）の活用や食事介助 ・咀嚼機能に適した調理形態の食事：一口の量に相当する切り方や仕上げ，やわらかさ，きざみ方やつぶし方が適当である ・食塊形成機能に適した調理形態の食事：粘性やかたさ，まとまり具合が適当である ・嚥下機能に適した調理形態の食事：とろみが適切である ・食後に口腔を整える：口腔内・歯牙，義歯などに食物残渣がなく清潔である
		誤嚥がある 機能の改善が見込まれる	・状態に応じた摂食・嚥下訓練に加わる ・摂食訓練中（嚥下時）の頸部聴診，訓練前後の呼吸音や全身状態の変化に注意する	・前向きに訓練を継続する ・食べる楽しみに向けて努力する ・体調の変化に気づく ・口腔・歯牙・義歯を清潔に保つ ・会話する機能，表情を伝える機能を維持する
栄養療法や食事療法の導入	必要性や適用期間への理解を考える	経口摂取できる	・医療チームの一員として栄養療法の安全・安楽な適用をはかる ・食べる楽しみ，味わう喜びを大切にする	・栄養療法や食事療法の必要性や適用期間を知り，前向きに療養を続ける ・体調の変化に気づく ・療養生活を快適にする工夫をもつ ・口腔・歯牙・義歯を清潔に保つ ・会話する機能，表情を伝える機能を維持する
		経口摂取できない	・医療チームの一員として栄養療法の安全・安楽な適用をはかる ・生きる楽しみに目を向ける	

き制限が予測される場合，入院など生活環境がかわることで工夫や調整が必要となる場合では考慮すべき点が異なる。

視力や上肢の運動機能に制限があっても，食事は自分のペースで，好みの順にとりたいものである。視力に関しては，配膳時の整えに料理の説明を加えるだけでよい場合もあれば，調理の仕方や容器の工夫が必要となる場合もある（➡図 J-17）。上肢の運動に関しては，自助具として工夫された食器を用意することで対処できることも少なくない（➡図 J-18）。縁が高い皿はスプーンですくいやすく，柄が太いスプーンは握力が弱くても把持しやすく，柄が曲がったスプーンは少しの動作で匙を口元に運ぶことができる。その状態がどの程度続くのかを考えて，できるだけ自立して疲れずに，かつ楽しく食事ができる整えを検討する。

J 食事と栄養管理

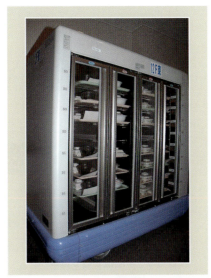

図 J-13 保温・保冷機能のある配膳車

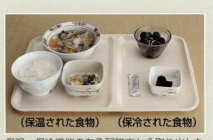

（保温された食物）　（保冷された食物）

保温・保冷機能のある配膳車から取り出した状態の食膳の一例

図 J-14 配膳した状態

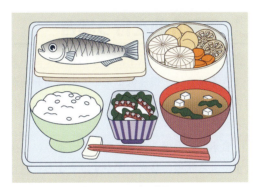

図 J-15 和食の一般的な食膳の一例

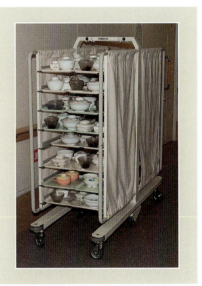

図 J-16 下膳車

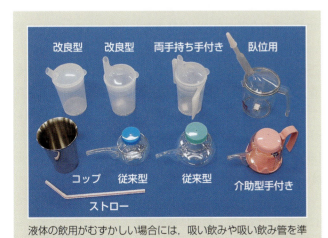

液体の飲用がむずかしい場合には，吸い飲みや吸い飲み管を準備する。先の曲がるストローは曲がった部分から短いほうを液につけ，長いほうから吸うと使いやすい。

図 J-17 各種吸い飲み容器

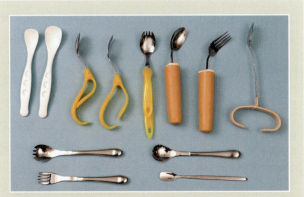

身体が不自由な場合に使用するスプーンやフォークは，柄の部分を湯につけることで形状を自由に変化させることのできる製品もある。
介助用のスプーンやフォークは，口に入れる部分が小さく，柄の部分は長く設計されていたり，口にあたる部分がやわらかい感触であるように設計されていたりする。

図 J-18 身体が不自由な場合や食事を介助するときに用いるスプーンとフォーク

213

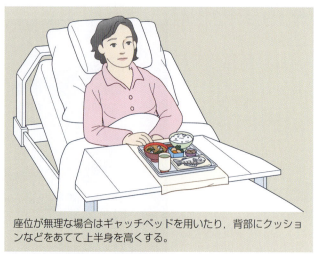

座位が無理な場合はギャッチベッドを用いたり，背部にクッションなどをあてて上半身を高くする。

図 J-19　半座位で行う食事

C 食事介助を行う場合

　摂食・嚥下機能の低下がみとめられても，適切に調理された食事をむせずに嚥下できる場合は，機能低下に応じた食事介助が必要となる。支援の要点を，食事前の準備，適切な姿勢，介助者の姿勢，食事中の観察，食後の整えから説明する。

（1）**食事前の準備**　食事に間に合うように，排泄をすませて手指や口腔が清潔で食事できる状態に整える手だすけをする。適宜，おしぼりを用意したり含嗽を促したりする。食事場所やテーブルの上を整頓して清潔にするなど，必要に応じて食事をする環境に整える。設備があり移動が可能であれば食堂に誘導する。

（2）**適切な姿勢**　食事に適した体位・姿勢が保持できるように整える。体位は可能な限り座位とし，背もたれのある椅子に深く腰掛けた状態で，両足の踵がきちんと床につき，肩を自然に下げて肘を90度程度に曲げて食器が持て，やや前かがみで顎を引いた状態で食物を口に運べることが望ましい。車椅子や半座位の状態で食事をとる場合には，誤嚥を避けるために頭部を起こして顎を少し引き，胸腹部が折れ曲がったりせず，姿勢を保つために無駄な力を必要としないように整える（→図 J-19）。

　食べやすさには個人差があるので，背もたれの角度は，嚥下機能や運動機能を考慮しつつ，本人が一番食事しやすい角度に調整する。ベッドのリクライニング機能を用いて臥位から半座位に姿勢をかえる場合には，殿部がベッドの可動軸よりやや上に位置するように体位を整えてから，ベッドの足部，上体の順に段階的に角度を上げて調節する。ベッドの角度をかえたあとには，ADLに応じて，上体，腰から大腿，下腿から踵を，いったんマットレスから離して圧迫感やツッパリ感を取り除き，衣類やシーツのしわをのばして違和感のない安楽な姿勢が保てるように整える。必要に応じて，肩や脇，足底に枕類をあてて，姿勢が安定するように支持する。

（3）**介助者の姿勢**　介助者は，食事をする人と同じ目の高さになるように横か隣に座る。介助者が食物を口に運ぶ場合には，首をひねることなく顎を少し引いたリラックスした状態で口が開くような位置がよい。立ったままの介助は本人の食事への意欲や楽しみをそぐだけでなく，顎が上り頸部が後屈して誤嚥の危険性が

> **ポイント**
> ● 顎を引くと軟口蓋は咽頭鼻部を，喉頭蓋は気管をふさぐ方向に動き，食道と気管に角度がついて誤嚥を防ぐ姿勢となる。

> **ポイント**
> ● 顎を少し引いた状態は，頸部5度前屈位に相当し，顎の下から胸までの距離が3横指から4横指を目安とする。

> **ステップアップ**
> 脳血管障害などにより嚥下反射が消失あるいはおきにくい場合には，適切な形態の食物を用意して，背部挙上角度を30度にして，顎を少し引いた姿勢に整えて食事をしてもらうと，口から食物がこぼれにくく，舌の力を使わなくても，重力で自然と咽頭から食道に送り込まれやすい。
> 背部挙上角度30度では，食物を目で見て楽しむことや自分の手で口に運ぶことがむずかしくなるので，その点を補う食事介助が必要となる。

高くなるのでけっして行ってはならない。本人がスプーンは把持できるがうまく口まで運べない場合には，スプーンを持った側の手関節と肘関節を両方の手で支え，本人の筋力や運動機能を補うように介助する。

（4）食事中の観察　食事をする行為のどこがむずかしいのか，いまの支援や介助は適切か，どのような形態の食物であれば咀嚼や嚥下がうまくいくのか，どのような食物が好みか，食事量や食事時間は適切かなどについて総合的に観察する。嚥下機能が低下している場合には，嚥下反射（喉頭が上下する動き）や口腔に食物が残っていないかを確認し，口の中に食物があるときには話しかけず，嚥下に集中できるよう配慮する。

（5）食後の整え　食後は含嗽や口腔ケアにより，口腔粘膜，歯や義歯などに食物残渣がなく，清潔な状態になるよう整える。本人の状態に応じた体位や姿勢が保てるように支援し，摂食・嚥下訓練が中心となる場合には，ねぎらいの言葉をかけるようにする。

　食事をして栄養をとる，という行為は病気からの回復を促し，健康状態や生活の質を向上させる生命活動である。口から食べる，腸から栄養を吸収する機能を重視しながら，生きる楽しみにつながる食事の援助を考えていきたいものである。

第2章 ● 生活を整える看護技術

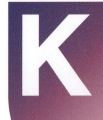

K 排泄と排泄管理

　人はだれでも、つねに生命を維持するために必要な物質を摂取し、それを消化・吸収して体内の不要な代謝産物や有害物を体外に排出している。この排出するはたらきを**排泄** excretion という。

　食物の代謝生成物である尿素・無機塩類・水は、腎臓を経て尿となって膀胱に入り、尿道から排出される。一方では、食物の不消化物や腸上皮細胞、細菌とその生成物は糞便となって肛門から体外に排出される。また、摂取した糖質は体内において燃焼し、その生成物である二酸化炭素（炭酸ガス）は肺から呼吸作用によって排出され、無機塩類と水は汗として皮膚から排出される。月経も子宮口からの排泄物である。

　このように、私たちは排尿・排便・呼吸・発汗・月経などさまざまな排泄作用を営みながら生きている。つまり、排泄は生命維持のために欠かすことのできない生理的・基本的欲求である。したがって、排泄作用に障害があり、自分で行えない患者に対して、ナースはなんらかの援助をしなければならない。

1 排泄と排泄管理に関する看護の意義

　日常生活において排尿・排便は1日の排泄量も多く、援助をする回数も多い。また、患者にとって排泄の援助を受けることは羞恥心や不快感を伴い、苦痛になることが多い。著者らが、主婦を対象にして、患者に必要な世話や世話をする難度について調査したところ、その必要性も実施の難度も排尿・排便の世話が第1位にあげられており、一般に重要であるがむずかしいとされている。

　ナースは、患者の気持ちを十分に理解し、安全に気持ちよく安心して排泄ができるように援助したいものである。患者に気をつかわせず、その患者に適した排泄の援助ができるナースは、すぐれた看護の技術を実践するナースであるといえよう。

　自然に排便できないことは、生理的には腹部膨満感や腹痛などによる不快感が大きいが、精神的にも苦痛である。自然に排便できない患者に対しては、薬剤の服用のほか、器具や薬液を用いて排出が試みられる。一般的には、排便を促すために浣腸が行われ、さらに浣腸を行っても排出しない場合には摘便を行う。

　浣腸 enema は排便を促すほかに、検査や治療の前処置としても実施され、また治療を主目的としても用いられるが、いずれも肛門からカテーテルを挿入して薬液を注入し、排便を促すものである。

　浣腸は医師が行うこともあるが、排泄異常の援助としての浣腸や摘便は、医師の指示またはナース独自の判断によって医師の許可を得て、ナースが行うことも

多い。したがって，ナースは排泄機序や解剖生理学的知識を熟知したうえで，患者の状態に応じて適切な処置と援助が行える熟練した技術を習得しておかなければならない。

排尿は通常1日5～6回（夜間は0～1回）ある人が多いが，尿意があっても排出できなかったり，尿線が極端に細かったり，尿が膀胱に充満することで疼痛が生じたりするなどにより，尿の排出が困難になることがある。また，飲食物の摂取量と排尿量とのバランスがとれなくなると，生理機能障害をきたし，泌尿器系だけでなく，循環器系その他全身的な障害をもたらして，生命が危険な状態になることもある。

排尿への援助として導尿は，排尿困難な場合に実施される。また，治療の前処置として膀胱から尿をすべて排出する必要があったり，手術時や手術後の失禁予防や，手術後の陰部の汚染防止，排尿状態の観察などのために導尿が行われる。

導尿 urethral catheterization は，尿道から膀胱にカテーテルを挿入して人為的に排尿させる方法である。医師が導尿を行うこともあるが，医師の指示によりナースが行うことも多い。また無菌操作を徹底するため，ナースは医師の介助をしたり，ナース2人で実施することもある。つまり導尿はナースにとっては実施者であったり介助者であったりする。

導尿は，無菌操作を確実に行わなければ感染につながるので，無菌操作での実施をマスターしたい。なお，障害などによる排尿困難の場合には，泌尿器科専門医の診断により患者が自己導尿を行い，ナースは援助することがある。これは専門領域の看護技術であるが，現在では一般的な処置ともなってきているので，この項では付として説明する。

2 排泄と排泄管理に関する基礎知識

A 排泄全般

1 排尿の生理

a 尿の生成と性状

血液が腎臓の糸球体を流れる間に，血液中の水・ナトリウム・塩素・カリウム・尿素・尿酸・クレアチニン・アミノ酸・糖などを濾過し（その濾液は糸球体濾液または原尿とよばれる），尿細管では必要な成分が再吸収され，不要な物質が尿として排泄される。このように，尿は腎臓の機能によって生成されるが，この機能によって血液の性状をつねに一定の状態に保ち，それによって体液を質・量ともに一定に保っている。

尿の性状には個人差はあるが，これらの性状は，ナースにとって患者の異常を早期に発見する目安となり，経過を知るうえの観察点となる（→表K-1）。

b 排尿

腎盂に集まった尿は尿管の蠕動によって膀胱に送られる。尿管の蠕動は毎分3

表 K-1　尿の概要

種別	性状	備考
尿量	1～1.5 L/日	
固形成分	50～70 g/日	尿量の約 4～6％。
比重	1.003～1.030	水分摂取量と関係する。
pH	4.5～8.0	動物性食品の摂取量が多いときには酸性，植物性食品の摂取量が多いときにはアルカリ性になる傾向がある。
色	淡黄色～黄褐色で清澄	胆汁色素の排泄により暗黄色，血色素尿では暗赤褐色，血液の混入では肉汁様紅色，服用する薬により色がかわる場合もある。膿の混入で濁る。

回程度で，速度は 2～3 cm/秒である。

　膀胱に尿が貯留して，膀胱の内圧が 15～20 cmH₂O になると膀胱壁の伸展が刺激として，感覚神経によって大脳皮質に達し，尿意を感じる。尿意を感じると脊髄にある排尿中枢に刺激が伝わり，ここから遠心性神経が膀胱壁を刺激して膀胱の括約筋を弛緩させて排尿させる。排尿時には膀胱内圧が高まるが，横隔膜や腹筋を収縮させて腹腔内の内圧を高め，膀胱を圧迫して排尿をたすける。

　尿意は意識的に抑制することがある程度可能であり，また1つのことに熱中していると，尿量がふつうより多くなっても尿意を感じないこともある。これは大脳皮質が排尿中枢を支配しているためである。

c 排尿の異常

　なんらかの原因によって排尿機能に障害がおこると，尿量・排泄回数その他に次のような異常があらわれる。

（1）**尿量**　1日の尿量が 100 mL 以下で，尿がほとんど腎臓から膀胱に排泄できない状態を無尿 anuria といい，1日の尿量がきわめて少なくなった状態，つまり体内の代謝生成物が十分に排泄できない状態を乏尿 oliguria，反対に水分の過剰摂取などの原因がないのに1日の尿量が 2,500 mL 以上の状態を多尿 polyuria という。

（2）**排尿回数**　1日の排尿回数は 5～6 回（夜間 0～1 回）が普通であるが，膀胱粘膜の過敏状態，精神的興奮や中枢性の疾患などによる大脳皮質の刺激によって排尿回数に異常をきたす。1日の排尿回数が 10 回以上もあるものを頻尿 pollakisuria というが，とくに夜間に多いものを夜間頻尿といい，逆に回数が少なくなった状態を希尿または尿意減少として区別している。

（3）**排尿困難**　膀胱にたまっている尿が出にくい状態で，尿線が細かったり，排出力が弱くて排尿するまで，あるいは排尿しはじめてから終わるまでに時間がかかる。

（4）**尿失禁**　尿を膀胱内に保持できず，不随意に排出する状態である。正常な人では，尿充満時の膀胱内圧（約 20 cmH₂O）は尿道内圧（約 70 cmH₂O）より小さいが，なにかの原因でこの関係がくずれると，尿失禁がおこる。

（5）**その他**　排尿時に痛みを感じる排尿痛などがある。

ポイント
● 個人差はあるが，150～300 mL 程度の尿が膀胱にたまると尿意を感じる。これが1回の尿量で，600～800 mL になると膀胱の伸展が過度になり，疼痛がある。

ポイント
● 膀胱に尿がたまってもまったく排尿ができないか，排出が不完全な状態を尿閉 urinary retention といい，無尿と区別している。

ポイント
● 一般に尿量が 400 mL 以下の場合を乏尿といっているが，尿比重の濃縮可能の程度によって異なり，個人差がある。

2 排便の生理

a 便の生成と排便機序

便(糞便 feces)は，一般に食物が摂取されてから約24〜72時間後に消化残渣その他が肛門から排出されるものである(→図K-1)。すなわち，食物は食道を経て胃に入って消化され，それが小腸で吸収され，その残渣物が大腸に送られると，上行結腸(液状・半流動状)と横行結腸(粥状)の中間部までは，小腸と同じように蠕動運動・振子運動・分節運動によって生物学的消化や水分の吸収が行われる。横行結腸の中間部以降は水分が吸収され，それによって便の固形化がおこる。そしてS状結腸に送られ，直腸を経て肛門から排出される。

糞便は，S状結腸と直腸の境にある輪状筋が収縮して便の通過を制限しているので，ふつうは下行結腸からS状結腸にたまっていて直腸には存在しない。しかし，便が多量にたまると便自体の重さや，大腸の胃-結腸反射 gastrocolic reflex によっておこる総(大)蠕動 mass peristalsis によって直腸に送られることもある。

このようにして，便が直腸にたまると直腸壁が便によって伸展し，個人差や状態によっても異なるが直腸内圧 40 mmHg 前後以上になると，直腸壁に分布している骨盤内臓神経を刺激して，その興奮が脊髄および大脳に伝えられて便意がおこる。時間がたつと直腸壁の緊張が緩和して内圧が低下し，便意を感じなくなる。また意識的に外肛門括約筋の緊張を高めて肛門部を収縮させると，排便を抑えることができる。反対に直腸粘膜の興奮が高まったり，においなどの刺激によっても便意をもよおすことがある。

便意を感じると反射的に直腸の蠕動がおこり，腹壁の筋肉や横隔膜が収縮して腹圧が高まると同時に，内肛門括約筋と外肛門括約筋が弛緩して排便がおこる。このしくみを排便反射という。

b 便の性状

便の概要は表K-2のとおりである。便の太さが極端に細い場合は，通過障害

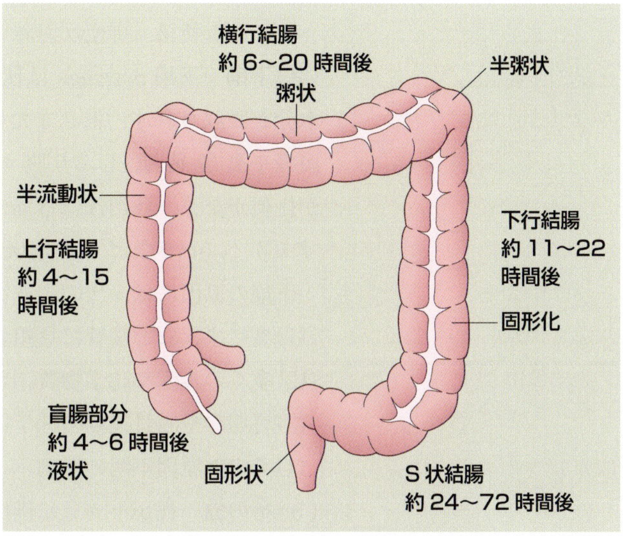

ポイント
●横行結腸以下の蠕動は1日に1〜2回しか行われないが，食物が摂取されると横行結腸からS状結腸に急激に強い蠕動がおこることがある。これを胃-結腸反射という。

ポイント
●直腸内圧については，「30〜40 mmHg 以上」と「40〜50 mmHg 以上」との文献がある。

図K-1 大腸内の残渣物の食後の移送時間と状態

表 K-2　便の概要

種別	性状	備考
回数	成人：1〜2回/日 小児：2〜3回/日	食物の摂取量や種類によって回数・量ともに異なる。動物性食品より繊維が多くて消化されにくい植物性食品を多くとると，食物残渣が多くなり，しかも腸管を刺激するので，回数・量が多くなる
量	100〜250 g/日	水分：60〜75％，固形成分：これらは消化されなかった食物残渣，腸上皮細胞，細菌とその産生物
pH	6.9〜7.2	
色	黄褐色〜黒褐色	色はステルコビリン（黄褐色）やウロビリノーゲン（黒褐色）による
におい	便臭	インドールやスカトールなどによる

となる腫瘍が疑われる。色は摂取した食品や薬物によってもかわる。消化管内出血が多量にあれば黒くねばったタール様便となり，混合物には粘液・膿・血液・結石などがまじることもある。

C 排便の異常

排便の異常としては，排出の異常と外観・性状の異常があげられる。

■排出の異常

（1）**便秘**　便秘 constipation は，便（食物残渣）の大腸内での通過時間が長く，水分が吸収されてかたくなり，排便困難を伴う状態である。2日以上排便がない場合を便秘とする説もあるが，2〜3日に1回の排便でもふつうのかたさで排便困難がない場合は便秘とはいわない。

しかし，1日に1回であっても少量のかたい便で排便困難があり，排便後も直腸内に停滞感がある場合は便秘といわれている。便秘の場合には排便困難や便の直腸停滞感のほかに，腹部膨満や腹痛，全身の不快感などの随伴症状がある場合も多い。

その原因には，次のようなものがあげられる。

（1）大腸の運動機能の減退や亢進，便意の常習的な抑制や肛門部の痛みによる排便に対する恐怖感などからおこる機能的な便秘
（2）大腸の炎症や腫瘍，巨大結腸症やS状結腸過長症，その他の器質的な原因による便秘，排便反射障害

（2）**下痢**　下痢 diarrhea は便秘と反対に便が大腸を速く通過してしまうために水分が吸収されず，液状またはそれに近い状態で便を繰り返し排出する状態で，腹痛や裏急後重（しぶり腹 tenesmus）を伴う。裏急後重は便意がしばしばあるが排便がなく，肛門部に疼痛がある状態である。また，便の量は1日200 g以上であり，コレラなどでは1,000 g以上に及ぶこともある。

下痢の原因には，次のようなものがあげられる。

（1）食べすぎなど腸管に負担がかかり，浸透圧異常による水分の吸収障害
（2）多くの毒素や化学物質・ホルモンなどによる電解質の異常と水分輸送障害
（3）胃切除や腸管運動の低下による通過時間の異常
（4）その他原因不明の下痢

（3）**その他**　便が不随意に排出する便失禁などがある。

3 使用器具・設備

患者の排泄(排尿・排便)は、その患者の状態によって実施方法が異なる。したがって、ナースの行う援助方法や使用する器具・設備も異なり、必要に応じて適切な器具・設備を選び、適切な援助が行われなければならない。

排泄に使用される器具には次のようないろいろなものが考案され、利用されているが、援助にあたっては使用目的に合ったものを選ばなければならない。

a トイレと便器

トイレの便器には洋式と和式があり、和式の場合は男子の排尿用の尿器の設備が必要である。洋式便器は座位であるので安楽な姿勢がとれ、起立しやすいが、便座が冷たくかたい場合には、布製の便座カバーや起毛パッドを用いる。またヒーター付きの便座を用いる。しかし、病院では個室でトイレのある場合は専用にできるが、多くの場合共用であるので、他の人の座ったあとに座ることは日本人の習慣としても、直接皮膚が便座に接するので不潔感をおぼえる。このような場合は使い捨ての水溶性紙製便座カバーや便座消毒ジェルなどを用いるとよい。

和式・洋式いずれの便器の場合にも、高齢者や患者用のトイレは排泄時や起立時に身体を支える手すりをつけ、鍵は緊急時には扉を外から開けられるようにして、気分のわるくなったときにいつでも連絡できるベルの設備が必要である(→図K-2)。また、トイレの床は清掃しやすく、しかも滑らない材質のものがよい。

身体が不自由で車椅子を使用する患者には、図K-3のような身体障害者用の便器を用いると、前向きにも後ろ向きにも座れて便利である。その場合には、車椅子を置けるだけのスペースが必要であり、扉は行動上あるいはプライバシーを守るためにもアコーデオンドアで簡単な鍵がかけられるものが望ましい。

b 洗浄装置付き便器

入浴やシャワー浴のできない患者の陰部は、清拭では十分に汚れがとれず不潔になりやすい。とくに女性は腟からの分泌物などで汚れやすい。このような患者

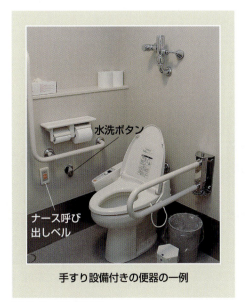

手すり設備付きの便器の一例

図K-2 洋式便所

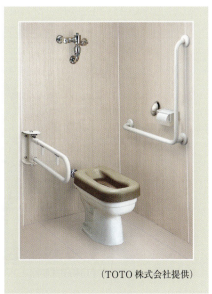

(TOTO株式会社提供)

図K-3 バリアフリー便器

には，肛門・外陰部の，洗浄・乾燥装置付きの洋式便器がある場合は，これを使用して腟および外陰部を洗浄する。患者用のトイレには日常生活での清潔に加えて，痔疾患や産婦人科の患者・妊産婦のために必要な設備として，必ず設置することが望まれる。

また，これらの設備については慣れない患者もあり，水洗用コックと間違えて洗浄ボタンを押し，水びたしになることもあるので，必要に応じてその使用方法をその患者にわかるように具体的に指導する。

ⓒ ポータブル便器

トイレまでは歩行できないが，ベッド上では排泄困難をきたし，ベッドを降りることができる患者，あるいは歩行が可能でも，とくに夜間などにトイレへ行くことが困難な高齢者などに使用すると便利である。便座には洋式便器のO型便座カバーを使用して冷たさとかたさをやわらげる。

> **ポイント**
> ●排便時の飛沫の飛散を防ぐために，ちり紙を2枚重ねて便器の底に落としておくとよい。

使用上の問題としては，すぐに排泄物をしまつしないと臭気があり，尿のあるところへ排便すると飛沫が飛び上がってくることである。消臭剤を用いても必ずバケツのふたをし，排便後はすぐに捨てる。

ⓓ 便器椅子・便座

ポータブル便器と同じように座位で使用できる椅子式の便器(➡図K-4-(1))や，椅子と便器を兼ねた便器椅子(車輪の付いたものもある)がある。便器椅子は中央の穴の下に差し込み便器や丸便器を入れて使用する。便器椅子のなかには，ふだんは椅子として使用でき，上板を上げると便器となるものもある(➡図K-4-(2))。高齢社会ではこのような工夫も必要となる。

ⓔ 差し込み便器

差し込み便器はベッドパン bed pan ともいう。トイレ用やポータブルのものと区別するために，主としてベッド上で使用する便器を差し込み便器といっている。これには表K-3(➡227ページ)で示すように和式・洋式・和洋折衷型があり，

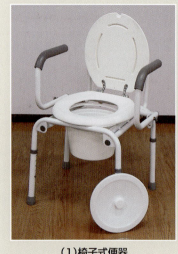
(1)椅子式便器

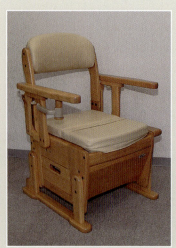
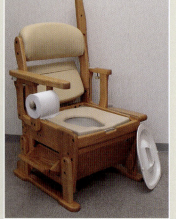
(2)便器椅子(左:椅子として使用，右:便器として使用)

図K-4　椅子式便器と便器椅子

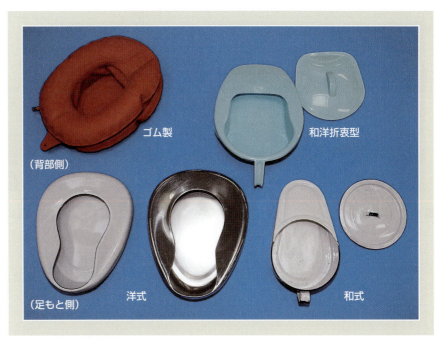

図 K-5　差し込み便器

ステンレス製やホーロー製とプラスチック製が使用されている（→図 K-5）。また，特殊なものとして空気を入れるゴム製のものもある。

和式のものは背部にあたる部分の幅が狭いので，少し大きな患者の場合は不安定となる。また，差し込む部分が長くて腰椎部にあたって痛みがあったり，排泄物がはいる部分が浅いので，量が多い場合には不安感が生じる。一方，洋式は，敷きぶとん 1 枚の上ではふとんの弾力によっては便器の沈みが少なく，便器で殿部が上がって排泄しにくく，そのうえ尿が背部のほうへ流れる心配もある。

これらの欠点と利点を考えて工夫されたものとして，差し込みの部分が和式より幅が広くて長さが短く，排泄部分の深さが和・洋の中間という和洋折衷型がある。ゴム製は空気を入れて用いるので不安定ではあるが，重症患者で身体の移動が困難な場合は，空気を入れないまま殿部の下に入れ，あとから送気して安定を保つこともできる。また，仙骨部に広範な褥瘡がある患者などには，やわらかいので患部の圧迫痛が少ないなどの利点がある。

患者に適した便器を選ぶ場合には，患者自身の好みや習慣も考慮するが，ナースが判断して工夫しなければならない。そのためには，患者の殿部の面積と体重，殿部の皮膚や筋肉の状態と敷き寝具の種類や弾性などを考慮しながら，形や大きさ（洋式でも外国製のものはサイズが大きい）を選ぶ。

f 便器用のパッド

やせた患者や皮膚の弱い患者などに，必要に応じて皮膚にあたる部分に弾力性のあるやわらかいものをあて，皮膚表面を保護したり便器の冷たさを避けるために用いられる。

和式および折衷型の便器には，専用のゴム製（空気入り）やスポンジ製（ビニールカバー付き）のカバーがあり，弾力性はあるが，ゴムやビニールは皮膚との摩擦がおこり，室温によっては冷たいので，布製カバーが必要である。

洋式の場合は O 型洋式便器（トイレの）のカバーを活用したり，和式の場合は

> **ポイント**
> ●下にウレタンマットレスを敷いた和式の敷き寝具でも，比較的体重が重く殿部の幅が広い患者の場合には，敷き寝具にうもれる深さと殿部の支えを考えると，洋式便器が適している。ベッドで上半身を少し挙上する場合も，マットレスと曲がる部分にあまりあたらない洋式便器が適している。

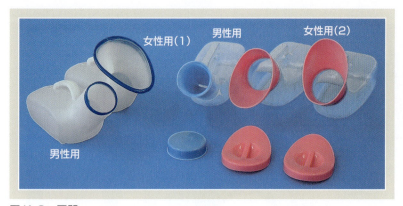

図K-6 尿器

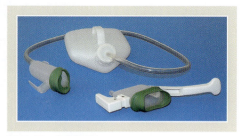

図K-7 安楽尿器

木綿のメリヤス地やタオル地の布で皮膚にあたる部分をおおうとよい。

g 尿器

尿器 urine bottle には男性用と女性用がある（→図K-6）。女性用の尿器には，口の細い下端を会陰部にあてる一般的なもの（→図K-6-(1)）と，体型などにより口カバーを上下逆にして用いることができるもの（→図K-6-(2)）がある。タンクと受尿器をチューブで連結した尿器（商品名：安楽尿器DX［男性用，女性用］）もある（→図K-7）。安楽尿器はプラスチック製であるが，他の尿器にはプラスチック製とガラス製がある。

h おむつとおむつカバー

おむつやおむつカバーは，乳幼児で排尿便が自立していない子どものほか，失禁状態の人に使用する。従来は，さらし木綿が用いられていたが，現在は主として紙製のディスポーザブルのものが用いられ，布製のものの使用は少ない。これは，洗濯の要・不要，介護保険などによる支給援助によるところが大きい。

現在使用されている紙おむつは大別すると，①パンツ型，②テープとめ型，③尿取りパッド，④普通パンツ使用のパッドなどがある（→図K-8）。これらは，男性用と女性用，男女共用があるが，尿の流れの多さを考慮し，男性用は前側，女性用は殿部側が幅・厚みとも大きくなっている。男女用となっているものは，幅の広いほうを男性は前，女性は後ろに向けて使用する。これらは長方形の布おむつのあて方を活用したものである。紙製のものの型や大きさはさまざまであるが，使用する人の使用目的や体型などに合わせて選ぶ。運動可能な場合は動いてもずれないパンツ型が適しており，動きの少ない場合でも，交換しやすくもれにくい，前開きで大腿部に沿う型のものが適している。最近は，ズボンを脱がずに交換ができるリハビリ用の紙おむつも市販されている。矩形（長方形）のものでは股間に沿わず，大腿部が広がる傾向があり，大転子部が大きく露出しているものは，排泄量が多いと，もれ出ることがあるので，患者の体型と排泄量を考えて選ぶ。

紙製・布製を問わず，成人の場合は排便のしまつと皮膚への感触および水分の吸収を考えると，殿部の皮膚にあたる部分に約30×60 cm程度の紙類やパッドを置いて用いると，使い捨てにもできるので便利である。

おむつカバーは市販品では，ウールのものや化学繊維のもの，またこれらを組

> **ポイント**
> ●紙おむつは医療費控除の対象であり，確定申告による税金の還付が受けられる。

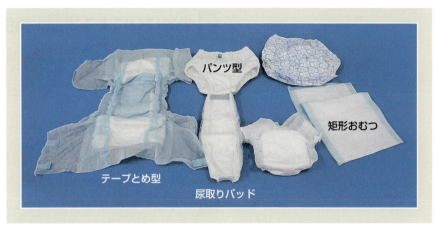

図 K-8　紙おむつ各種の例

み合せたものなどがある。型状は面ファスナーやボタンで全部開くオープン型のものと，パンツ型やその変形などといった工夫されたものがある。通気性と防水性を考慮し，患者の運動や動作を考えて選ぶ。完全な寝たきりの人にはオープン型が世話をしやすいが，失禁はあるが歩行できる人の場合はパンツ型が適することもある。1回の排泄量が 200 mL 前後であればもれない，外出用のおむつ組み入れパンツも市販されている。なお，紙おむつの場合は，外側がビニールコーティングされているものも多いので，その場合はおむつカバーは不要である。

その他

失禁患者に用いるものとしては，おむつやおむつカバーのほかにコンドーム型採尿具（ウエスタンシース）がある。ウエスタンシースはコンドームにチューブをつけたようなもので，男性に用いられる。コンドーム上縁のゴムをのばすようにして内側にスポンジテープをはり，陰茎を挿入して軽く固定する。しかし，長く使用していると不潔になるので，ときどき清拭して乾燥するようにするが，感染の危険もあり，やむをえない場合以外は一般に用いない。

失禁患者への用具や材料は患者の自尊心を傷つけることなく，衛生的で援助が便利なものが開発され，さらに工夫されることを期待し，ナースとしても努力したいものである。

B　浣腸

1　排便浣腸（催下浣腸）

狭義の浣腸のことであり，浣腸というとふつうは排便浣腸を示す。つまり，自然に排便できない場合に肛門から薬液を注入して腸壁を刺激し，腸の蠕動運動をおこさせ，排便を促す処置をいう。代表的なものはグリセリン浣腸である。石けん浣腸（高圧浣腸を含む）は以前は行われていたが，現在では患者の苦痛や血圧の変動を配慮してほとんど実施されないので説明は除く。

2 坐薬(剤)による排便・摘便

浣腸ではないが、排便浣腸にかえて排便を促す方法である。

C 導尿

導尿はその目的と方法によって次の2種類に大別される。

1 一時的導尿

一般的に導尿といわれている方法で、カテーテルを挿入して膀胱から尿を排出させ、終了後はカテーテルをすぐに抜去する方法である。ある間隔をおいて何回か行う場合を間欠的導尿という。

2 持続的導尿

カテーテルを尿道から挿入してそのまま留置し、持続的に膀胱から尿を排出させる方法で、留置カテーテル法ともよばれている。カテーテルは一時的導尿と同じものを使うこともあるが、フォーリー(バルーン)カテーテルを使うことが多い。

3 対象・状況・目的別：援助の具体例

A 患者の状態と排泄の援助方法

排尿・排便(以下、両方の場合は排泄とする)の援助は、患者の自立の程度や治療に必要な安静の程度によって、次のように大別することができる(→表K-3)。

(1) 行動制限のない患者：トイレへ行って患者自身がすべてを行う。ただし、トイレの室温や手すり・ベルなどはナースがつねに確認しておく。

(2) 障害はあるが、トイレまでの歩行が許可されている患者：歩行障害があったり身体の状態が不安定であっても、トイレでの排泄が許可されている患者には、車椅子や歩行の介助、衣服着脱の世話、排泄後のしまつなど、患者のできない部分を援助する。

(3) ベッドからは降りてもよいが、トイレまでの歩行の許可がない患者：ベッドからは降りてもよいがトイレまでは行けなかったり、どうしてもベッド上では排泄が困難な患者には、医師と相談のうえ、ベッドのそばにポータブル便器や便器椅子を置いて使用し、自立できない部分を援助する。この場合は、患者自身や他の患者に羞恥心や不快感を与えないために、スクリーンまたはカーテンなどで仕切る。排泄後は手洗いができるように準備する。

(4) ベッド上での排泄が必要な患者：差し込み便器や尿器を用いて患者が自分でできる場合は、その準備やあとかたづけが必要である。また、多くは衣服の着脱、便器の装着、排泄後のあとしまつなどの援助・介助をする。

(5) 失禁患者：失禁状態にある患者にはおむつを使用したり、おむつと他の方法

> **ポイント**
> ● とくに高齢者などは気温が低くなると、夜中に排泄回数が多くなるので、その際の危険防止と、環境温度の調節のための着衣などに留意するよう指導する(1)。
> ● 和式便器を使用する場合でも、便器用の便座やポータブル便器を利用すると安全で安楽である(2)。

表 K-3　排泄の援助方法の種類と使用器具・設備

患者の状態	援助の方法	使用器具・設備
(1) 行動制限なし	・患者自身が行う(トイレで) ・保温に留意する。	和式便器，洋式便器 (手すり・ベルの設備)
(2) 障害はあるが，トイレまでの歩行は可能	・必要に応じて歩行介助，車椅子の使用，排泄後のしまつの世話(トイレで)をする。	和式便器，和式便器＋便座，洋式便器，身体障害者用便器(手すり・ベルの設備)
(3) ベッドから降りてもよいが，トイレまでの歩行は不可	・ベッドの近くにポータブル便器を置く。 ・必要に応じて身体を支えたり，排泄後のしまつの世話をする。	便器椅子と便器，ポータブル便器
(4) ベッド上での排泄が必要	・差し込み便器および尿器を用いて患者自身が行い，その援助をする。 ・身体の支え，装着，排泄後のしまつなど，すべてをナースが世話をする。	差し込み便器 ・洋式・和式(ホーロー・ステンレス・プラスチック製) ・和洋折衷型(プラスチック製) 便器付きベッド 尿器 ・男性用・女性用 ・安楽尿器(プラスチック製) ・吸引装置付き尿器
(5) 失禁	・多くの場合，おむつの装着その他をすべて世話をする。	尿器類(男子)，その他(ウエスタンシースなど)

を併用する。また，失禁患者にはとくに精神的な援助が重要である。

B 排泄の援助

ここでは，ベッド上で排泄を行う患者に対して実施される具体的援助について，使用器具別に述べる。

1 便器を用いて行う援助

■目的
(1) 患者の排便(排尿)が安全に気持ちよく安心して行えるよう援助する。
(2) 排泄物の性状を観察する。
(3) 排泄の習慣や方法について指導する。

■収集する情報
患者の疾患，ADL，下肢の障害の有無と程度，検査の有無，着衣の種類など

■使用物品
- 便器(1つ)[注1]
- 便器カバー(1つ)
- 防水布[注2]
- ちり紙(ティッシュペーパーを含む)[注3]
- 便器用パッド(必要時)
- タオルケット(必要時)[注4]

注1：患者の体格や身体状態，ベッドの弾性などを考慮して選ぶ。また，浣腸後や2～3日排便のないあとで，排泄量が多いと予想される場合は，便器の容積も考えて準備する。清潔感などの点から入院患者には専用のものを使用することが望ましい。男性患者の場合は尿器も準備する。

注2：防水布のかわりにゴムシーツまたはナイロン布と，これをおおう小シーツを用いてもよい。

注3：ティッシュペーパーはやわらかいので，排泄後の陰部や肛門部をふくのには適している。なお，ティッシュペーパーは水にとけにくく水洗トイレに使用不可のものが多い。水洗トイレに流す場合は流してもよいものを用いるか，トイレットペーパーを専用ケースに入れて使用するとよい。

注4：寝具のなかに臭気がこもったり，掛け寝具を汚さないために使用するので，使用中の掛け寝具のままでもよい。

- 洗面器・湯・タオル（必要時）注5
- ディスポーザブル手袋

注5：患者が自分であとしまつをする場合には必ず準備する。おしぼりタオルでもよい。

■留意事項

(1) 患者の羞恥心を最小限にとどめるために不必要な露出を避け、実施中はカーテンで仕切る。
(2) 排泄が容易な体位にし、殿裂から尿が背部に流れるのを防ぐために、できれば上体を少し挙上(10度前後)する。
(3) 患者に適切な便器を選び、排泄物が便器外にもれないように工夫する。
(4) 排泄が困難な場合は、次のような排泄を促す工夫をする。
 ①便意があればすぐに便器をあてるよう指導する。
 ②体位を工夫し、必要に応じて腹部マッサージや腰部から殿部への温湿布を行う。
 ③静かな音楽を流すなど排泄音の消音を工夫する。
 ④流水の音をさせて、排尿音による羞恥心とそれによる括約筋の収縮をやわらげて排尿を促したり、陰部に体温程度の温湯をかけて刺激する。
(5) 動作は静かに手ばやく行う。
(6) ナースはつねにあたたかい態度で接し、排泄の援助をする「わざ」に熟練する。
(7) 患者の排泄習慣を知り、必要に応じてその方法や食事について指導する。
(8) 排泄物を観察し、異常の早期発見につとめる。

■実施方法

(1) 殿部が挙上できる患者の場合

(1) 便器を準備する。
 ①トイレまたは準備室の便器架から便器を取り、湯を入れて便器全体をあたためる(各患者専用の便器カバーを掛けてもよい)。便器消毒器が蒸気式のものであれば、消毒器に入れて蒸気または熱湯であたためる。
 ②便器の周囲を乾いた布でふき、カバーを掛けて患者のもとへ運び、専用の便器台または足踏み台や椅子の上に置く。
(2) タオルケットを掛け、掛け寝具は足もとに扇子折りにする(使用中の掛け寝具のままでもよい)。保温に注意して、寒い場合は掛け寝具を掛ける。
(3) 患者の膝を立て、ナースは患者の頭部側の上肢で腰部を支えて殿部を挙上し、他方の手で寝衣を腰の上までたくし上げ、下着を膝まで下げる。
(4) (3)と同じ体位と動作で患者の殿部を挙上し、防水布を殿部の下に敷く。その上に便器を置いて殿部を降ろし、膝は立てたままにする(➡図K-9)。
(5) 女性が便器を用いて排尿を同時にする場合は、ちり紙を2～3枚重ねて縦二つ折りないし三つ折り(約7～9cm幅)にして陰部にあてる。自分でできる患者は、恥骨部でちり紙の上端を押さえてもらう。自分でできない患者の場合は、排泄が終わるまでナースが恥骨部をちり紙で押さえるか、両膝を合わせてちり紙をはさみ、掛け物の上から両膝を軽く保持する。
(6) 自分で排泄できる患者の場合は、ちり紙を枕もとに置き、ナースコールを手の届くところに用意して、終わったら連絡するよう指導して席を外す。
(7) 排泄が終わったら、ナースはディスポーザブル手袋を装着し、陰部をちり紙

ポイント
- 個室の場合は排泄が終了するまで「入室禁止」を表示する(1)。

ポイント
- 排泄は患者ががまんすることのないよう心がける。不必要に便意を抑えることは便秘や排便困難をきたすことになるので、便意を訴えたときは早急に行動する。また、終了後も早く便器を外し、あとしまつをする(5)。

ポイント
- 便器を冷たいままで殿部に直接あてると不快感をまねくばかりでなく、その刺激によって筋肉が緊張し、排泄困難をきたす原因ともなる。最近は便器保温器を準備している施設も多い(1)①。
- パジャマの場合は、ズボンと一緒に下着を膝まで下げる。これらは、タオルケットや掛け物を掛けたまま掛け物の横から手を入れて行い、不必要な露出は避ける(3)。
- 便器をあてる部位は、仙骨部の殿裂が消失する手前あたりが便器の穴の上縁にあたるように調節すると、排便と排尿が同時にでき、排尿がこぼれない。すなわち、肛門の位置は穴の上縁から3～4cm入ったところがよい(4)。
- ちり紙をあてると、尿の飛散を防ぎ、便器に誘導することができる。下着をとると条件反射ですぐに排出したくなり、がまんしていた者は10秒前後が待ちきれないこともあるので、前記の(3)以後の動作は手順よく連続的に手ばやく行う。排泄を容易にするために、上半身を10度前後挙上してもよい。その際、差し込み部分の長さによって便器がはずれたり、患者の背部に痛みがあるので注意する(5)。

K 排泄と排泄管理

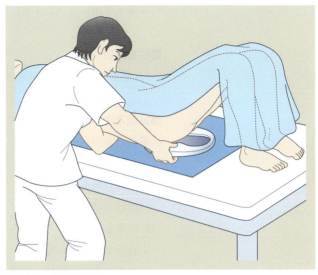

図K-9 便器の挿入

でふく。ふき方は，肛門部に付着している大腸菌などの感染を避けるため，尿道口から肛門部に向かってふく。患者自身が行う場合はその指導をする。

(8) ふき終わったら，片方の手を腰部に差し入れて殿部を支え，他方の手で便器を外すとともに，便器にカバーを掛けて所定の位置に置き，防水布を取り除き，ナースは手袋を外す。

(9) ベッドをもとに戻し，下着・寝衣・掛け物を整える。

(10) 洗面器に湯を用意して，患者の手を洗うか，おしぼりタオルを渡してふく。

(11) 換気をする。

(12) 便器および使用物品は所定の場所に下げる。排泄物の形・かたさ・量・におい・色・混入物・回数などを観察・記録し，便器を消毒して他の使用物品をしまつする。

(2) 殿部を挙上できない患者が仰臥位のままで行う場合

ナース2人が患者の両側から殿部に手を入れて挙上させて行う場合は，前述した方法に準ずる。

- ●排泄中は，特別な場合を除き，患者の羞恥心やそれに伴う排泄困難を考慮して席を外す。その際に手洗いの用意をする(6)。
- ●自分でふけない場合は便器をつけたまま，ナースがちり紙でふき，排便の場合は便器を外すと同時に側臥位にして，完全に清潔になっているかどうかを確認し，不十分であれば再度ふき取る(7)。
- ●便器の消毒は便器消毒器で行う。便器の排泄物が十分に取り除けない場合は，消毒液に浸した便器用ブラシで洗い，水洗して再び便器消毒器で洗浄する(12)。

2 尿器を用いて行う援助

■目的
「1 便器を用いて行う援助」に準ずる。

■収集する情報
患者の疾患，ADL，下腿部の障害の有無，検査の有無，着衣の種類など

■使用物品
- 尿器と尿器カバー(各1つ)
- 防水布と小シーツ(必要時)注1
- ちり紙
- タオルケット(必要時)
- 洗面器・湯・タオル(必要時)注2

注1：防水布のかわりにゴムシーツまたはナイロン布を用いてもよい。
注2：おしぼりタオルでもよい。

- ディスポーザブル手袋

■留意事項

「A 便器を用いて行う援助」に準ずる。

■実施方法

男性と女性に分けて説明し、「便器を用いて行う援助」と重複する部分については省略する。

(1)男性の場合
(1)尿器の準備をする(➡224ページ、図K-6)。
(2)尿器を掛け寝具の下から差し入れて患者に渡す。
　①自分でできない場合は、ナースはディスポーザブル手袋を装着し、寝衣を腰部までたくし上げ、下着を下げて尿器の受尿口に陰茎を入れ、取っ手を持って外れないようにする。陰茎が受尿口に入りにくいときは手で操作する。
　②自分で操作できる患者の場合は、ナースコールを手もとに置いて席を外す。
(3)排尿が終わったら尿器を受け取り、カバーをしてもとの台の上に置き、手袋を外す。
(4)寝衣と掛け物を整え、手洗いまたはおしぼりタオルでふく。
(5)換気をする。
(6)尿器および使用物品は、所定の場所に下げる。
(7)尿の性状(量・におい・色・清濁)や回数などを観察・記録し、尿器の消毒、他の物品のしまつをする。指示によって蓄尿びんに蓄尿したり、検体として容器に入れておく場合があるので、指示の有無に注意する。

(2)女性の場合
(1)尿器の受尿口の手前を会陰部にしっかりとあて、尿器をベッド上に安定させて股間にはさむ。
(2)便器の場合と同じように、陰部にちり紙をあて、尿の飛散を防ぐ(➡図K-10)。なお、安楽尿器を用いる場合は、受尿器は各人専用にして、あらかじめ体型に合った高さに調節して使用する。
(3)自分でできない患者や尿器を持ちにくい患者の場合は、ナースはディスポーザブル手袋を装着して尿器を保持し、援助する。
(4)尿量をはかる必要のある場合は、ちり紙は別に処理する。ナースは手袋を外す。

> **ポイント**
> ●女性は排便時に便器に排尿することも多いが、排尿だけの場合は尿器のあて方以外は男性に準じる(1)。
> ●上体を挙上すると、陰部が下方に向くので、尿がこぼれにくく、尿器の持ち手までの距離が縮まるので、患者自身には実施しやすくなる(2)。

3 おむつによる排泄の援助

■目的

(1)おむつに失禁している排泄物を除去し、陰部および殿部・腹部の皮膚を清潔にする。
(2)(1)によって二次感染を防止し、また患者が気持ちよく療養生活が送れるようにする。
(3)排泄物の性状を観察する。

K　排泄と排泄管理

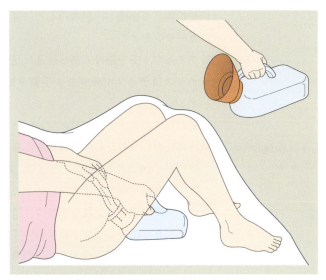

図K-10　女性の尿器のあて方

■収集する情報

患者の疾患，ADL，下腿部の障害の有無，殿部を持ち上げる力の有無，体位変換の可否，検査の有無，着衣の種類など

■使用物品

- おむつ（患者に適した紙おむつまたは布おむつ，➡224ページ）
- おむつカバー（必要時，1つ）注1
- ティッシュペーパー
- 汚物用膿盆・ビニール袋（1つ）注2
- 洗面器と湯
- 洗面器台（1つ）
- ディスポーザブルガーゼ（2つ）（以下，ガーゼ）
- パウダー
- タオルケットまたは大バスタオル
- ディスポーザブル手袋

注1：布おむつや矩形の紙おむつをあてるときに使用する。
注2：使用済みのおむつをいれる。

ポイント
●失禁状態にあっても，患者は意識があることが多く，羞恥心や社会人としての誇りがある。失禁そのものの現象だけをとらえた不用意なナースの言動は，患者やその家族には精神的な打撃となり，闘病意欲をそこなうことにもなる(1)。
●患者の人権を尊重し，自立への意欲を高めるために，おむつの使用を最低期間とするように努力する(5)。

■留意事項

(1) 患者の人格を尊重し，それをそこなうような言動はつつしむ。
(2) 患者には羞恥心のあることをつねに意識して援助する。
(3) 不要な動作を避け，手ばやく行う。
(4) 個々の患者の状態に応じて実施方法を工夫し，熟練した技術で行えるよう努力する。
(5) おむつの使用は，やむをえない期間のみとし，可能な限りふつうの生活で使用している下着に移行する。

■実施方法

(1) 患者を側臥位にして交換する場合

患者の状態や，おむつの種類によっておむつの交換方法やあて方は異なる。ここでは，いずれの場合にも応用できる基礎的・基本的な方法を示す。

第2章 ● 生活を整える看護技術

(1) 使用物品を準備し，患者のもとに運ぶ。
(2) カーテンをする。
(3) タオルケットを掛け，掛け寝具は足もとに扇子折りにする。
(4) ナースはディスポーザブル手袋を装着し，パジャマのズボンを膝まで降ろす。
(5) 紙おむつのテープ(布おむつの場合はおむつカバーとおむつの前)を外す。
(6) 汚れたおむつの左右の体側にあてた部分を，内側に丸めて患者の身体に近づけておく(➡図 K-11-(1))。ただし，紙おむつで尿取りパッドを使用し，尿だけの場合はそのままにする。
(7) ナース側の患者の上肢を顔のほうに挙上し，反対側の患者の肩関節と大転子部を大きく把持して，手前に引いて側臥位にする。
(8) 両大腿部を広げるようにして，股間のおむつを取り除き(紙おむつ・尿取りパッドで尿だけの場合は尿取りパッドのみを取り除く)，肛門とその周辺に付着している便をティッシュペーパーでふき取り，排泄物を包み込むように丸めて，汚染用膿盆の中のビニール袋に入れる。
(9) 1枚のガーゼを湯でゆすぎ，十分にしぼって，陰部・殿部・肛門部の順に清拭する。使用したガーゼは汚染用膿盆の中のビニール袋に入れる。
(10) もう1枚のガーゼで皮膚をふいて乾燥させ，使用したガーゼは，汚染用膿盆の中のビニール袋に入れる。その後ナースは手袋を外す。
(11) 清潔な紙おむつ(または布おむつ・おむつカバー)をあてる(➡図 K-11-(2))。
(12) 体位をもとの仰臥位に戻す。
(13) おむつを股間の中央に正しくあてながら腹部側をおおう。
(14) おむつカバーの腹部側を正しくあて，テープ(おむつカバーはホックやひも)でおむつがずれないようにとめる(➡図 K-11-(3))。
(15) パジャマのズボンを上げ，衣服を整えて，掛け寝具をもとのように掛ける。衣服が汚れていれば交換する。
(16) 換気をする。
(17) あたたかい態度で言葉をかけながら交換が完了したことを告げる。
(18) 使用したものをかたづけ，排泄物の性状(量・におい・色)や回数を観察・記録してからあとしまつをする。
　① 布おむつの処理は，汚染および洗剤によるナースの手の障害を防ぐため，ディスポーザブルの手袋をはめて行う。
　② 紙おむつは，それぞれの施設や市町村で定められた方法で処理する。

ポイント
● (5)〜(7)の動作時には，ナースは必ず片方の手で患者の身体を支える(5)。

ポイント
● 股間のおむつは排泄物がもれないように陰部に密着させておおうが，股関節の動きを妨げないよう注意する(13)。

ポイント
● 布おむつの場合は，便はトイレに流し，おむつはおむつ用汚物入れに入れておく(18)②。

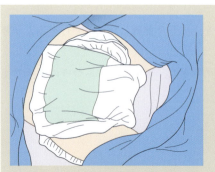
(1) 汚れたおむつを両わきの内側に巻き込む

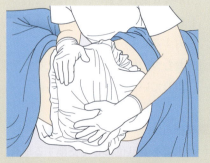
(2) 清潔な紙おむつをあてる

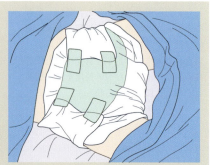
(3) 仰臥位に戻し，整える

図 K-11　紙おむつの交換方法

K 排泄と排泄管理

(2) 患者を仰臥位のままで交換する場合

　動きにくい患者のおむつをナース1人で交換する場合は，側臥位にして実施すれば，動作の手順，部位の観察，労力の経済性からみて有効である。しかし，側臥位をとれない患者や，仰臥位のままで腰を上げられる患者もある。腰を上げられる患者の場合は，便器の挿入に準じて患者の膝を立て，ナースが腰を支えておむつを取り除き，清潔なおむつをあてればよい。側臥位をとれない患者で，しかも動けない場合は，2人のナースが患者の両側から腰を持ち上げておむつを取りかえる。その際には，褥瘡など仙骨部を中心とする殿部の状態を観察し，皮膚の清潔と乾燥に心がけ，その保持に注意して行動する。

C 浣腸への援助

1 グリセリン浣腸

■目的

　グリセリンを肛門から注入することによって，直腸やS状結腸の固形化した便にグリセリンを混入させて，やわらかくなめらかにして排出しやすくし，また腸壁を刺激して蠕動運動をおこさせ，排便を促す。

■収集する情報

　患者の疾患，浣腸をする理由，ふだんの排便状況，浣腸をするまでの排便の状況，直近の排便時刻など

■使用物品

- ディスポーザブルの浣腸容器(50% グリセリン液入り)注1
- クレンメまたはコッフェル(1つ)(逆流防止弁付の場合は不要)
- 潤滑油注2
- ティッシュペーパーまたはディスポーザブルガーゼ注3
- 膿盆
- 防水布注4
- タオルケットまたは綿毛布
- 便器(必要時)注5
- 尿器(男性の場合)注5
- ディスポーザブル手袋注6

■留意事項

(1) カテーテル挿入の長さには個人差はあるが，臥位では成人の場合は6～10 cmとする。

(2) カテーテルの挿入に際しては，その先端にワセリンまたはオリブ油などの潤

注1：ディスポーザブルのグリセリン液入り浣腸容器は，家庭用のグリセリン10～30 mL入りのものが古くからあったが，病院などの医療機関には60 mL，120 mL など，一般に行われる 50 mL，100 mL に使用時の喪失分を加えた量のグリセリンが入っており，約15 cmのカテーテルが接続している。現在は，利便性の高いディスポーザブルのグリセリン入り浣腸容器を使用することが多い(➡図K-12)。

注2：ワセリン・グリセリン・オリブ油など。ワセリンを使用する場合は小軟膏へらも用意する。肛門の粘膜をカテーテルで傷つけないためには粘稠なワセリンが適している。ワセリンは挿入時の疼痛がなく，粘膜保護と便排出の潤滑剤としても適している。

注3：潤滑油をカテーテルに塗ったり，グリセリン注入後2～3分間肛門を押さえたり，抜去後，カテーテルに付着した便をふき取るために用いる。

注4：防水布のかわりにゴムシーツにカバーシーツを掛けて用いてもよい。

注5：トイレに行けない患者の場合に用意する。

> **ポイント**
> ● カテーテルを深く入れすぎるとS状結腸を傷つけ，浅すぎると液が外へもれやすいので，直腸(成人で約15 cm)の長さの約1/2～2/3挿入(肛門より約6 cm上方のコールラウシュヒダを通過した長さ)する(1)。

233

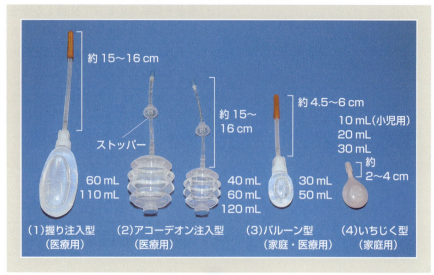

図K-12　ディスポーザブルグリセリン浣腸製剤の例

- 直腸に刺激を与えるためには直腸温（37.5〜38.0℃）より高くても低くてもよいが、低い場合は末梢血管の収縮によって血圧が上昇したり、寒けがおこる場合があるので、やや高温のほうが気持ちもよく適切である。しかし45℃以上のものが停滞すると粘膜に炎症をおこすことになるので、40〜41℃を適温とする。ディスポーザブルのグリセリン浣腸容器は容器のまま湯に入れてあたためる。湯の温度は湯の量とグリセリン液の温度によって異なるが、50℃前後である(3)。

ポイント
- 左側臥位にしてから寝衣を上げたり、下着をずらしたりすることは、側臥位の患者に不自然な体位をしいることになり、またナースも作業しにくいので、あとから体位をかえる。ただしパジャマの場合は、②と③が入れかわっても大差はない(3)②③。

滑油を塗って挿入を容易にし、また粘膜を柔軟にして保護する。
(3) グリセリン液は40〜41℃にして注入する。
(4) 注入液を直腸から容易に流し、左腹部にある下行結腸に到達させるために、体位を左側臥位にする。
(5) 患者に浣腸の必要性を説明し、協力を得る。また、不必要な露出を避け、羞恥心をいだかせないように努める。

注6：感染予防およびナースの手が直接殿部に触れて患者が不快になることを避けるために用いる。

■実施方法
(1) 使用する物品をワゴンで患者のもとへ運ぶ。ディスポーザブルの場合は、容器を湯に浸したままで持参する。
(2) 患者に説明し、カーテンをする。
(3) 患者の準備をする。
　①タオルケットを掛けながら掛け物を足もとにずらす。
　　掛け物のまま実施してもよいが、汚れの防止と臭気が残ることを予防するためにタオルケットを掛ける。
　②タオルケットを掛けたままで寝衣を腰の部分までたくし上げ、防水布を殿部に敷き、下着をずらす。
　③体位を左側臥位にする。
(4) カテーテル先端のキャップを外す。
(5) カテーテルの先端までグリセリンを静かに押し出し、挿入の長さ6〜10 cmを考慮してカテーテルのもとのほうをコッフェルかクレンメでとめる（→図K-13）。
　　クレンメやコッフェルのかわりに、同じ役割をするカテーテル用の専用ストッパーを使用してもよい。これらの作業は注入液がこぼれることがあるので、膿盆の上で行う。逆流防止弁付きのものはクレンメやコッフェルを使用しなくてもよい。
(6) タオルケットの殿部の部分を身体の上に引き上げ、カテーテルの先端約6〜

K 排泄と排泄管理

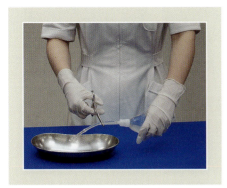

図 K-13　カテーテルのとめ方

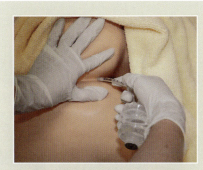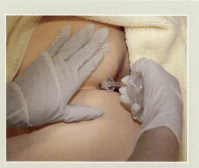

(1)肛門部を開いてカテーテルを挿入する　　(2)グリセリン液を注入する

図 K-14　カテーテルの挿入と注入

> **ポイント**
> ●潤滑油はガーゼかティッシュペーパーにつけて左手で持ち，右手に持ったカテーテルの先端から約6〜7cmのところをはさむようにして回転させながら先端のほうへ移動し，まんべんなく塗る。ワセリンはカテーテルの先のほうに多めにつけると挿入しやすく，患者の痛みは少ない(6)。

7cmの間に潤滑油を塗る。

(7) 実施者の片方の手(左手)の母指と示指を肛門部より2〜3cm離れた殿部の筋肉を軽く押さえるようにしながら，肛門部を静かに開くか，右殿部を軽く挙上して肛門部を開く。他方の手(右手)でカテーテルを6〜10cm挿入する(➡図 K-14-(1))。

　カテーテルの挿入の方向は，直腸の位置を考えて肛門から脊椎にやや沿わせる方向にする。このとき患者に口を開いて大きく息を吐かせながら行うと，肛門の括約筋の緊張が緩和し，挿入しやすい。また，実施者の冷たい手で触れると括約筋が収縮して挿入が困難になるので，実施者の手はあたためてから行う。

(8) クレンメまたはコッフェルを外して，静かにグリセリン液を注入する(➡図 K-14-(2))。注入の方法は図 K-15 を参考に行う。

(9) 注入が終わったら，ティッシュペーパーまたはガーゼで肛門部を押さえながらカテーテルを抜いて，膿盆に入れ，患者には腹圧をかけないように，また肛門部を閉じておくように注意する。

(10) 浣腸が終わったら，そのままの姿勢または仰臥位で3〜5分間がまんするように説明し，がまんしてもらう。

(11) がまんできなくなったら便器をあてる。

　自分でトイレに行ける患者は，途中で便やグリセリン液が排出しないように，ティッシュペーパーまたはガーゼで肛門部を押さえて早めにトイレへ行き，トイレでできるだけがまんしてから排便するように指導する。

　重症患者や心疾患者は症状が変化することがあるので，排便が終わるまで付き添う。

(12) 排便が終わったら衣類を整え，掛け物を掛け，窓を開けて換気をしてから使用した物品をかたづける。

　排便後の患者の手洗いなどは「排便」の項に準じる。ディスポーザブルの浣腸容器は所定のところに捨てる。

(13) 排泄物を観察し，記録する。

> **ポイント**
> ●浣腸液(50〜100mL)が固形便(下行結腸)までまわる時間と腸壁を刺激して蠕動運動がおこるまでに約3分は必要である。少なくとも3分を経過しないうちに排便すると浣腸液だけが排出するので，その旨を患者にも説明し，がまんをさせる。また，浣腸のあとは腹痛と腹部不快感・便意が複合して伴うため，排便に全神経が集中する。これを少しでもやわらげ，気をそらせるために雑誌を読ませたり，話しかけるなどして時間の経過を待つのも1つの工夫である(11)。

2 坐薬(剤)による排便

排便浣腸にかえて排便を促すために，グリセリン坐薬や融解して腸内の分泌液

第2章 ● 生活を整える看護技術

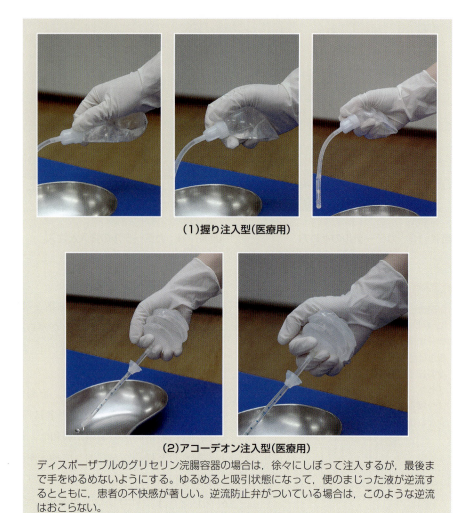

(1) 握り注入型(医療用)

(2) アコーデオン注入型(医療用)

ディスポーザブルのグリセリン浣腸容器の場合は、徐々にしぼって注入するが、最後まで手をゆるめないようにする。ゆるめると吸引状態になって、便のまじった液が逆流するとともに、患者の不快感が著しい。逆流防止弁がついている場合は、このような逆流はおこらない。

図K-15 ディスポーザブルグリセリン浣腸容器の出し方

に触れると炭酸ガスが発生する坐薬を、肛門部より挿入する。緩下剤に併用したり、浣腸の前段階として排便を促すために用いられることが多い。坐薬の挿入は次のように行う。

(1) 患者を左側臥位または仰臥位にして、肛門部が見える程度に下着をずらす。
(2) 坐薬をおおっているプラスチックなどを除く。
(3) ディスポーザブル手袋をはめ、浣腸と同じように左手の母指と示指で肛門部を開き、右手の指で坐薬をはさんで、先の丸みのあるほうから静かに肛門部に挿入する(→350ページ、図Q-9)。ティッシュペーパーかガーゼで肛門部を押さえ、完全に直腸に入ったことを確かめる。
(4) 結腸が動き、便が下がってきて、がまんの限界がきてから排便する。時間は浣腸よりも長く、一般には約5〜15分くらいである。坐薬の投与は浣腸に準じて行うが、患者が自分でできる場合は、ナースが説明を十分して、患者自身にベッド上またはトイレで挿入させてもよい。

> **ポイント**
> ●坐薬は手で直接持つと、手の温度でとける。挿入しにくい場合や、痔がある患者には坐薬の先にワセリンを塗っておく(3)。

3 摘便

浣腸を行っても直腸内の便がかたくて排出しない場合は、次のように摘便を行

う。
(1) 患者を仰臥位にしてディスポーザブルシーツを殿部の下に敷き，大膿盆を肛門部の下に押しあてる。
(2) 実施者はディスポーザブル手袋を右手にはめ（またはゴムの指囊を右手示指にはめ），潤滑油を多めに塗って肛門部に示指を挿入して，手前から便を少しずつ取り出す。

以上のような摘便をしなければならない状態は発熱などによってもおこるが，一般に便秘が長期にわたる場合が多い。したがって，便秘が3日間続く場合は医師に相談し，許可を得て浣腸を実施するなど，摘便にいたるような便の硬化をきたさないようにすることが大切である。常習的に便秘がちな患者の場合は，医師に報告して緩下剤や下剤の服用への指示を得て，排便困難な状態を予防する。

また，食事を経口的に摂取できる場合は栄養士などとも相談し，病状がゆるせば繊維性の食品を献立に含めたり，水分の摂取量が不足しないような配慮も必要である。

D　導尿の援助

1　一時的導尿

■目的

導尿は，次のような目的で行われるが，ナースはそれらを円滑に実施したり，実施の援助をする。
(1) 尿閉に対する処置として実施する。
(2) 残尿量の測定のために実施する。
(3) 無菌尿を採取するために実施する。
(4) 下腹部の手術や内診の前準備として実施する。主として婦人科や泌尿器科における手術前に行う。
(5) 膀胱洗浄の準備として実施する。
(6) 陰部の手術創の排尿による汚染防止のため実施する。

■収集する情報

患者の疾患，導尿をする理由，ふだんの尿の量・色・におい，排尿回数，尿検査の有無，導尿の開始時間，留置予定時間，カテーテル抜去時間など

■使用物品
- カテーテル（滅菌袋入り）注1
- 導尿セット注2
- 滅菌ゴム手袋
- 懐中電灯（または電気スタンド）
- 防水布（1枚）注3
- タオルケットまたは綿毛布（1枚）
- 尿器（1つ）

ポイント
● 仰臥位で排出しにくい場合は，側臥位でも試みる(1)。

ポイント
● 患者に膝を立てて両脚を少し開かせ，排便するように力ませると，便が下降して取り出しやすい。また，直腸下部のかたい便が摘出されると，自然排便または浣腸による排便が可能になる(2)。

ポイント
● さまざまな方法で自然排尿を促しても12時間以上排尿がみられないときや，その時間以内でも膀胱充満がみられた場合に実施する。また，脊髄損傷などで反射的に排尿できなくなったときに，膀胱に尿が貯留する時間をみはからって間欠的に実施する(1)。
● 自然排尿があっても残尿感があったり，障害などのために残尿のある人に対して，膀胱内の残尿を排出し，その量を測定する(2)。

注1：成人では，12～15Frのネラトンカテーテル（ディスポーザブル）を用いる。
注2：導尿セットは，トレイのなかに，①孔開きおおい布，②鑷子，③滅菌潤滑剤，④綿花，⑤膿盆，を入れ，包布で包んで滅菌する（①は他の方法の場合でも用いてよい）。また，滅菌潤滑剤は1回分ずつ容器に入っているものが無菌操作からは適している。滅菌潤滑剤としては滅菌済水溶性潤滑ゼリーが市販されている。また滅菌オリブ油も挿入しやすく患者の苦痛も少ないので，よく使われる。
注3：防水布のかわりにゴムシーツにカバーシーツを掛けて用いてもよい。

- 膿盆(1つ)
- 滅菌試験管(必要時，必要本数)

■留意事項

(1)患者に導尿の必要性を説明する。
(2)不必要な露出を避け，羞恥心に配慮するとともにプライバシーの保護に努める。
(3)適切な室温と局所の採光が得られるような環境にする。
(4)排出しやすい体位にする。
(5)感染予防のため無菌操作を行う。
(6)尿道口に適した太さのカテーテルを選択して正しく操作する。

> **ポイント**
> ●腰部(膀胱)の位置をカテーテルの手もとより少し高くすると，尿の流出がよくなる(4)。
> ●滅菌した器材を用いて無菌操作をする。尿道口の周囲や実施者の手指を完全に消毒する(5)。

■実施方法

(1) 女性の導尿

(1)患者に必要性と方法を説明して了承を得る。羞恥心を伴い，また不安や不快感をもたらすことが多いので，可能な限り物品を持参する前に説明しておく。
(2)準備した使用物品を患者のもとに運ぶ。
(3)カーテンをし，他から見えないようにする。
(4)患者を仰臥位にし，タオルケットを掛けながら掛け物を足もとに下げ，扇子折りにする。
(5)寝衣を腰までたくし上げて，防水布を殿部から大腿部にかけて敷く。
(6)患者の両膝を立て，両膝を広く開いて外陰部を露出させ，タオルケットの足もとの部分で大腿部から下をおおう(➡図K-16)。
(7)使用物品を置いた床頭台を作業しやすい位置まで下げる。
(8)外陰部に近いところに尿器を置き，懐中電灯(または電気スタンドで)で尿道口を中心に照らす。膿盆も尿器に近い位置に置く。
〔2人で行う場合〕
医師とナース，またはナース2人で行うと，無菌操作が容易である。無菌操作でカテーテルを挿入する医師またはナースをナースAとし，介助者をナースBとして説明する。
(9)ナースBはゴム手袋の入った滅菌袋の口を開き，ナースAはそのなかの包みの手袋を取ってはめる。ゴム手袋をはめるときは，手袋の口はあらかじめ3〜4 cm折り返されているので，その部分を持って無菌操作で行う(➡289ページ，図M-7)。
(10)導尿セットからカテーテルを取り出し，滅菌潤滑剤をつける。
①ナースBは導尿セットの口を開き(➡図K-17)，ナースAはカテーテルを滅菌袋から取る。
②ナースBは滅菌ガーゼを鑷子で1〜2枚取ってナースAに渡す。
③ナースBは滅菌潤滑剤のキャップをあけ，ナースAの持つ滅菌ガーゼ上にだす。
④ナースAはカテーテルの先端から約4〜5 cmに，滅菌ガーゼの滅菌潤滑剤をカテーテルをまわしながら全体に塗り，そのまま先端部をガーゼにくるんで把持する。

> **ポイント**
> ●(1)(2)は同時に行っても，(1)(2)の順でもよい。

> **ポイント**
> ●タオルケットでおおいきれないときは，片足をタオルケット，もう一方の足はバスタオルでおおうとよい。専用の下肢おおいを用いてもよい(6)。

> **ポイント**
> ●無菌操作でゴム手袋をはめるのには多少時間がかかるので，消毒後に患者を待たせないように先にはめておく(9)。

> **ポイント**
> ●カテーテルが不潔にならないように，ナースA・Bともに滅菌袋の外側にカテーテルが触れないように注意する(10)③。

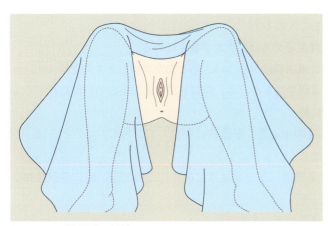

図K-16 導尿時の体位

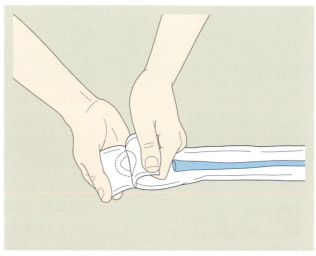

図K-17 滅菌袋の開き方

> **ポイント**
> ●清潔を保ち，患者の皮膚に直接触れて不快感を与えないためである(11)①。
> ●患者はふき綿が冷たいと不快感を生じるので，必ず体温程度(38〜39℃)にあたためたものを使用する。また，力を強く加えると粘膜を傷つけるので，消毒と清拭の目的が達せられる程度に力を加減してふく(11)③。

> **ポイント**
> ●深呼吸することによって，呼息時に腹筋が弛緩して挿入しやすくなり，患者もらくである(12)①。
> ●カテーテルの先端が膀胱内に入ると尿が流出するが，尿が流出しなくても10cm以上は挿入してはならない。10cm以上挿入すると膀胱壁を傷つける危険性がある(12)③。

ナースBが患者の局部を消毒している間，不潔にならないように，カテーテルを胸前に身体から少し離して持つ。

(11)尿道口の両側をふき綿でふいて消毒する。
　①ナースBは左手に滅菌したゴム手袋またはディスポーザブルの滅菌手袋をはめる。
　②ナースBは手袋をはめた左手の母指と示指で尿道口がよく見えるように小陰唇を開く。
　③ナースBは右手で鑷子を持ち，ふき綿を取って尿道口の左側・右側・中央を前から後ろへ，1回ごとにふき綿を取りかえながらふく。このとき鑷子が不潔にならないように注意する。

(12)カテーテルを尿道口から挿入する。もし抵抗があれば，恥骨結合のほうに少し角度をかえるが，無理に入れない。
　①ナースBがふきおえると，ナースAは左手で陰唇を開き，右手でカテーテルの先端から6〜7cmのところを把持し，カテーテルを尿道口から静かに挿入する。このとき，患者に深呼吸してもらう。
　②カテーテルの端は尿器の中に差し込む。
　③尿が流出してきたら，カテーテルの挿入を中止する。
　成人女性の尿道の長さは約4cmとされているので，これを念頭において挿入する。

(13)尿の流出が終わったら，ナースAはカテーテルを静かに抜去して膿盆に入れる。

(14)ナースAはゴム手袋を裏返すようにして外す(→290ページ，図M-8)。

(15)ナースBは鑷子を膿盆に入れ，左手にはめたディスポーザブルの手袋も裏返すように脱いで膿盆にいれる。

(16)ナースBは防水布をはずし，患者の衣服をもとのように整える。タオルケットを取りながら掛け物を掛け，窓を開けて換気を行う。

(17)使用した物品を準備室に戻してあとしまつをし，観察事項を記録する。

〔1人で行う場合〕
(1)〜(8)　238ページ参照。
(9)トレイのなかに手を触れないように，無菌操作で包布を開く(→287ページ，

図 M-4)。

(10) カテーテルの入った滅菌袋を開き(➡図 K-17),導尿セットのなかにカテーテルを落とすようにして入れる。

(11) ゴム手袋の入った滅菌袋をあけ,ゴム手袋をはめる。

(12) 導尿セットの綿花に滅菌潤滑剤をつけ,落としたカテーテルの先端 4〜5 cm にまんべんなく滅菌潤滑剤をつける。先端を滅菌潤滑剤のついた綿花でくるんでセットの中心に置く。

(13) 孔あきおおい布の孔の中心を,尿道口に位置しておおう。このときに,手がおおい布以外に触れないようにする。

(14) 導尿セットの膿盆を股間に落とすように置く。このとき,他に手が触れないようにする。

ポイント
● 滅菌した膿盆を用いるとカテーテルの末端が不潔にならない(14)。

(15) 尿道口の両側をふき綿でふいて消毒する。
　① 導尿セットの鑷子を右手で取り,左手の小指でふき綿の入った容器のふたを開け,鑷子で綿花を取る。

ポイント
● 綿花の量は十分ふける量とする(15)①。

　② 手袋をはめた左手の母指と示指で尿道口がよく見えるように小陰唇を開き,尿道口の周囲を前から後ろへ,左側・右側・中央と 1 回ごとにふき綿を取りかえながらふく。このとき鑷子が不潔にならないように注意する。

(16) カテーテルを尿道口から挿入する。
　① 左手で陰唇を開き,右手でカテーテルの先端から 6〜7 cm のところを把持し,カテーテルを尿道口から静かに挿入する。このとき,患者に深呼吸してもらう。

ポイント
● 深呼吸すると,呼息時に腹筋が弛緩して挿入しやすく,患者もらくである(16)①。

　② カテーテルの端は滅菌膿盆の上に置く。
　③ 尿が流出してきたら,カテーテルの挿入を中止する。

(17) 尿の流出が終わったら,カテーテルを静かに抜去して膿盆に入れる。

(18) ゴム手袋を裏返すようにして外す。

(19) 防水布を外し,患者の衣服をもとのように整える。タオルケットを取りながら,掛け物を掛け,窓を開けて換気を行う。

(20) 使用した物品を準備室に戻してあとしまつをし,観察事項を記録する。

ポイント
● カテーテルは薬液消毒を行い,水洗いしたあと乾燥させる。ディスポーザブルのカテーテルは所定の方法で捨てる。手袋も同じである(20)。

(2) 男性の導尿

男性の導尿は,陰茎が性器そのものであるので,患者の羞恥心や勃起による挿入困難を回避するため,男性医師あるいは男性のナースが行い,女性のナースがその介助をすることが多いが,場合によっては女性のナースが実施することもある。また,男性の導尿も,その目的とするところは女性の場合と同じであり,解剖学的な男女の違いによるものを除けば使用物品・留意事項・実施方法も原則的には同じであるが,実施するにあたって女性と異なる点は,次のようである。

(1) 局部の消毒は,包皮を開いて亀頭をふき,陰茎が身体と約 60 度の角度になるように持ち上げ,尿道が直線状になるようにする(➡図 K-18)。

(2) 成人男性の尿道の長さは約 16〜20 cm であるので,カテーテルを約 20 cm 挿入して排尿の有無を確かめる。

(3) 尿道は膀胱の手前で多少曲がっているので,カテーテルは無理に押し込まないようにし,静かに挿入する。

付 無菌尿の採取法

検査のために導尿をして無菌尿を採取する場合は,カテーテルの端を滅菌試験

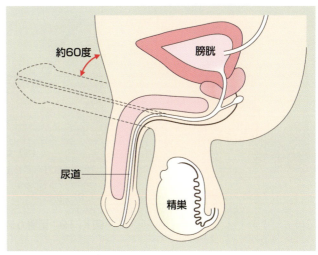

図 K-18　男性の導尿法

管の中に不潔にならないようにして入れる。実施者が 2 人いる場合は，その 1 人が患者の世話や滅菌物・消毒物品を広げたり，鑷子で受け渡しをし，他の者は手洗いをして滅菌したゴム手袋をつけ，カテーテルの挿入などを行うとよい。

2 持続的導尿（留置カテーテル法 retention catheter）

■目的

排尿困難や尿失禁などの排尿障害のために，たびたび導尿することによって患者の安楽や安静を阻害する場合や，手術後の創部安静と感染の予防が必要な場合などに行う。挿入は主として医師が行うが，ナースは準備と介助，その後の観察，膀胱洗浄の介助をする。

■収集する情報

患者の疾患，持続導尿をする理由，尿の量・色・におい，排尿回数，尿検査の有無，留置予定時間・抜去時間など

■使用物品

- カテーテル（滅菌袋入り）注1
- 注射器（20～30 mL 用）および注射針（それぞれ滅菌袋入り）
- 滅菌蒸留水アンプル注2
- 蓄尿用閉鎖式滅菌バッグ
- 排尿を入れる容器
  一定時間ごとにたまった尿を流出させる場合に用いる。
- 滅菌ガーゼ
- 絆創膏
- はさみ
- その他注3

注1：ネラトンカテーテルも用いられるが，一般にはフォーリーカテーテル（16～22 Fr）が使用される。フォーリーカテーテルはアメリカの泌尿器科医フォーリー Foley, F. が考案したもので，バルーンカテーテルともよばれる。バルーン balloon は気球の意で，バルーンカテーテルの副管から滅菌蒸留水を注入すると，先端がふくらんで膀胱内で固定できる。
注2：カテーテルに表示された量。
注3：導尿使用物品のカテーテルと尿器以外のもの。

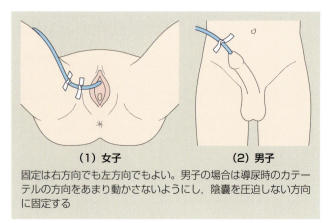

(1) 女子　　　　(2) 男子

固定は右方向でも左方向でもよい。男子の場合は導尿時のカテーテルの方向をあまり動かさないようにし，陰嚢を圧迫しない方向に固定する

図K-19　留置カテーテル固定法

■留意事項

「一時的導尿」に同じであるが，とくに無菌操作に留意し，また陰部の清潔など，感染予防に注意する。

■実施方法

(1) カテーテルを挿入する(➡238ページ)。
(2) フォーリーカテーテルを使用する場合は，尿の排出，すなわち膀胱内にカテーテルがはいっていることを確かめてから，注射器と注射針を用いて滅菌水を副管に入れてふくらませる。
(3) カテーテルの挿入の長さがかわらないように絆創膏でとめる(➡図K-19)。
(4) 蓄尿用閉鎖式滅菌バッグに接続する。
(5) 衣服を整え，物品をもとに戻し，あとかたづけをする。観察事項を記録する。

付1 自己導尿

自己導尿 self-catheterization とは，さまざまな原因で自然排尿が困難な患者に対し，患者自身が実施する排尿法をいう。自己導尿は，医師が在宅療養で必要とみとめた場合に実施するので，ナースは退院指導としてその方法を指導する必要がある。

■目的

脳血管疾患，パーキンソン病，糖尿病，脊髄損傷などによる神経因性膀胱，前立腺肥大・前立腺がん，尿道狭窄など，さまざまな原因による自然排尿障害のある患者が自己導尿をすることによって，膀胱内にたまっている尿を排泄することが目的である。これによって，膀胱内に尿が貯留することによる膀胱の過剰な伸展を予防でき，膀胱内の残尿の減少により尿路感染も予防できる。また，ADLの拡大やQOLも向上する。

■使用物品

- 滅菌カテーテル
- 滅菌潤滑剤と消毒綿
- 防水シート

- 懐中電灯
- 鏡(女性の場合)
- 尿器
- その他(タオル,石けん)

■**留意事項**

(1) 適切な室温と採光が得られる場所を選定する。
(2) 排出しやすい体位にする。
(3) 無菌操作で行う。
(4) 尿道口に適した太さのカテーテルを選択する。
(5) カテーテルの挿入は,女性5～6 cm,男性15～20 cmを目安にし,尿が出はじめたら,それ以上挿入しない。
(6) 排尿時には腹圧をかけないようにする。
(7) 排泄した尿を観察し,尿路感染の有無を確認する。
(8) 使用したカテーテルは,ディスポーザブルの場合は不燃ゴミとして廃棄する。再使用する場合は,カテーテル内まで洗浄し,消毒薬に浸漬しておく。

■**実施方法**

(1) 使用物品を準備する。
(2) カテーテルを清潔に取り扱うため,手を石けんでよく洗い,清潔なタオルでふく。
(3) 滅菌カテーテルを取り出すなど,使用物品をすぐに使用できる状態に準備する。
(4) 下着を脱ぐ。

〔男性の場合〕

(5) 足の間に尿器を置き,消毒綿で手指を消毒する。
(6) 利き手でないほうの手で陰茎を上向き(60～90度)にしてはさみ,母指と示指で尿道口を開き,導尿の場合のように尿道口の中心から外側に円を描くようにふく。
(7) 利き手でカテーテルを先端から5 cmくらいのところを持って,滅菌潤滑剤をつける。
(8) 尿道口を確認しながらカテーテルをゆっくり挿入し(15～20 cm),尿が出はじめたら挿入をやめ,カテーテルの端を尿器で受ける。
(9) 排尿がとまってもカテーテルをすぐには抜かず,カテーテルを前後に動かして膀胱内にたまっている尿をすべて出す。尿が出なくなったら,カテーテルをゆっくりと抜く。
(10) 使用したカテーテルがディスポーザブルの場合は,不燃ごみとして廃棄する。また,再度使用する場合は,洗浄したあと消毒液につける。

〔女性の場合〕

(5) 尿道口が見える姿勢をとる。洋式トイレに腰掛けるか,膝立ち姿勢,あぐらを組むなどの姿勢をとり,尿道口がよく見える位置に鏡をセットする。
(6) 足の間に尿器を置き,消毒綿で手指を消毒する。
(7) 鏡を見ながら利き手でないほうの手の指で陰唇を開き,もう一方の手で消毒綿を持って,導尿の場合のように陰部を3か所に分けてふく。

> **ポイント**
> ●洋式便器や椅子などに浅めに座り,女性の場合は尿道口が見えるように鏡を両足ではさんでセットする(2)。

(8) 利き手でカテーテルの先端から5cmくらいのところを持って,滅菌潤滑剤をつける。
(9) 鏡で尿道口を確認しながらカテーテルをゆっくり挿入し(5〜6cm),尿が出はじめたら挿入をやめ,カテーテルの端を尿器に受ける。
(10) 排尿がとまってもカテーテルをすぐには抜かず,カテーテルを前後に動かして膀胱内にたまっている尿をすべて出す。尿が出なくなったら,カテーテルをゆっくりと抜く。
(11) 使用したカテーテルがディスポーザブルの場合は,不燃ごみとして廃棄する。また,再度使用する場合は,洗浄したあと消毒液につける。

付2 膀胱洗浄

膀胱洗浄 bladder irrigation は,以前は泌尿器科の診療にかかわる処置であった。その後,全身麻酔による手術の発達や,疾患や老化に伴う失禁が高齢化社会に伴い増加していること,その他によって導尿,とくに持続的導尿が行われることが多くなり,カテーテルを用いて膀胱を洗浄する膀胱洗浄は,尿路感染防止のためにしばしば行われるようになっていた。しかし,逆に洗浄による尿路感染も多くなった。

一方,採尿器(ハルンバッグ)の改良が進み,また可能な限り術後早期にカテーテルを抜去したり,失禁患者への安易な持続導尿がなくなり,一般的には膀胱洗浄は行われなくなった。

したがって,基礎看護技術としては削除することとした。

L 身体の清潔と皮膚・粘膜の管理

1 身体の清潔と皮膚・粘膜の管理に関する看護の意義

ステップアップ

清潔 cleanliness, neatness, purity (pureness) は,「広辞苑(第7版)」によると「①よごれがなくきれいなこと,衛生的なこと,また,②人格や品行がきよくいさぎよいこと」となっていて,物質的・身体的な意味にも,精神的な意味にも用いられる。

身体の清潔は,衛生面すなわち健康の保持・増進,疾病の予防や治療の観点から,欠かすことのできない行為である。その状態は,地域特性や文化的背景を受けて社会性の維持に影響し,苦痛の緩和を含む健康のあらゆるレベルにおいて生活の質そのものをも左右する。身体を清潔にして皮膚・粘膜,関連器官をよい状態に保ち,正常な機能を維持することは,生理学的にも生活習慣としても必要である。また身体を清潔にすることは,循環に影響を与えて新陳代謝を高め,爽快でくつろいだ気分をもたらす。

自立した日常生活がふつうに営まれているときには,その人の生活習慣の範囲で身体の清潔が保たれている。しかし身体を清潔にする方法や頻度は,本人や家族の健康状態,気候・風土や設備・物品を含む居住環境,本人・家族・周囲の人々の清潔習慣などの影響を受けやすい。そのため災害を含む環境の大きな変化にみまわれたり,体調不良や疾病,あるいは治療の影響を受けたりして,ふだんの生活に支障をきたすようになると,いつものように身体を清潔に保つことがむずかしくなる。

看護としての身体の清潔の目的は,独力では身体を清潔に保つことができない人に対して,状況や状態の変化を見通しながら,身体の汚れをとり衛生的な状態を保つための援助を行うことである。そして身体の清潔についての看護の意義は,援助をとおして健康レベルの維持・向上をはかり,身体的にも精神的にも安全で安楽な状態に近づけ,生きる力を高めることにある。

2 身体の清潔と皮膚・粘膜の管理に関する基礎知識

A 皮膚の構造と機能

ポイント
● 角質層は機械的刺激を受けると厚みを増す。

皮膚は身体をおおう人体で最も大きな器官であり,表皮・真皮・皮下組織の3層に分けられる(➡図L-1)。表皮は角化重層扁平上皮からなり,上皮細胞は基底側で分裂・増殖し,しだいに核を失いながら表側に移動して扁平な角質層になり皮膚面から脱落する。これがいわゆる「あか」である。真皮には皮膚面に並行した広がりをもつ多くの血管網があり,血管は表面に近づくほど細くなっている。真皮の下には皮下組織があり,皮膚のやわらかさを保っている。皮膚の付属器官

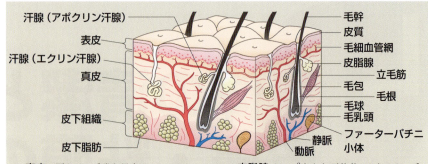

表皮の厚さは，手掌と足底は 0.5〜1.3mm，他は 0.1〜0.15mm で，表層は扁平な細胞がいくつにも重なった角質層からなり，血管や神経はない。深層は上から淡明層（透明層）・顆粒層・有棘層・（発芽層）・基底層があり，楕円形の細胞で，たえず分裂増殖している。

真皮の厚さは 2.0〜4.0mm で，弾力性のある網の目の線維で，液体が満ちている。皮膚に触れたときにやわらかい弾力性を感じるのは，このためである。

皮膚の付属器官は毛髪・脂腺（皮脂腺），汗腺（エクリン汗腺とアポクリン汗腺）で，真皮のなかにあって，一部は皮下脂肪層までのび，また毛髪は皮膚表面から外へのび，汗腺は表皮を通して皮膚表面に開孔している。

皮脂腺は 1cm² あたり平均約 100 あるが，手掌と足底にはなく，顔とくに額と鼻の周囲には多く大きい。

汗腺のうちエクリン汗腺は真皮の下層にあって皮膚表面の皮丘に開孔している。汗は頭部・顔面・手掌・足底などにとくに多い。pH4.5〜6.5 の弱酸性で，水分が約 99％，塩分 0.2〜0.5％，乳酸 0.1％で，その他は尿素である。発汗は精神的影響によっても著しい差がある。

アポクリン汗腺は毛に付属しており，排泄口は必ず毛髪と同じで，腋窩・乳輪・陰部などにみとめられる。汗は弱アルカリ性で鉄分やタンパク質が多く，脂肪酸やアンモニアによって酸敗したバター様の臭気がある。

図 L-1 皮膚断面（模式図）

ステップアップ

深層の細胞間には間隙があり，真皮の血管から滲出した液が充満している。この間質の水分は角質層を経て外気へ蒸散し，これが皮膚からの不感蒸泄である。不感蒸泄には皮膚と呼吸気道からの蒸散があり，その量は成人の常温安静状態で1日に 900mL 程度で，皮膚から約 2/3 が，気道から残り約 1/3 が蒸散する。

ポイント

●熱傷などの皮膚損傷で，損傷面積が全表面積の 1/3 をこえると，塩分・水分が失われて生命に危険といわれる。

ステップアップ

外界の高温や体内の熱生産が大になると，皮膚は弛緩し，皮膚の血管は拡張して体温を放散しようとして発汗し，その汗が蒸発するときに気化熱を奪って体温を下げる。反対に外界の温度が低い場合には皮層の血管が収縮して血流量が減少し，発汗もなく気化熱も奪われなくなるので，体温の放散が少なくなる。

ステップアップ

皮膚の無毛部では痛覚・冷覚・温覚は自由神経終末が受容器であり，触覚はマイスネル小体，圧覚はパチニ小体が受容器になる。全身平均で 1cm² あたりの触点は約 25，温点は 1〜2，冷点は約 25，痛点は 100〜200 で，痛覚が最も鋭敏で温覚は鈍である。

には，皮膚の上皮が陥入して生じた脂腺・汗腺や，表皮が角化・変形してできた毛，表皮から分化した爪がある。

皮膚はすぐれた防水性によって，体内の水分漏出と体内への水分の浸入を防ぐ被膜の機能をもち，この保護作用は生命維持に必須のものである。そして，体温調節や，感覚器としての機能のほか，分泌・排泄，産生，免疫などの機能を有する。

（1）保護作用 化学的・物理的・生物学的な有害因子に対して防御機能を有する。皮膚表面は，汗と皮脂がまじり合った薄い膜（皮脂膜）により弱酸性（pH 4.5〜6.5）を保ち，細菌の発育を阻止して，アルカリ性を中和する機能（中和能）をもつ。角質層は酸・弱アルカリ・水・有機溶媒に対して防御機能をもち，熱や電気もあまりとおさない。また光線を散乱・吸収して，身体内部への影響を防ぐ。

（2）体温調節 皮膚血管の拡張・収縮により皮膚血流量が増減し，体熱の放散が調節される。環境温度が高まると，発汗による蒸発作用が加わり体熱の放散がすすむ。一方，皮下組織の脂肪層は体熱の放散を遮断して保温の役目をはたし，外界の温度が直接体内に影響するのを防ぐ。

（3）感覚作用 皮膚は触覚や圧覚，痛覚，温度覚などを感受する感覚受容器をもち，外界の刺激を受容し，その刺激が脳に伝達されて反応がおきる（→図 L-2）。また，皮膚組織の線維や弾力性は身体内部を保護し，外部からの衝撃に対して緩衝機能をもつ。

（4）分泌・排泄，産生，免疫作用 皮脂や汗は外界の水分や有害物の侵入を防ぎ，皮膚や毛髪にうるおいや柔軟性を与える。日光にあたると皮脂中のプロビタミン D（エルゴステロールおよびその誘導体）がビタミン D を産生し，骨量の維持にはたらきかける。また表皮にあるランゲルハンス細胞の機能を含め，免疫器官としてのはたらきが明らかになってきている。

L 身体の清潔と皮膚・粘膜の管理

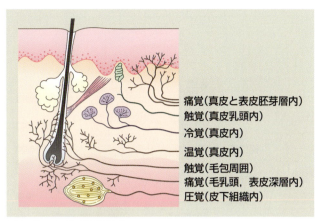

図 L-2　皮膚の知覚終末

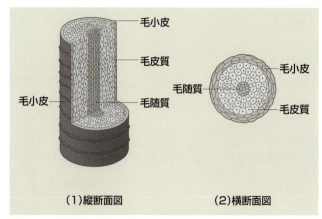

図 L-3　毛髪断面（模式図）

ステップアップ

毛の成長は部位によって異なり，成長期の頭毛は1日に0.3～0.5 mm，1か月に約1 cmのびるといわれる。毛の寿命も部位によって異なり，頭毛で約5年，睫毛で3～5か月といわれる。頭毛は平均約10万本で，毎日約60本がはえかわるといわれる。
ヒトの毛は，保護や保温よりも美容や社会生活上，重視される。

ステップアップ

爪は，爪甲，爪母，爪郭，爪床からなる角化性の上皮組織で，胎生3か月ごろに表皮から分化する。
爪は1日に約0.1 mm，1か月に2～4 mm伸長し，爪甲全体の再生には6～12か月を要する。

ポイント

● 歯科疾患はむし歯（齲歯），歯周病（歯肉炎や歯周炎）の総称である。

ステップアップ

歯科疾患は口腔の汚れに加え，歯列の状態や歯質，栄養バランスが影響する。歯周病は糖尿病の合併症であるとともに，糖尿病を悪化させる要因でもある。

ステップアップ

皮膚を保護する皮脂膜や角質層を除去せずに長く放置すると，皮膚常在菌が産生する物質などが刺激物となり皮膚トラブルを引きおこす。

B　毛と爪の構造と機能

　毛は表皮が角化・変形してできたもので，手掌・足底・口唇・陰部の一部を除いて全身の皮膚をおおい，体表面の保護と体温を保つ機能をもつ。毛は硫黄を含んだタンパク質であるケラチンからなり，縦断面を見ると長軸の方向に細胞が結びついて24～50度の角度（睫毛を除く）で並ぶ（➡図L-3-(1)）。中心に毛髄質，その周囲に毛皮質があり，外側を毛小皮（キューティクル cuticle）がおおう（➡図L-3-(2)）。皮膚表面に出ている部分は毛幹，皮膚内部にある部分は毛根とよばれ，毛根の下端のふくらんでいる毛球には真皮が入り込んで毛乳頭をつくり，そこに毛の栄養を補給する血管や神経がある。

　爪は指の先端背面の表皮から生じる角質の薄い板で，指先を保護するとともに指腹に加わる圧に対して抵抗を与えて触覚を強め，指先の微妙な感覚などに重要な役割を果たす。高齢者では伸長が遅くなり，肥厚して褐色調を示すようになる。

C　口腔の構造と機能

　口腔は外界と直結して，呼吸器や消化器への入口となり，唾液腺や耳管も開口している（➡図L-4）。口腔には舌・歯・扁桃などがあり皺襞に富み，温度・湿度に食物残渣という条件が加わると微生物が繁殖しやすい状態になる。口腔の不衛生は，歯科疾患を引きおこし，未治療のまま放置すると痛みを伴い心疾患や脳血管疾患など，他の病気の発症の危険性を高めることになる。感染が発生すると，開口している各器官にも波及し，唾液腺炎・耳下腺炎・中耳炎・気管支炎などをおこしやすくなる。高齢や麻痺などにより嚥下機能が低下して食物や唾液を誤嚥すると，口腔や歯垢中の細菌を起因菌とする誤嚥性肺炎をおこしやすい。

　また，口腔は発声器官としての機能をもち，口唇や口角の動きは表情筋とともに，さまざまな感情を伝えるうえで重要な役目を果たす。口腔の清潔は社会生活を送るうえでも欠かすことができない行為である。

D　汚れの種類と性質

　皮膚・毛髪の汚れには，皮脂や汗の残渣と古くなった角質，あるいはふけな

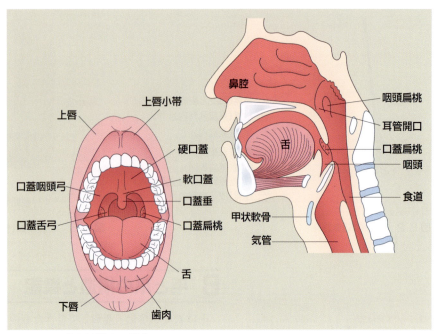

図L-4　口腔と連結する器官

ステップアップ

口腔細菌（300～500種類）が食物中の糖分を分解し、粘着物質を生成して歯面に付着したものを歯垢（プラーク plaque）という。
歯垢1 mg中には10億個の細菌がいるといわれ、むし歯や歯周病を引きおこす。

ステップアップ

界面は2つの異なる性質をもつ物質の境の面を意味し、活性は物質の機能が活発であること意味する。界面活性剤とは、界面において機能を発揮して性能を高める化学物質の総称である。
日常生活を支える多くの場面で使用されており、石けんをはじめとする洗剤、衣類に使用する帯電防止剤や柔軟剤の他、食品・医薬品・化粧品・殺虫剤・その他数千種の合成界面活性剤がある。

ポイント

● 皮膚に用いるオリブ油は日本薬局方に記載されている医薬品としての製品を用いる。

ど、皮膚の生理的な代謝産物による内因性の汚れがある。この内的で正常な汚れに加えて、空気中の塵埃や微生物など環境からの外因性の汚れが付着する。この他、化粧などを含む日常の活動に関連する人為的な汚れ、あるいは血液や分泌物・排泄物の付着といった治療や病状に起因する汚れが加わる。

　口腔の汚れには、食物残渣、口腔細菌、剥離粘膜などがあり、放置すると歯垢と、歯垢が無機化した歯石になり、歯科疾患を引きおこす。この他、茶しぶなどの飲食物に含まれる色素やタバコのやにによる着色汚れがある。

E 洗浄料の種類と作用

　皮膚・毛髪に用いる洗浄料は、物体の表面に付着した内因性・外因性の汚れ物質を化学的・物理的に取り除く適度な洗浄力をもち、皮膚や毛髪への刺激が少なく、必要以上に皮脂を取り除くことなく、余分な洗浄料を容易に除去することができるものが好ましい。

　皮膚洗浄料は界面活性剤と溶剤に大別でき、前者を洗浄剤または洗剤と称している。界面活性剤は汚れに吸着・浸透し、汚れの付着力を低下させ、汚れを分散・乳化して、水に溶解させて皮膚表面の汚れを取り除く。石けんは代表的な界面活性剤型の洗浄剤であり、この他ボディシャンプーや洗顔用洗浄剤の多くに界面活性剤が配合されている。界面活性剤は汚れだけでなく皮膚にも吸着し、刺激物となることがある。使用に際しては、直接塗布するのではなく、洗う部分を温水で洗い流してから、適量の温水を加えて洗浄剤を十分に泡だてて使用すると吸着が抑えられ、汚れや洗浄料の除去が容易となる。

　耐水性・耐汗性、皮膚付着性の高い化粧品のような油性の汚れは、それらの成分を油や溶剤になじませて浮きださせ、洗浄料に移行させたあと、洗浄料をガーゼや綿花でふき取ることで除去する。このように油性の汚れは、油分をゲル化や乳化などに加工することで洗浄性を高めたり、溶剤で洗い流したりすることが可能である。医薬品のオリブ油を綿花などにつけて皮膚の汚れを取り除くことは、

この溶剤としての洗浄効果を期待したものである。

毛髪の洗浄料は，刺激がなく，皮脂の分泌量に応じた適度な洗浄力をもち，起泡性が高く，毛髪を損傷させることなく指がなめらかに通る，弱酸性のシャンプーを使用する。シャンプー後には，油分を補い毛髪に柔軟性や光沢を与えるために，毛髪の状態に適したヘアリンスやヘアトリートメントを使用する。

F 歯ブラシ・歯みがき剤の種類と作用

正常な唾液分泌や食物の咀嚼・嚥下は，口腔を自然に清掃するはたらき，つまり自浄作用を有する。しかし歯の形や歯列・歯肉の状態はさまざまであり，自浄作用だけでは歯の衛生を保つことはできず，歯ブラシを用いた刷掃・清掃が必要であり，定期的に歯科医療者による専門的な機械的清掃を受けることが好ましい。

歯ブラシは，歯にあてる植毛部(ヘッド)，手で持つ把柄部(ハンドル)，両者をつなぐ頸部(ネック)からなり，さまざまな種類のものが市販されている(→図L-5)。一般的には，植毛部が小さめで柄がまっすぐなものが使いやすいとされており，口腔の汚れがきちんと除去できるよう，年齢や用途を考慮して選択する。口腔の状態や使用者の使いやすさに合わせて，毛のかたさや形態などが異なる数種の歯ブラシを使い分けることもある。また，歯間にはデンタルフロス(糸)を，歯間と歯肉の間には歯間ブラシを用いることで，歯ブラシが届かない部分の汚れを取り除くことができる(→図L-6)。なお，電動歯ブラシが有用な場合もある。

歯みがき剤は，歯ブラシと併用して適切に使用することで，口腔清掃の効果を高め，歯科疾患の予防にも効果がある。

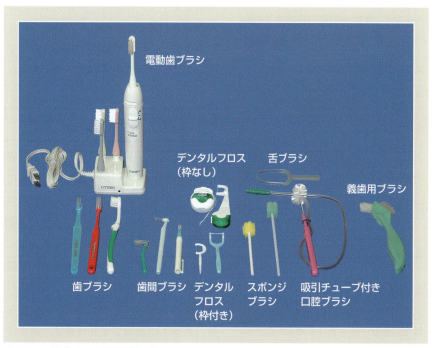

図L-5　歯ブラシと口腔清掃用具

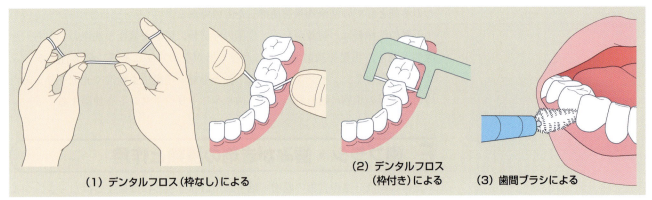

図L-6　歯間部の清掃

(1) デンタルフロス(枠なし)による
(2) デンタルフロス(枠付き)による
(3) 歯間ブラシによる

> **ステップアップ**
> 静止した液体中の任意の面には，液体の深さに比例して面に垂直な方向に圧力がはたらく。この圧力を静水圧とよぶ。静水圧は深さと液体の密度に比例して大きくなり，水中での安静立位時には静水圧が作用することにより胸郭が圧迫され，肺活量および残気量はそれぞれ空気中の90%，80%に減少する。上半身まで湯につかったとき，深呼吸がしにくくなるのは静水圧の影響による。

> **ステップアップ**
> 液体中で重力と反対方向にはたらく力を浮力といい，水中につかった部分と同じ体積量の浮力が作用し，水位に応じて体重が軽減される。水中で安静立位ならば，臍部程度の水位では体重は約50%に，首までつかると約10%になる。
> 水中運動や水中リハビリテーションでは，この浮力の作用によって，着床時の衝撃力など荷重に関連する負荷を軽減する効果を期待している。

> **ステップアップ**
> 湯温による入浴の種別は，24℃以下の冷水浴，24～34℃の低温浴，34～37℃の不感温浴，37～39℃の微温浴，39～42℃の温浴，42℃以上の高温浴がある。熱い湯は，交感神経を緊張させて皮膚の末梢血管を収縮させ，収縮期血圧を上昇させる。その後，動静脈吻合が開いて末梢の抵抗が低くなり血圧は下がる。しかし，全身があたたまると内臓血管が収縮して血圧は再び上昇する。そのため循環器系への負担が大きい。

> **ステップアップ**
> 毛先が広がらない力とは，150～300g程度であり，歯ブラシの毛先かたさによって異なる。

G　入浴の作用

入浴は，静水圧や浮力，温熱刺激による作用を身体にもたらす。入浴時に湯の下に沈んだ身体は静水圧を受け，下半身のみの入浴(半身浴)では，下半身に静水圧がかかり心臓へ血液が戻りやすくなる。その結果，血液循環がよくなり，筋肉の疲労回復が促されると考えられる。全身浴では，静水圧が上半身にもかかるため腹囲と胸囲が縮まり横隔膜が持ち上がり，心臓と肺に負担がかかる。そのため心機能や呼吸機能が低下している場合は，首まで湯につかる入浴方法は好ましくない。

一方，湯につかると浮力の作用により体重が軽減されるため，立ち上がりなどの動作が容易になりやすい。反面，身体が浮き上がってバランスをくずしやすくなるので，身体機能に応じて，手すりやつかまり棒を設置する，あるいは浴槽の形状や深さを考慮する必要がある。

通常は，37℃以上の湯につかることで皮膚があたためられると，血管が拡張して血流量が増加し，筋肉の血行が促され動きがよくなる。39～40℃の湯温は，人体内で温度の高い脳や肝臓とほぼ等しいか1℃くらい高めのため，循環器系への影響が少ない。また，興奮状態や入眠したいときは，副交感神経を活発にさせ鎮静効果がある，やや低めの温度の湯が適している。環境要因にも留意し，とくに冬季には入浴時の湯温が適温となるよう，そして脱衣場や浴室内は約24±2℃となるように工夫する。

H　歯のブラッシング法

歯のブラッシングには，いろいろな刷掃法があり，歯ブラシの毛先を使う方法と歯ブラシの側面を使う方法を適切に用いることで，歯垢を効率よく落とすことができる。歯ブラシの毛先を歯面に直角にあて，毛先が広がらない程度の軽い力で，水平方向や垂直方向に小きざみに動かして1～2歯ずつ刷掃していくことが基本となる。

(1) フォーンズ法 Fone's method(旋回法，描円法 circular method)　歯の頬側は，歯の上下を合わせた状態で，片側の一番奥の臼歯から，円を描くように歯ブラシを前歯部へと進め，歯ブラシを持ちかえて反対側の一番奥の臼歯まで刷掃する。舌側と口蓋側つまり内側は，歯と歯肉を上下するよう歯ブラシを動かし，舌側は奥から前へ，口蓋側は前から奥へと刷掃する。咬合面は毛先を咬合面のくぼ

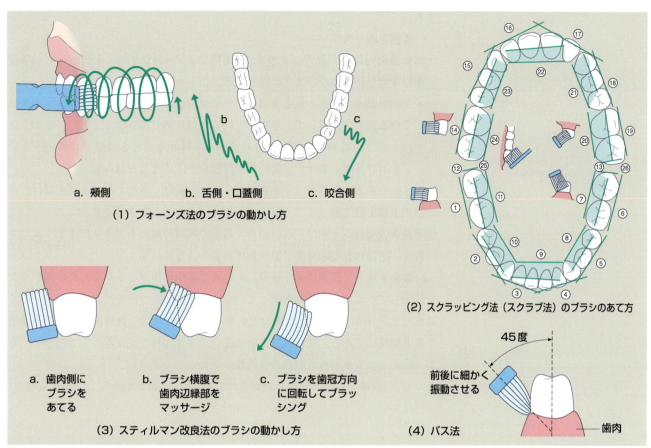

図 L-7　いろいろな磨き方

み（小窩裂溝）に合わせながら，奥から前へと刷掃する（→図 L-7-(1)）。

（2）スクラッビング法 scrubbing method（scrub-brush method）　歯の頬側は，歯ブラシの毛先が歯と歯肉辺縁をおおうようにあて，前後に数 mm 振動させる。順に歯ブラシをあてる位置をかえていき，同じように歯ブラシを振動させて，歯の表面と歯周部の歯垢を除去する。舌側と口蓋側は歯と咬合面に歯ブラシをあて，同じように刷掃する（→図 L-7-(2)）。

（3）スティルマン改良法 modified Stillman's method　歯ブラシの毛先を歯肉側に向けて側面を歯にあて，歯ブラシの側面で歯肉辺縁部と乳頭部を数秒間マッサージする。次に歯ブラシを歯冠方向に回転しながら刷掃する（→図 L-7-(3)）。

（4）バス法 Bass method　刷掃と歯肉のマッサージを目的として，やわらかめの歯ブラシを使用する。歯ブラシの毛先を歯と歯頸部に，歯軸に対して約 45 度の角度であて，少し圧を加えて前後に振動させる（→図 L-7-(4)）。電動歯ブラシを使用する場合には，このバス法を用いるのが一般的である。

■義歯の管理

　義歯には部分義歯（部分床義歯）と総義歯（全部床義歯）があり，部分義歯は加齢とともに使用する人も多くなる。義歯は，食事・間食のあとには必ず外して流水で洗い，残存歯があれば歯ブラシで，義歯に接している口腔粘膜はやわらかい歯ブラシで清潔にする。義歯のブラッシングは 1 日 2 回程度とし，夕食後はとくにていねいに行う。就寝時は義歯を外し，水を入れた専用の容器に入れておく。義歯の材料が乾燥して，ひびやゆがみが生じないように，義歯は水にひたして保管

する。

(1) 義歯を取り外す

①部分義歯の場合　無理にクラスプ(支持金属，➡図L-8-(1))を動かして，隣接歯や歯肉をいためないように注意する。

- 上顎の義歯：示指の爪を前側のクラスプに掛け，母指をそのクラスプを掛けている歯の上に置いて，示指を下げると取り外せる(➡図L-8-(2))。この方法は，てこの原理を応用したものである。外れないときは無理に外そうとせず，クラスプに掛けた示指の爪の位置をかえるなどを試みる。
- 下顎の義歯：母指の爪を前側のクラスプに掛け，示指でクラスプを掛けた歯の上側を軽く押さえて，母指を引き上げると外れる(➡図L-8-(3))。

②総義歯の場合　上顎は左右の示指で義歯の両端の部分を引き下げるようにして外す。下顎は左右の母指で引き上げるようにして外す。

(2) 義歯を洗う　義歯の形や材質にあわせて義歯用歯ブラシやかための歯ブラシを使用して，ぬめりや汚れが残っていないかを確認しながら，ブラッシングして流水で流す(➡図L-9，10)。油物などの落ちにくい汚れは，食器用中性洗剤を使用すると効果的である。洗面台に水をはるか，水を入れた洗面器の上で洗うと，万が一落としても変形やこわれる危険性が少ない。

レジン(義歯のピンク色をした樹脂の部分)は，熱湯がかかると変形するので，

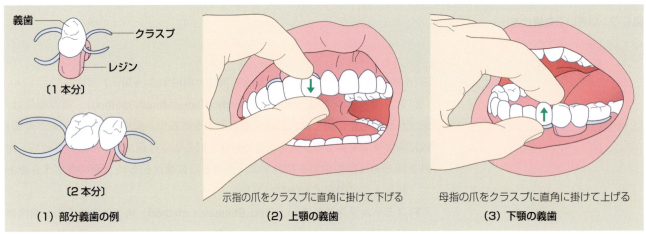

図L-8　部分義歯の取り外し方

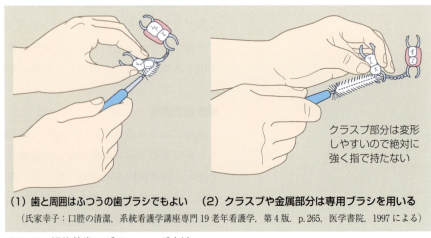

(氏家幸子：口腔の清潔，系統看護学講座専門19 老年看護学，第4版．p.265，医学書院，1997による)

図L-9　部分義歯のブラッシング方法

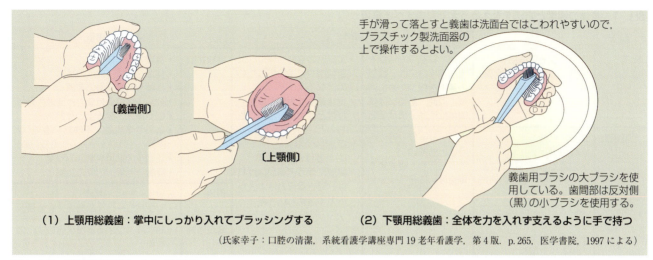

(1) 上顎用総義歯：掌中にしっかり入れてブラッシングする
(2) 下顎用総義歯：全体を力を入れず支えるように手で持つ

（氏家幸子：口腔の清潔，系統看護学講座専門 19 老年看護学，第 4 版．p.265，医学書院，1997 による）

図 L-10　総義歯のブラッシング方法

水か微温湯で洗う。また，研磨剤が入った歯みがき剤を使用するとレジンを摩耗させ，義歯表面を傷つけてにおいや着色の原因となるので使用しない。義歯洗浄剤は化学的除去剤なので，単独で使用するのではなく，歯ブラシで機械的に歯垢や食物残渣などをとり，その後，必要に応じて使用する。

(3) 義歯を装着する

① 部分義歯の場合　義歯の両端にあるクラスプ（最奥の歯は手前のみ）は，歯の形によって異なるので合う方向を確認し，上下ともに部分義歯がある場合には，上顎の義歯から装着する。義歯は母指と示指ではさむように把持し，クラスプを掛ける歯の上にクラスプをのせる。上顎義歯は母指の指腹，下顎義歯は示指の指腹で，義歯の中央部を軽く押さえてクラスプを歯にはめる。小さな義歯を奥のほうへ装着するときには，指が滑って落としやすいので，しっかりと把持し，口腔内に落として誤嚥することがないように注意する。

② 総義歯の場合　部分義歯と同様，上顎義歯から装着する。上顎の義歯は，義歯の中央部（義歯の顎の部分中央）を両示指で顎に吸着させるように押し上げる。下顎の義歯は，歯肉部に義歯を置き，左右の母指を顎の下にあて，両示指を左右の義歯の上に置いて，母指と示指ではさむようにして義歯を安定させる。

3 対象・状況・目的別：援助の具体例

身体を清潔にするにあたり，部位や汚れに適したさまざまな方法がある。具体的には，健康状態や環境，およびそれらに関する変化の予測を含めて総合的に判断する。最も安全・安楽で効果的かつ効率的な方法を，対象となる人と相談しながら考え，適宜工夫を加えつつ行う（→表 L-1）。

皮膚を清潔にする方法には，入浴・シャワー浴・清拭・手浴・足浴などがある。健康度が高く自立した生活が送れているときには，入浴やシャワー浴によって皮膚の汚れを洗い流すとともに，毛髪の汚れに応じてシャンプー剤を用いて洗髪し，毛髪・頭皮も同時に清潔にすることが多い。身体をふく清拭は，夏季やスポーツ後の発汗時，あるいは起床時に行う人も多く，手浴や足浴を手足と爪の手入れとあわせて，リラックス法として取り入れる人も少なくない。

表 L-1 身体の清潔と方法を考えるうえで考慮すべき事項

部位	方法	備考		考慮すべき事項
皮膚	入浴・シャワー浴 清拭(部分あるいは全身) 手浴・足浴	入浴・シャワー浴ができない場合には、陰部の清潔を保つために清拭と同時、あるいは排泄後に洗浄・清拭する	・実施時の姿勢・体位は健康状態や環境に応じたものとなる ・実施頻度は汚れの種類や程度と健康状態に応じたものとなる ・口腔は少なくとも1日に1回は清潔にする ・実施に伴う苦痛がなければ、できる行為は本人が行える援助方法を考える	健康状態	・意識・認知レベル ・体温・呼吸・血圧の状態 ・活動や行動制限の有無 ・姿勢・体位保持能力と関節可動域 ・創や挿入・装着物の有無 ・痛みや倦怠感・不快感の有無(程度) ・活動への意思や意欲の程度 ・皮膚・毛髪、口腔の状態
毛髪頭皮	洗髪・結髪 洗髪以外 ・温湯でしぼったタオルでの毛髪・頭皮の清拭 ・ヘアトニック・ヘアローションを用いたブラッシング ・ドライシャンプーの使用とふき取り	入浴・シャワー時に行うことも多い 同時に行うと疲労する場合は別に行う		環境	・設備・物品・用具 ・マンパワー、人間関係、社会資源
				変化予測	・時間経過による健康状態の変化の有無 ・成長・発達による変化の有無 ・転地・転居、退院など生活の場の変化の有無、災害発生時はライフライン復旧の見通し 翌日〜数日後、1週間〜10日後、数週間〜数か月後、半年後〜1年後、その後について、健康状態と環境を予測する
口腔	ブラッシング・含嗽 洗浄・清拭 義歯の清潔を含む	歯ブラシを用いた刷掃が基本となる			

　口腔を清潔にする方法は、歯ブラシによるブラッシングを基本として歯みがき剤を併用することが多い。歯みがきのタイミングは、食事をしている人の場合は、歯垢形成抑制の観点から、食後なるべく早くと就寝前が効果的である。口からの飲食ができない人は、自浄作用が行われないため口腔の清潔は非常に重要で、意識レベルや嚥下機能に応じて、体位を工夫したり吸引器を使用したりして、誤嚥をおこさないように行う。スポンジブラシや綿棒を用いて口腔の汚れを取り除く場合もある。口腔の不衛生は歯科疾患を引きおこし、肺炎やその他の病気の原因ともなるため、少なくとも1日に1度は口腔を清潔にする必要がある。

　次に、行動制限はないが部分的な工夫が必要な場合、部分的あるいは一時的な行動制限がある場合、行動制限がある場合についての身体の清潔について、具体的方法を説明する。ここでは行動制限に焦点をあてるが、適切な方法を検討するためには、全身状態、皮膚・口腔の状態、環境、および変化予測といった影響要因を総合的に判断する力が求められる。なお、実施に際しては、全身状態を観察して実施可能かを判断するとともに、実施中・実施後に状態が変化せず、安定しているかの観察を行う。

A 行動制限はないが部分的な工夫が必要な場合

　さまざまな状態が含まれるが、一例として皮膚に手術創があったり、外科的処置により体内に排液管が挿入されていたり、持続的な輸液ラインが確保されていて、その部位をぬらしてはいけない人の清潔について考えてみる。

　この場合の影響要因をまとめると、次のようになる。まず意識レベルに問題はなく、体温・呼吸・血圧が安定していて、活動や行動に制限がなく、両上肢・手指の機能に支障はない。また、皮膚・皮下組織は正常で目だった汚れや発汗はなく、口腔の清潔は問題なくでき、1週間後には手術などによる身体部分の保護は不要となる予定である。シャワー室や洗髪台設備のある病院に入院中でタオル

類・石けんの用意もある。

ⓐ 清潔援助の考え方

ぬらしてはいけない部位を，ドレッシング剤やビニール類を用いて確実に防水できれば，シャワー浴・洗髪が可能となり，保護部位が上半身であれば部分浴も併用できる。便宜的な防水処置の場合は，湯がかからないような工夫が必要で，保護部位の位置や状態によっては，部分清拭や浴室外での洗髪が必要になる。皮脂の分泌が多い場合には，石けんを用いたほうが汚れが取り除かれ爽快感をもたらす。なお，浴室内で洗髪や清拭をする場合には，浴室用椅子(➡図L-11)を利用すると姿勢が安定して安全に行いやすい。

ナースは全身状態と療養経過を理解したうえで，適切な防水処置を行うとともに，石けんの使い方を説明する，背部などの部分清拭や洗髪用シンクでの洗髪をたすける，浴室内の用具の利用をすすめるなど，安全で安楽な清潔保持のために，こまやかで適切な援助を行う。

ⓑ 椅座位での洗髪（浴室以外で洗髪する場合）

■準備のポイント

洗髪用のシンクと洗髪椅子の用意があり(➡図L-12)，椅子の背もたれを倒したあおむけの姿勢が苦痛なく取れる人には，顔に湯やシャンプー剤がかかることなく洗髪を行うことができる。最初に洗髪椅子に腰掛けてもらい，高さや角度を調節し，シンクに後頸部を乗せたときに痛みや圧迫感をやわらげるクッション材を用意する（クッション材付きの防水ケープを用いてもよい）。フェイスタオルを背部から掛けて頸部と胸もとをおおい，防水ケープを背部から掛け，防水ケープが直接皮膚に触れて不快や痛みを与えないように，また防水ケープと皮膚の間から湯がしみ込んで衣類がぬれるのを防ぐように，フェイスタオルで頸部をおおった上から防水ケープをとめる。洗髪椅子の背もたれを倒し，防水ケープのシンクに入れる部分がきちんとシンク内で湯を流すように整える(➡図L-13)。

ふつうの椅子を用いる場合は，うつむいて顔が洗髪用シンクの上にくるような姿勢がとれ，顔に湯やシャンプー剤がかかっても問題がない人が対象となる(➡

ステップアップ

石けんに湯をつけてタオルに付着させると，タオルの表面に石けんの水溶液ができる。このタオルで皮膚をふくと石けん水溶液は表面張力が小さいので，汚垢のなかに十分に浸潤し，汚垢は皮膚から離れて石けん水の中へ分散・乳化する。そこをタオルで軽く摩擦してふくと，機械的作用が分散・乳化をたすけ，汚れを取り除くことができる。

ポイント
- 本人を誘導する前に設備・物品を点検し，すぐに使用できるように湯の温度を設定・調節しておく。
- 洗髪場所が適温(24±2℃)より低い，あるいは気流がある場合には，保温用具や着衣，膝掛けなどを用意する。
- あおむけの姿勢の場合は，湯が顔や耳にかからないように顔や耳側に手を添えるようにして洗い流す。

ポイント
- 座位でケープをしっかりとめてしまうと，背もたれを倒して頸部の角度がかわるととめ具合がきついと感じる。座位では少しゆるめにとめておき，背もたれを倒してからゆるみがないようにとめ直すとよい。
- うつむいた状態での洗髪は，腹筋を弛緩できるので，洗髪椅子を使った仰向けの姿勢よりも苦痛が少ない場合も多い。

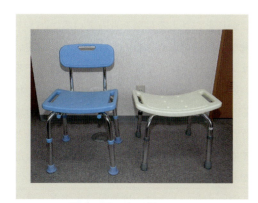

図L-11　浴室用椅子（一例）

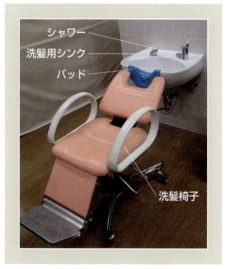

図L-12　洗髪用シンクと洗髪椅子

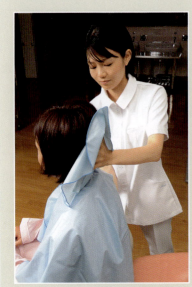
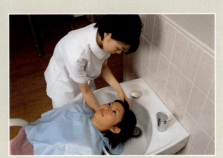

(1) 防水ケープを背部から掛けてシンクに入れる部分を上げた状態
(2) 洗髪時の状態

図L-13 洗髪用シンクでの洗髪

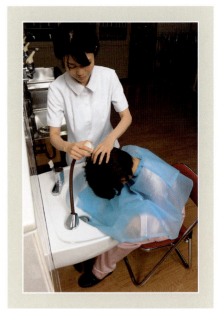

図L-14 ふつうの椅子を使用した洗髪

図L-14)。このとき防水ケープは後頸部でとめるようにし，前の部分はシンクの中に入れて，頭にかけた湯がシンク内に流れるように整える。両上肢が自由に使える場合は，自分自身で容易に行うことができる。

■実施のポイント

（1）**湯をかける**　シャワーホースから湯を出し，手に湯をあてて温度と出方を確かめる。手と頭皮では同じ温度の湯をかけても感じ方が異なるので，最初は頭皮や毛髪に直接かけずに，ナースの手に注ぐように注意深くかけ，湯温に対する本人の好みを確かめながら，しだいに毛髪を広げるようにして頭皮と毛髪全体を湯で十分にぬらす。

（2）**シャンプーをつける**　シャンプー適量を手掌にとり，湯を少し加えて十分に泡だててから毛髪につける。泡は頭皮・毛髪の汚れに吸着し，洗浄力を発揮するとともにクッションとしてはたらき，毛髪と指の間の摩擦を減らしキューティクルのはがれをおさえる役割をもっている。

（3）**洗う**　頭皮を傷つけないように指の腹を使い，マッサージするように頭皮上でシャンプーを泡だてて洗い，長い毛髪はなでるようにして洗う。かゆいところや洗い残しがないか確かめながら，毛髪の量や状態，汚れ具合にあわせて力を加減する。頭皮に力を加えながらマッサージする場合は，片方の手で頭部を支えながら行うと，頭頸部が安定した状態でしっかりと洗うことができる。

（4）**すすぐ**　湯の流れる方向を確認して不要な部位に湯がかからないように注意しながら，界面活性剤が残らないようにシャンプーを洗い流して十分にすすぐ。なお，汚れが強いときは一度簡単にすすぎ，再びシャンプーをつけて洗う。

（5）**ヘアリンス・ヘアトリートメントを用いる**　毛髪全体にいきわたらせるように用いたあと，湯で流し適切にすすぐ。

（6）**毛髪の水分を取り防水ケープをはずす**　フェイスタオルで毛髪から水分が落ちない程度に押さえぶきをしてから，防水ケープをシンク内に入れるようにして

ステップアップ

毛髪は水を吸収する性質があり，ぬれると膨潤し水温が高いとさらに膨張する。毛髪の等電点はpH 4付近のため，水道水は毛髪にとってはアルカリとなり，湯温が高いとキューティクルがはがれていたみやすい。

ポイント

● 大泉門の部位は脂垢が多く，瘙痒感の強いことが多い。

外し，上体をもとに戻す。うつむいた状態で洗髪した場合は，同時に顔をふき，必要に応じて洗顔を加える。

（7）**毛髪を乾かして整える**　毛髪の長さに応じてフェイスタオルやバスタオルを使って頭皮・毛髪の水分を吸収させるようにして乾かす。ヘアドライヤーを用いる場合は，毛髪を整えるように風をあてる。温風をあてるときはナースの手で温度を確かめながら，全体に温風がかかるようにヘアドライヤーを操作する。本人の好みを確かめながら毛髪をとかし，希望を聞いて必要に応じて結髪する。

■片づけのポイント

　防水ケープは決められた方法で洗浄・乾燥するなどしてかたづけ，シンク内や周囲に抜けた毛髪があれば取り除き，シンク周囲に水分が残らないように整える。床をぬらした場合は転倒の危険性を高めるので，すぐにふき取るなどの対処をする。

B　部分的あるいは一時的な行動制限がある場合

　療養上，一時的にベッド上や室内での安静が必要になると，身体の清潔を保つための援助が必要となる。易感染状態など，さまざまな状況が含まれるが，一例として数日前に比較的大きな手術を受け，順調な経過を経て安定した状態にある人の援助について考えてみる。

　影響要因をまとめると，次のようになる。意識明瞭，体温・呼吸・血圧など全身状態は良好で，筋骨格系に問題はない。身体には循環動態を観察するためのモニターが装着され，また複数の排液管が挿入されており，明後日までは24時間の持続輸液療法が実施される予定である。皮膚・皮下組織は正常で，背部と腋窩・鼠径部に発汗などによる不快感がある。ベッド上では電動ベッドを操作して体位をかえることができ，介助があれば歩いて室内を移動できる。温水の出る洗面台，洗浄機能の付いたトイレがある空調の整った個室で，タオル類・石けん，清拭用のディスポーザブル不織布も利用できる。

● 清潔援助の考え方

　身体をタオル類でふくための援助が必要で，数日後の回復状況を予測しつつ，本人と相談しながら生活リズムに合わせて計画し，実施に際しては，ナースはおもに準備・かたづけ，部分的介助，実施方法の説明を行う。

　たとえば，口腔や顔・手指の清潔は，ナースが室内洗面台への移動を介助すれば，本人が通常の方法で実施でき，頸部・腋窩・体幹の清潔は，ナースがタオル類の準備や背部の清拭を行えば，本人は頸部・胸部をふいて着がえができ，陰部や肛門周囲の清潔は，ナースが事前にディスポーザブル不織布でふく，あるいは洗浄する方法を説明しておけば，本人が羞恥心をいだくことなくトイレ利用時に行うことができる。頭皮・毛髪は汚れ具合や不快感と，洗髪台への移動が許可されるまでの日数を考えながら，いつ，どこで，どのように実施するかを本人と相談して決定する。また，行動制限による緊張感や負担感が強い場合には，臥位や座位での足浴を行うことで，緊張がほぐれ気持ちがおだやかになるとともに，循環が促されてここちよさをもたらす効果が期待できるので，計画への組み入れを考慮する。

具体的には，次の行動制限がある場合の実施方法を基本として，現在の状態，変化の見通し，環境条件を考慮して適用する。

C 行動制限がある場合

認知・意識レベルや運動機能の低下，強度の疼痛や倦怠感，意思や意欲の低下などにより，自力で身体を清潔にすることが困難になると，身体の清潔を保つために全面的な援助が必要となる。病態が変動しやすく呼吸・循環状態の注意深い観察が必要で，体位をかえると呼吸数や心拍数・血圧が変動する，いわゆる急性期にあたる状態では，身体の清潔は複数のナースが協力して，注意深い観察のもと短時間で行うことが望ましい。一方，全身状態は比較的安定しているものの疼痛や倦怠感が強い場合には，援助後に苦痛が増すことがないように部分清拭などを取り入れて，段階的に全身の清潔が保たれるように計画・実施する。

全身状態が安定している場合には，医療・介護施設では臥位や座位のまま入浴できる浴槽設備を活用して，また在宅では訪問入浴サービスを利用して，温水で身体を洗い流して清潔にすることができる。清潔の援助とは，本人や家族の状況に適した社会資源の活用を含めて具体的な対策を総合的に考え，計画・実施・評価することである。具体的方法として，ここでは臥位での洗髪と清拭を中心に説明する。

ⓐ 臥位での洗髪

■**準備のポイント**

(1) 使用物品

ベッドや布団の上で臥位のまま洗髪する場合には，通常の洗髪に必要なシャンプー，ヘアリンス・トリートメント，タオル類の他に，次の物品を用意する。

- 洗髪時の温水を受け流すケリーパッドもしくは洗髪器(→図L-15, 16)
- きれいに洗えるだけの温水とその容器(容量10～15L程度のポリバケツなど1，2個)
- 温水をすくい入れ頭部にかける容器(容量1L程度のピッチャーなど)もしくは簡易シャワー用具など
- 洗髪後の汚水を十分に受ける容器(容量10～15Lの金属バケツなど1，2個)
- 防水ケープまたは防水布・ビニール布(100×120cm以上のもの)

この他，必要に応じて水温計，耳栓用綿球，洗髪時に顔への水滴などの飛沫を防ぐ布(ガーゼハンカチなど)，実施者の手や容器の水分をふくタオル，防水・吸

> **ポイント**
> ●温水用容器と汚水用容器のバケツは区別がつくように種類や材質が異なるほうが好ましい。
> 汚水用の容器は使用後の洗浄に適した材質を選ぶ。

> **ポイント**
> ●湯の温度は40±1℃が適温である。本人の準備をしている間に温度が下がるので，1～2℃高めの湯を用意する。
> ポリプロピレン樹脂製容器は金属製よりも湯の温度が下がりにくい。また容器にふたをすると保温効果がある。

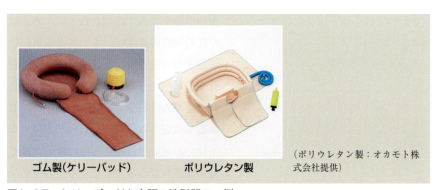

ゴム製(ケリーパッド)　　ポリウレタン製

(ポリウレタン製：オカモト株式会社提供)

図L-15　ケリーパッドと市販の洗髪器の一例

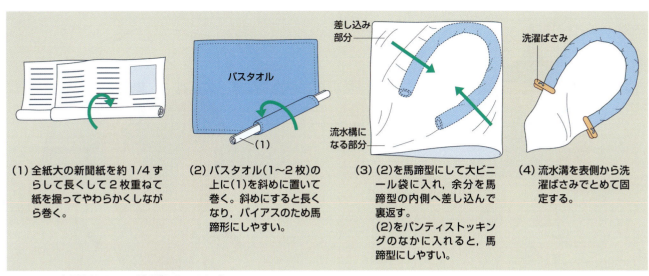

図L-16 新聞紙を用いた洗髪器のつくり方

(1) 全紙大の新聞紙を約1/4ずらして長くして2枚重ねて紙を握ってやわらかくしながら巻く。

(2) バスタオル(1～2枚)の上に(1)を斜めに置いて巻く。斜めにすると長くなり、バイアスのため馬蹄形にしやすい。

(3) (2)を馬蹄型にして大ビニール袋に入れ、余分を馬蹄型の内側へ差し込んで裏返す。
(2)をパンティストッキングのなかに入れると、馬蹄型にしやすい。

(4) 流水溝を表側から洗濯ばさみでとめて固定する。

水紙として使用する新聞紙などを用意する。

(2) 物品の準備・配置と安楽への配慮

- 本人に説明して了承を得たあと室内環境を整え、使用物品をワゴンなどで運び入れる。
- 作業域と手順を考えて使用物品を配置する。とくに温水をすくって頭部にかける動作が、水滴を落としたり周囲をぬらしたりすることなくスムーズに行えるかを考慮する。
- 掛け物を整える。掛け物をぬらさず、かつ作業を妨げないように、掛け物を下げてタオルケットを掛ける。掛け物は圧迫感がないように膝あたりまでを目安に下げる(室温が低い場合は胸もとあたりまで掛けておく)。タオルケットのかわりに大判のバスタオルを利用してもよい。
- 体位を整えてケリーパッドまたは洗髪器をあてる。

① ベッドに臥床している場合、防水布またはビニール布の上にバスタオルを敷いて空気の入ったケリーパッドを置き、ケリーパッドのふちに本人の頸部をのせて頭部と毛髪を中に入れるようにする(➡図L-17)。

本人の頭部を手前に移動して体幹がベッドの対角線上にあるように体位を整えると姿勢が安定し、ケリーパッドを置くスペースがとれ、湯の流れがよくシャンプーの洗い流しやすすぎがしやすくなる。ヘッドボードが取り外せる場合は、ヘッドボードを外して頭部がベッドの上端になるようにしてもよい(➡図L-18)。

ケリーパッドの下に4つ折りのフェイスタオル程度の厚みのものを置いて後頭部を支える、あるいはケリーパッドに沿わせるように大枕などを置いて背部(肩甲骨上部)を支えるなどの方法で、頭部が安定して安楽であるように工夫する(➡図L-19)。

② ケリーパッドの排水路部内にある金属を曲げて、汚水が流れるように溝をつくり、汚水受けの容器(バケツ)に下端を沿わせるように入れる。畳や床の上でふとんに臥床している場合、湯が流れやすいように洗髪器と排水管の高さや位置を整える(➡図L-20)。

- 寝衣の襟もとはぬれないように少し開けるようにして下げ、背部の襟もとはケリーパッドの下に敷いた防水布とバスタオルでおおう。

ポイント
● 室温は24±2℃を目安とし、気流に留意して気化熱の増大を防ぐ。

ポイント
● 防水布やビニール布は寝具がぬれるのを防ぎ、バスタオルは洗髪後ケリーパッドを外すと同時にぬれた頭髪をのせて水分を吸い取ることができる。

ポイント
● ケリーパッドの空気入れの部分が本人にあたらないように、排水路がナース側へ向かないように置く。

ポイント
● 頭部の位置と体位は可能な限り安楽で安全であるよう工夫する。

ポイント
● 下肢を伸展させた姿勢は腹筋を緊張させる。ベッドの膝部分を少し挙上する、あるいは膝下に枕やクッション材を入れて支えると安楽である。

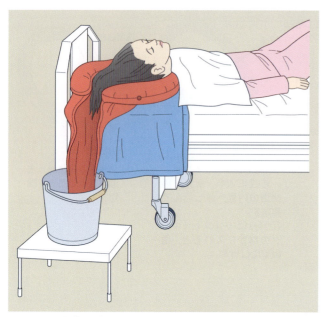

図L-17　頭部の位置とケリーパッドの置き方

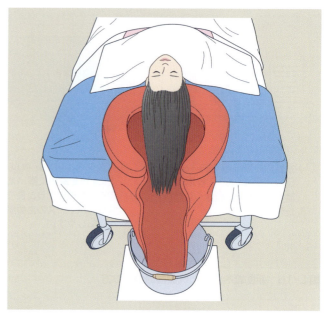

図L-18　ヘッドボードを外した場合のケリーパッドの置き方

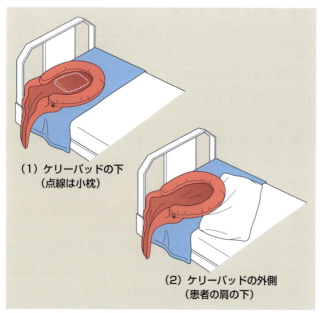

（1）ケリーパッドの下
（点線は小枕）

（2）ケリーパッドの外側
（患者の肩の下）

図L-19　ケリーパッドと枕の位置

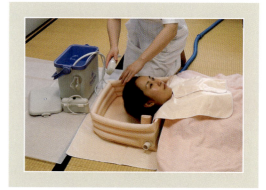

図L-20　在宅向けの製品を用いた洗髪

- 胸部にバスタオルやフェイスタオルを掛けてぬれないようにする。
- 使用物品に過不足がなく，安全・安楽，かつ効率的に実施できる状態かを確認する。本人の位置や姿勢，ケリーパッドの空気量（適切な硬さと高さ），ベッドの高さと汚水用容器の位置や高さ，使用物品の配置，湯の温度や量などについて確かめる。湯をピッチャーなどの容器ですくってかける場合には，湯量がうまく調節できるかを確かめておくとよい。

■実施のポイント
（1）湯をかける　洗髪椅子を用いた仰向けの姿勢での洗髪と同様に，湯をかけるときには温度を確かめながらナース自身の手に注ぐようにかけ，湯温の好みを本人に確かめながら調整し，しだいに毛髪を広げるようにして全体に湯がいきわた

るようにする。湯をピッチャーなどの容器ですくってかける場合には、容器の外側についた湯が滴り落ちないように留意する。

(2) シャンプーをつけて洗ってすすぎ，ヘアリンス・ヘアトリートメントを用いる　シャンプーやリンスの使い方や洗い方なども洗髪椅子を用いた方法と同様であるが，全身状態のこまやかな観察と変化への対応がより重要となる。後頭部やはえぎわは顔を少し左右に向けながら，また軽く持ち上げて支えながら洗う。シャンプーを洗い流したり，リンス類をすすいだりするときには，ケリーパッドの排水路に近い部分を上から静かに押さえ，マットレスを少し沈めるようにしながら，ケリーパッド内にたまる湯をうまく排水路に導く。汚水の量にも留意し，容器に8割程度満たされたら空のものに取りかえる。

(3) ケリーパッドをはずして毛髪の水分を取る　片方の手で頭部を支えながら他方の手でケリーパッドを頭部から外し，バスタオルの上に頭部を静かに下ろす。ケリーパッドは汚水用容器とともに倒れないように置き，頭部は気化熱を奪われて寒くならないように，すぐにバスタオルでおおう。

　バスタオルの位置をずらして乾いた部分に水分を吸収させながら，毛髪の表面と頭皮および頸部の水分を取る。毛髪の量によってはフェイスタオルを別に用意して水分を取り，ヘアドライヤーで乾かして毛髪をとかし結髪する。

(4) 姿勢や体位，寝衣・寝具を整える　顔をふき，必要に応じて保湿剤をつけて皮膚を保護する。頭部のタオルや防水布を取り除き，姿勢や体位をもとの安楽な状態に戻し，寝衣や寝具を整えて全身状態を観察する。

■**かたづけのポイント**

　ベッド周囲の床などをぬらした場合には先にふき取り，使用した物品は決められた方法で洗浄・乾燥してかたづける。洗髪車(→図L-21)を利用した場合には，汚水タンクの清掃を忘れないようにする。

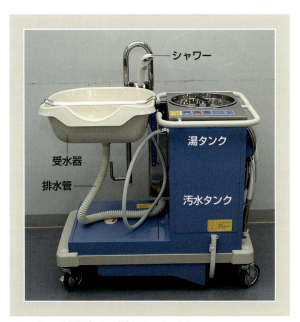

図L-21　洗髪車の一例とそのしくみ

ⓑ 臥位での清拭

　清拭は，皮膚表面に付着した物質をふき取り，除去することで皮膚を清潔にする方法で，全身を一度に清拭する全身清拭と，上半身や下半身，その他の身体の一部分を清拭する部分清拭がある。全身清拭も部分清拭もその方法は同じである。部分清拭は，全身清拭では本人が疲労すると予測される場合や，局部だけが汚れた場合などに実施する。本人の疲労を考慮して部分清拭とする場合には，発汗量や汚れの状態に応じて1〜2日間で全身が清潔になるよう計画的に行う。また，背部や殿部など皮膚の2面が接する部位は，褥瘡予防の面からも毎日清拭することが望ましい。

　ここでは清潔の効果と皮膚への化学的刺激などの安全性からみて基本となる，湯と石けんによる全身清拭(足浴を含む)の方法について説明する。石けん以外の洗浄料(沐浴剤や泡沫洗剤)は，この応用として皮膚の状態や全身状態を観察したうえで活用する。洗浄料を使用しない場合や，水分を適度に含んだフェイスタオルや不織布などを電子レンジであたためて使用する場合にも，湯と石けんによる方法が基本となるので，しっかりと理解しておきたい。

■準備のポイント

(1)使用物品

- 洗面器(内寸径30〜35 cm・高さ10〜12 cm，容量7〜10 L程度のもの)：必要に応じて顔用と足浴用を別に用意する。ポリエチレン樹脂製よりもステンレス製やホーロー製のほうが，洗面器に傷がつきにくく汚れを落としやすい。
- きれいにふけるだけの湯とその容器(容量10〜15 L程度のポリバケツなど1，2個)，湯をくんで洗面器に入れる容器(容量1 L程度のピッチャーや手桶など)，清拭後の汚水を十分に受ける容器(容量10〜15 L程度の金属バケツなど1，2個)。これらは居室内に給湯・排水設備があれば不要となる。
- タオル類(綿100％，ある程度の厚みがあり吸水性が高いもの)ウオッシュクロス，フェイスタオル，バスタオル(各1枚)。ウオッシュクロスは一辺25〜30 cm程度の縁や地に飾り織りがないもので使用するナースの手の大きさに適したサイズ，バスタオルは60×120 cm程度かそれ以上で使用する身体の部位と大きさに適した大きさのものを用意する。
- 石けんと石けん入れ(各1)
- タオルケットまたは綿毛布(1〜2枚)
- 爪やすりと爪切り
- パウダー
- 防水布またはビニール布(100×100 cm程度以上のもの)
- 温度計または湯温計
- この他，実施者の手や容器の水分をふくタオル，防水・吸水紙として使用する新聞紙などを用意する。

(2)物品の準備・配置と安楽への配慮

- 本人に説明して了承を得たあと室内環境を整え，使用物品をワゴンなどで運び入れる。大部屋の場合はカーテンまたはスクリーンで周囲から見えないようにし，個室の場合を含め，適宜，清拭中であることを示す工夫を加え，他

ポイント
●洗面器は湯量が多いほど温度低下が遅く，タオルをゆすいだあとの石けん分なども希釈されるので，容量の大きなものを用意する(洗い桶に適当な製品が市販されている)。
顔用は3〜5 L程度のものでもよい。

ポイント
●湯用と汚水用の容器は区別がつき，使用後の洗浄に適した種類・材質を選ぶ。

ポイント
●湯の温度は，ナースが湯の中に手を入れてタオルをゆすぐことができる最高温度(50〜52℃)と準備中の温度低下を考慮した52〜54℃を基本とする。

ステップアップ
感染予防などの観点からゴム手袋やディスポーザブル手袋を装着したまま清拭する場合には，手袋の水分がふき取りやすく，皮膚への感触がよい製品であるかを確かめてから使用する。

ポイント
●室温は24±2℃を目安とし，気流を防ぐ。

表 L-2 部位別適温からみた清拭の順序と湯の交換例(室温24℃)

〔1回目〕	顔・上肢片方
〔2回目〕	上肢片方・胸部
〔3回目〕	腹部,片方の大腿・下腿
〔4回目〕	片方の大腿・下腿,足浴
〔5回目〕	背部
〔6回目〕	陰部
〔7回目〕	手

- の人が不用意に入らないようにする。
- 作業域と手順を考えて使用物品を配置する。とくに湯を洗面器に入れる,あるいは洗面器内の使用後の湯を汚水容器に入れる,という動作のときに,水滴を落としたり周囲をぬらしたりすることなくスムーズに実施可能かを考慮する。居室内の給湯設備を使用する場合には,ベッドの位置をかえることで作業がスムーズにならないか考慮して対処する。
- 湯を洗面器の2/3程度まで入れて温度を確かめる。湯の量が多いほど湯温の低下は遅いので,湯をこぼさずにタオルをゆすぐことのできる2/3程度を目安とする。

■実施のポイント

- ぬれたタオルでふいたあとは,気化熱による皮膚の冷却を最小限にするために,ふいた直後に必ずタオルケットやバスタオルでおおい,不必要に肌を露出しないように留意するとともに,つねに寒さや不快感を与えていないかなど全体の様子に気を配る。
- 清拭部位の皮膚の適温域を知って湯の温度を調節し,給湯設備がない場合の湯の交換は,湯の温度低下と汚れの程度によって決める(→表L-2)。
- 顔以外をふくときには関節部位を大きく支え,約30 cmを往復1秒間の速度を目安に,ふき手の掌がふいている部位の皮下組織や筋肉の状態を感じとれる程度の力を加えつつ,筋肉の走行方向に合わせるように,皮膚や皮下組織,あるいは傷などの状態に応じて数往復する。タオルをゆすぐ・しぼる・ふきやすいように扱うといった作業は手ばやくすることが望ましいが,ふく行為そのものが速すぎるとウオッシュクロスの動きが気流となり寒さを与える。

■実施方法

一例として「顔・耳介→上肢→胸部・頸部前面→腹部→下肢→足浴→背部→陰部→手(または手浴)」の順序で説明する。下肢・足浴のあとに背部と陰部を清拭する順序については,ベッド上で生活している場合は,足より背部や殿部・陰部のほうが発汗や排泄物で汚れやすい。また,背部が最も寒さを感じやすいので,この順序であれば背部を清拭したあとすぐに着衣して静臥できる。排泄後に外陰部洗浄をする場合も多いので,清潔と不潔,湯の温度,本人の疲労度などから,最も適切な順序で行うことが大切である。

(1) **掛け物をかえる** タオルケットを掛けながら,掛け物を下げて足もとで扇子

ステップアップ

室温の感じ方は,清拭を受ける人とナースとでは異なり,皮膚を露出しても寒さを感じない室温は,熱い湯を扱いながら作業をするナースにとっては暑く感じる。すきま風といった少しの空気の流れは,ナースにとってはここちよく感じても,清拭中のぬれた皮膚表面からの気化熱を増大させ本人に寒さを与えるものとなる。

ステップアップ

室温が24℃のときは1分間に1℃ずつ,またウオッシュクロスをゆすぐごとに1℃ずつ下がる
(氏家幸子:看護技術の科学的実証. p.185, メヂカルフレンド社, 1977)。

ステップアップ

清拭時の部位別の湯の適温は皮膚温・着衣・入浴温度習慣による影響はあるが,室温24℃,湿度60.1%,ほぼ無風状態のときに,45℃の湯で背部を清拭すると全員が冷覚を訴える。
適温を高い順からみると,背部>>腹部>>大腿部>>下腿部>>上肢>>胸部である。
足浴は40±1℃が適温である。

ステップアップ

石けんを使用したあとの湯でウオッシュクロスをゆすいでふいても,ふつうの石けんをつけた場合は皮膚に中和能がありpHの面からは支障はない。石けんをつけてふいたあと,ウオッシュクロスで2回すすいでふき,3回目に湯を新しくしてすすいでふくとよい。中和能・皮膚部位別適温域からみると,6～7回の湯の交換が必要である。

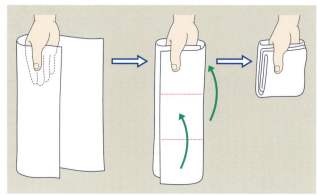

図L-22 ウォッシュクロスでふくときの扱い(手に巻いてふく方法の一例)

折りにする。もう1枚タオルケットを使用できるのであれば,側臥位をとりながら下にも敷く。ここでは臥床したまま着がえができる和式寝衣やガウン様の病衣を着用している場合として,着がえ前の衣類の両袖を脱いで広げて,下のタオルケットの代用とし,最後に新しい寝衣にかえる方法を説明する。

(2)顔と耳介をふく

①**枕を整えフェイスタオルを首もとから耳の後ろにかけて置く** 頸部がふきやすく体位変換が容易であるように,枕は小さめのもの1つにする。顔をふいたときに寝具などをぬらさないように,フェイスタオルを耳の後ろ側までくるように置く。

②**ウオッシュクロスを湯にひたしてしぼり手ばやく広げて整える** ふくときに直接肌につくタオル面にしわやたるみがなく,タオルが適度に重なって厚みをもち,タオルの端などの部分が皮膚や寝衣・寝具に触れてぬらさないように,ふき手の掌の大きさに適したようにタオルを整えて把持する(→図L-22)。

③**顔瞼をふく** 片(左)手を頭頂部に添えて頭部を軽く固定し,他方(右)の手に巻きつけたウオッシュクロスで左の眼瞼を目頭から目尻の方向に軽くふき,ウオッシュクロスをゆすいで他方の眼瞼を同様にふく。

④**顔の左右をふく** 額→頬→顎の順に数字の3を書くようにしてふく。ウオッシュクロスをすすいでこれを2~3回繰り返す。呼吸が正常であれば,最初にウオッシュクロスを広げて顔全体をおおうようにあてると,温熱刺激と湿度の効果で汗孔や脂孔が拡大して汚れがふき取りやすく気持ちもよい。

⑤**鼻をふく**

⑥**耳介とその周囲をふく**

⑦**顔の湿気をとる** 首もとに置いたフェイスタオルで顔を軽く押さえるようにしてふき,湿気を除去する。

(3)上肢をふく

①**寝衣の両袖から上肢を抜き,寝衣の前を広げる** 寝衣の袖から上肢を抜く方法は寝衣交換と同じように,ナース側の肘関節を屈曲させて行い,寝衣の前部分(和式寝衣ではおくみ(袵))をベッド上に広げる。ついで反対側にナースが移動し,同様に袖を抜いて寝衣を広げた状態にする。広げた寝衣はそのまま敷いておく。

②**上肢の下にバスタオルを敷く** ふくときにはタオルケットをぬらさず,ふいたあとすぐにバスタオルを掛けやすいように,バスタオルを腋窩から上肢外側に

> **ポイント**
> ●眼脂があれば清潔なふき綿で除去する。

L 身体の清潔と皮膚・粘膜の管理

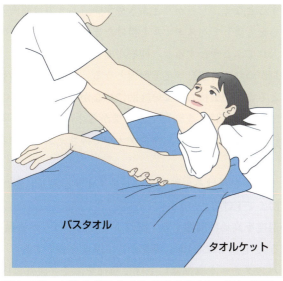

図L-23 上肢のバスタオルの敷き方（ナースから遠い側）

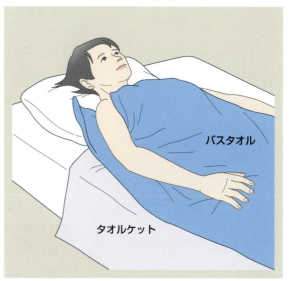

図L-24 上肢のバスタオルの敷き方（ナースに近い側）

深く敷き，タオル幅の余分が胸腹部側にくるように置いて上側から上肢をおおうように調整する。上肢はナースに近い側からふいてもよいが，ここでは実施しにくいナースから遠い側からふく（→図L-23）。

③**石けんをつけて上肢と腋窩をふいてバスタオルでおおう** ウオッシュクロスをゆすぎ，石けんをつけて上肢と腋窩をふいてバスタオルでおおう。湯が十分に使える場合は，湯につけてしぼったウオッシュクロスで1度ふいてから石けんをつけたウオッシュクロスでふく。石けんは湯にひたしてからウオッシュクロスにつけると，ウオッシュクロスの表面温度を下げずに泡だちやすい。水分が少なくて泡だちがわるい場合は，指に湯をつけてウオッシュクロス上の石けん分を泡だてる。

　上肢は必ず関節の部分を大きく支えて，筋肉の走行に沿って大きく往復しながらふく。一方向だけでふくよりも，往復するように，末梢側からも中枢側からも同じようにふくほうが，ウオッシュクロスも冷めず，皮膚の方向や血液循環からみて適している。ウオッシュクロスを手に巻くようにして扱う場合には，タオルの中の指を大きく広げるようにすると，タオル表面が適度にはりをもち，皮膚表面に密着した状態でスムーズにふくことができる。

④**上肢と腋窩の石けん分をふき取りバスタオルでおおう** ウオッシュクロスを湯でゆすぎ，上肢と腋窩をふいて石けん分をふき取りバスタオルでおおう。これを2〜3回行い，最後にバスタオルで押さえぶきをして湿気を除去する。

⑤**ナースに近い側の上肢と腋窩をふく** ナースに近い側の上肢にバスタオルを敷き（→図L-24），反対側と同様にふく。

（4）頸部前面と胸部をふく

①**胸部にバスタオルを掛ける** 胸部にバスタオルを横長に掛けて，タオルケットを腹部まで下げる。タオルケットは両上肢をおおった状態で，中央部を腰の位置までU字型に下げ，バスタオルの腹部側はタオルケットの下にはさみ込むようにしてタオルケットがぬれないように整える。

②**頸部から胸部をふく** 頸部から胸部にかけて縦方向にふき，乳房は外側から内方向に輪状にふく。頸部は顔と一緒にふくよりも胸部と一緒にふくほうが寝衣

や寝具をぬらすことなく,しっかりとふきやすい。ふき方は筋肉の走向を考えてふく。羞恥心を考慮してバスタオルを掛けたまま,バスタオルの下にウオッシュクロスを入れてふこうとすると,観察ができないだけでなく,作業が手間どりバスタオルがぬれて冷感を与える原因となる。適切な観察のもと,理にかなった方法をとることが気持ちのよい援助につながる。

③**石けんをつけてふく**　石けんをつけてふいてから2〜3回湯でゆすいだウオッシュクロスで石けん分をふき取り,バスタオルで押さえふきをする。

(5)**腹部をふく**

①**胸腹部にバスタオルを掛ける**　胸腹部にバスタオルを縦長に掛けて,タオルケットを恥骨部まで下げる。

②**洗面器の湯の温度を高めに調節する**　胸部より腹部のほうが適温は高いので,熱い湯を加える(さし湯をする)か,湯をかえて温度を高くする。

③**腹部をふく**　バスタオルを胸部側に上げて腹部をふく。腹部は内臓があるので,石けんをつけて軽くふき取るようにする。臍部にあかがあれば,オリブ油で湿らせてから綿花で取り去る。

(6)**両下肢をふく**

①**下肢の下にバスタオルを敷く**　上肢のときと同様に,ナースから遠い側の下肢の下にバスタオルを敷いて,バスタオルの幅の余分はタオルケットの上にかぶせるように置いて,ナース側から下肢をおおうようにする。

②**ナースから遠い側の下肢をふく**　膝関節を少し曲げて支えながら(➡図L-25),石けんをつけて大腿部と下腿部の足首まで手ばやく縦方向に大きくふき,2〜3回湯でゆすいだウオッシュクロスで石けん分をふき取りバスタオルで押さえぶきをする。

③**ナースに近い側の下肢をふく**　ナースに近い側の下肢も同様にふく。

(7)**足浴をする**

①**足もとを整える**　足浴がしやすく羞恥心に配慮した安定した姿勢となるように足もとを整える。タオルケットの裾を外向きに膝下まで巻き上げ,膝関節を包むように両端を膝窩から大腿後面をおおうとともに支えとし,膝関節を曲げて下肢を安定させる。タオルケットの支えだけでは姿勢が安定しない場合には,

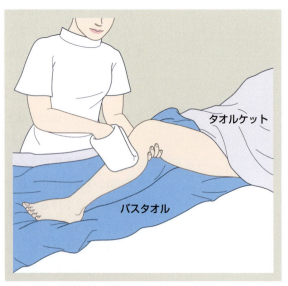

図L-25　膝窩部を支えながらふく

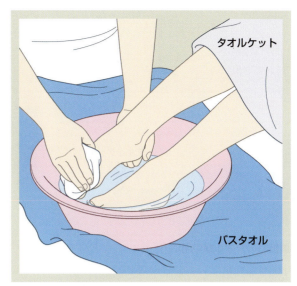
図L-26　足部を洗う

膝下に枕などのクッション材を入れて膝関節を支持する。
　ビニール布の上にバスタオル重ね，足部を少し持ち上げて足もとに敷く。膝下に枕などのクッション材を入れた場合には，ビニール布がそれをおおうようにする。

②**湯の入った足浴用洗面器を準備する**　足の指を曲げることなく足部がゆったりと入る洗面器に，足部の容積を考慮して，容量の1/2程度の湯を入れて足もとのバスタオルの上に置く。循環器系疾患がある場合や，足部が冷たい場合には湯温は39〜40℃とやや低めにしておく。

③**足を湯の中に静かに入れる**　膝関節が深く曲がらないような場合は，足部を洗面器に入れたときに下腿部後面が洗面器のふちを押さえて洗面器が傾き，湯がこぼれやすい状態となる。湯量を減らすと足部が十分に湯につからないので，1cm程度の木製台や不要となった雑誌などを洗面器の下側にかませるように差し入れて安定させる。

④**足部を洗う**　しばらく湯につけてから，片足ずつ支えながら洗う（➡図L-26）。石けん分を洗い落としたら，ナースは一方の手の前腕部を膝下に差し入れて下腿を持ち上げ，他方の手で洗面器を横にずらして外し，両手で足部を支えてバスタオルの上に置き，すぐにバスタオルでおおい水分をふき取る。必要であれば，下腿を持ち上げ足部が洗面器の上にある状態で，かけ湯をしてから洗面器を横にずらしてはずす。

⑤**爪を整える**　爪がのびていたら爪やすりで整える。爪切りを使う場合は足先を傷つけないよう，痛みがないかを確かめながら少しずつ切り，約1mmの長さを残し，爪やすりをあててなめらかに整える。

⑥**足部をマッサージする**　足の指を伸展させ，足底は適度な圧迫を加えながら，足部全体をマッサージする。踵部は褥瘡好発部位のためていねいな観察を行うとともに円を描くようにさすり，足関節は無理のない範囲で屈曲・伸展，あるいは回転するように動かすことで下腿の筋も収縮・伸展する。マッサージやこれらの他動運動は，状態に応じてパウダーをつけて行う。パウダーは皮膚表面を乾燥させ，マッサージ時の手の滑りをよくして末梢の血液循環を高める効果がある。

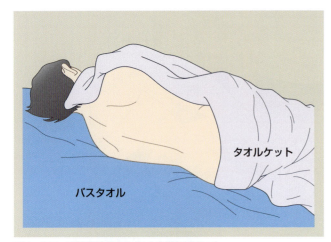

図L-27　背部清拭時のタオル類の用い方

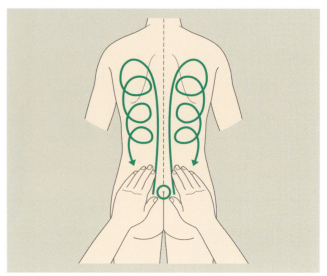

図L-28　背部のストローキング

ポイント
●バスタオルを身体の下に差し込むことで，敷きシーツを汚れや湿気から防ぐことができる。

ポイント
●ゴム手袋をはめて熱い湯でしぼったタオルや，電子レンジであたためたタオルは，タオル表面の温度が上がりすぎることがある。前腕部などで温度を確かめてから背部にあてるようにする。

ステップアップ
状態に応じて，掌に少量のパウダーをつけたストローキングを行う。
仙骨部に手をあて脊柱の両側を対称的に頸椎まで上がって脊髄の動脈を刺激し，背部の筋肉の走行を考えて，大きく円を描くように少し力を加えてなでるようにマッサージする。
このようなストローキングによって椎骨は振動し，脊柱管の中の脊髄の血管である前脊髄動脈と後脊髄動脈が刺激されると考えられている。

(8) **背部をふく**

①**体位を整える**　本人が向く側にナースがまわり側臥位とし，同時にバスタオルを縦方向にあてて露出した背部をおおう。体幹を腹臥位方向に傾け，ベッド側のバスタオルの端が，身体下部の側面に差し込まれた状態になるように整え，下から上におおうように扱う。背面のタオルケットは身体上部の側面にたくし上げるようにする（➡図L-27）。姿勢が安定し安全であるように整え，ナースは背面側に戻る。

②**後頸部と背部をふく**　背部は冷覚が最も鋭敏な部分である。タオルをゆすいで絞る操作が可能な最も熱い湯を用意し，ふいたあとはすぐにバスタオルでおおう。最初に，熱い湯でしぼったフェイスタオルを半分に折り重ねた状態で背部をおおうようにあてると，湿性の温熱が背部を刺激して気持ちがよい。ふくときには一方の手で肩を支えて身体を固定し，縦方向に少し力を加えながら大きく往復するようにふく。石けんをつけたウオッシュクロスでふいたあとは，湯でゆすいだウオッシュクロスで2〜3回ふいて石けん分を取り，バスタオルで押さえぶきをする。

③**背部をなでるようにマッサージする**　バスタオルの上から，掌全体を使って軽く力を加えながらなでるようにさする（ストローキング stroking）と気持ちがよい（➡図L-28）。

(9) **陰部をふくか洗浄する**　排泄に介助を要する場合は，便器使用時に外陰部を洗浄することが清潔および羞恥心の点から望ましい。洗浄装置のあるトイレを利用できる場合は，トイレ使用時に自身で行うよう説明し，支障なく行えるかを確認する。

①**陰部をふく場合**　ディスポーザブル手袋を装着して，必ず前から後ろへ向かってふき，肛門部はあとでふく。自身でふける場合にはしぼったウオッシュクロスを渡し，ふいたあとの手は洗面器で洗うか，別の湯でしぼったフェイスタオルなどでふいてもらうようにする。

②**洗浄する場合**　38〜39℃程度の湯1,000〜1,500 mL，ガーゼまたはディスポーザブルの不織布（5〜6枚），差し込み便器と防水布のほか，洗浄に適した湯を入れる市販の容器，差し込み便器の代用としての平らな紙おむつなどを用意す

る。
　防水布を殿部に敷いて差し込み便器をあて，両下肢の露出部分をバスタオルなどでおおう。ディスポーザブル手袋を装着して，湯を静かに恥骨の部分からかける。皮膚・粘膜ともに刺激を受けやすく，傷つきやすい部分であるため，強くこすらないように，湯を流しながらガーゼ1〜2枚を使って上から下へ静かに洗い流し，最後に肛門部を清潔にする。2面の接している部分（陰唇，陰茎と陰囊，肛門など）に汚れが残らないように留意し，汚れが著しいときは石けんを泡だてて洗い，そのあとに十分に流す。洗い終えたら乾いたガーゼで水分をふき取る。女性の場合には尿路感染や性器への感染を防止するため，尿道口の部分から肛門の方向にふく。
　便器を取り去りながら，乾いたガーゼか専用タオルで殿部をふく。手袋を裏返すようにして外す。

(10) 下着と寝衣を取りかえる　使用していた下着と寝衣を取り除き，清潔なものに着がえる。身体の位置をベッドの中央にして整え，枕をあて，掛け物を掛けながらタオルケットを取り去る。

■**かたづけのポイント**
　本人の衣類やタオル類を使用した場合は，家族など本人の衣類を管理する人に使用状況がわかるように，きちんと整えてかたづける。使用した物品は決められた方法で洗浄・乾燥，あるいは廃棄するなどしてかたづけ，床をぬらした場合は転倒の危険性を高めるので，すぐにふき取るなどの対処をする。

　清潔で整えられた頭髪，さっぱりとした顔ときれいな口腔，汚れのない皮膚と着衣，やすりをかけて整えた爪，これらは健康な暮らしを反映するものであり，その人が独力では十分に行えない場合は，いきとどいた世話を示すものでもある。また，災害時の避難生活を含め，身体の清潔が保たれている状態は，人としての尊厳が守られていることを示すものとなる。
　身体を清潔にする援助は，支援内容・程度にかかわらず快をもたらすものであり，不快を与えるような清拭は，清潔の援助とはいえない。身体をふくという行為を，日常生活のなかで体験したことがない場合には，まずは自分の身体を，洗面器に用意した湯と石けん，タオルを使ってふいてみることからはじめ，人としての尊厳を守る清潔の援助とはなにかを考えていきたいものである。

> **ポイント**
> ●手指の爪がのびているときは，最後に爪を切るかやすりをかける。
> 疲労度を考慮して，別に手浴・足浴を行い，そののちに手足の爪を整えてもよい。

第2章 生活を整える看護技術

●参考文献

1) 新井高:歯ブラシとブラッシング方法の相違による歯垢除去についての比較．日本歯周病学会誌18(1):1976．
2) 井口傑:足のクリニック——教科書に書けなかった診療のコツ．南江堂，2004．
3) 石塚忠雄:スポーツシューズの医学．金原出版，1996．
4) 石堂正三郎・中根芳一:新住居学概論，第3版．化学同人，1995．
5) 井上義文:経腸栄養の意義と適用．日本臨床，68(増刊3):19-24，2010．
6) 伊藤謙治・桑野園子・小松原明哲編:人間工学ハンドブック，普及版．朝倉書店，2012．
7) 伊藤利之監修，日本車椅子シーティング協会編，澤村誠志:車いす・シーティングの理論と実践．はる書房，2014．
8) 伊藤晴夫監修，田中尚喜:腰痛・下肢痛のための靴選びガイド——からだにあった正しい靴を履いていますか，第2版．日本医事新報社，2010．
9) 植田理彦:入浴の効用と生理，看護MOOK 2．金原出版，1982．
10) 氏家幸子:看護援助よりみた衣類とその選択．看護研究9(2):1976．
11) 氏家幸子・阿曾洋子:口腔の清潔，看護MOOK 2．金原出版，1982．
12) 氏家幸子・依田和美:清拭の現状とその方法に関する考察その2，洗浄料の検討．看護技術20(4)，1974．
13) 氏家幸子監修:VTR基礎看護技術シリーズVol. 5，6，導尿．坂本モデル，1990．
14) 氏家幸子監修:VTR基礎看護技術シリーズVol. 7，8，浣腸．坂本モデル，1991．
15) 内川恵二総編:講座感覚・知覚の科学4，味覚・嗅覚．朝倉書店，2008．
16) 大浜修:経腸栄養剤の基礎知識．薬局56(1):43-52，2005．
17) 加倉井周一・初山泰弘・渡邉英夫編:新編装具治療マニュアル——疾患別・症状別適応．医歯薬出版，2000．
18) 加倉井周一編:装具学，第3版．医歯薬出版，2003．
19) 厚生労働省:「日本人の食事摂取基準」(2020年版)．
20) 厚生労働省:入院時食事療養費に係る食事療養及び入院時生活療養費に係る生活療養の実施上の留意事項について(通知)平成28年3月4日保医発0304第5号．(https://www.mhlw.go.jp/file/06-Seisakujouhou-12400000-Hokenkyoku/0000114887.pdf)(参照2018-8-8)．
21) 後藤昌義・瀧下修一:新しい臨床栄養学，第6版．南江堂，2014．
22) 崔美子ほか，氏家幸子指導:就床患者の口腔清潔に関する実験的研究．看護技術26(3):1980．
23) 佐々井啓・大塚美智子編著:衣生活学．朝倉書店，2016．
24) 鈴木康司ほか:歯ブラシの型・硬さと口腔清掃効果との関係について．口腔衛生学会雑誌20(3):1978．
25) 田上順次ほか:う蝕学——チェアサイドの予防と回復のプログラム．永末書店，2008．
26) 田村照子編著，小柴朋子・平田耕造著:衣環境の科学．建帛社，2004．
27) 辻薦:洗浄と洗剤．地人書館，1992．
28) 中橋美智子・吉田敬一:新しい衣服衛生，改訂第2版．南江堂，1997．
29) 日本静脈経腸栄養学会編:静脈経腸栄養ガイドライン(第3版)．(http://minds4.jcqhc.or.jp/minds/PEN/Parenteral_and_Enteral_Nutrition.pdf)(参照2018-8-8)．
30) 東口髙志:「治る力」を引き出す実践栄養療法，JJNスペシャル．医学書院，2010．
31) 丸山道生:胃瘻栄養患者に用いる経腸栄養剤の選択基準．栄養評価と治療25(1):40-42，2008．
32) 丸森賢二監修:健康な歯肉とブラッシング(全3巻)．医歯薬出版，1991．
33) 丸川和子編集企画:看護MOOK 28，排泄と看護．金原出版，1988．
34) 光井武夫編:新化粧品学，第2版．南山堂，2001．
35) 皆川基・藤井富美子・大矢勝:洗剤・洗浄百科事典，新装版．朝倉書店，2007．
36) 宮崎要:特殊栄養法における器械器具，材料の進歩，カテーテル．看護技術34(6):1988．
37) 村越智ほか:TPN(total parenteral nutrition;完全静脈栄養)の腸管免疫への影響．栄養評価と治療25(1):38-41，2008．
38) 森哲哉・栗原堅三:解説味覚研究の歴史．生体の科学56(2):130-136，2005．
39) 文部科学省:食品成分データベース(https://fooddb.mext.go.jp/)．(参照2018-8-8)．
40) 安田利顕:美容のヒフ科学，第9版．南山堂，2010．
41) 山本隆:味覚と食行動，(1)味細胞での味の受容のしくみ．臨床栄養105(1):2005．

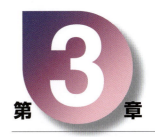

第3章

診療を支える看護技術

第3章 ● 診療を支える看護技術

M 感染予防

1 感染予防に関する看護の意義

　第1章「G　安全・安楽」で，患者の安全を阻害するものの1つとして，疾病や障（傷）害そのものをあげた。感染症の場合は，病原微生物が健康を阻害して，患者の安全をおびやかす原因となる。また，多くの患者は抵抗力が低下しているので，療養中に感染する危険性をもっている。また，ナース自身も感染源になったり，感染することもある。

　感染 infection とは，病原微生物がいろいろなかたちで生体内に侵入して組織内に増殖し，寄生状態が成立することである。とくに医療施設では外来診療者や入院患者のなかに感染源となる可能性のある患者が存在するので，感染する機会は多いといえよう。一方，医療施設には新生児や未熟児など抵抗力の弱い者や，免疫不全の患者，さらに外傷・熱傷・手術後の患者など，感染しやすい状態にある者も多い。

　このような感染しやすい状態の患者に対して感染源となるのは，感染症の患者だけでなく，家族や見舞い客などといった外来者が外部から病原微生物をもち込む場合も多い。さらに医療関係者が風邪をひいても感染源となりうる。これに加えて，メチシリン耐性黄色ブドウ球菌(methicillin-resistant *Staphylococcus aureus*, MRSA)の院内感染にみられるように，個々の患者に接する前の手洗いの不備や，環境・器具の取り扱い不備なども感染の原因となる。

　診療に使用する機械・器具類および衛生材料は，体力の低下した患者の微生物による二次感染を予防するために，滅菌または消毒をして用いる。患者については，滅菌と消毒を徹底することが院内感染を防止することにつながる。

　看護における滅菌や消毒は，感染によって患者の安全性や安楽性を阻害しないために行う基礎技術である。これら，滅菌や消毒の方法および滅菌物品や消毒物品の取り扱いが不適切な場合には，患者の生命にかかわることもある。このような理由から，滅菌と消毒に関する看護上の意義を理解し，正確に実施することが求められる。

　スポルディング Spaulding 提唱による CDC（アメリカ疾病管理予防センター）ガイドラインによる消毒水準分類を**表 M-1** に示す。

　ここまで感染予防について，主として医療施設内の感染について述べてきたが，ナースは福祉施設や一般社会での感染症についても関心をもって，指導・対処したい。医療施設も社会の1つの機構であり，見舞い客による患者への感染では，小児患者への麻疹や風疹などのほか，MRSA 感染症やエイズなどの社会問

表 M-1 スポルディング Spaulding（CDC*ガイドライン）における消毒水準分類と該当薬剤

消毒水準	消毒水準内容	該当薬剤例
滅菌 sterilization	いかなる形態の微生物も完全に排除または死滅させる	―
高水準消毒 high-level disinfection	芽胞が多数存在する場合を除き，すべての微生物を死滅させる	グルタラール，フタラール，過酢酸
中水準消毒 intermediate-level disinfection	結核菌，栄養型細菌，ほとんどのウイルス，ほとんどの真菌を殺滅するが，必ずしも芽胞を殺滅しない	次亜塩素酸ナトリウム，ポビドンヨード，消毒用エタノール，70％イソプロパノール
低水準消毒 low-level disinfection	ほとんどの栄養型細菌，ある種のウイルス，ある種の真菌は殺滅する	ベンザルコニウム塩化物，クロルヘキシジン，ベンゼントニウム塩化物

＊1）CDC：Centers for Disease Control and Prevention（アメリカ疾病管理予防センター）
（大久保憲監修：消毒薬テキスト第5版，〈www.yoshida-pharm.com/category/countermeasure/texts〉〈参照 2019-01-20〉表Ⅱ-3より作成）

題となる疾患も多いことを理解して専門職として対応を行う必要がある。

また，注射針などの医療廃棄物の取り扱い業者を通して，地域社会にも感染する危険性をはらんでいるので，医療廃棄物の適正な処理などは，ナースが担うべき社会的責任であることを自覚して取り組むことが望まれる。

以上述べたように，いたるところに感染源があり，そして感染の機会がある。これらの感染を予防するためには，感染予防に関する知識と技術は不可欠であり，日常の看護活動において徹底した感染予防対策とその看護技術が求められる。

2 感染予防に関する基礎知識

A 感染予防の原則

感染予防の原則は，①病原体を除去すること，②病原体の人体への侵入経路を遮断すること，③個体の抵抗力を増強すること，である。

すなわち，感染を予防するためには，滅菌・消毒を十分に行い，病原体を除去し，隔離法や無菌操作に関する技術を駆使して病原体の侵入経路を遮断するとともに，免疫をつくり，栄養のバランス，休息・睡眠，日常の運動や行動，精神的ストレスに留意して健康の保持・増進に努め，抵抗力を増強することが必要である。また，病院内では院内感染を予防するための組織的な管理体制と対策が必要である。

B 感染予防についての用語

感染予防についての用語は微生物学や薬理学において学習するが，ここでは，まず患者を安全に導き，感染を予防するための基礎技術として，看護を行ううえで必要とされる用語や感染予防方法について理解しておこう。

(1) **清潔** clean　物体の表面に病原微生物が付着していない状態である。この物体とは人体を含むすべてのものである。

(2) **汚染** contamination　清潔と対をなす言葉で，人体を含むすべての物体の表面に病原微生物が付着している状態をいう。

(3) **滅菌** sterilization　物質中のすべての微生物を殺滅または除去することを滅菌といい，滅菌された状態を無菌という。殺菌は微生物を死滅させることである。

(4) **消毒** disinfection　人畜に有害な微生物，または目的とする対象微生物だけを殺滅することである。したがって，消毒したあともなお非病原微生物が残存していても消毒はみとめられる。汚染した物品や排泄物をただちに消毒する場合を即時消毒 immediate disinfection といい，一般に消毒するといっているのはこの即時消毒を意味している。一方，患者の治癒・死亡などの転帰によって患者の使用した物品を消毒することを終末消毒 terminal disinfection という。

(5) **防腐** preservation　微生物の発育や作用を停止させ，最終的には死滅させることである。

(6) **浄化** purification　物理的手段を主として，液体や気体の中に存在する微生物を，他の微小物質とともに取り除くことである。

(7) **無菌操作(法)** sterilization technique　使用物品や適用部位を滅菌状態に保ちながら，手順よく処理することで，その扱い方を無菌操作(法)または滅菌操作(法)という。この操作は，操作する者の手や鉗子・鑷子などの器械器具を用いて行うが，無菌状態に保つ物品や部位に触れる手や器械器具なども無菌状態でなければならないことは当然である。

(8) **隔離** isolation　一般には感染症患者を，感染させる危険性のある期間，他の人に感染させないように他の場所に引き離しておくことである。この感染を防止するための隔離のほか，白血病や臓器移植をした患者など，感染しやすい状態にある患者の感染を予防するために行われる場合や，自傷・他害などのおそれのある患者の事故防止をはかるために他の場所に移す場合も隔離といわれる。

　この隔離が治療や看護のために行われることを隔離法 isolation technique といい，その部屋を隔離室 isolation room，区切られた場所を隔離区域 isolation district という。

(9) **汚染区域** contamination district　感染症によって汚染されている区域で，感染症患者の居住している隔離室[注1]も含まれる。

(10) **無菌室** clean room　HEPA[注2]フィルターを用いて無菌状態にした部屋で，無菌管理の必要な臓器移植の手術室や，その患者を隔離するための部屋としてつくられている。

(11) **免疫** immunity　疫(感染症)を免れるということからきた言葉で，生体には恒常性を維持するために，外来因子・内在因子による障害を防ぐ機構があり，その1つが免疫である。この免疫の機構が「自己」と「非自己」を明確に識別し，生体が非自己と認識したときに，その非自己である物質を排除する機構がはたらく。そして生体が非自己と認識した物質(抗原)に対して，リンパ系細胞を中心として防御する機構を細胞性免疫といい，抗体産生を伴う防御の機構を液性免疫という。これらには先天性免疫(自然免疫)と後天性免疫(獲得免疫)がある。免疫応答には自己免疫疾患などにみられる負の面もある。

(12) **スタンダードプリコーション** standard precautions(標準予防策)　すべての

> **ポイント**
> ●隔離区域は，スクリーンやカーテンで区切られた1ベッドをさすこともあれば病棟全体をさす場合もある。

注1：感染症法では感染症病室という。
注2：high efficiency particulate air の略。

患者に対して適用される感染予防対策のことであり，血液や体液・分泌物・排泄物・汚染物を感染の可能性があるものと考えて取り扱うことをいう。実際的には，手袋などのような保護具の使用や，通常の石けんによる手洗い，使用済みの器具などの処理，針刺し防止や患者の感染に関する管理などの予防対策からなっている。

(13) **ユニバーサルプリコーション** universal precautions（普遍的予防策）　主として血液中のウイルスによる感染を防止する目的でとられる感染予防対策のことであり，特定の感染起因菌が検出された場合や疑われた場合に適用される。B型肝炎ウイルス（HBV）・ヒト免疫不全ウイルス（HIV）などがその対象となっていた。上記(12)スタンダードプリコーションは，ユニバーサルプリコーションをもとに整理されたものである。

C 院内感染とその予防

病院内にはいわゆる一般社会と比べ，不顕性を含めて感染状態を保持した者が多く，医療施設内の感染，つまり院内感染 hospital-acquired infection, nosocomial infection の問題がある。従来からの感染症に加えて，近年になって化学療法やウイルス学の進歩に伴い，常在菌である緑膿菌などグラム陰性杆菌や，MRSA・肝炎ウイルスによる院内感染が，医療上のみならず社会的にも重要な問題となっている。

院内感染予防対策としては，①感染性疾患に対するもの，②易感染者に対するもの，③医療従事者の職業感染としてのウイルス感染に対するもの，の三分野が現在重視されている。病院内で看護し，直接患者に接するナースにとっては，これらの対策を熟知して感染の予防に努めなければならない。

ポイント
●病院内には不顕性の患者や潜伏期間中の患者，あるいは抵抗力の低下している患者などが往来し，感染の機会が多い。しかし，診断前に伝染性の病原体をもつ患者を区別して診察・処置・看護などを行うことはできず，また医療関係者や見舞い客・家族なども不顕性の病原微生物の運搬者であったりする。病院内にはさまざまな感染源が存在し，これが要因となって院内感染がおこるのである。

注3：医療施設内で感染したものであれば，発症が退院後であっても院内感染という。

注4：通常の日常生活を送っている人に発症する感染をいう。

1 院内感染の要因

医療施設内で患者・新生児・医療従事者などが，なんらかの経路や機序によって原疾患とは別に新たに罹患する感染症が院内感染[注3]である（→表 M-2）。すなわち，患者との直接的な接触だけでなく，治療・検査・看護・物品管理・環境などが要因となって感染したものである。そしてこの院内感染と対応する言葉として，市中感染 community-acquired infection[注4]がある。

2 予防対策

感染源を根絶し，院内感染を絶滅させることは不可能であるが，それを放置することはできない。これらの要因をできるだけなくし，その感染から患者を守らなければならない。そのためには，次のような点に留意する。

(1) 医療施設内に感染予防対策のための組織をつくる：施設長をはじめとして医療・看護・事務など院内感染と関係のある各分野の責任者による組織の ICC（Infection Control Committee，感染対策委員会）に加えて，実際に企画・指導・実施を行う ICT（Infection Control Team，感染対策チーム）を設置し，その責任者として ICO（Infection Control Officer，感染管理者）や ICN（Infection Control Nurse，感染管理看護師）をおき，その人を中心にして，感

表 M-2 院内感染のおもな経路と予防策のポイント

感染経路	概要	おもな感染症	予防策のポイント
接触感染	患者との直接接触や周辺の物品などを経由した間接接触により伝播する。	・感染性胃腸炎（ノロウイルス胃腸炎・細菌性腸炎など） ・偽膜性大腸炎 ・流行性角結膜炎 ・角化型疥癬 ・多剤耐性菌感染症 　　　　　　　　など	・手袋の着用と手指衛生 ・患者が触れる部位の消毒 ・個別の器具の使用または使用時の消毒 　　　　　　　　など
飛沫感染	5μmをこえる飛沫によって伝播する。	・インフルエンザ ・マイコプラズマ肺炎 ・風疹 ・ムンプス 　　　　　　　　など	・マスクの着用 ・個室管理または患者間2m以上の確保 　　　　　　　　など
空気感染（飛沫核感染）	5μm以下の飛沫核が空気中を長時間浮遊して伝播する。	・結核 ・麻疹 ・水痘（播種性帯状疱疹を含む）	・N95マスクの着用 ・個室管理（可能であれば陰圧室） 　　　　　　　　など

染予防や感染時の対策を行うことが望ましい。

(2)感染予防対策担当者の役割

①感染症患者の早期発見・隔離・早期治療によって他の患者への感染を予防する。

②病院の建物構造を含めて，滅菌・消毒などの設備を充実する。

③医療関係者の健康管理・感染予防に関する教育，感染症患者の隔離法など，組織的に対策をたてる。

④院内感染予防のための組織に意見を述べるなど積極的に参加し，その方針に従い，決定されたことは確実に実行する。

［感染管理看護師(ICN)の役割・業務］

①サーベイランスの計画・実施・評価

②感染防止のための基準・マニュアル作成，実施

③アウトブレイク(outbreak，感染多発)の調査と対策への直接関与

④医療従事者への教育

⑤相談（コンサルテーション）

⑥臨床実践分野研究

⑦各種感染問題に関する委員会のマネジメント

(3)滅菌・消毒は，その物品に対して最も適切な方法で行い，点検する。

(4)医療関係者は個人衛生を守り，つねに健康の保持・増進に努める。そのためには，次のような点に留意する。

①院内感染とその予防に必要な知識・技術を身につける（→表M-3）。

②手洗いの励行によって，交差感染の防止につとめる。

③感染症にかかった場合は，感染源とならないように早期に治療し，休養をとる。やむをえず勤務するときはマスクを着用し，含嗽などを忠実に行う。

(5)ナースは以上の項目に加えて，次の点をつねに確認して実行する。

①医療器具を滅菌・消毒した場合，厳重にその物品を保管し，有効期限を確実に守る。

②治療・処置を介助する場合には，その前後に必ず手洗いをし，無菌操作で行

表 M-3 感染予防策別にみた清浄化レベル

清浄対象	器材例	標準予防策	感染経路別予防策		
			空気感染	飛沫感染	接触感染
クリティカル器具(組織や血管系に挿入して使用した器具類)	外科用メス,心臓ペースメーカ,手術用機器など	滅菌	滅菌	滅菌	滅菌
セミクリティカル器具(粘膜や損傷皮膚に接触する器具類〔歯科用を除く〕)	内視鏡,呼吸器回路,気管内チューブ,口腔体温計など	洗浄後に消毒する。高水準消毒	洗浄後に消毒する	洗浄後に消毒する	洗浄後に消毒する
ノンクリティカル器具(健常な皮膚に接触するが粘膜とは接触しない器具類)	聴診器,腋窩体温計など	洗浄または清拭する	洗浄または清拭する	洗浄または清拭する	洗浄または清拭後に消毒する(1日1回以上)
頻繁に手が触れる表面 周辺の物品,環境	床頭台,オーバーベッドテーブルなど	清拭または清掃する	清拭または清掃する	清拭または清掃する	清拭または清掃後に消毒する
ほとんど手が触れない表面 床などの環境		清掃する	清掃する	清掃する	清掃する
手指衛生		速乾性手指消毒薬[注1]	速乾性手指消毒薬[注1]	速乾性手指消毒薬[注1]	速乾性手指消毒薬[注1]

注1)抗菌性石けんと水による手洗いでもよい。
目に見える汚れのある場合,血液,体液,タンパク性物質で汚染されている場合,クロストリジウム-ディフィシルやエンベロープのないウイルス(ノロウイルスなど)などの病原微生物が関与している場合には,非抗菌性石けんまたは抗菌性石けんと水による手洗いを行う。

(大久保憲監修:消毒薬テキスト第5版,〈www.yoshida-pharm.com/category/counter-measure/texts〉〈参照 2019-01-20〉表Ⅲ-17 より作成)

い,患者間の感染を予防する。

③患者をつねに観察し,早期に異常を発見して報告し,それに対処する。

④患者の使用する便器・尿器や,洗面器・洗面用具は専用にし,やむをえず共用する場合は消毒するなどの配慮が必要である。感染症患者に使用する場合は絶対に専用とする。

⑤環境をつねに整備し,室内の換気を行うなど患者の周囲を清潔にする。掃除をするときは,ほこりをたてないよう静かに行う。

⑥面会者の健康状態にも注意し,感染しやすい小児や感染症が疑われる者は病室へは入れない。

⑦患者とその家族には院内感染についての指導を行う(院内感染の知識や予防のための手洗いや含嗽の必要性・方法など)。

(6)その他

①外来・中央材料室・検査室・事務部門などとつねに連絡をとり,情報交換や協力を得る。

②看護補助者にも具体的な指導をする[注5]。

注5:組織としての指導は看護師長が行うが,個々の具体的なことについては,そのつど必要に応じて共働者が行う。

D 滅菌と消毒

滅菌および消毒は，微生物の成分を物理的または化学的に変化させ，その機能を停止させることなどにより行われる。

この滅菌・消毒法には，次のような物理的方法と化学的方法がある。

(1) 物理的方法
　①乾熱：焼却法・火炎法・乾熱(滅菌)法・高周波(滅菌)法
　②湿熱：煮沸(消毒)法・平圧蒸気消毒法・高圧蒸気(滅菌)法・低温消毒法
　③その他：日光消毒法・紫外線(滅菌)法・放射線(滅菌)法・その他(超音波・沈降洗浄・集塵など)

(2) 化学的方法
　①薬物消毒法
　②ガス(滅菌)法

病院では滅菌・消毒をする部門として中央材料部(室)があって，施設全部の消毒・滅菌物品を一括して管理しているところが多い。その滅菌・消毒管理物品の流れを図M-1に示す。

中央材料部では，病棟から回収した物品を種類別に分別し，それぞれの種類に応じた方法で浄化する。浄化したものは保管され，必要に応じてセット組みして包装され，適切な方法で滅菌される。滅菌した物品は，紫外線照射が設備された部屋で保存し，各科の需要に応じて供給される。

ポイント

- 各科では，滅菌物品は汚染されないように一般の物品とは区別して保存し，期限の迫ったものから使用するように配置する。
- 各科では滅菌物品は患者に使用したのち，即時消毒をすませて員数を点検し，中央材料部に戻すところと，使用後はそのまま中央材料部に回収されるところがある。
- 中央材料部があっても緊急を要する消毒物品については，各外来・病棟などで行うこともある。

1 物理的方法

物理的方法は，加熱によるものと，その他に大別できる。加熱によるものは乾熱と湿熱があり，湿熱のほうが乾熱より低い温度で効果をあげることができる。熱に対する抵抗性は，一般に栄養型は弱く，芽胞は強い。

■焼却法

乾熱によるもので，焼却炉その他で燃やしてしまう方法である。この方法は熱による完全な滅菌法であるが，物品が焼失して再使用ができないので，他の方法では滅菌・消毒されず，感染の危険性をもつ汚染された包帯材料・下着などや，可燃性で安価な紙や布などに適用する。

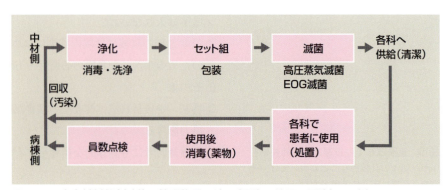

図M-1　中央材料部(中材)の管理物品の流れ(再生→使用→再生)の一例

■火炎(焔)法

乾熱による方法で，ブンゼンバーナーやアルコールランプの炎，綿花に工業用アルコールを浸して燃やした炎を物品にあてたり，その物品が金属製容器の場合は，工業用アルコールを流入させて，それを数秒以上燃やす。

■乾熱(滅菌)法

乾熱滅菌器を用いて，乾熱空気中で加熱に耐えるガラスや金属製の物品の滅菌に行われる。また，高圧蒸気滅菌器がない場合には，応用として煮沸消毒後に乾燥を兼ねて再び乾熱滅菌で滅菌することもある。

> **ポイント**
> ● 熱によって変形・変質しない金属製の物品などで，小さいものや他の方法で行えない応急の場合に実施する。

> **ポイント**
> ● 乾熱滅菌法は高温が必要であり，湿熱による滅菌・消毒より長時間を要し，また物品が破損や変質をおこすので，その適用には注意する。また，ファンのついていない滅菌器の器内は部分的に約20〜30℃の温度差がある場合が多いので注意する。また，滅菌の条件は，日本薬局方に示されている。
> ● 栄養型の微生物は煮沸後5分以内に死滅するが，芽胞には長時間を要する。日本薬局方に示された沸騰水中15分間以上については，栄養型の微生物(結核菌・真菌・ウイルス)の消毒には有効であるが，ある細菌の芽胞を滅菌するには約5時間を要するといわれ，完全に器具を滅菌することは困難であり，手術用器械器具などの滅菌には適さない。

■煮沸(消毒)法

水を沸騰させ，そのなかに消毒物品を完全に浸漬して煮沸する方法で，簡便なため広く用いられている。煮沸器は鍋でもよいが，一般に煮沸消毒器が用いられている。

煮沸消毒を行うときは，消毒する物品を洗剤と水で十分に洗浄して油やほこりを除き，破損しやすいガラス類はガーゼなどの布に包み，水またはぬるま湯につけておいて，温度差を少なくしてから入れる。金属製品は他のものと一緒に入れないようにする。煮沸水に1〜2％の炭酸水素ナトリウム(重曹)を加えると，金属の防錆効果があり，消毒効果がやや向上する。

■平圧蒸気消毒法

水を沸騰させ，100℃の流通蒸気にして器内の物品を消毒する方法で，流通蒸気法ともいう。蒸し器でも可能であるが，コッホの蒸気釜や蒸気消毒器が使用される。

> **ポイント**
> ● 消毒時間は通常1時間であるが，芽胞滅菌には，器具のふたを開けないで3日間繰り返して消毒する間欠法を行う場合もある。消毒物品は間隔を開けて置き，蒸気が通るようにする。

■高圧蒸気滅菌法

オートクレーブ autoclave(高圧蒸気滅菌装置)を用いて行う方法で，病院では最も多く行われており，滅菌法としてすぐれている。診療所などでも，市販されている卓上用の小型オートクレーブの利用率が高い。

この方法は，オートクレーブの扉を密閉して蒸気圧を高め，その温熱によって滅菌・消毒する方法である。

圧力と温度の関係は**表 M-4**に示したとおりであり，通常121℃または132℃を保って滅菌・消毒が行われる。一定の温度を保つために，オートクレーブには圧力計・温度計・安全弁がついており，温度や圧力をセットして蒸気導入→滅菌・消毒→乾燥を行う。滅菌効果は温度・湿度・作用時間によって影響され，これらを有効にするためには，次のような点に留意する。なお，オートクレーブは性能のよいものを選択することが重要である。

高圧蒸気滅菌法の順序の概略は次のようになる。

> **ポイント**
> ● 扉は加圧しても開かないようにし，100℃の飽和蒸気を器内に満たして空気を追い出し，さらに蒸気を出すと蒸気がひしめいて蒸気圧が高まり，それが1気圧をこえると沸点が100℃以上の高温となり，この湿熱によって滅菌・消毒され，それを乾燥して終わる。

(1) 消毒物品を洗浄して，油・タンパク質・ほこりなどを完全に取り除く。

(2) 治療種別のセットや，物品の1回使用量を30×45〜50 cm以下の大きさにして，布や消毒専用包紙で包む。その包み方は，物品の間に蒸気が通るようにゆるく包む。包む布は，二重の木綿や専用の紙製品，特殊繊維布である。

(3) 有窓開閉型(ガーゼ缶・ケッテル・カストとよばれるもの)は，窓を開け，ふんわりと物品を入れて蒸気をとおしやすくする。また，窓の位置からみて蒸

表M-4 オートクレーブによる滅菌所要時間(121℃の場合)

物品	時間
(1)治療・手術用機械器具セット(消毒用紙・二重布で包む)	15～20分間
(2)手術用ゴム手袋(布または消毒用紙の専用袋入り)	15～20分間
(3)ガラス注射器(内筒をはずし，紙封筒入り)	30分間
(4)貯蔵用機械器具	30分間
(5)手術衣・おおい布(二重布で包む)	30～45分間
(6)有窓消毒缶に入れたガーゼ，おおい布，その他の布類	30～45分間

＊オートクレーブの取り扱い書や研究論文を参考にし，物品の性質と滅菌効果をあわせて，つねに検討すること。

気をとおしやすくするためには，ふたと底に窓のない消毒缶は横にしてオートクレーブに入れることが望ましい[注6]。

注6：滅菌効果が消毒缶の隅などにむらがあるので，最近では使用しない施設もある。

(4)注射器は内筒を外筒に入れたままにしておくと，その間に蒸気が通りにくいので，外して消毒する。
(5)オートクレーブに入れるときは，滅菌必要時間別に物品を消毒する(➡表M-4)。
(6)オートクレーブの物品はきちんと重ねないで，物品間の縦横上下とも蒸気がとおりやすくする。
(7)滅菌後は十分に乾燥する(通常40～60分間程度)。
(8)滅菌状態を知るために，OKカードやタイムカードなどのケミカルインジケータ chemical indicator を深部に入れ，その変化をみる方法もとられている。滅菌が十分でないときはオートクレーブの状態を確認して滅菌する。

■低温消毒法

100℃にすると変質したり，ビタミンなどの有効成分が変化するものに適用し，60～70℃の低温で何回か繰り返して消毒する方法である。血清その他の滅菌に用いられる。

牛乳の病原体を消毒する方法としてよく知られている。62～65℃，30分で牛乳の成分を変質させずに消毒できる。この方法は，パスツール Pasteur, L. がブドウ酒の腐敗を防止するために低温消毒法を応用した方法と同じであり，パスツリゼーション pasteurization ともよばれている。

ポイント
●最近の牛乳の消毒は130℃，2秒で行われているものが多い。

■日光消毒法

日光の紫外線による消毒効果を利用するものである。紫外線は天候によって強弱はあるが，10～14時が最も強い。微生物は，直射日光下では数分から数時間で死滅するものが多い。しかし，直接日光にあたる物品の表面に付着している微生物には有効であるが，深部の微生物には無効である。ふとんの消毒などに利用されているが，ふとんが吸収する太陽熱による乾燥の効果も兼ね，微生物の活動を減弱化する。照射時間として4～6時間は必要である。

■紫外線(滅菌)法

紫外線は可視光線より短い波長の光線で，波長は10～400 nm である。滅菌・消毒には240～280 nm が有効であり，とくに253.7 nm が最も効果的である。

紫外線照射の器具には，つり下げ型と壁殺菌灯があり，人工的に253.7 nm前後の紫外線がつくられている。

■放射線（滅菌）法

ディスポーザブル製品・手術用ゴム手袋・縫合針など，放射線（滅菌）法による滅菌がみとめられている医療器具の滅菌に用いられ，コバルト60（^{60}Co）のγ線が主として使用されている。放射線（滅菌）法は包装後に滅菌ができ，残留毒性物がないこと，しかも多量の処理ができることから，ディスポーザブル製品の滅菌法として活用されている。しかし，大規模な装置を必要とし，放射線により変質するものなどは滅菌できない。

■濾過法

細菌濾過器を用いて微生物を除去する方法であるが，ウイルスは通過する。最近よく用いられるメンブランフィルタは0.2 μm前後，その他各サイズの孔径の微小孔がそれぞれ独立して多数ある。

■その他

以上のほか，高周波滅菌法があるが，一般に行われていないので，ここでは省略し，各滅菌法の条件を示す（→表M-5）。

超音波（周波数20,000 Hz）は洗浄滅菌に用いられているが，その効果と内耳に及ぼす影響などについては研究が続けられている。また，沈降・洗浄・集塵は厳密には滅菌・消毒法に含まれないが，少なくとも前処理として必要なものである。

2 化学的方法

■薬物消毒法

消毒薬が菌体内に浸透して菌体成分と化学反応をおこして滅菌・消毒をする方法である。その効果は，次のような条件に左右される。

(1) 消毒薬の種類や濃度
(2) 消毒しているときの水温

> **ポイント**
> ●紫外線による滅菌・消毒は，直接照射された部分や，天井や壁に反射して間接に照射された部分は有効であるが，紫外線の直射性からみて陰の部分は効果がない。水や空気には透過率がよいので滅菌・消毒効果があるが，器具や衣類は表面だけの滅菌・消毒になる。実際には，滅菌・消毒の必要な手術室や滅菌室の消毒，消毒した物品の保存に用いられている。また，殺菌灯は感染症病棟の汚染区域と清潔区域の間のガウンや手洗い設備のある部屋に感染予防と消毒を兼ねて設置されている。

> **ポイント**
> ●加熱不可能な血清や化学薬剤を無菌にする目的で行われ，ウイルスの研究にも活用されている。しかし，水を精製する場合は濾過法だけでなく，他の方法も併用することが必要である。

表M-5　日本薬局方による滅菌法の条件

滅菌法	温度	時間
(1) 乾熱（滅菌）法	160〜170℃ 170〜180℃ 180〜190℃	120分間 60分間 30分間
(2) 煮沸消毒法	沸騰水中	15分間以上
(3) 高圧蒸気滅菌法（オートクレーブ法）	115〜118℃ 121〜124℃ 126〜129℃	30分間 15分間 10分間
(4) 高周波（滅菌）法	2,450±50 MHz 高周波	
(5) 紫外線（滅菌）法	254 nm付近の波長をもつ紫外線	
(6) 放射線（滅菌）法	^{60}Co，^{137}Csなどを含む放射線源	
(7) 濾過法	滅菌用フィルタの孔径0.45 μm以下	

> **ポイント**
> ●希釈して消毒に用いる場合は，水やエタノールなどの液を加えて全量になるようにする。たとえば，クロルヘキシジングルコン酸塩液剤(5% ヒビテン®液)を用いて手指消毒用の 0.1% 液を 2,000 mL つくる場合は，水を適量入れ，その中に 5% ヒビテン®液を 40 mL 加え，それに水を 2,000 mL になるまで加える。つまり，5% ヒビテン®液 40 mL に水 1,960 mL を加える。水のかわりにエタノールを用いれば，ヒビテン®アルコールになる。

> **ポイント**
> ●EO ガスは，高温や湿度に弱い器械の滅菌に用いられ，物品への浸透性が良好であるが，滅菌効果はガス濃度，作用時間，温度，湿度に関係する。毒性のあるガスを使用するため，滅菌後の排ガスに長時間を要し，また爆発防止のための措置が必要であり，また物品に吸着したガスの毒性が操作者に影響するという欠点がある。したがって，滅菌直後の物品の使用は避け，残留ガスが脱離してから使用する。ガス滅菌は，他の方法より費用がかかるので，できるだけ高圧蒸気滅菌を行い，それが不可能なものに限定して行う。以前はディスポーザブル注射器の消毒はこの方法によったが，残留ガスなどの問題もあり，現在はすべて放射線(滅菌)法となった。

(3)消毒薬と微生物の接触状態とその時間の相違
(4)栄養型・芽胞・ウイルスなどといった微生物の特徴による違い
(5)酸性のものをアルカリ性消毒薬で消毒したり，石けんを十分に落とさないまま逆性石けんを使用するなど，他の物質による不活化

　現在，市販されている消毒薬のうち，医療施設で用いられているおもなものをあげる(→表 M-6)。これらを参考に消毒物品に最も適したものを選ぶ必要がある。

■ガス(滅菌)法

　ガス(滅菌)法は，エチレンオキサイド ethylene oxide (EO，酸化エチレン)，ホルムアルデヒド formaldehyde, メチルブロマイド methyl bromide(ブロモメタン)，プロピレンオキサイド propylene oxide(酸化プロピレン)，オゾン ozone などのガスを用いて微生物を殺滅する方法である。

　現在，わが国では医療用物品のガス滅菌にはエチレンオキサイドガス(以下 EO ガス)が使用されている。これは，ホルムアルデヒドやプロピレンオキサイドに比べて浸透性が高く，刺激があるが，ホルムアルデヒドよりは毒性が弱いなどの理由によるものである。ホルムアルデヒドは，退院後の病室内の滅菌に用いられることもある。

　EO ガス滅菌には，平圧常温下ガス封入滅菌法と，加圧・加温・加湿装置による方法がある。前者は，プラスチックフィルムの袋に滅菌する物品を入れ，袋の中の空気を吸引器で抜き，そこへ EO ガスボンベのガスを入れてヒートシールし，加温できる容器に入れて滅菌したあと排ガスする。後者は自動ガス滅菌装置を用いて滅菌する方法で，内缶の容積が 10 L の小型のものから，病院の中央材料室にあるような数百 L の装置まで，さまざまなものがある。滅菌過程は，排気→加湿・加温・ガス導入による滅菌→排ガス→空気置換である。

E 感染性廃棄物の処理

　2017(平成 29)年 3 月に出された「廃棄物処理法に基づく感染性廃棄物処理マニュアル」(環境省大臣官房廃棄物・リサイクル対策部)では，感染性廃棄物の判断基準を提示し，廃棄物の形状・排出場所・感染性の種類の観点から客観的に判断するとしている(→表 M-7)。2022 年に改定された。

3 感染予防に関する具体例

A 感染予防のための滅菌・消毒の技法

　ナースが行う看護行為は，感染予防や滅菌・消毒と関連のあるものが多い。ここでは実施することの多い技法について述べる。

1 手指の消毒の方法

　手洗いの方法には，日常的手洗い social hand-washing，衛生的手洗い hygienic hand-washing，手術時手洗い surgical hand-washing がある。医療場面では，

表 M-6　消毒薬の種類と使用上の注意（日本薬局方による）

分類	消毒薬	市販名	用法・用量・適応	消毒効果	副作用・禁忌	注意事項・その他
塩素化合物製剤	次亜塩素酸ナトリウム	ミルトン ピューラックス®	0.5%液：手指の消毒 0.25%液：食器類の消毒	・結核菌には無効	―	―
アルコールおよびアルデヒド製剤	消毒用エタノール	消毒用エタノール（液）	清拭（エタノール 830 mL＋精製水＝1,000 mL）：手指・皮膚の消毒	・グラム陽・陰性菌，結核菌（一部），ウイルスに有効，細菌芽胞・糸状菌には無効	・毒性は少ないが，組織刺激性がある。	・遮光した気密容器に貯蔵する。 ・火気を避ける。 ・15℃のときエタノールは 76.9～81.4 vol%（比重）のため濃度は約 70%である。 ・消毒効果は 50～80%が大である。
陽性石けん製剤	塩化ベンザルコニウム	オスバン®液 ヂアミトール®	10 vol%液を次のように薄める。 ・100～200倍で 5 分：手指・手術野・器具の消毒 ・200～500倍：腟洗浄 ・500～2,000倍：膀胱洗浄	・グラム陽性菌に有効 ・グラム陰性菌には効力低下 ・細菌芽胞・結核菌には無効	・喀痰・下水・糞尿・飲料水・吐物に不適 ・プロテイン銀・硝酸銀・硫酸亜鉛は配合禁忌 ・石けんや有機物により効力低下	・同上 ・膀胱鏡・眼科器具・カテーテル・合成ゴム製品の消毒には不適 ・皮膚消毒に使用する綿球ガーゼは使用時に薄めた液に浸す。あらかじめつけておかない。 ・MRSA対策としての手指消毒には 0.2%塩化ベンザルコニウムに 83%エタノールを加えたもの（ウエルパス®）を消毒に用いる。
	塩化ベンゼトニウム	ハイアミン（液10%）	同上，ただし，1,000～10,000倍：手術部位・口腔粘膜・含嗽・膀胱・腟	同上	同上	
その他の消毒薬	クロルヘキシジン	ヒビテン®（液5%）ヒビテン®グルコネート（液20 vol%）	5% ヒビテン®液 ・0.05%液（100倍）：皮膚の創傷部位，手術室・家具の消毒 ・0.1%液（50倍）：手指・皮膚の消毒 30 秒以上，医療用具の消毒 10～30分 ・0.5%液（10倍）：汚染時の手指・皮膚の消毒 30 秒以上，汚染時の医療用具の消毒 30 分以上，緊急時の医療用具の消毒 2 分以上，手術部位の皮膚消毒 20% ヒビテン®グルコネート液 ・0.05%液（400倍）・0.1%液（200倍）・0.5%液（40倍）：5%ヒビテン®液に同じ ・0.02%液（1,000倍）：結膜嚢の洗浄・消毒，産婦人科・泌尿器科の外陰部や外性器の皮膚の消毒	・グラム陽・陰性菌に有効 ・結核菌・細菌芽胞・ウイルスには効力は確定していない。アルコール溶液では静菌作用を示す。	・ショック ・過敏症状 ・ヒビテン®液は腟・膀胱・眼などの体腔内および粘膜に使用しない。 ・ヒビテン®グルコネートは耳・耳周辺部・脳・脊髄および腟・膀胱などの粘膜面には使用しない。	・安定した消毒効果があり，水・アルコールで溶液とする。 ・大量の石けんが存在すると殺菌力が減弱する。 ・MRSAの消毒にはヒビテン®アルコールを用いる。
	ポビドンヨード	イソジン®（液ゲル 10%，エアゾール 5%，ガーグル 7%）	・液ゲル塗布：手術前の皮膚消毒 ・エアゾール噴霧：熱傷・創傷 ・ガーグル含嗽：口内炎	・グラム陽・陰性菌，ウイルスに有効 ・結核菌・細菌芽胞には効力低下	・瘙痒感があらわれることがあるが，皮膚刺激性がない	・効力は持続的に耐性菌とならない。

表 M-7　感染性廃棄物の判断基準

感染性廃棄物の具体的な判断に当たっては，1，2 又は 3 によるものとする。 1　形状の観点 （1）血液，血清，血漿及び体液（精液を含む。）（以下「血液等」という。） （2）手術等に伴って発生する病理廃棄物（摘出又は切除された臓器，組織，郭清に伴う皮膚等） （3）血液等が付着した鋭利なもの （4）病原体に関連した試験，検査等に用いられたもの 2　排出場所の観点 感染症病床，結核病床，手術室，緊急外来室，集中治療室及び検査室（以下「感染症病床等」という。）において治療，検査等に使用された後，排出されたもの 3　感染症の種類の観点 （1）感染症法の一類，二類，三類感染症，新型インフルエンザ等感染症，指定感染症及び新感染症の治療，検査等に使用された後，排出されたもの （2）感染症法の四類及び五類感染症の治療，検査等に使用された後，排出された医療器材，ディスポーザブル製品，衛生材料等（ただし，紙おむつについては，特定の感染症に係るもの等に限る。） 通常，医療関係機関等から排出される廃棄物は「形状」，「排出場所」及び「感染症の種類」の観点から感染性廃棄物の該否について判断ができるが，これらいずれの観点からも判断できない場合であっても，血液等その他の付着の程度やこれらが付着した廃棄物の形状，性状の違いにより，専門知識を有する者（医師，歯科医師及び獣医師）によって感染のおそれがあると判断される場合は感染性廃棄物とする。 なお，非感染性の廃棄物であっても，鋭利なものについては感染性廃棄物と同等の取扱いとする。

（環境省環境再生・資源循環局：「廃棄物処理法に基づく感染性廃棄物処理マニュアル」2022〈https://www.env.go.jp/content/000044789.pdf〉〈参照 2022-11-11〉による）

> **ポイント**
> ● 日常的手洗いは，日常生活での手洗いと同様に，配膳の前やトイレを使用したあとなどに行う。通常は石けんと流水で洗うが，物理的な汚れの除去の意味で行う。

注7：全工程所要時間：40〜60秒

注8：全工程所要時間：20〜30秒

感染予防の観点から衛生的手洗いを日常の手洗いとして推奨している。

衛生的手洗いに関しては，WHOの「医療における手指衛生ガイドライン」（2009年）に基づく方法が提唱され，石けんと流水での手洗い方法[注7]と速乾性消毒薬（アルコール基剤製品）での手指擦式[注8]とが提示されている。同様に，手術時の手指準備のための手洗いについても提示されている。

衛生的手洗いでは，WHOのガイドラインに基づいた手洗いを説明する。

■日常の手洗い（衛生的手洗い）

ナースは，更衣や患者の世話・処置の前後，あるいは食事前や用便後などの手洗いを，石けんと流水については次のように行う。

（1）手指の表面の汚れを流水で流す。

水道栓の開閉に，肘を使用するもの，足で踏むもの（足踏み式，➡図 M-2），下肢を使用するものなどがある。

（2）石けんを十分に泡だて，指の間も含めてもみ洗いをする。

①左右の手のひらでこすり合わせて洗う。

②片方の手のひらをもう一方の手背にあて，片方の指の間にもう一方の指を組み合わせてこすり合わせて洗う。逆の手についても同様に洗う。

③左右の手の指を組み合わせて，手のひらをこすり合わせて洗う。

④左右の手を握り込み，こすり合わせて洗う。

⑤片方の手でもう一方の手の親指を握り，回転させて片方の親指をこすり洗いする。逆の手についても同様に洗う。

⑥片方の手のひらに，指を集めたもう一方の手を置いて前後しながら回転させてこすり洗いする。そして，逆の手についても同様にこすり洗いする。

（3）流水の中で，もみ洗いをしながら石けんを完全に洗い流す。

（4）フィルタを通した無菌的な熱風で乾燥させるか，使い捨て紙タオルでふき取

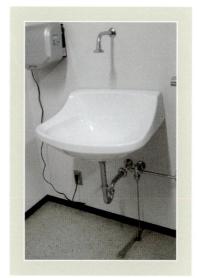

図 M-2　足踏み式の水道栓

る。
①手で水道栓を閉める場合は，使い捨て紙タオルで栓をおおって行う。
②紙タオルのない場合は，(2)，(3)と同時に栓を洗ってしめる。

速乾性消毒薬による手洗いは，(2)の①から⑥の順に行う。

■手術時の手指準備のための手洗い

WHOのガイドラインでは，手術時手洗いについていくつかの勧告を行っている。それらのうち手洗い手技にかかわるものは，①手洗いにブラシを使用することはすすめられない，②手洗いは手指から肘まで消毒剤をつけて，よく泡だててこすり洗いを行う，③アルコールを基剤とした手指擦式剤を使うときには，乾燥した手と前腕がぬれたままとなるように十分な量を使用する，④アルコールを基剤とした手指擦式剤を使ったあとは，手と前腕を完全に乾燥させてから滅菌手袋を着用する，が勧告されている。

手術時の手指準備のための手洗い手技は，成人看護学の周手術期の看護で学習してもらいたい。

2 鑷子の取り扱い

鑷子は滅菌・消毒された器械器具や包帯材料などを把持する器具であり，その取り扱い方は感染予防の技法の基礎的なものの1つである。鑷子は滅菌袋に入れて滅菌されたものを使用する。

■鑷子の操作

滅菌された鑷子を取り出すときは，滅菌袋を開いて鑷子の柄を出してきて，柄をつかみ袋から出す(→図M-3)。消毒薬のついた綿球などを鑷子ではさんで手渡す場合に，先端を上げると綿球の消毒薬が柄のほうに流れ，先端を下げたときにその液が戻って不潔になる。そのため，先端を手で持っている部分より上にならないようにする。消毒薬を逆流させた場合にはその鑷子は不潔として再び滅菌・消毒を行ってから使用する。また，鑷子を操作するときには，周囲の不潔物に触

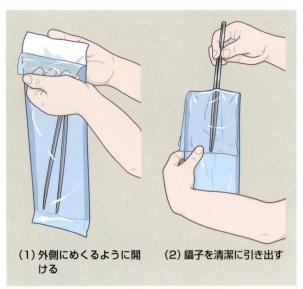

図 M-3　鑷子の取り出し方

(1) 外側にめくるように開ける
(2) 鑷子を清潔に引き出す

れないように，つねに鑷子の先端に注意をはらう必要がある。

3 滅菌包（滅菌パック）とその開け方

オートクレーブに入れる物品を包むものには，木綿布を二重にしたものや，不織布製・プラスチック製のものがあり，形は正方形の風呂敷様のもの（以下，滅菌包）と袋状のもの（以下，滅菌袋）がある。オートクレーブによる滅菌効果からみて，不潔にしないよう操作するためには，その開け方は重要な技法である。

滅菌包を開けるに先だって，次のことを確認する。

(1) 確実に滅菌されているか，滅菌終了の印（滅菌包に，滅菌が終了したときに，それがわかるマークが浮き出たり，滅菌後に色がかわるなどの処理がされている）があるのを確かめる。
(2) 滅菌の期限が過ぎていないか，日付けを確かめる。
(3) 滅菌包が汚れていないか，確かめる。
(4) 滅菌包が破れて外気と交流していないか，確かめる。
(5) 滅菌包がぬれていないか，確かめる。

これらの項目の1つでも該当している場合は，汚染物品として処理を行い，使用しない。

■滅菌包の開き方

包布（木綿・化学繊維）の場合は，青や緑などのカラーのものを用いたり，内容を印字するなどしておくと，滅菌物品であることをあらわし，内容を大別できて便利である。開く場合は，次の順序で行う（→図 M-4）。

(1) 実施者は机のふちにユニホームが触れない程度に少し離れて立ち，包布の差し込んである部分の外側をつまんではずす。
(2) つまんだ外側をそのまま向こう側に広げる。両側を同じように外側を軽くつまんで左右に広げる。
(3) 手前を外側から軽くつまんで広げる。

> **ポイント**
> ●各種のセット類や包帯材料を滅菌する中央材料室では，紙製品を用いると蒸気が通って滅菌効果が大になり，内容が明示しやすいので便利である。しかし，使い捨てであるために廃棄物の量が増加する。

> **ポイント**
> ●内側の清潔区域を手で触れないようにする。
> ●ユニホームが包布の内側に触れないように注意する。

M 感染予防

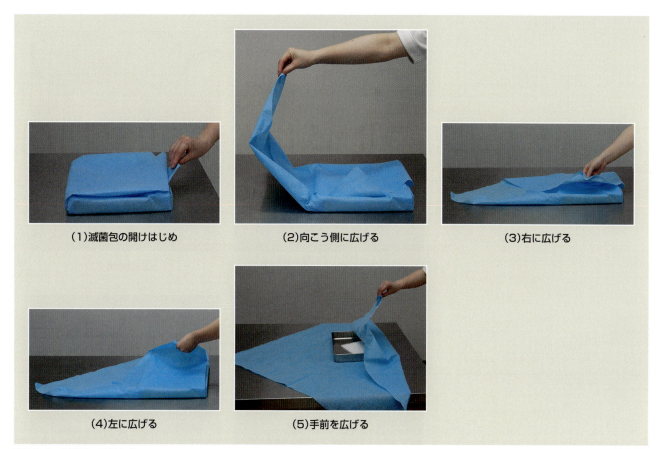

図 M-4　滅菌包の開き方

■滅菌袋の開き方

　滅菌袋には布のものもあるが，ほとんどのものは専用の紙または化学繊維であり，注射器や包帯材料の使用量に応じて少量ずつ滅菌をすることができるので便利である。紙製の滅菌袋は，シールがされている部分のすぐ内側をシール部分にそって破る。この場合も袋の内側に指が触れないようにする。ガーゼなどは袋を外側へ開いて鉗子または鑷子で取り出す（➡図 M-5）。

　また，滅菌袋は水（アルコール，消毒薬を含む）などでぬらさないようにし，ぬれたものは汚染物品として処理する。

4 滅菌・消毒物品の渡し方

　滅菌または消毒した物品（以下，滅菌・消毒物品）は，使用者が取り出して直接使用する場合もあるが，医師が行う治療を介助するときや，手術室などで滅菌・消毒された器械器具・包帯材料などを鉗子または鑷子を用いて使用者に渡す場合も多い（➡図 M-6）。

　このような場合には，ナースはつねに次の点に留意する。

(1) 鉗子または鑷子の先端が相手の鉗子または鑷子に触れると不潔になる場合があるので，渡す場合はそのことを念頭において両先端が触れないように注意する。綿球など小さいものを渡す場合はとくに注意する。

(2) 手洗いをした相手の手に器具を直接渡す場合は，相手の持つ部分を持ちやすい方向に向けて渡す。

> **ポイント**
> ●手洗いをしていても，その手は無菌状態にはなっていないので，物品の使用部分を無菌状態に保ち，しかも相手が持ちやすいように渡す。使わない手は滅菌・消毒したものに触れないように，やや背部にまわしておく習慣をつける。

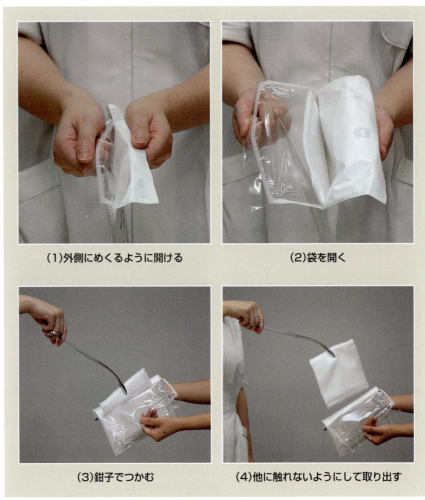

図 M-5　滅菌袋の開き方（ガーゼの取り出し方・鉗子の場合）

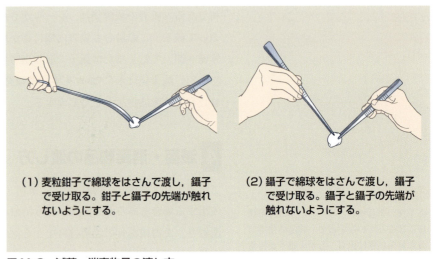

図 M-6　滅菌・消毒物品の渡し方

5 ゴム手袋の装着と脱ぎ方

　ゴム手袋をはめるときは，あらかじめ 3〜4 cm 折り返されている手袋の口を持って無菌操作で行う（➡図 M-7）。

　また，ゴム手袋を脱ぐときには，裏返すようにして外す（➡図 M-8）。

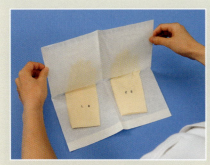
(1)ゴム手袋の入った滅菌包を開く

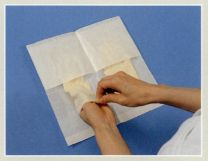
(2)右手で手袋の折り返し部分を持ち，左手を手袋の中に誘導する

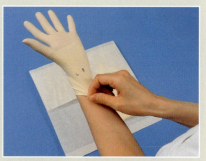
(3)右手は折り返し部分を持ったまま，左手を入れる

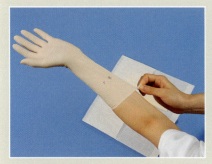
(4)右手で折り返し部分をつまんで完全に手袋をはめる

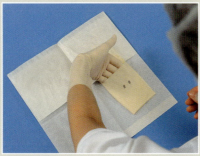
(5)手袋をした左手を右手の手袋の折り返しの中に差し込む

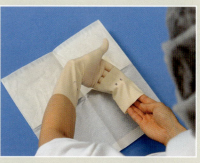
(6)差し込んだ左手で手袋を持ち上げ，右手を手袋に誘導する

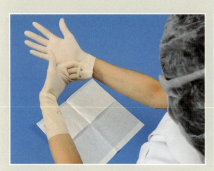
(7)左手で折り返し部分に手を入れる

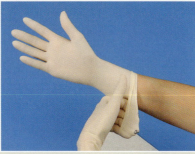
(8)左手で右手に手袋をはめる

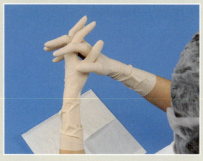
(9)左右の手に手袋が密着するように手を組む

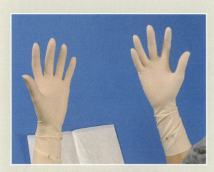
(10)左右の手袋の装着が終わる

図 M-7　ゴム手袋の装着

6 ガウンテクニック

　感染を予防するための技法の1つとしてガウンテクニック gown technique，すなわち予防衣の着脱が行われる。このガウンテクニックは，感染症患者や感染

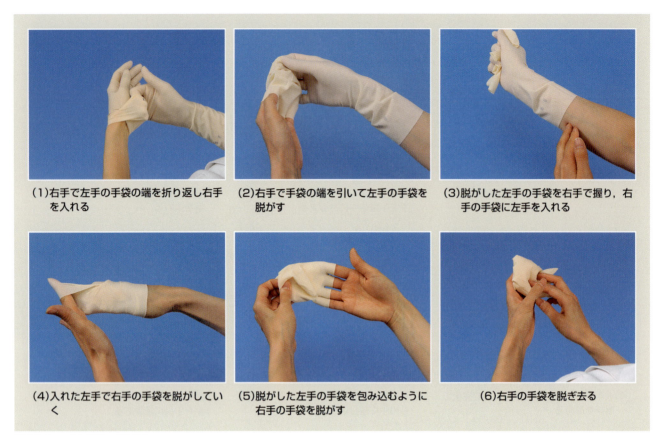

図M-8 ゴム手袋の脱ぎ方

しやすい新生児・未熟児・臓器移植患者などに接する場合に，下着以外は滅菌した衣類やガウンを着用するなど，可能な限り無菌状態を保つために行われるものであり，とくに手術室では重要な技法である。

ここでは，病棟で行われる方法を中心にしながら，ガウンテクニックの原則について述べる。

ⓐ 使用物品

- 看護帽（ディスポーザブル製品）注1
- ガウン（➡図M-9）注2
- マスク（ディスポーザブル製品）（➡図M-10）注3
- 防護用メガネ（ゴーグル）（必要時）

ⓑ 留意事項

(1) ガウンテクニックは，ガウン（予防衣）の清潔・不潔の観念による操作だけでなく，とくに厳重な隔離が必要な場合は，靴や靴下をはきかえたり，ナース自身の清潔を保つためのシャワー浴を行うなどの配慮が必要である。

(2) 隔離を必要とする病棟や病室内（汚染区域）にガウンを置くときは，ガウンの表（汚染部分）を外側にし，病棟・病室以外（清潔区域）に置くときは裏（清潔部分）を外側にして掛け，患者とナー

注1：看護帽は頭髪を十分におおえるもの

注2：ガウンは袖口が閉まり，スカートの裾や背面を十分におおえる大きさのもの。

注3：実験結果によると，紙製のマスク1枚と布製マスクにガーゼ8枚を重ねたものとの効果は同じとされている。マスクは同じものを1時間以上使用しないようにする。

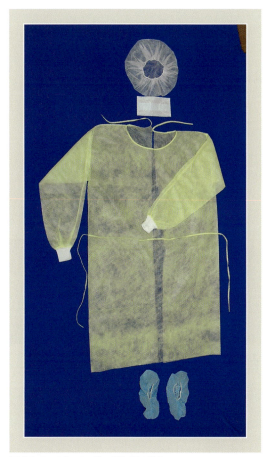

図 M-9　ディスポーザブルガウン

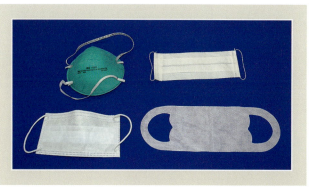

図 M-10　マスク

スあるいは患者間の交差感染を予防する。

ⓒ 実施方法

〔着用のしかた〕

(1) 日常の手洗いを行ったあと，マスクをする。
(2) 看護帽をかぶって頭髪をおおう(➡図 M-11-(1))。
(3) 手指と前腕(ガウンの袖に入る部分の約 10 cm まで)を次のいずれかの方法で洗う。

　方法①：消毒ブラシに石けんをつけ，十分に泡だてて手指と前腕を 3 分間洗い，流水で完全に石けんを洗い流し，滅菌したガーゼまたはタオルでふき取る(➡284 ページ)。

　方法②：100〜200 倍の陽性石けん液に手指と前腕をつけてもみ洗いし，滅菌したガーゼまたはタオルでふき取る。

(4) 滅菌した袋に入っているガウンを取り出す。
(5) 両手をガウンの内側だけに触れるようにして，一気にガウンを着用する(➡図 M-11-(2))。
(6) 襟もとから手を後ろにまわして，首の部分のひもを結ぶ(➡図 M-11-(3))。
(7) 後ろ身ごろを重ね，腰のひもを後ろにまわして結び(➡図 M-11-(4)〜(6))，手袋を装着する。必要に応じて防護用メガネを装着する。

〔脱ぎ方〕

(1) 腰のひもをとき，下にぶらつかないように 2 本一緒に軽くかた結び(男結び)

ポイント
● 消毒の必要性によって多少異なるが，手術前の手洗いよりも簡単でよく，方法①，②，③のいずれでもよい(3)。

ポイント
● 袖口がひもの場合は，腰のひもを結んでから，袖口のひもをそで口に巻いて外側にはさみ込む。外側にはさみ込むと，汚れたり，ほどけたりしない(5)。
● 襟もとはナースの首や下顎に接するので，約 15 cm の部分は清潔範囲とする(6)。

第3章 ● 診療を支える看護技術

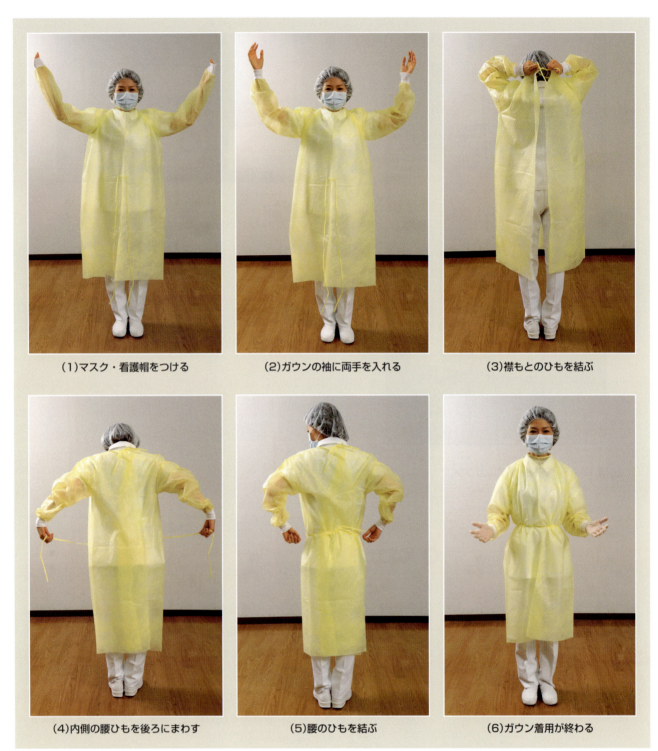

図 M-11 ガウン着用のしかた

ポイント
●手はガウンの外側に触れないよう，つねに注意する(4)。

にする。袖口がひもになっている場合は，はさんでいたひもを外し，片方ずつ軽くかた結びにする。

(2) 袖口を少し上にたくし上げて手を洗う。

(3) 洗った手で襟もとのひもをとく。

(4) 片方の手を引っこめて，袖の中から他方の袖を引き，片方の手で袖から抜く。袖口にゴムの入っている場合は，先に脱ぐほうの袖口にもう一方の手の指を1〜2本袖口の内側に差し込んで広げ，手を袖の中に入れて脱ぐ。

(5) 脱いだガウンは医療用廃棄物として，所定の場所に捨てる。

(6) マスクや防護用メガネをはずし，紙製のものとプラスチック製のものを分別して所定の場所に捨てる。

(7) 看護帽を脱ぎ，所定の場所に捨てる。

(8) 再び前述の方法に準じて手洗いを行い，含嗽(うがい)をする。

〔その他〕

　ガウンテクニックの一般的な方法について述べたが，ガウンテクニックについては，ガウンの清潔・不潔の操作だけでなく，厳重な隔離が必要な場合は，靴や靴下を履きかえることや，ナースの身体清潔のためのシャワー設備が必要である。

　ナースの日常生活態度としては，感染予防の立場から看護衣や勤務靴のままで自室に帰ることは避けなければならない。また，帽子・マスク・予防衣・防護用メガネを着用した表情に乏しい姿で患者に接した場合の患者への精神的影響を考え，感染予防の目的を果たし，消毒しやすく，見た目にやわらかみのあるデザインの予防衣は，とくに長期入院患者には望まれる。

　また，感染予防に関する問題として，汚染した廃液や消毒液・排泄物などの処理がある。これらの汚染物質は汚物とともに水洗トイレの汚物流しに捨てられるが，そのあとの浄化について希釈その他の方法を講じ，環境衛生その他の公害防止に努めなければならない。そのためには，さらに各病院で処理方法について検討を重ね，医療や環境衛生などを中心に社会共通の問題としても研究・実施されなければならない。

> **ポイント**
> ●石けんをつけて流水で洗う。とくに汚染した場合はガウンを脱いでから，より厳密な方法で手洗いをする(8)。

7 汚染物品の取り扱い

　患者に使用されたものは，汚染物品として取り扱う。汚染物品には，ガーゼや綿球などの衛生材料や，注射器や注射針・留置カテーテルなどのディスポーザブル製品，導尿に使用するネラトンカテーテルなどのゴム製品，鑷子類や膿盆などの器具類など，さまざまである。

　これらを使用したあとには，廃棄物処理法に定められているように医療廃棄物の種類によって適切な取り扱いをする必要がある(→表M-8)。汚染物品を適切に取り扱うことが，医療従事者の安全を守ることにつながり，そのことが院内感染の予防にもなる。また，病院内だけでなく廃棄物を取り扱う業者などの安全を守

表M-8　汚染物品の種類別取り扱い

種類	取り扱い
衛生材料	汚物専用のごみ入れに廃棄する。感染症患者のものは別に決められたごみ入れかビニール袋に入れ，内容を明記して廃棄する。
ディスポーザブル製品	注射器や注射針，カテーテル類，防護用メガネは医療用廃棄物専用のごみ入れに廃棄する。感染症患者のものは，別に決められた物品入れに廃棄する。
ゴム製品	ネラトンカテーテルなどは，汚物専用の収納トレイに入れて中央材料室に回収してもらうか，ゴム手袋か鑷子で持ってカテーテルの内側と外側を水洗いしたのち，消毒液に浸漬し，即時消毒を行う。感染症患者のものは別に決められた消毒液で即時消毒を行う。
器械・器具類，ガラス製品	汚物専用の収納トレイに入れて中央材料室に回収してもらうか，水洗いしたのち，消毒液に浸漬し，即時消毒を行う。感染症患者のものは別に決められた消毒液で即時消毒を行う。

ることにもなり，大きくは社会の安全にもつながる。このように，汚染物品の適切な取り扱いは，感染予防の一分野である。

8 感染源(吐物・排泄物等)の処理

感染者から出た吐物・排泄物などは感染源となるので，感染予防対策としてナースは保護ゴーグル，ゴム手袋，保護マスクおよび，エプロンを装着して廃棄する。吐物などは膿盆にビニール袋をかぶせて受け，吐物を紙に吸着させたあとにビニール袋を膿盆から外して口を閉めて感染性廃棄物として，普通ゴミと区別して密閉できる容器に廃棄する。

9 感染者と非感染者への対応

感染が明確になった場合には，感染対策として感染経路を遮断するために隔離をする。感染者と同室の患者や見舞い客には事情を説明して検査を受けてもらい，感染の有無を確認する。その後も，感染の早期発見のために発熱の有無や体調不良の有無などについての観察を行う。

N 診療場面での安全と医療機器の管理

1 診療場面での安全と医療機器の管理に関する看護の意義

A 診療場面の安全に関する看護の意義

　保健師助産師看護師法（保助看法）では，看護師の業務は，傷病者もしくは褥婦に対する療養上の世話または診療の補助をすること，となっている。そして療養上の世話については，看護師独自の判断で業とすることができるものもあるとされている。言いかえると，ナースだけの判断ではできないものもあると解釈することができ，「療養上の世話」とはなにか，看護としての専門的知識や技術とはなにかが問われているが，看護に関しては法的にもさまざまな見解がある。また，保健師の業務とされている保健指導のなかに，傷病者の療養上の指導が含まれているが，この指導を行うにあたっては，主治医（歯科医を含む）があるときは，その指示を受けなければならないことが規定されている（保助看法 35 条）。

　これらのことは，ナースが行う療養上の世話のすべてに，ナースとしての専門的な判断が必要であるとともに，それが，主治医の診療方針と同一方向であることの必要性が示されている。そして，この主治医の診療方針には，ナースの観察事項や判断内容も情報として組み込まれているので，ナースは正確な観察や判断を情報として医師に積極的に提供する必要がある。

　診療は診察して治療・処置を行うことであり，診療時の看護は診察・治療およびそれに伴う検査に際して行われるものである。この診療をナースが補助するとき，医師の指示に従って診療の補助を行うと同時に，患者の療養上の世話を含めた観察と援助が，ナースの役割として求められる。言いかえると，医師が診療を容易に行えるような医師側からみた診療の補助と，患者が安楽で安全に診療が受けられるような患者側からみた受療への援助が求められるということである。

1 診察におけるナースの役割

　診察 medical examination は，医師が診断のために行う行為の総称で，患者や家族から情報を得たり，疾病の経過や治療の効果などを知るために実施する問診・視診・触診・打診および聴診である。検査データや X 線撮影したフィルムは診察の資料となる。

　診察場面におけるナースの役割は，診療の一部である診察が，医師によって円滑に行われるように介助するとともに，患者の心身の安楽と安全をはかりながら援助をすることである。

具体的には，診察に際しては，患者からの情報を十分に聞くことができるような診察環境を整えて，ゆったりとした気持ちで患者のニーズを把握するとともに，診断のための情報を得ることができるようにする。また，患者が困らないようにナースがそばに付き添って，医師との会話の橋渡しを行い，診察をするのに最も能率的で苦痛の少ない体位をとってもらうなど，患者を中心としたかかわりを行う。

さらに，治療方針の決定に際しては，医師が患者に治療法の種類や長所・短所などをすべて話したうえで，患者の考えを反映させて医療の内容を決めていくことができるように，ナースはその調整を行う。これは，インフォームドコンセント informed consent（直訳すれば「知らされたうえでの同意」）であり，患者が自分自身のことを知って，同意する権利であると同時に，医療者としては患者の人権を尊重することである。インフォームドコンセントは，治療だけでなく看護を行う場面でも当然必要である。インフォームドコンセントによって，医療者と患者の双方の意見の交流が行われ，それが治療後の患者の人生のあり方に影響を与えることも多い。

診察は医療施設内だけでなく，保健所・事業所・学校その他の地域医療すべての場で実施され，対象となる者の健康状態や年齢などは多種多様である。ナースは基本的な診察場面における看護を十分に理解し，それぞれの場で活用できる能力を身につけることが求められる。

2 検査におけるナースの役割

検査は身体計測とともに診断のためのデータを集め，治療方針をたて，病状の経過観察を行うために欠かすことができないものである。また，診療だけでなく疾病の予防や健康管理にも必要である。

近年，これらの検査は，医学・医療の発達，あるいは ME 機器の発展に伴って，その種類も多く，複雑な検査が容易に短時間で行われるようになった。また，従来の検査は，医師あるいはその指示によってナースが行うことが多かったが，現在では診療放射線技師・臨床検査技師・衛生検査技師などが専門技術者として医師の指示のもとにその業務を行うので，ナースが検査そのものを行うことはほとんどない。しかし，ナースは検査に関係がないというわけでなく，現在においても検査時の介助や患者への説明を含む患者の援助，あるいは検査材料（検体）の採取に関する協力は，ナースの役割である。

一般に行われる検査には，尿・血液・喀痰・組織片など患者から採取した検体を検査する検体検査と，生理機能検査・内視鏡検査・X線撮影などのような患者へ直接行う生体検査とがあり，臨床検査だけでも約700種類にも及んでいる。したがって，ナースは患者が安全に検査を受けられるように，行われる検査の目的・方法について理解したうえで援助を行う必要がある。

B 医療機器に関する看護の意義

医療機器とは，医学・医療に用いる機械・器具のことであり，一般的に ME 機器とよばれている。ME は medical electronics の略として用いられてきたが，最近では医学と工学の総合的な領域を意味する医用工学（medical engineering）

の意味で用いられることが多い。

　医用工学は，工学の理論および技術を医学・医療に応用し，生体システムを解明することによって，診断や治療法の開発を行おうとする学問のことである。この意味でのME機器は，医療に用いる機械・器具および材料などのハードの部分と，それらの機械・器具から得られたデータをもとに生体システムを研究するというソフトの部分も含まれている。

　医療現場でのME機器の使用は非常に多くなっており，在宅療養の際にも，酸素吸入器や吸引器などのME機器を使用することもまれではなくなった。このようなME機器の使用状況であっても，病院内にME機器を保守・管理する専門部門をもっている施設は非常に少ない。

　ME機器の取り扱いには，2007（平成19）年より医療法に「医療機器安全管理責任者」を配置することが義務づけられ，医師・薬剤師・看護師・臨床検査技師・診療放射線技師，その他の医療関係者から選任されている。1987（昭和62）年に人工心肺装置，血液透析装置，人工呼吸器などの生命維持装置の操作と保守点検を行う臨床工学技士の免許制度ができ，機器管理を専門に行う臨床工学部門を組織している病院もあるが，まだすべての病院・診療所に配置できておらず，ME機器の保守・管理はナースにまかされている施設も多い。また，ナース自身が患者の観察に利用しているME機器も多い。このようなME機器を，患者に適切に適応させることがナースにも求められている。

C 酸素療法に関する看護の意義

　日常的に行われる診療として，酸素療法がある。酸素療法は，全身に作用させてその効果を期待するもので，生体の酸素欠乏状態，つまり低酸素症 hypoxia に対して酸素を供給する治療方法である。酸素療法は酸素吸入とも称され，以前は患者の生命が危険なときに実施され，症状が重篤なときの治療であった。しかし，現在では慢性呼吸不全の患者が，症状が安定したあとQOLの観点から自宅での療養に切りかえて行う在宅酸素療法 home oxygen therapy（HOT）として，日常生活を営むなかでの使用も含め，広範囲の治療に活用されている。

　酸素療法は広義の薬物療法の1つであり，薬物と同様によくもわるくも作用する。つまり，酸素療法による効果は大きいが，不用意な酸素療法は炭酸ガス（CO_2）ナルコーシスをまねいて死にいたることもある。そのため，患者が安全に酸素療法を受けるためには，ナースが酸素療法の目的・方法，合併症について十分に理解し，酸素および酸素供給設備・機器，吸入器具の安全な操作を習得する必要がある。

　また，酸素療法が広範囲に活用されていることから，患者の日常生活を含めた支援は重要であり，患者やその家族への教育，介護職などの他職種や，酸素や機器を扱う専門業者との連携において，ナースの果たす役割は大きい。

D 吸引に関する看護の意義

　診断や治療のために，体腔内や管腔内，臓器あるいは結合組織内に貯留した滲出液・分泌液・血液・空気などを採取，あるいは排出する方法として，注射針を用いる穿刺，陰圧としたチューブを用いる吸引，挿入したチューブやフィルム類

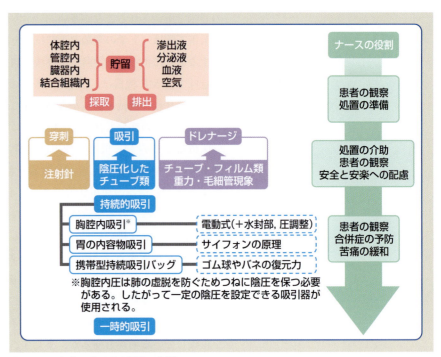

図 N-1 安全で安楽な処置の支援

に作用する重力や毛細管現象により排出させるドレナージ(排液法)などがある。

吸引 suction は日常的にナースが行う援助であるが，患者の安全と安楽を守るために，患者の状態を的確に観察し，感染などの合併症を予防し，体動制限などによる苦痛を緩和させるための支援を行う(➡図N-1)。

吸引には持続的なものと一時的なものがある。持続的吸引は治療や症状緩和を目的として，体内に貯留した血液や滲出液，および空気を低圧で長時間かけて排除する。一方，一時的吸引は気道閉塞や誤嚥性肺炎の予防を目的として，鼻腔，口腔，咽頭，気管内に貯留した分泌物などを必要に応じて除去する。

持続的吸引やその他の貯留物を，採取あるいは排除する処置は医師が実施するが，ナースは処置前後の患者の観察や準備を行い，処置中は一連の行為が円滑かつ安全・安楽に行われるように，処置を介助して患者の観察を行う。

胸腔内持続吸引と気道および口腔内の一時的吸引は，生命活動に欠かすことのできない呼吸機能を維持するために行われる。胸腔内持続吸引は，胸腔内に貯留した気体や液体を持続的に排除するために行われ，気道および口腔内の一時的吸引は，分泌物などによる気道の閉塞を予防するために，呼吸状態のアセスメントによって，その必要性がみとめられたときに行われる(➡図N-2)。

胸腔内持続吸引は医師が実施するが，その後の観察や管理は指示を受けてナースが実施する。一時的吸引は，観察や聴診によって気道や口腔内に分泌物が貯留していたり，喘鳴によって呼吸困難が予測できる場合に，気道を確保するためにナースが随時行う。呼吸機能を維持するための吸引が必要となる場合は，適切な処置が行われなければ，息苦しさが増強したり，呼吸困難がみとめられたり，生命そのものも危険にさらされることとなる。

このように，生命と直接かかわる吸引は患者の状態に対するアセスメントが重要であるとともに，侵襲的な処置である吸引による不安や苦痛を最小限とするために，ナースは呼吸器の形態・機能をふまえて，吸引器の性能や取り扱いを熟知して，安全で安楽な操作を習得しなければならない。

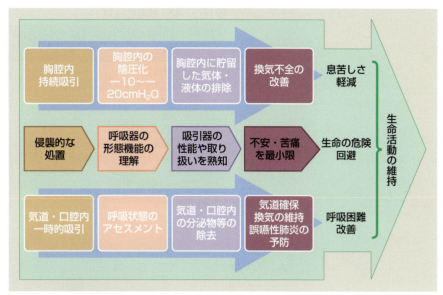

図N-2 呼吸機能を維持する吸引

ステップアップ

一時的吸引は医師またはナースが行うことが原則であるが，在宅療養，特別支援学校，特別養護老人ホームの現状をふまえて，在宅療養では口腔内・鼻腔内・気管内の吸引を，特別支援学校と特別養護老人ホームでは口腔内の吸引を，一定の条件のもとホームヘルパー，教員，介護職員が実施することを容認している。なお実施にあたり，①本人(もしくは保護者や家族等)との同意，②医学的管理体制の整備，③研修・指導・マニュアルの整備による技術水準の確保，④緊急時の連絡・支援体制の整備などの要件が求められる。

呼吸機能を維持する一時的吸引は，カテーテルを挿入する部位によって，口腔内吸引，鼻腔内吸引，気管内吸引に分けられる。咀嚼や嚥下機能を補助する口腔ケアの一環として行われる場合から，人工呼吸器による呼吸管理を必要とする場合の気管・気管支内の吸引まで，対象となる状態や基礎疾患は多岐にわたる。その頻度や方法，そして，感染や合併症を予防する方策はそれぞれに異なり，実施者に求められる知識や技術も異なってくる。

また，在宅で療養する人や，就学中の児童生徒，特別養護老人ホームの利用者が一時的吸引を必要とする場合には，ヘルパーなどの介護職員や教員などへの教育的支援が必要となる。

ナースは対象者の呼吸をたすけるために，治療内容や療養環境に応じて独自の機能を発揮することが期待されている。

2 診療場面での安全と医療機器の管理に関する基礎知識

A 医療機器に関する基礎知識

1 医療機器の種類とその原理

ME機器には，バイタルサインの測定や観察などのために日常的に使用するものや，吸引器や人工呼吸器・CTスキャナーなどのように治療や検査のために使用するものがある。そして，それらのME機器はナースが直接取り扱い管理するものと，直接に扱うことはないが，使用方法や使用の際の注意事項などは知っておく必要のあるものがある。表N-1および図N-3におもなME機器の種類を示す。

測定用のME機器の原理は，①生体から発生する振動や音・圧力・胸腹部などの動き，②腱反射・対光反射などのように外部から加えられた刺激に対する反応の物理的な変化，③脳波などにみられる電気的な変化や体液などの生化学的な

表 N-1　ME 機器の種類

日常的に使用する ME 機器(ナースが直接扱うか管理するもの)	その他の ME 機器(直接扱わないが, 関連のあるもの)
1. 測定用機器 　①電子体温計, ②パルスオキシメータ, ③自動血圧計, ④心電計, ⑤心電図モニタ, ⑥酸素濃度計, ⑦ベッドサイドモニタ, ⑧スケールベッドなど 2. 治療用機器 　①輸液ポンプ, ②吸入療法用機器, ③吸引器, ④低圧持続吸引器, ⑤人工呼吸器, ⑥加湿器, ⑦酸素療法用機器, ⑧手術用機器, ⑨人工透析装置など	①血液ガス分析装置, ②脳波計, ③内視鏡, ④超音波診断装置, ⑤CT スキャナー, ⑥MRI, ⑦ペースメーカ, ⑧人工心肺など

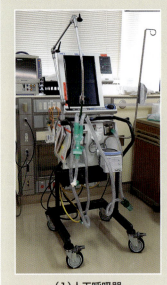
(1)人工呼吸器

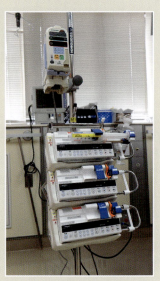
(2)微量点滴装置

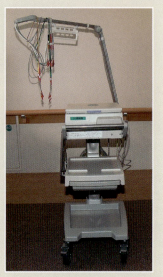
(3)脳波計

図 N-3　ME 機器の一例

変化を数量値におきかえ, それをデータとして表示するものである。

　また, 人工呼吸器のような治療用の ME 機器は, 提示された条件を, 内蔵された集積回路やコンピュータによって, あらかじめプログラムされていた定性的変化にかえ, 生体に適合した刺激として人体にはたらきかける。その他, 生体反応についてデータ分析を行い, その結果に従って機器の仕様を変更して, 人体にはたらきかける高度なものまである。

2 医療機器使用時の注意点

　ME 機器を使用するときには, 使用物品の滅菌が不十分なためにおこる細菌感染や, 血栓・気泡の混入によっておこる循環障害, 漏電による感電, サーモスタットの故障による異常高温のための火傷, 放射線の不適切な照射による被曝, 医療用ガスの取り扱いの不備による爆発や火災, 停電や電磁波による機器の作動停止など, さまざまな危険がひそんでいる(→表 N-2)。とくに, 携帯電話の普及により, 携帯電話の発する電磁波が, 心臓ペースメーカや除細動器などの植込み型医療機器のような微妙な作動の計器に関与し, 内蔵プログラムを干渉して誤作

表 N-2　ME 機器使用による危険

種類	内容例
生物的危険	・滅菌や消毒の不備による細菌感染 ・特異的な生体反応 ・血栓や気泡の混入による循環障害 ・異常高温や放射線量過多によるやけど ・放射線もれや照射過度による被曝 ・漏電などによる感電 ・停電などによる機器の作動停止のための呼吸停止，心停止 ・医療用ガスや薬品の誤用による生命危機など
機械的危険	・機器の落下や圧迫 ・パイプの亀裂やはずれ ・機器の腐食，材質の変性 ・誤作動 ・薬物や放射線のもれなど
電気的危険	・漏電，停電や通電障害による機器の停止 ・電圧の変化による情報のゆがみ ・他の機器への干渉など
その他	・爆発，火災など

動を引きおこす危険性がある。そのため，見舞い客に対して携帯電話の取り扱いを説明する必要がある[注1]。

注1：「医療機関における携帯電話等の使用に関する指針」（平成 26 年 8 月 19 日電波環境協議会）において医療機関での携帯電話等の使用ルールが示されている。総務省の「各種電波利用機器の電波が植込み型医療機器へ及ぼす影響を防止するための指針」（平成 30 年 7 月）では，「植込み型医療機器の装着者は携帯電話端末の使用及び携行に当たっては，携帯電話端末を植込み型医療機器の装着部位から 15 cm 程度以上離すこと」，「携帯電話端末の所持者は，15 cm 程度の離隔距離が確保できないおそれがある場合には，事前に携帯電話端末が電波を発射しない状態に切り替えるなどの対処をすることが望ましい」としている。

B 酸素療法に関する基礎知識

1 酸素吸入方法の種類

酸素療法は，酸素の吸入方法から，次の 3 種類に大別することができる。

(1) 上気道に酸素を供給して吸入させるもの（カニューレ・カテーテル・マスクを用いる方法）
(2) 上半身または頭部をテントでおおい，そのなかに酸素を供給して呼吸させるもの
(3) 人工呼吸の一種で，間欠的に圧力を加えて酸素を供給するもの

酸素療法のほか，酸素も用いて全身に作用させる吸入としては，吸入麻酔があり，麻酔薬にはセボフルラン・イソフルラン・亜酸化窒素（笑気）などさまざまなものがある。吸入の方法には吹送法や閉鎖式麻酔法，半閉鎖式麻酔法などがあり，同時に酸素も用いられるが，手術を中心とした特殊な吸入法であるので，ここでは説明を省く。

また，HOT は適応対象や適応基準が決められており，その導入については，患者や家族への教育が必要であり，医療機関，訪問看護体制および酸素業者との連携が必要である。

ポイント
●在宅酸素療法の健康保険適用の条件：対象疾患は，①高度慢性呼吸不全例，②肺高血圧症，③慢性心不全の対象患者，④チアノーゼ型先天性心不全疾患である。

2 酸素供給設備と容器

a 酸素ボンベ

圧縮された酸素（ガス状）はボンベに入っており，酸素のボンベは通常 500 L 入り・1,500 L 入り・6,000 L 入りの 3 種類が医療施設で使用される。充塡された酸

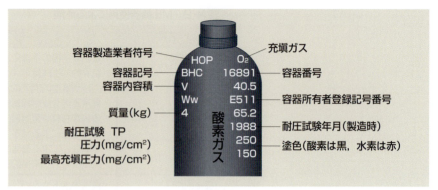

図N-4　容器の刻印例

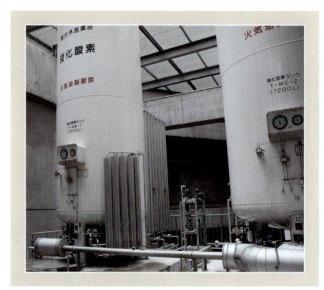

図N-5　液化酸素タンク

素ボンベの内圧は150気圧である。すなわち，各ボンベの内容積は，500 L入りは500/150 L，1,500 Lでは1,500/150 L，6,000 Lは6,000/150 Lである。このため，容器は内圧に耐える丈夫な鋼鉄製で，重さは6,000 L入りでは61.0 kgである。1,500 L入りと6,000 L入りボンベには倒れたときに栓の部分が損傷することを防ぐため，鋼鉄製のネジ付きキャップがある。なお，500 Lと1,500 Lの医療用酸素として市販されているものは，高圧による危険を避けるために100気圧以上あればラベルに「充満」と表示される[注2]。

また，ボンベは3年ごとに検査を受け，その容器証明が必要で，容器には図N-4のような刻印がなされている。容器証明がないと酸素を流入することができない。ボンベは重いので運ぶときは専用の運搬車を用いる。この運搬車はボンベ立てにもなる。

b 中央配管方式

中央配管方式を実施している医療施設には，液化酸素タンクまたは酸素ボンベ室がある。液化酸素は可搬式容器と定置式供給装置（タンク）がある。大規模な病院（300床以上の総合病院など）では，酸素の使用量が多く，設置スペースの縮小とガス補給の合理化のため，中央配管では液化酸素が使用されており，タンク型が多い（→図N-5）。タンクの容量は通常の使用量の約20日分である。病室の配管

ポイント
- 充塡圧力の単位は，Mpa（メガパスカル）を使用する場合が多い。酸素ボンベの内圧が150気圧の場合，14.7 Mpaである。
- 内容積5 Lをこえるものは容器バルブの損傷を防止するためのキャップが装着されなければならない。

注2：一般に「充満」と表示されているものでは100〜200気圧のものが多い。

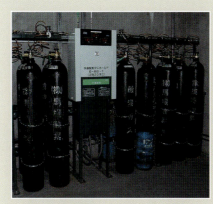
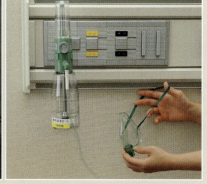

(1)酸素ボンベ室のボンベ　　(2)病室側(加湿器と流量計をセットしたもの)

図 N-6　中央配管方式

内圧力は約 0.4 MPa まで減圧されている。なお，ガス状の酸素は無色であるが，液化酸素は淡青色である。

　酸素ボンベ室には図 N-6-(1)のように 10〜20 本前後の 6,000 L のボンベの栓にアダプターがつけられ，それらが金属製の管で連結されており，約 0.4 MPa に減圧されてから病室へ送られる。病室では図 N-6-(2)のように壁のコックに流量計と加湿器(湿潤器)をセットして使用される。手術室・ICU・外来などでは，壁付きコックではなく，天井からコードを下げて用いる方式をとっている。

ⓒ 在宅酸素療法に用いる酸素供給装置

（1）**携帯用酸素ボンベ**　在宅酸素療法を行っている患者の外出用などとして，携帯用酸素ボンベがある。ボンベは携帯用のため小型で，アルミ合金や高強度ガラス繊維の多層構造など，内圧に耐える材質と構造になっており，105 L，165 L，355 L などの酸素が他の酸素ボンベと同じように圧縮されて入っている。外出に便利なように，ボンベを運ぶキャリーカートやバッグがある(➡図 N-7)。

（2）**液化酸素装置**　在宅酸素療法にも，携帯用として液化酸素が用いられる。

（3）**酸素濃縮器**　室内空気から酸素を濃縮して，毎分約 5〜6 L 程度発生させる機器で，膜型(酸素濃度約 40%)と吸着型(酸素濃度約 90% または約 40%)がある。慢性呼吸不全の患者の在宅での酸素療法におもに用いられている。どこでも酸素を濃縮して使用できる便利さがある(➡図 N-8)。なお，在宅酸素療法では，酸素濃縮器の故障や停電などの緊急時に備えて上記の酸素ボンベや液化酸素を用意しておき，いつでも使用できるように点検しておく。

　この酸素濃縮器による治療と看護技術は，現在のところカニューラおよびマスクによる方法に準じるものであり，また基礎看護技術よりも成人看護技術であると考えられるので，本書では説明を省く。

（4）**酸素発生器**　塩素酸ナトリウムと鉄などの混合物で形成される，固形酸素発生剤の熱分解によって酸素を発生させる装置である。

（5）**呼吸同調式デマンドバルブ(呼吸同調式レギュレータ)**　吸気をセンサーが感知して，酸素を供給する装置である。

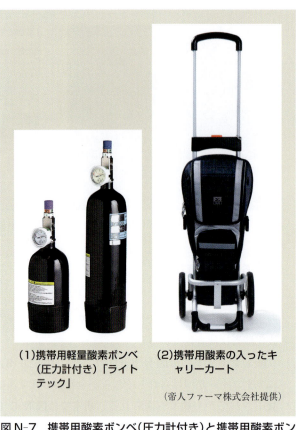

(1)携帯用軽量酸素ボンベ（圧力計付き）「ライトテック」

(2)携帯用酸素の入ったキャリーカート

（帝人ファーマ株式会社提供）

図 N-7　携帯用酸素ボンベ（圧力計付き）と携帯用酸素ボンベキャリーカート

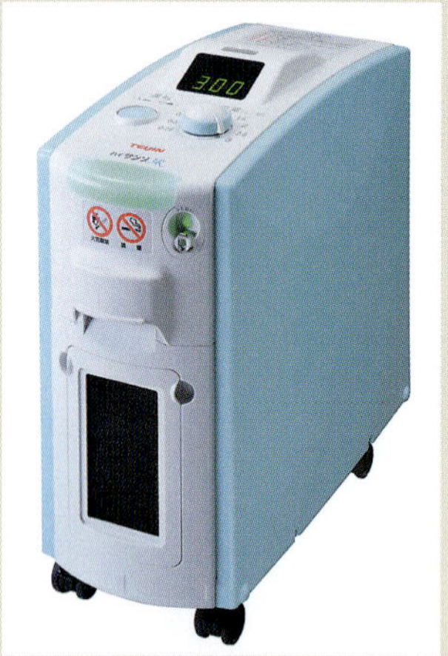

在宅医療用酸素濃縮装置「ハイサンソ R3R」

（帝人ファーマ株式会社提供）

図 N-8　酸素濃縮器の一例

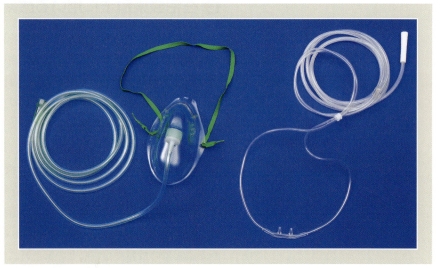

図 N-9　酸素マスクとカニューラ

3 吸入器具

患者が酸素を吸入する器具には，酸素マスク・カニューラ（➡図 N-9）・テント（上半身用・頭部用）・間欠的陽圧呼吸器（IPPB）などがおもに使用されている。それぞれ製造会社などによって構造や使用操作が異なる。

（1）**カニューラ**　通常のカニューラ以外に，カニューラの一部に酸素を貯留（20 mL 程度）できる部分があるリザーバ付きカニューラや，リザーバペンダントがある。

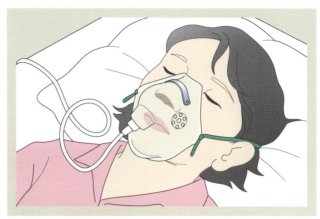

図 N-10　ポリマスク

（2）**酸素マスク**　ポリマスク poly mask・プラスチック-ディスポーザブルマスク plastic disposable mask，その他がある。わが国で使用されることの多いのはポリマスクである。これはポリエチレン製の袋で，先端に酸素を流入するチューブとの連結管があり，両端のゴムひもを耳に掛けて使用する（➡図N-10）。呼気による CO_2 を排出するために数個の穴があいている。

C　吸引に関する基礎知識

1　吸引装置

吸引装置は使用する環境や目的によって異なるが，一時的吸引には中央配管方式の室外吸引器，もしくは移動や持ち運びができる医療用電動式吸引器が使用される。胸腔内持続吸引には，低圧制御機構と水封部を備えた医療用吸引器が使用される。

a　中央配管方式による室外吸引器

全身麻酔による手術や，人工呼吸器による呼吸管理を必要とする人の医療を行う病院などでは，中央配管方式による室外吸引器の吸気口が，病室の壁などに医療用ガスの供給口に並んで設置されている（➡図N-11）。

室外吸引器は機械室に設置され，吸引ポンプ，吸引タンク，制御機器からなり，排気もそこで行われるため，病室内への排気がなく清潔で，モーターの音がしないので静かである。

b　医療用電動式吸引器（➡図N-12）

電源により吸引ポンプを駆動させると，本体の吸気口から排気口へ空気が流れることで陰圧（吸引圧）が生じる。使用時には本体に吸引容器を接続し，真空計（陰圧を表示する圧力計）を確認しながら，吸引圧調整計を操作する。

c　低圧持続吸引器（➡図N-13）

吸引器あるいは吸引源に専用の排液用装置を接続して使用する。排液用装置は滅菌されており，使用は一回限りである。排液用装置は，圧制御部と水封部，および排液容器を一体化した構造になっており，吸引物の量や性状にかかわらず，

第3章 ● 診療を支える看護技術

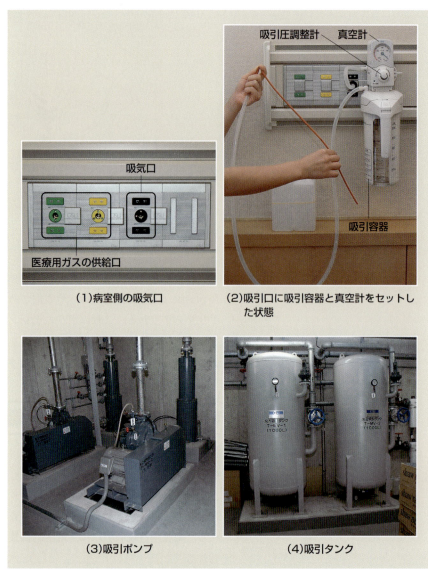

図 N-11　中央配管方式による室外吸引器

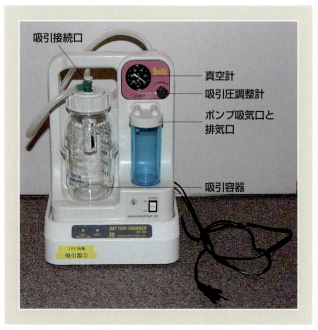

図 N-12　医療用電動式吸引器

N 診療場面での安全と医療機器の管理

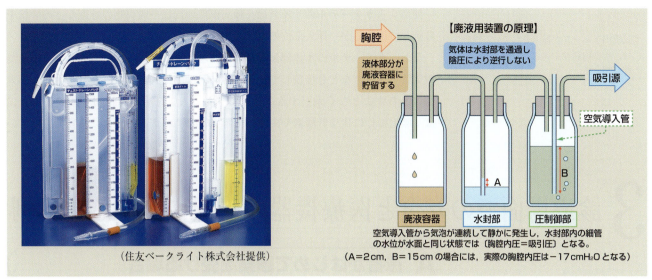

図 N-13 低圧持続吸引器

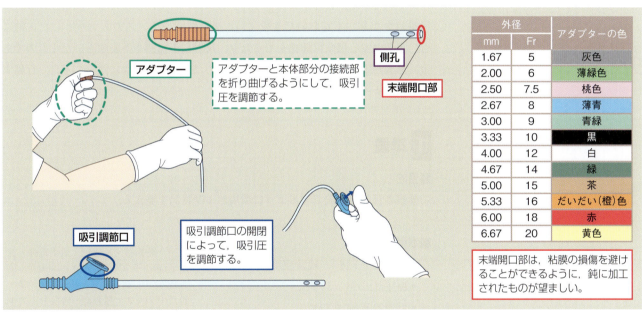

図 N-14 気道用吸引カテーテル

つねに一定の陰圧を保ちながら，空気や排液の逆流を防止する。

2 気道用吸引カテーテル

　気道用吸引カテーテル suction catheters for use in the respiratory tract は，プラスチック材料でつくられた，気道内の吸引に使用する管状の医療器具であり，先端部分に1つ以上の開口部があり，滅菌済みの製品は1本ずつ個別に包装されている（→図 N-14）。

　カテーテルのサイズは，本体部分の外径で示され（mm あるいは cm で表記），フレンチ（Fr）サイズが併記される。吸引源に接続する部分（アダプター）に色を使用する場合には，対応するカラーコードが規定されている。アダプター部分に吸引調節口があるものは，調節口を開閉することで，吸引圧を調節することができる。

ステップアップ

製品の多くは，原材料としてポリ塩化ビニルを使用している。

ステップアップ

無菌性の保証は，滅菌バリデーション基準，または当該基準と同等以上のものに基づかなければならない。

第3章● 診療を支える看護技術

ポイント
●気管内チューブが挿入されている場合には、その内径の1/2以下のサイズのものを使用する。

使用するカテーテルのサイズは、挿入部位の内径や吸引物の粘度などの性状を考慮して決めるが、挿入部位の内径の1/2以下のものとする。

なお、カテーテルの本体部分が薄いポリ塩化ビニルでカバーされ、人工呼吸器や気管チューブなどと接続して使用する製品は閉鎖式と称され、分泌物などを大気にさらすことなく吸引することができる。人工呼吸器を使用している場合には、吸引操作に伴う低酸素や内圧の低下による肺胞虚脱の予防に有効とされている。

3 診療場面での安全と医療機器の管理に関する具体例

A 患者がはじめて診察を受ける場合

診察をはじめて受ける患者は、診察の結果という疾病そのものだけでなく、なにをされるのか、自分がどのようにすればよいのか、また外来では自分の診察は何番目かなど、不安をいだきやすい。また医師やナースのちょっとした言動にも、患者は安心感や信頼感をもったり、反対に不信感や不安感をいだくものである。患者が安全で安楽に診察を受けるために、患者の立場にたって考え、行動する習慣がナースにはつねに求められる。

1 準備

■目的
診察の目的が達成できるように環境および物品を整える。

■準備する物品
- 診察用トレイ（一般診察用）注1
- 血圧計
- 計測器具（必要時）注2
- 患者用診察衣またはバスタオル・小シーツ
- その他注3
- 記録用紙類（必要時）
- 検査成績・撮影フィルム（必要時）
- 診察ベッド用のパッド・シーツ
- 脱衣かご
- 医師・ナース用の手洗い設備とペーパータオル

注1：聴診器・反射鏡・懐中電灯・舌圧子（舌圧子立てまたはケース入り、消毒済み）・打腱器・筆と針・皮膚鉛筆・巻尺・ノギス・握力計・角度計・アルコール綿（またはヒビテンアルコール綿など）とアルコール綿入れ・処置用膿盆・その他医師の指示によるもの。
注2：身長計・体重計・その他医師の指示によるもの。
注3：電気スタンド・シャウカステンなど。

■留意事項
(1) 室内環境を整備し、物品の整理整頓をつねに行う。
(2) 準備する物品は診察や記録が支障なく行えるように、使用するときの手順を考えて配置する。
(3) 感染予防のため、使用する物品の滅菌・消毒状況を確認する。

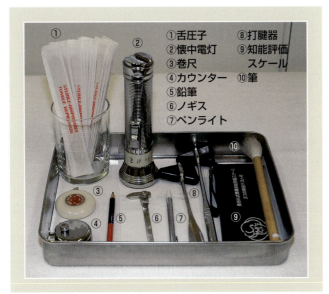

図N-15　診察用トレイの一例

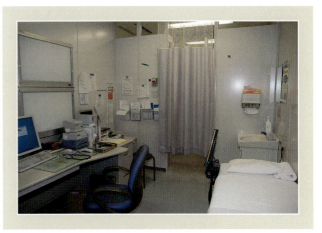

図N-16　外来診察室の一例

■実施方法

(1) 室内の清掃状態を確認し，換気をしてから温度(24±2℃)と湿度(50～60％)を調節する。
(2) 診察時に使用する物品の過不足を点検し，滅菌・消毒状況を確認する。消毒の必要なものがあれば消毒する(→277ページ，表M-3)。
(3) 診察用トレイ・血圧計などをワゴンまたは机の上に診察手順を考えて並べる(→図N-15, 16)。
(4) 外来の場合は，診察用ベッドにパッドまたは毛布を敷いてシーツでおおって，臥位で行う診察の準備をする。
(5) その他，使用する物品を使いやすいように配置する。

2 診察時の介助

■目的

医師の診察が円滑に行われ，患者が安心して診察が受けられるよう援助する。

■使用物品

準備した物品を使用する。

■留意事項

(1) 医師の行う診察の過程をあらかじめ確認しておく。
(2) 患者が信頼し，安心して受診できるように，あたたかい態度で接し，また言葉をかける。
(3) 医師が診察しやすく，また患者にとって少しでも安楽で安全な体位を工夫する。
(4) 患者に羞恥心をいだかせないように，不必要な露出を避ける。
(5) 診察に関する医師の患者への指示や説明を，患者が理解しているかを確認し，必要に応じて，患者に理解できる言葉や，実施しやすい具体的な方法を

> **ポイント**
> ●医師やナースは専門用語で話してしまうことも多い。専門用語を相手にわかる言葉，場合によっては標準語でなく方言で説明する。実施内容も，その人にできる具体的な方法の説明が必要である(インフォームドコンセント)(5)。

ポイント
●医師の診察の介助をして手順よく診察が終われば，患者の不安はなくなる。これは患者の安楽に通じる(6)。

ポイント
●一般には，仰臥位・側臥位・腹臥位・座位で行われるが，特殊な体位としてシムス位(半腹臥位)・膝胸位・截(砕)石位・骨盤高位などで行われることもある。身体に障害があり，必要な体位がとりにくいときは，バスタオルや枕などの補助物品を用いて身体を支えるか，それにかわる体位を工夫して支える(2)②。
●細かいところまでみるためには，十分な明るさが必要であるが，部位によっては患者の羞恥心に配慮する必要がある(3)。

　　　説明する。
(6)患者を1人にすることなく，必ず診察時にはナースがついて医師と患者の介助をする。
(7)1人の診察が終わるたびに必ず手洗いをする。

■**実施方法**
(1)患者が診察室に入室したら，カーテンまたはスクリーンをし，医師の予診(問診など)が行われるので，診察内容に応じてその準備をする。
(2)患者の準備をする。
　①診察部位の衣服を脱がせ，患者用寝衣を着せるか，バスタオル・小シーツなどでおおう。自分でできる患者には説明をして自分で行ってもらう。
　②医師が診察しやすい体位とする。
(3)診察しやすいように照明の位置をかえる。
(4)医師の診察を介助する。
　①診察に必要な物品を渡す。
　②必要に応じて患者の体位をかえ，不必要な露出部分をおおう。
　③医師の指示によって身体計測の介助をしたり，治療の介助などを実施する。
(5)診察が終わったら患者の衣服を整える。
　　診察時の衣服は着脱や動きやすいものが望ましいので，適切でない衣服を着用している場合は，次回診察のためにその指導をする。
(6)スクリーンを除き，必要に応じて換気する。
(7)患者が診察後の医師の指示や説明を理解しているかを確認し，理解が不足している場合は説明する。

3 あとかたづけ

■**目的**
診察に使用した物品や記録のあとしまつをし，次回の診察の準備をする。

■**留意事項**
(1)感染予防についての配慮を行い，とくに感染症患者に使用した物品は滅菌・消毒を完全に行う。
(2)次の診察がいつでもできるように物品を整備しておく。

■**実施方法**
(1)使用した物品は準備室に下げ，滅菌・消毒を行う。
　①金属製の舌圧子は消毒液につけて即時消毒を行い，水洗いしてから滅菌する。
　②聴診器・打腱器・ノギスなどはアルコール綿またはヒビテン®アルコール綿などでふく。
　③ディスポーザブル製品や注射針・汚染物は種類別に分け，廃棄・焼却の準備をする。
　④中央材料室で消毒を行う物品は所定の手続きをとって移送する。
(2)使用したリネン類は洗濯に出す。

(3)トレイをふいて，準備したときと同じ状態にトレイにセットして，戸棚に収納する。
(4)診療録・指示票などを整理し，必要に応じて記録を行う。
(5)換気を行い，室内の清掃を係の者に依頼する。

B 侵襲の大きな検査を受ける場合

　侵襲が大きい検査の場合は，患者が検査に対して不安をいだきやすかったり，検査による疲労や苦痛が生じやすい。そのためナースは，検査内容を十分に理解し，検査がもたらす患者への身体的，心理的影響を把握することで，患者が不安なく安楽に検査を受けられるよう援助することが求められる。

■実施前

(1)検査に必要な器械・器具を準備する。
(2)医師の指示や説明を患者が理解しているかを確認し，その理解度によっては再度説明したり補足する（インフォームドコンセント）。
(3)患者の不安を理解し，その除去に努める。
　侵襲が大きい検査の場合はとくに，患者は検査そのものや，その成績について不安をもっている。また，検査自体を拒否することもある。このようなことを配慮し，患者の言動を観察して，不安の原因などを把握し，その除去や軽減に努める。そのためには，十分な話し合いや，必要に応じて検査を指示した医師に報告・相談するなどの配慮をする。

■実施時

(1)患者の身体的な安楽をはかりながら，検査が正しく行えるように介助する。
　①検査に必要な体位であっても，不自然な体位や同一体位を持続していると疲労や苦痛が生じるので，その介助を行い，できるだけ早く終了できるよう必要な体位に支えたり固定する。
　②検体を採取する場合には，最も採取しやすい体位や方法を説明し，また患者自身が採取するものについては正しい方法を具体的に指導する注3。
　③必要に応じて検査用の物品を渡したり，操作を介助する。
(2)精神的動揺・不安を除去または軽減する。
(3)その他，衣服の着脱などは必要に応じて介助する。

■実施後

(1)検査後の症状を観察し，異常があればただちに医師に報告し対処する注4。
(2)使用物品のあとかたづけをする。
(3)検査のために食事制限を行っている場合は，医師の許可と指示を得て食膳を準備し，患者のもとへ運ぶ。必要に応じて食事の援助をする。
(4)検査結果は医師によって説明されるが，それに対する患者の態度や反応を観察し，必要に応じて適切な指導をする。

ポイント
● ナースは全体的な清掃への配慮と点検を行い，必要に応じて担当者に意見を述べ，また実施する(5)。

ポイント
● 医師の指示や説明を正しく伝えることによって，検体が正しく採取できる。また検査の条件を守らせることによって正確なデータが得られ，患者自身も安楽な体位がとれ，安全で迅速な検査が受けられる(2)。

注3：たとえば喀痰は含嗽してから手掌で胸部を押さえ，うつ向きかげんに喀出させるとよい。

ポイント
● 検査時の体位や身体露出による羞恥心，検査時の疼痛その他による精神的動揺や不安があるので，①不必要な露出がないようにして，静かで落ち着いた検査環境とし，②ナースはあたたかい態度で声をかけ，励ましたり説明をする(2)。

注4：たとえば，採血の場合では5mLの採血でも採血直後または数分後に血管迷走神経反応による血圧の低下や精神的影響による貧血状態になることがある。

ポイント
● 検査後は疲労や不快感を伴ったり，バイタルサインに変化をきたす場合があるので，十分な観察と医師との連絡を密にし，異常の早期発見に努め，迅速な処置を行う(1)。
● 検査結果は医師が指示した検査の結果であり，その結果の判定は診断の1つである。したがって，説明は医師が行うが，ナースの不用意な言動や，説明が理解不十分であったり，誤解などによって，患者は精神的動揺などをきたして思わぬ事態をおこすこともある(4)。
● ナースはこのようなことをまねかないためにも，説明の際は可能な限り同席して患者を観察し，不安や理解不足を見いだすように努める。また，患者から説明を求められた場合には，患者の反応や精神的状態・態度などを見ながら，理解しやすい言葉で説明する。その際，告げるべきでないことと告げるべきことの区別は医師の指示をあらかじめ得たり，相談しておくことも必要であり，疑問をもたせたり，不安の原因となるような言動は厳につつしむよう注意する(4)。

C 常時，医療機器を装着して療養する場合

ME機器を使用しているときには，患者は同一体位を保持する必要があったり，ME機器と身体をカテーテルやチューブなどのラインでつないでいるために体動に制限があるなど，身体的に拘束を受けることが多い。身体的な拘束は，精神的な圧迫感にもつながり，患者は心身の安楽を阻害される。

したがってナースは，日常的に使用するME機器については，その取り扱いおよび管理方法を間違わないようにするとともに，使用しているときに生じる危険から患者を守り，ME機器を使用している患者の身体的・精神的安楽をはかる必要がある。

また，各種のME機器の使用時の援助については，それぞれのME機器の取り扱い説明書を読んで行ってほしい。

■使用前

(1) 必要な機械・器具を準備する：使用するME機器の取り扱い説明書をよく読んで，部品をセットし，あらかじめ作動させ，機械の故障や部品の不足がないかなど，使用前に1度確認したうえで用意する。
(2) ME機器の使用について，患者や家族が医師から説明を受けて了解しているかを確認する。
(3) 患者や家族の不安を知り，その除去に努める。

> **ポイント**
> ●患者や家族がME機器についての説明を十分に理解している場合には，患者自身はリラックスしてME機器を受け入れることができる(2)。
> ●患者や家族は未知のME機器そのものについての不安や，ME機器による検査や治療から重篤感をもち，精神的に打撃を受けることがある。このようなことを配慮し，患者や家族の言動を観察して不安の原因などを把握し，その除去や軽減に努める。不安が強いようであれば，必要に応じて医師に報告し相談する(3)。

■使用時

(1) 患者の身体的な安楽をはかりながら，ME機器が正確に装着できるように介助する。
  ① ME機器を装着したときに，患者の体位が良肢位になるように介助を行い，また，同一体位を保持する必要があるときは，患者の苦痛を軽減できるように身体を支える。
  ② 必要に応じて物品を渡したり，操作を介助する。
(2) ME機器の使用中に，長時間にわたって同一体位を保持する必要があるときは，体圧が同一部位にかかって循環障害をおこすため，褥瘡ができないように援助する(➡378ページ)。
(3) 精神的な動揺や不安を軽減する：ナースは次のような援助を行う。
  ① たびたび訪室し，あたたかい態度で声をかけ，患者の不安などを傾聴する。
  ② 不必要な露出がないようにし，落ち着いた療養環境をつくる。
  ③ 夜間の睡眠が不十分な場合は，ケアの時間を調節し，日中に安静にできる時間をつくる。しかし，昼夜が逆転しないように昼間の睡眠時間に注意しておく。
(4) ME機器使用中の患者の一般状態および，ME機器を使用していることに関連する症状を観察し，異常があればただちに医師に報告し，対処する。
(5) ME機器の装着により介助が必要となった日常生活の援助を行う。
(6) その他，臨床工学技士と連携をとり，ME機器が安全に作動しているかを点検・管理する。
  ① 患者の感電防止のために，アースが確実に接続されているかを点検する(➡表N-3)。

> **ポイント**
> ●ME機器そのものに不慣れなことや，身体の露出などに伴う羞恥心，夜間のME機器の音で不眠になるなど，精神的に動揺したり不安になる(3)。

> **ポイント**
> ●数種類のME機器を装着している場合には，個々にアースを接続しないで一点アースにすることが望ましい。

N 診療場面での安全と医療機器の管理

表N-3 電流による人体反応（50 Hzまたは60 Hzの商用交流に対して）

	電流値(mA/秒)	人体反応
皮膚上を通電	1	電流をビリビリ感じる程度（最小感知電流）
	5	生理的に影響のない最大電流（最大許容電流）
	10〜20	持続した筋肉の収縮がおこり，握った裸電線をはなせなくなる（離脱限界電流）
	50	疼痛・気絶・人体損傷の可能性あり，心臓の律動異常の発生，呼吸器系への影響あり
	100	心室細動の発生
体内を通電	0.1	心室細動の発生

②使用中にME機器の調子がわるい場合は，ただちに医師や臨床工学技士に連絡するとともに，機器の運転を停止し，医師の指示のもとに適切な処置を行う。

■使用後
(1)患者に対し，身体的な拘束部位の安楽や，精神的な苦痛の除去に努める。
(2)患者の症状を観察し，異常があればただちに医師に報告し，対処する。ME機器の除去後は，体液バランスが一時的にアンバランスとなってバイタルサインに変化をきたす場合があるので，十分な観察を行うとともに，医師との連絡を密にし，異常の早期発見に努め，迅速な処置を行う。
(3)使用物品のあとかたづけを行う。
①感染予防のため，患者が使用した物品の滅菌・消毒を行う。とくに感染症患者に使用した物品の取り扱いや，滅菌・消毒は十分に注意して行う。
②使用後の機器を点検し，少しでも調子がわるい場合は，必ず修理に出す。ささいな故障でも取り扱い説明書に基づいて対処する。
③機器はていねいに取り扱い，適切な保管方法で収納する。

D 酸素療法（酸素吸入）の援助

a 酸素療法に共通する事項

■目的
酸素の欠乏状態つまり低酸素症に対してその症状を改善するために酸素を供給する。

■留意事項
(1)酸素の性質を十分に理解して，ボンベや器具を取り扱う。
(2)酸素ボンベを取り扱うときは，次のような点に注意して慎重に行動する。
①ボンベは立てて使用する。
②ボンベは運搬中や使用中に倒れないように，運搬車に付属の枠や鎖で確実に固定し，運搬は静かにゆっくり行う。

ポイント
●治療の1つとして医師によって方法や量が決定され，ナースはそれを介助し，患者の状態を観察する。しかし，医師の指示によってナースが実施することもあるので，方法の原則を理解しておく必要がある。
●吸入する酸素は無色・無味・無臭の気体で，熱によって膨張し，常温では比重1.105で空気より重く，酸素自体は燃えないが，他の物を燃えさせる支燃性ガスである。また可燃性ガスと混合すると燃焼・爆発をおこしやすい混合ガスになる。ボンベを自宅に設置する場合には，屋外では直射日光や風雨が防止でき，40℃以上にならない，水平で安定のある場所を選定する(1)。
●酸素は空気より重いので，床に寝かせて用いると，もれた場合に危険であり，また操作しにくい。運搬車を用いず，ボンベ立てのない場合は，倒れないようにベッドの脚に巻軸帯のような幅のある滑らないひもや専用の鎖で2〜3か所固定する(2)①。

第3章 ● 診療を支える看護技術

ポイント
- 患者や家族は酸素吸入をすることを重篤な状態と考え，生命の不安におびえることが多い。ナースはなぜ実施するのかを，患者が理解し，安心できる言葉で説明し，不安の予防や除去をはかる態度が必要である(3)②。
- 患者の酸素吸入による生理的な変化を観察しながら行い，環境適応をはかるために徐々に流出を中止する(3)③。
- 酸素という気体を水に通しても水を含まないが，その気流は水の表面から蒸発する水分を酸素の流れる方向に同時に移動させて湿気を多少与える。確実な湿度供給をするためには，機器付属のネブライザや超音波ネブライザを併用したり，テント内への蒸気吸入器による蒸気の導入などが必要となる(3)④。
- 下顎を引くと舌根部が圧迫され，反対に下顎を上げて頭部をそらせると気道は開く。患者の体位が半座位など上半身を多少でも挙上している場合は，背部に枕をあて，頭部をそらせぎみにする(3)⑤。
- 病院ではナースが実施したり臨床工学技士が行っているが，在宅では酸素療法を受けている人が毎日の点検を行うほか，定期的に酸素供給業者に委託して実施してもらう(4)。

③ボンベの酸素は高圧であるので圧力調整器をつけて使用する。
④圧力調整器がボンベの接続口と合わない場合はアダプターを用いて，酸素もれや，無理をして挿入することによるネジ切れなどの危険を避ける。
⑤火気に注意し，発火しやすい物を遠ざける。弁への注油，水素などの可燃性ガスとの貯蔵は避ける。
⑥バルブを開くときは酸素噴射による事故を防ぐために，酸素の出口を人のいない方向に向けて，静かに開ける。

(3) 実施にあたっては，次の点に注意する。
①医師が行う治療の介助として実施する。
②酸素吸入の必要性について説明し，患者や家族の不安を取り除く。
③酸素の流出はゆっくり開始して，しだいに流量を増す。中止するときも徐々に減少させる。
④酸素による粘膜の刺激・乾燥を避けるため，酸素を湿潤器に通すなどして湿気を含ませる。
⑤枕は1つにして，気道の圧迫による閉塞や狭くなることを避け，呼吸しやすい状態にする。

(4) 使用する機械器具の整備・点検を行う。

❺ カニューラによる酸素療法

■目的
両鼻孔からカニューラの鼻孔挿入部分を入れ，酸素を気道に供給する。

■使用物品
- 酸素ボンベおよびボンベ立て 注1
- 圧力調整器付き流量計 注2
- カニューラ
- 加湿器 注3
- ビニール管(1本) 注4
- 絆創膏とはさみ
- 小膿盆(1つ)

注1：酸素中央配管装置のある場合は，それを用いる。
注2：中央配管装置の場合は減圧された酸素が送られているので，圧力調整器は不要である。酸素用の圧力調整器は約3.5気圧になるように設計されている。
注3：流量計に付属したもの。
注4：流量計に湿潤器がついている場合は1本でよい。流量計とカニューラをつなぐもの。

ポイント
- 水が多すぎるとカニューラを接続するほうの管へ水が入ることがあるので，テストをして異常のないことを確認する(1)。
- 酸素の流量は，毎分2〜3Lで30〜40%の酸素が吸入される。4〜6L以上になると気流が強くなって吸入が困難となったり，5L以上では加湿器の栓が飛ぶことがある(2)。
- もし無理であれば，マスクやテントを用いた酸素療法にする(3)。
- これらの呼吸法により，肺への空気の交換が効率よく実施することができる。また，これらの呼吸法を生活の動作に合わせて行うと，息苦しさなく過ごすことができる(5)。

■留意事項
前述の「留意事項」に加えて，次の点に留意する。
(1) 加湿器には清潔な水を使用し，酸素の流入する管の末端が水に十分つかっている状態(約2cm以上)とする。
(2) 酸素の流量は医師の指示によって決定されるが，実施者は患者の状態をよく観察する。
(3) 酸素流量は毎分同じ量を供給しても，患者が口を開けていると酸素は散逸し，肺胞に達する濃度は薄くなるので可能な限り口呼吸をしないように伝える。
(4) カニューラを除去するときは，酸素を徐々に少なくして流量目盛りを0にしてから行う。
(5) 在宅の場合は，腹式呼吸と，口をすぼめたままゆっくり息を吐き出す口すぼめ呼吸を練習しておく。

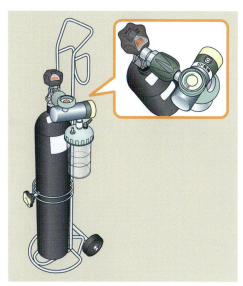

図 N-17　圧力調整器と流量計

■実施方法

(1) 準備室で吸入機器・器具の点検をする。
　①酸素ボンベの口を人のいない方向に向けてバルブを瞬間的に開いて閉じる操作を行う。
　②圧力調整器付きの酸素流量計をボンベの口にセットしてバルブをゆるめ，接続部のもれの有無を点検し，またボンベの酸素の圧と量を確認する。次に流量つまみをまわして，フロートの動きが順調であるかどうかをみる(➡図 N-17)。
(2) 流量計のついたボンベとその他の物品を患者のもとに運び，ボンベを立てて固定する。
(3) 患者や家族に酸素吸入やその方法について説明し，安心して吸入できるように努める。
(4) 流量計の接続口とカニューラについている接続管を接続する。
(5) 医師が指示した流量の酸素を流し，湿潤器の水がカテーテルの管のほうまで上がらないことを確認する。
(6) 枕を1つにして気道に酸素が入りやすい体位とする。
(7) カニューラを両鼻腔に挿入し，耳掛け式のものは患者のサイズに合わせて，眼鏡と同じように耳に掛ける(➡図 N-18)。輪になった頭部固定用のものは，耳に掛け，顎で固定する。
(8) 鼻腔部分のカニューラがゆるむ場合は，絆創膏で固定する。
(9) 酸素を少しずつ指示された量まで流量計で確かめながら流す。
(10) しばらく観察して異常のないことを確かめ，ナースコールを患者の手もとに置いて，異常があればナースをいつでも呼べる状態にして退室する。

ⓒ マスクによる酸素吸入

「目的」「使用物品」「留意事項」「実施方法」は，マスクを掛ける以外はカニューラを用いた場合と同じである。

この方法は，口と鼻をおおっているので，カニューラによる方法より酸素は有効に利用できる。吸入される酸素濃度は，1分間2Lで約35％，4Lで約45％，

ポイント

●酸素が入っていることの確認と噴出口の微細な塵埃を除去する。この操作は準備室で行う。病室で行うと噴出音が大きいので患者を驚かせたり，不測の噴出事故がおこる危険もある(1)①。

●ボンベの口と流量計のコネクターが合わない場合は接続栓をつける。また，パッキングがなかったり古くなっていると酸素もれがおこるので点検しておく。酸素もれは音でわかるが，ごく少量の場合は綿花に水を含ませて接続部分に押しあてながら，気泡が出ないかを見る。ボンベ内の酸素の残量は，次のように計算する。1,500 L のボンベで 50 気圧を示している場合では，1,500(L)×50/150＝500 L，つまり約 500 L が残っていることになる。また，医師が指示した流量の消費時間を理解しておくことも必要である(1)②。

●カニューラがディスポーザブルの場合は接続管がついている。流量計は接続湿潤器がセットされているものの場合は，湿潤器の上部にある接続口にビニール管を挿入して，その先にカテーテルを接続管で取り付ける。
また，中央配管方式の場合は圧力調整器や圧力メータはなく，流量計をコックに直接またはアダプター(接続器具)を用いて接続する(4)。

●水が多すぎる場合はカニューラの方向に水が入り，気道に流入するので危険である(5)。

●カニューラとカテーテルでは挿入の長さが異なるが，酸素の流量が同じであれば気道に入る酸素量もほぼ同じであり，効果はかわらない。酸素濃度計で測定して確かめてみるとよい。酸素を流すと，気流のため鼻腔に涼しさを感じることがある(9)。

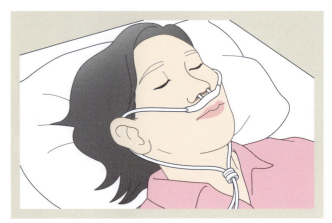

図N-18　カニューラ

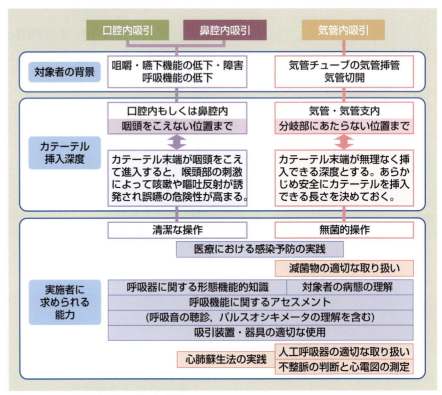

図N-19　一時的吸引の種類と特徴

6Lで約55%とされている。しかし，食事や口腔・鼻腔から吸引などを行う場合はマスクをはずさなければならないので，その間は吸入できないという不便さがある。

E　一時的吸引による呼吸の援助

ⓐ 吸引の種類と特徴および実施者に求められる能力

　口腔内や鼻腔内の吸引を必要とする人の年齢や病態はさまざまであるが，その背景としては咀嚼・嚥下機能の低下や障害，呼吸運動の障害による呼吸機能の低下がある。そして気管内吸引を必要とする人は，換気を維持するために気管内にチューブを挿入，あるいは気管切開によって人工気道を有している（➡図N-19）。

表 N-4　吸引時に守るべき事項

項目	具体的な操作
圧	・−20 kPa を上限とする ・圧設定はカテーテルを閉塞させた状態で行う
時間	・1 回の吸引時間は，10 秒以内 ・1 回の操作時間は，20 秒以内
カテーテル操作	・無理な力を加えず自然に扱う ・1 か所にとどめずゆっくりと操作する

　気道を確保して正常な呼吸機能を維持する吸引は，生命を維持するために欠かすことのできない医療行為であるが，不必要あるいは不適切な吸引の実施は，対象者に苦痛を与え，感染の危険性を高めるだけでなく，致死的な合併症を引きおこす要因となる。

　吸引の実施にあたっては，呼吸器に関する形態・機能的知識と対象者の病態をふまえて，呼吸機能を正しくアセスメントし，必要性やその方法を判断したうえで，使用する装置や器具を適切に使用できる能力が必要である。そして気管内吸引を実施する場合には，正しく操作した場合であっても，状態を悪化させたり重篤な合併症が発生したりすることをふまえて，心肺蘇生法を実践できる必要がある。

> **ポイント**
> ●人工気道を有していても，気道内の分泌物を効果的に喀出できる人は，気管内吸引を行う必要はない。

ⓑ 吸引操作上守るべき事項（→表 N-4）

■圧

　粘膜の損傷を避けるために，吸引する圧（陰圧）は，吸引の種類にかかわらず，−20 kPa（−150 mmHg）を上限とし，対象者と吸引物の状態に合わせて適切に設定する。圧の設定は，カテーテルを完全に閉塞させた状態で行う。

■時間

　呼吸に必要な酸素や空気を過剰に吸引しないために，1 回の吸引時間は，吸引の種類にかかわらず，10 秒以内とする。気管内吸引の場合は，圧をかけない状態で，吸息時にカテーテルを挿入するが，1 回のカテーテルの挿入と吸引・抜去するまでの時間は 20 秒以内とする。

■カテーテル操作

　吸引の種類にかかわらず，カテーテルの挿入から抜去までの操作は，無理な力を加えることなく自然に行う。口腔内吸引中にカテーテルをかんでしまった場合には，カテーテルを閉塞させて陰圧をかけない状態で咬筋が弛緩して開口するのを待つ。鼻腔内や気管内にカテーテルを進入させるときに抵抗を感じたら，無理に進めず引き戻す。また，陰圧をかけた状態でカテーテル末端を上下に動かす，あるいは 1 か所にとどめることはせず，ゆっくりと位置をずらしながら引き戻すようにする。

ⓒ 具体的方法

■使用物品

- 気道用吸引カテーテル[注1]

注1：目的に合った，適切なサイズ（外径および長さ）のものを選ぶ。

- 吸引装置[注2]
- カテーテル内洗浄用の水とその容器[注3]
- 消毒用エタノール含浸綿[注4]
- 手袋，マスク，ビニールエプロン，ゴーグル[注5]
- パルスオキシメータ，聴診器，手指消毒用アルコール製剤

> [注2]：吸引容器には，洗浄しやすいように水を入れてもよい。
> [注3]：気管内吸引の場合は滅菌された精製水または生理食塩水と滅菌カップを，1回もしくは一連の吸引操作ごとに用意する。
> [注4]：1回の吸引操作で分泌物が除去できず，状態が安定するのを確認したうえで引き続き吸引操作を行う際に，カテーテルの外側に付着した分泌物をふき取るために使用する。
> 閉鎖式のカテーテルを使用する場合には，吸引操作後のカテーテルを洗浄する生理食塩水などの指定された洗浄用の溶液などが必要となる。
> [注5]：気管内吸引においては，必要に応じて滅菌された手袋を使用する。吸引操作に伴う咳嗽反射によって分泌物の飛沫が予測される場合には，その他の防護用具を使用する。

■留意事項

(1) 呼吸状態のアセスメントによって吸引の必要性がみとめられた場合には，その理由や具体的方法について対象者に説明し，了解を得て行う。
(2) 気道分泌物の媒介による感染を予防し，かつ対象者に吸引操作に起因する呼吸器感染症を引きおこさないために，適切な手洗い，手指消毒，手袋の着用を行う。
(3) 対象者の状態から必要と判断された場合には，酸素，心電図モニタ，用手的蘇生バックなどを準備してから実施する。

■実施方法

(1) パルスオキシメータを用いて機能的酸素飽和度を測定する。必要があれば，パルスオキシメータは装着したまま測定を続ける。
(2) 体位と姿勢を，カテーテルの挿入に適するように整える。
(3) 手袋，その他の防護用具を装着する。
(4) 気道用吸引カテーテルを包装から出し，吸引源と接続する。
(5) カテーテルを閉塞させた状態で，吸引圧を確認する。
(6) 声をかけながら，陰圧をかけない状態で，カテーテルを静かに挿入する。
(7) 陰圧をかけながら，カテーテルをゆっくり引き戻す。
(8) 分泌物などがある場所では，カテーテルを戻す操作を少しの間だけとめる。
(9) カテーテルの外側に付着した分泌物を，消毒用エタノール含浸綿を用いてふき取る。
(10) 洗浄用の水を吸引して，カテーテルの内腔に付着した分泌物をできるだけ除去する。
(11) パルスオキシメータを用いて機能的酸素飽和度を測定し，呼吸状態を観察する。
(12) 安全で安楽な体位に整える。
(13) 一連の吸引操作に使用した物品を，手続きに従って処理する。
(14) 手を洗う，あるいは手指消毒をして，所定の様式で記録をする。

○ 検体・静脈血の採取と管理

1 検体・静脈血の採取と管理に関する看護の意義

　検体検査は，健康診断や確定診断，治療の影響・効果を判定するなどのために行われ，ナースは尿・糞便，静脈血を採取して取り扱うことが多い。検査結果は診断や診療方針の決定に関与するため，正確な検査結果が得られるよう的確な手技で，定められた方法で採取する。また，検体それ自体が感染源ともなりえるため，安全に取り扱う必要がある。

　これら検体の採取や取扱いは，ナースにとっては日常的な業務である。一方，検体を提出する人にとっては非日常の行為であり，検体採取には羞恥心や痛みを伴う場合が多い。ナースは検査を受ける人の気持ちを慮ることを忘れず，その人が診療を受ける目的や背景を知り，検査結果が対象者の生活に及ぼす影響をも考慮しなければならない。

　正確な検査結果を得るためには，各施設において医師や関係する職種と協議して手順書を作成し，関係者が間違いなく同じように準備，実施・介助・提出，片づけができるよう整える必要がある。ナースは採取方法や量・時間など，検査について不明な点がある場合には，主治医や臨床検査技師などに質問し，理解・納得してから行動する。検体は身体の一部であり，その採取は検査を受ける人の安全や安楽にかかわるので，採取方法を間違えたり，必要以上に採取したりするようなことがあってはならない。誤った採取は法に反するだけでなく，人道上の問題や生命の危険につながることもあるので，細心の注意と十分な理解のもとに行わなければならない。

2 検体・静脈血の採取と管理に関する基礎知識

　ここでは静脈血の採取（以下，採血）について，使用器具と採取方法を中心に記す。

A 採血に使用される器具

　一般的には，滅菌済み採血用針 sterile blood collection needle（以下，採血用針）と採血用ホルダ，あるいはホルダ付の採血用針，および滅菌済みの真空採血管（以下，真空採血管）を使用する。注射針と注射筒を用いて採血し，注射筒内の

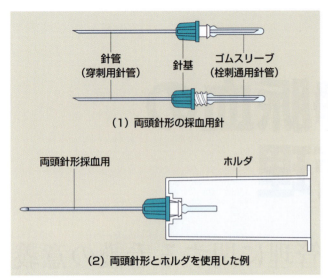

図 O-1　両頭針形採血用針の構造と使用例（一例）

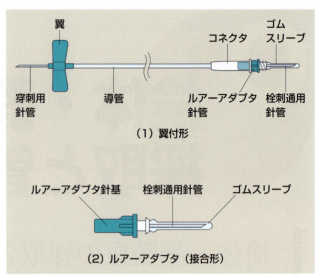

図 O-2　翼付針形採血用針とルアーアダプタの構造（翼付形と接合形）

血液を採血管などの容器に移すこともある。

1 採血用針

　採血用針には，両頭針形や翼付針形，ホルダ付があり，ルアーアダプタは真空採血管専用の採血用針アダプタである。

　両頭針形は真空採血管専用の採血用針で，針管，針基，ゴムスリーブで構成される。翼付針形は，翼付針をもった採血用針で，穿刺用針管，翼，導管，コネクタ，ルアーアダプタから構成され，採血後は必要に応じ，翼付部と輸液の流路とを接続し，輸液の流路の一部として用いることができる。ホルダ付採血用針は，あらかじめホルダに採血用針が装着され，ホルダと一体化された採血用針である。ルアーアダプタは，真空採血管専用の採血用針アダプタで，ルアーアダプタ針基，栓刺通用針管，ゴムスリーブから構成され，一般の翼付針などを用いて採血するときに使用する（→図 O-1，2）。

　いずれもゴムスリーブでおおわれた栓刺通用針管に真空採血管を付けて用い，複数本の採血管への血液採集が可能である。

> **ポイント**
> ●ゴムスリーブでおおわれた栓刺通用針管で手指を傷つけないよう注意する。
>
>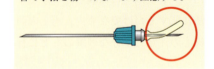

2 真空採血管

　真空採血管は，あらかじめ採血量分が減圧されており，そのままただちに使用でき，かつ単回使用で滅菌済みの静脈血採集用容器である（→図 O-3）。管および栓からなり，検査目的の分析を実施可能にするために，採血管内に添加物を添加したものもある。駆血帯を装着して穿刺用針管を静脈に刺入した状態で，真空採血管の栓に栓刺通用針管を差し入れると，規定量の血液が吸引・採取され血流が停止する。

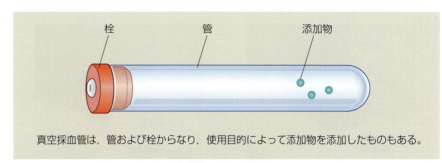

真空採血管は，管および栓からなり，使用目的によって添加物を添加したものもある。

図O-3　真空採血管の構成および各部の名称例

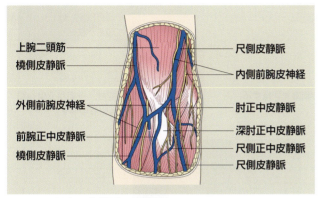

図O-4　肘窩の皮静脈と皮神経

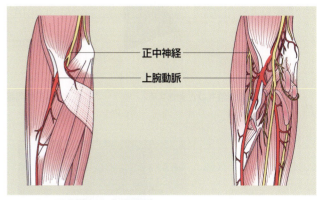

図O-5　正中神経と上腕動脈

3 検体・静脈血の採取と管理に関する具体例

A 採血の部位と方法

採血を安全・安楽に実施するためには，目的に合致した適切な皮静脈（以下，血管）を選定し，駆血帯を装着して穿刺部位を消毒し，採血針を血管に刺入する。その後，用意した真空採血管に規定量の血液を採集したあと，採血針を血管から抜いて定められた方法で処分しなければならない。なかでも血管の選定は，確実な採血にとって重要である。解剖学的知識に基づき，その人の特性や状態をふまえて，場合によっては相談しながら，自信をもって穿刺できる，最も安全・安楽な部位・血管を選定する。実施に際しては，患者の理解や成長・発達に応じて適切な説明を行い，手順にそって指示された内容を確認する。適切な感染予防策を行い，患者とナースともに安全・安楽につながる安定した姿勢・体位で実施する。

以下，採血の要点を説明する。指示確認，感染予防策などに関しては，別項の記載を参照のこと。

1 穿刺血管の選定

一般的には，肘窩の皮静脈のなかから，最も適した血管を選定する（➡図O-4，5）。治療の影響で穿刺側や部位が限定されることもあるので，療養状況に応じて

> **ポイント**
> ●指先の感覚を鋭敏にするためには，日ごろから血管を触れて確かめる練習を繰り返すとよい。

第3章 ● 診療を支える看護技術

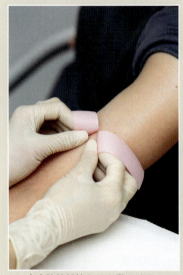
(1)装着部位をひと巻きする。

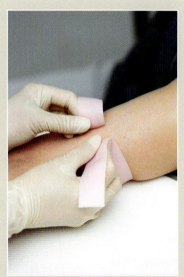
(2)装着部位周囲径の両端を把持する。

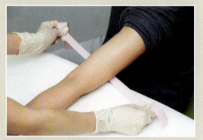
(3)周囲径の両端を持ち，皮膚から少し離れた状態で均等に引きのばす。

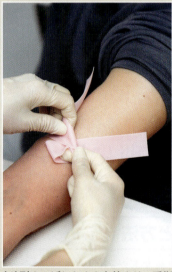
(4)引きのばしたまま交差させ，手指を使って上側のゴムを下側にくぐらせる。

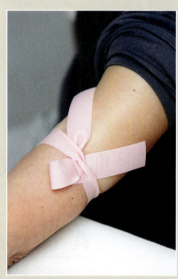
(5)ゴムの両端が穿刺の妨げにならないように上腕部（身体の中枢側）に位置するようにとめる。

図 O-6　駆血帯の装着

> **ポイント**
> ●駆血帯の共用は，感染リスクの可能性があるため行わない。血液汚染や感染症リスクの高い部署ではディスポーザブル駆血帯の使用を検討する。

制限がないかなどを本人に確認したり，病歴を確かめたりする必要がある。血管の太さや走行は個人差が大きく，血管ごとに硬度や弾力，可動性が異なる。皮下組織の厚さによっては，目視できる血管がない，目視できる血管が採血に適さないこともあるので，指先の感覚を鋭敏にして適切な血管を選定する。

2 駆血帯の装着

採血時には通常，血管を怒張させて必要な血液を採集するために，穿刺部位より中枢側に伸縮性のある素材を巻く。これを駆血帯といい，いろいろなタイプのものが販売されている。装着時には皮膚を巻き込まないように，全体を引きのばすようにして装着する（➡図O-6）。

> **ポイント**
> ●金具付のゴム管タイプは，金具部分だけを引っぱるようにして装着すると，皮膚を巻き込む場合が多いので注意する。

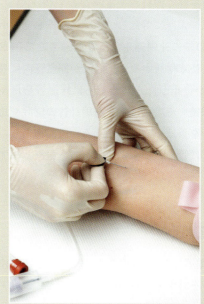
(1) 翼付針の翼をつまむように持ち，反対の手指で刺入部の皮膚を軽く伸展させる。

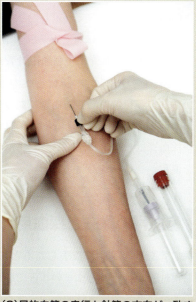
(2) 目的血管の走行と針管の方向が一致するように，穿刺部位より数ミリ末梢側の皮膚から適切な角度をつけて，針を刺す。

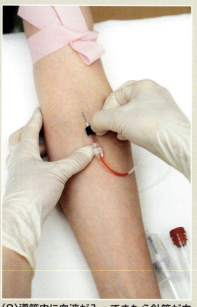
(3) 導管内に血液が入ってきたら針管が血管と平行になるように，穿刺時の角度をなくす。血管内で穿刺用針管が安定した状態となるよう，血管内の針を数ミリ進める。

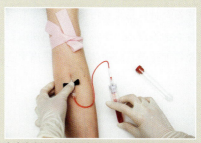
(4) 穿刺用針管が血管内で安定した状態を保つよう翼部分を軽く支え，真空採血管をホルダにまっすぐ完全に押し込む（押し込むと同時に採血管内に血液が吸引・採取される）。

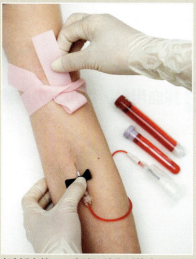
(5) 採血管への血液の流入が停止したら，ただちに採血管をホルダから外す（採血管の栓から穿刺適用針管を抜く）。最後の採血管をホルダから抜去したあとに駆血帯を外す。

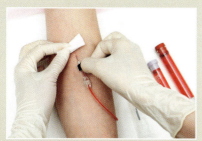
(6) 駆血帯を外してから穿刺用針管を抜去し，同時に止血操作を行う。

図 O-7 採血の方法

ポイント
- 穿刺する静脈の走行に対して，実施者の体幹が垂直になるような位置に整えると，血管の走行と針管の方向とが一致しやすい。

3 穿刺部皮膚の消毒と採血針の穿刺，真空採血管への血液採集

穿刺部位を消毒し，専用ホルダにセットされた穿刺用針管のプロテクタを外し，静脈の走行にそって選定した血管に採血用針を穿刺する。両頭針形の採血用針の場合はホルダ部分を持ち，翼付針形の場合は翼を持ち穿刺する（→図 O-7-(1)）。皮下組織が厚い場合には，穿刺角度が大きくなりすぎないように，血管を穿刺する位置より数ミリ末梢側の皮膚から刺入する。穿刺時はスムーズに針が皮

膚や血管を刺通するように，刺入部の皮膚を軽く伸展させる(➡図O-7-(2))。

穿刺用針管が血管内で安定した状態を保つように留意しつつ，真空採血管をホルダにまっすぐ完全に押し込み，採血管の栓に栓刺通用針管を刺通させる(➡図O-7-(3))。真空採血管に栓刺通用針管が正しく刺通すると，血液が採血管内に吸引される(➡図O-7-(4))。採血管への血流が停止したら，ただちに採血管をホルダから外す。複数の真空採血管に血液を採集する場合は，穿刺用針管の位置や角度がかわらないよう注意しながら，採血管を手ばやく取りかえる。添加物入りの真空採血管は，ホルダから外したら，すぐに管を転がすようにして，血液と添加物を混和させる(➡図O-7-(5))。

4 駆血帯の除去と採血用針の抜去

採血管をホルダから抜去したあとに駆血帯を外す(➡図O-7-(6))。採血管に栓刺通用針管が刺さったままの状況で駆血帯を外すと，駆血帯を外すことによる圧力の変動によって採血管内の内容物などが体内に逆流する可能性がある。

穿刺用針管を血管から抜去し，止血操作を行う。針管の角度をかえないように注意しながら抜去し，抜針と同時にアルコール綿などをあて，血管穿刺部位の上をしっかりと押さえて止血する。患者の協力が得られる場合には，止血方法を説明する。穿刺部位にあてた綿花などを絆創膏で固定する場合には，絆創膏かぶれなどをおこさないかを確認してから行う。絆創膏で固定した場合には，5分程度穿刺部を圧迫するよう説明する。

5 採血用針・ホルダの廃棄と検体の提出

採血用針・ホルダを所定の手続きで廃棄する。目に見える汚染がなくてもホルダに血液が付着した場合には，感染の可能性があるため，ホルダは単回使用とする。採血管に貼付されたラベルの記載事項を再度確認し，検体として提出する。

P 患部の保護と罨法

1 患部の保護と罨法に関する看護の意義

　包帯 bandage は清潔な布類などで身体の一部を保護することにより，罨法 compress は身体の一部に温熱刺激または寒冷刺激を加えることにより，患部の治癒を促し心身の安楽をはかる技法である。傷をおおい圧迫・止血したり，額を冷たい水で冷やしたりする行為は，原始の時代までさかのぼることができ，包帯と罨法は古くから治療法として行われてきた。

　近年，医療産業は異分野からの参入により成長し，包帯や罨法に使用される物品も次々に開発され，適用の範囲や使用方法も拡大している。治療法としての包帯・罨法は，内科系・外科系を問わず医療すべての分野で行われ，加齢に伴う筋骨格系の故障への対処など，とくに理学療法に占める位置は大きい。また，スポーツ医学の分野では，競技や個人の特性を考慮した適用が研究され，競技者の健康管理の一環として専門のトレーナーが実践している。

　その一方で，患部を保護したり温冷刺激を加えたりすることは，精神的安定や身体的安楽をもたらし苦痛をやわらげる重要な看護技術でもある。医療・看護を提供する場が施設から在宅へと広がり，災害時や予期せぬ事故発生時の対処と看護が求められる時代において，包帯や罨法の目的と原則を理解し，看護技術として安全に実施することは，人の治癒力を高めて苦痛を緩和する大切な看護となる。

2 患部の保護と罨法に関する基礎知識

A 包帯

ステップアップ
包帯 bandage は創傷や疾病の治療のために，患者の身体に比較的長時間装着する衛生材料や器具のことで，包帯の装着方法は包帯法 bandaging といわれる。

　包帯装着は，組織を被覆・保護，圧迫，支持・固定，牽引，矯正する，滲出液を吸収する，あるいは適用薬剤やガーゼなどを保持することを目的として行われ，包帯に使用されるすべての物品を包帯材料という。包帯装着に際しては，装着目的に適した包帯材料を選び，実施上の原則を理解して，感染や循環障害・運動障害をおこさないように適切に装着する。

1 目的

(1) **被覆・保護** 患部をおおい保護する。
(2) **圧迫** 患部を圧迫して止血や浮腫・腫脹の消退をはかる。
(3) **支持・固定** 患部の運動を制限して安静を保つ。
(4) **牽引** 身体の一部を引っぱって筋骨格系の修復をはかる。
(5) **矯正** 筋骨格系の変形を矯正する。
(6) **吸収** 創傷・患部からの滲出液を吸収する。
(7) **保持** 患部に適用した薬剤や包帯・罨法材料を保持する。

2 材質

(1) **軟性物質** 木綿布・ガーゼ・綿花，化学繊維布，不織布，紙類，防水加工布・防水紙，メリヤス編みチューブ包布・ネット包布，その他
(2) **硬性物質** 木材，金属，硬ゴム，ポリエチレン，プラスチック，革，その他
(3) **硬化物質** ギプス，パラフィン，熱可塑性樹脂，その他
(4) **弾性物質** ゴム，伸縮性合成繊維，その他
(5) **膠着物質** 絆創膏，コロジウム・アクリル樹脂，その他
(6) **その他** 皮膚組織・膜組織，生体組織由来コラーゲン膜・フィブリン膜，その他

B 罨法

　罨法は，温熱刺激を与える温罨法と寒冷刺激を与える冷罨法に大別でき，それぞれ適用部分に水分を含んだ湿性のものと，水分を含まない乾性のものとがある。

　罨法は患者の安楽をはかるとともに，方法によっては治療そのものにもなる。したがって，ナースは安楽を目的とするものと，治療を補助するものの違いを知り，十分な知識と判断に基づいて行わなければならない。

　たとえば，発熱時に後頭部や前額部に，冷水や氷，その他の冷却されたゲル剤製品をあてると，適用部分の皮膚温を下げ，冷覚や痛覚を刺激して気持ちよさを与える。頭痛があれば緩和して身体的安楽をはかり，世話をされていることによる精神的安定をはかることができる。

　しかし，これらを適用しても身体内部の温度(核心温)は下降しない。腋窩・鼠径部・頸部など大きな動脈のある部位に氷や冷却されたゲル剤製品を直接あてれば，核心温を下降させることができるが，これは循環障害の危険が伴う特殊な治療法であり，ナースは医師の指示を受けて治療の補助として行うものである。

　このように罨法の実施にあたっては治療と看護の区分がつきにくい部分も多い。これらの点をふまえ，日常ナースが行う罨法の基礎的事項を中心に説明する。

1 目的と効果

　治療法としての罨法は，適用部分を中心として，循環器系・神経系・筋系に温

熱あるいは寒冷刺激を与えて病変の治癒過程を促進したり，疼痛の緩和をはかったりするものである。また，患者の安楽をはかるための看護の技法としての罨法は，患者の心身の不安を予防・除去し，神経を刺激することによって気持ちよさを感じさせ，随伴症状を軽減して身体の安楽をはかろうとするものである。

罨法の効果は，適用部位の皮膚感覚，温熱刺激，寒冷刺激からなる。

a 皮膚感覚

皮膚およびこれに接する粘膜にある感覚は，触覚・温覚・冷覚・痛覚に分けることができる。感覚点の分布は部位によって異なるが，1 cm^2 あたり手背では触点 25，温点 0〜3，冷点 6〜23，痛点 100〜200 である。触点は母指球に最も多く，手背・足背・胸部がこれについで多い。腕・大腿・下腿・体幹には少ない。痛点は感覚神経の自由終末が受容器で最も密度が高く，角膜・鼓膜・歯髄・指先・手・顔などの痛覚はとくに敏感である。かゆみは痛覚の受容器が長時間弱く刺激されておこると考えられている。

温覚と冷覚を合わせたものが温度感覚で，冷点のほうが温点よりも密度が高く，角膜や陰茎亀頭には温点はない。温度刺激が 16〜40℃ の範囲で長く同じ温度が続くと，感覚の順応がおこり，温度感覚は消失する。この範囲を無感温度といい，皮膚温の変化により感覚の消失がおこる。45℃ 以上になると痛覚が加わって痛いという感覚が生じる。また，冷点が温点よりも皮膚表面に近いところにあるため，45℃ 以上の高温刺激ではさきに冷点が刺激され，一時冷感がおこることもある（矛盾冷感）。

b 温熱刺激

温熱を皮膚にあてると，皮膚温かそれよりやや高い程度の刺激では，あてはじめから血管はしだいに拡張する。高温（皮膚温より高い温度）の（温熱）刺激では，血管は瞬間的に収縮し，すぐに拡張する。血管の拡張によって血流量は増加し，これによって代謝産物が運ばれ，一方で白血球が増加して炎症などの消退がはかられる。深部の血管は，短時間の刺激の場合には皮膚に近い血管と同じはたらきをするが，長時間になると血圧を一定に保つために内臓血管が収縮し，皮膚に近い血管を拡張して血液循環をよくする。この機能を用いて深部血管を収縮させるために温罨法が適用されることがある。

温熱刺激は皮膚温の上昇には効果はあるが，大きな動脈に適用しないかぎり体温への影響はない。そのほか，短時間の高温刺激は作業能率を高めるが，体温程度の（温熱）刺激は感覚神経の興奮をしずめる鎮痛効果がある。また，胃腸管への高温刺激は蠕動を亢進させるので，腹部や腰部・殿部の温罨法は神経を刺激して胃-結腸反射や腸の蠕動を亢進し，排便や排ガスを促すことになる。これを活用して排便や排ガスを促進する看護の技法として腰部に温湿布が適用される。

c 寒冷刺激

寒冷つまり低温を皮膚にあてると血管は瞬間的に収縮し，その後ゆっくりと拡張する。血管が収縮すると，その部分の細胞の機能が低下するが，それとともに炎症の原因となっている病原微生物の活動も低下し，化膿を抑制する効果をあげる。炎症の初期にはこの作用を期待して冷罨法を用いる。

寒冷刺激は一般に機能を抑制するので，炎症だけでなく機能が亢進している場

合も適用され，胃痙攣の場合などに冷罨法を局所に適用すると症状がやわらぐ。また，寒冷刺激は痛覚を刺激して痛みを与えるが，すぐに痛みの感覚を麻痺させるので鎮痛にも用いられる。しかし，ふつうの状態での急激な広範囲の冷却は血管の収縮による血圧上昇をもたらし，長時間の低温は感覚麻痺や血液循環を阻害するので避けなければならない。

2 種類と特徴

罨法は対象者の状態や治療目的に応じて，湿性または乾性の温熱刺激と寒冷刺激を使い分ける。罨法の種類とその特徴について記す。

ⓐ 湿性温罨法

種類：温湿布・温パップ・ホットパック，部分温浴・部分蒸気浴，蒸気吸入，その他

温湿布は，温湯または薬剤を加えた温湯に湿布材料を浸してしぼり，局所に貼用する。温熱効果を持続させるために，その上を厚地ネルや毛布などでおおったり，カイロなどをのせたりすることもある。ホットパックには湿性と乾性があり，温熱効果は湿性が大きい。パップ pap（巴布）はあたためて用いれば温パップとして温罨法となり，冷たい状態で用いると冷パップとして冷罨法になる。

部分温浴・部分蒸気浴は，手浴や座浴などとして身体の一部をあたためて効果を期待するもので，部分的に蒸気をあてるのも湿性の温罨法である。

蒸気吸入は蒸気吸入器を用いて，蒸気を咽頭および喉頭に作用させて局所に湿度と温度を与えるもので，湿性温罨法としての効果がある。風邪などによる咽頭痛や声帯の酷使による嗄声，咽喉頭の炎症時などに，局所を安楽にする方法として，家庭でも簡単な吸入器を用いて実施されている。

ⓑ 乾性温罨法

種類：湯たんぽ・カイロ・電気あんか，カルボキシメチルセルロース（carboxy methyl cellulose）などを用いたゲル剤製品（以下，CMC 製品），電気毛布・電気シーツ，熱気浴・光線照射，その他

局所や身体の比較的広い部分に用いるものとして，金属製・ゴム製・合成樹脂製の湯たんぽに湯を入れて用いるものや，CMC 製品などがある。CMC 製品はあたためて温罨法として用いる温罨法専用のものと，冷却すれば冷罨法にも使用できる両用の製品がある。

全身に用いるものとしては，電気毛布や電気シーツがある。これらは生活のなかでも暖房器具として就寝時に用いられるが，治療に伴うものとして手術後のベッドの保温や体温上昇のためにも使用される。使用に際しては，寝床内温度が上がりすぎないように調節する。また，寝床内が乾燥するため，その影響で口腔や鼻腔の粘膜が乾燥するので，加湿の配慮が必要となる。

腹部膨満時の排ガス促進その他の治療として，熱器を用いた熱気浴や，近赤外線・遠赤外線の光線照射が行われる。

その他，使い捨てカイロの活用は多い。使い捨てカイロは，鉄粉・水・活性炭・塩類などが入った袋を開封することによって，鉄粉が空気中の酸素と化学反応をおこして酸化鉄となり発熱するが，製品によって最高温度や平均温度持続時

間が異なる。使用する時間が長いので低温熱傷を生じないように注意する。温湿布の上に使用して急な温度低下を防ぐなどの看護への活用もできる。

c 湿性冷罨法

種類：冷湿布・冷パップ，冷却シート，その他

冷湿布は冷水またはこれに薬剤を加えたものに湿布材料を浸してしぼり，局所に貼用する。効果の持続をはかるためにその上に氷嚢などを置くこともある。湿布の温度は15～20℃からしだいに体温まで上昇するので，はじめは冷罨法の効果があり，しだいに体温程度の温罨法の効果にかわり，これが繰り返されるものである。

その他，額や患部に貼用する冷却シートも活用されている。含水率が高く粘稠性と粘着力をもつゲルをシート状にしたもので，必要に応じてカットして用いることができる。メントールなどの薬物が加えられた製品もある。

d 乾性冷罨法

種類：氷枕・氷嚢・氷頸，CMC製品，その他

氷枕・氷嚢がしばしば用いられ，とくに氷嚢の活用場面は多い。CMC製品は冷やしたり凍結させたりして用いる。凍結させて用いる場合には，冷却しても柔軟性を保つ製品や，外層に不凍液を加えた二層式の製品を用いると貼用部分が柔軟性を保ち安楽である。

3 患部の保護と罨法に関する具体例

A 装着の実際

■共通原則

（1）**包帯装着の目的が達せられている**　被覆・保護，圧迫，支持・固定，牽引，矯正，吸収，保持の目的が達せられるよう，患部の症状に適した状態で装着されていること。

（2）**感染を予防する方法がとられている**　包帯材料はすべて清潔なものを使用し，患部の症状に適した感染予防策を講じて装着されていること。患部が不潔な場合は洗浄・消毒してから装着し，組織が損傷している場合は一次・二次感染を予防するために直接あてる包帯材料は滅菌された物品を使用する。

（3）**隣接する皮膚表面が接しないように装着されている**　手指，胸部と上肢，両下肢など，皮膚の2面が接するところは別々に包帯材料が装着されていること。2面が接する部位の皮膚に摩擦が生じると皮膚に損傷がある場合には，感染の原因ともなる。熱傷では互いの皮膚がくっつき，二次障害を引きおこす。

（4）**循環障害を防止する方法がとられている**　循環障害を早期に発見できるように，装着部分より末梢が露出され，観察できる状態で装着されていること。とくに圧迫を目的とする装着の場合は，適切な圧迫であるかを観察し，必要に応じて包帯材料を変更したり，装着しなおしたりする。

（5）**運動障害を予防する方法がとられている**　治療上，運動制限が必要な部位以外の関節は屈伸できるような方法で装着されていること。装着によって活動に制

> **ポイント**
> ●循環障害の症状としては，皮膚のチアノーゼによって赤紫色や蒼白となったり，浮腫・冷却，ちくちくした痛みや麻痺などがある。

限が生じる場合には，回復後の訓練や動作への支障が少ないように良肢位にしておくなど，症状や状態にあったADLが保持できるような対応や工夫をする。

■種類

（1）**巻軸包帯**　巻軸包帯 roller bandage は巻軸帯ともいわれ（以下，巻軸帯），約30cm幅の木綿の巻き布を何等分かに裂いて用いたのがはじまりである。装着部位の周囲径に適した幅のものを使用する。

（2）**布帛包帯**　比較的幅の広い布片をそのまま用いるもので，四角巾，三角巾，腹帯・胸帯などがある。

（3）**伸縮糸チューブ包帯**　筒型のメリヤス織り・網織りのもので，患部をおおうスピード包帯などがある。

（4）**副子包帯**　硬性物質である木・金属・プラスチックや，患部に合わせて迅速に調整・作製できる各種のスプリント（装具）などがある。装着により患部を固定し，局所の安静をはかる。

（5）**硬化包帯**　ギプスなど硬化物質の材料による包帯である。

（6）**絆創膏包帯**　各種の絆創膏を，患部と使用目的に適した大きさにして使用した包帯である。

（7）**伸縮包帯・弾性包帯**　ゴム・エラスチックファイバーなど弾性物質を織り込んだ包帯で，巻軸帯や伸縮糸チューブ包帯と同じ形状のものと，スリーブ・ストッキングなどを含めた圧迫を目的とする弾性着衣などがある。伸縮包帯は，巻軸帯を装着しやすいようにした製品であり，巻軸帯に分類することもある。

（8）**その他**　枕・砂嚢・円座・小ふとん・フットボード・離被架など，間接的に患部を適当な位置に保って安静にするものを安置（静）包帯という。他にも，プラスチック系の皮膚被覆剤などの薬物包帯，不活性接着剤を塗布したウレタンフォームパッドの皮膚保護材，人工肛門・糞瘻・尿瘻などの周囲に貼付して排泄物を入れるラパックなどがある。

■装着方法

包帯材料の種類と使用は，医療の発展や製品の発達によって，変化しつづけている。多種多様な製品が次々と市販され，一般の人々が購入して日常生活のなかで使用することも多い。そこで，装着の基礎となる巻軸帯と伸縮性巻軸包帯，布帛包帯の三角巾，およびガーゼと絆創膏について，基本的な事項を説明する。

1 巻軸帯・伸縮性巻軸包帯

■巻軸帯

巻軸帯は，長い帯の片端から巻き，巻きはじめの部分を帯頭，その最後になる端の部分を帯尾，中間部分を帯身と称している（→図P-1-(1)）。帯頭の数によって，単頭帯・二頭帯・多頭帯（3頭以上のもの）があり，帯頭の数は巻く部分によって工夫されたものである（→図P-1-(2)）。

巻軸帯以外の伸縮包帯など，帯状の包帯に共通する装着の要点を以下に記載する。

（1）**環行帯**　同一部分を環状に巻くもので，包帯（巻軸帯）の巻きはじめと終わりには包帯がずれないように，必ず二重に巻く。

ステップアップ

並巾（一巾，約33cm）のさらし木綿の両みみを切り，それを何等分かに裂いて用いたので，並巾のままのものを1号，2等分したものを2号（2裂）といい，同じように3号（3裂）・4号（4裂）・5号（5裂）・6号（6裂）・7号（7裂）・8号（8裂）という。

巻軸帯の両みみは裁ち目（裂き目）のままのものもあるが，現在市販されているものは，両端がほつれないよう1巻ずつ織り上げたものが多い。

長さは1反分（約12m）であったが，現在市販されている基本的なものは10mで，その他に5mのものなどがある。

ポイント

●帯尾をそのまま巻いて引っぱると，巻いた部分が引っぱられて抜けたり，ずれることがある。これを防ぐために帯尾を少し出して折り返し，その上を固定する。中枢側にするのは，末梢側は包帯の端になり，すれて糸の端が出てきやすいためである。また，中枢側は環行帯だけで終わるとき以外は，重ねた方向に包帯が重なって巻かれるので完全に固定され，ずれない（1）。

P 患部の保護と罨法

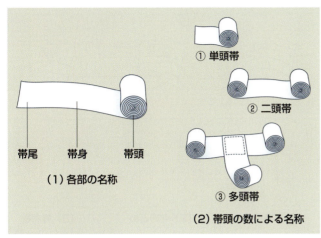

図P-1　巻軸帯の名称

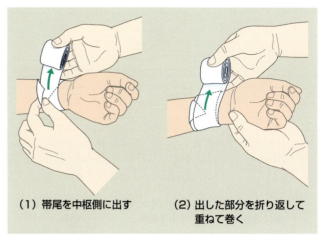

図P-2　環行帯

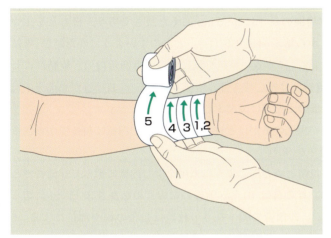

図P-3　らせん帯

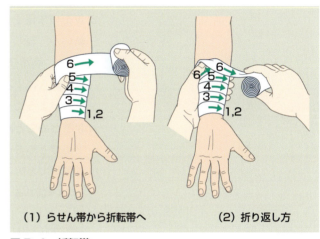

図P-4　折転帯

巻きはじめは，帯尾を少し上のほう，つまり中枢側に出して1回巻く。次に上に出した部分を折り返して，その上を1回目に重ねて巻く(➡図P-2)。

(2)**らせん帯**　らせん状に同じ間隔で巻き進んでいく包帯法で，先に巻いた上に包帯の幅の1/2または2/3を重ねながら巻く。1/2重ねた場合は，同一部位が二重になり，2/3重ねると三重になる(➡図P-3)。

(3)**折転帯**　前腕のように，細い部分と太くなっている部分に続けて装着する場合に，らせん帯で巻いていくと，包帯の間が開いて蛇行帯になり，被覆されない部分ができる。そこで，同じ幅で巻けなくなったら，身体の形にそわせて，折り返し部分にナースの利き手ではない母指をそわせながら折り返す(➡図P-4)。

その他，関節部をおおう亀甲帯や麦穂帯，丸みのある頭部などに用いる反覆帯などの装着方法もあるが，現在は簡単で速く実施できる布帛包帯や伸縮糸包帯などが利用されている。

(4)**巻軸帯のとめ方**　包帯の末尾のとめ方には，次のようなものがある。

①包帯を切って末尾で結ぶ。

1)包帯を巻き終わると，必要な長さの包帯の中央をはさみが入る程度に横に切り，次に手でゆるまないように引っぱりながら中央を切り，最後に必要な長さに切る。このようにすると，中央を切るときにゆるまないので作業が容易になる(➡図P-5)。

ポイント
- らせん帯で，1/2または2/3以外の重ね方でも誤りではないが，同じ重なり方であると圧迫度もほぼ同じになる(2)。
- 折転帯で，折り返し部分になる側は重なるので，創傷があるときはその上にならないようにする。創傷がなければ上肢は手背側，下肢は足背側に折り返し部分がくるほうが，血管や神経を圧迫せず，また体幹部とすれないので位置がずれてゆるむことが少ない(3)。

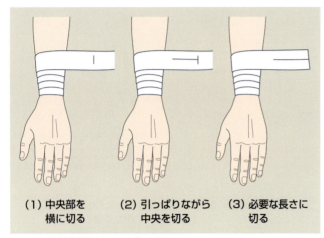

図P-5 巻軸帯の切り方(一例)

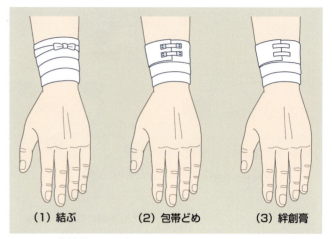

図P-6 巻軸帯のとめ方

2)包帯の末尾を結ぶ周囲の長さに3～5cm加えた長さで切り,根もとを1つ結ぶか,ねじってから結ぶ(➡図P-6-(1))。ときやすいようにかた結び(男結び)か,蝶結び(女結び)にする。縁起を気にする人もあるので,縦結びにしないようにする(縦結びは死亡時の帯の結び方である)。結び目が患部を圧迫しないように,患部の上を避けて結ぶ。

②包帯どめでとめる：末尾の糸がほどけないように少し内側に折ってから包帯どめでとめる(➡図P-6-(2))。

③絆創膏でとめる：包帯どめと同じように末尾を少し内側に折って絆創膏でとめる(➡図P-6-(3))。絆創膏は10mm前後の幅のものを長さ3～5cmに切って2～3枚使用する。絆創膏の幅・長さ・枚数は包帯の幅や部位による。6号で前腕の場合は幅9mm長さ3～4cmの絆創膏を2枚程度でよい。

(5)**巻軸帯のとき方** 包帯をとくときは巻き戻すか,やむをえない場合は剪刀で切る。姿勢・体位が安定して安楽な状態で,患部に触れたり動揺を与えないように静かにとく(➡図P-7)。

血液や分泌物で包帯が密着している場合は無理にはがさず,オキシドールを綿花につけて創部を湿らせると溶解してガーゼや包帯が離れる。それでも無理な場合は剪刀で切り,オキシドールであてガーゼを湿らせ,時間をかけてとる。

■伸縮性巻軸包帯

伸縮性巻軸包帯は,巻軸帯として説明したものと同様に被覆部位に巻いて使用されるものである。原型は巻軸帯と同じであり,容易に巻くことができ,外観もよく,くずれにくいので使用されることが多い。

伸縮性巻軸包帯は2.5～3倍のびるので,巻軸帯と同じく環行帯で始め,次にらせん帯を実施すると,折転帯・亀甲帯・麦穂帯などを実施しなくても周囲径が変化する部分や関節部を容易におおうことができ,しかも動かしてもくずれにくい。

らせん帯で巻くときは,関節部以外は包帯を少しのばすようにし,二重に重なるように1/2ずつ包帯を重ねる。関節部は屈伸によって多少のずれがおこることもあるので少し多めに2/3重ね,環行帯で終わるようにする。肩関節や股関節などの大きな関節の場合は,巻軸帯と同じように麦穂帯などを行ってもよいが,2号包帯(幅約15cm)と同じ幅のものを用いると,巻き方は簡単で使用する包帯は

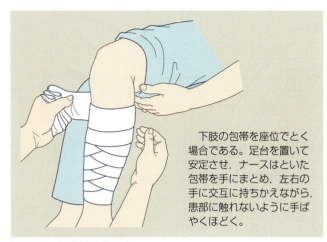

図P-7　巻軸帯のとき方

下肢の包帯を座位でとく場合である。足台を置いて安定させ，ナースはといた包帯を手にまとめ，左右の手に交互に持ちかえながら，患部に触れないように手ばやくほどく。

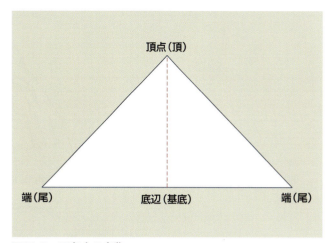

図P-8　三角巾の名称

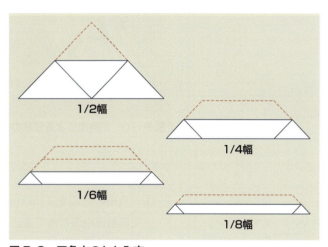

図P-9　三角巾のたたみ方

短くなる。

　伸縮性巻軸包帯は，伸縮性が強く圧迫力のある弾性包帯のような圧迫感はないが，いっぱいにのばした状態で包帯を装着すると，時間の経過にしたがってしだいに縮んで被覆部を圧迫し，循環障害をおこしたり圧迫感を与えるので，のびる率の1/3前後を目安として巻く。包帯の伸縮率は製品によって異なるので，必ず末梢部は露出し，循環障害が生じていないか注意深く観察する。

2 三角巾

　三角巾は布帛包帯の一種で，さらし木綿・キャラコなど正方形の四角巾を対角線で二分したものである。四角巾の一辺は100 cm・1ヤール（約90 cm）などが標準的なものであるが，110 cm・75 cmなどの市販品もある。三角巾の各部は四角巾の対角を合わせた角を頂点，対角線を底辺，底辺の両端を端とよび，底辺が四角巾の対角線でバイアスになるのでのびやすい（→図P-8）。

　三角巾はバイアスを活用して身体にそわせて用いるので，装着する面積によっては広げて使うが，通常は部位に応じて頂点を底辺の中央に合わせて，それを2分・3分して使用する（→図P-9）。

ポイント
●正方形のスカーフは，対角線上に折って緊急時に三角巾として活用できる。旅行などに携帯すると，おしゃれ，風よけ，防寒にもなり，便利である。

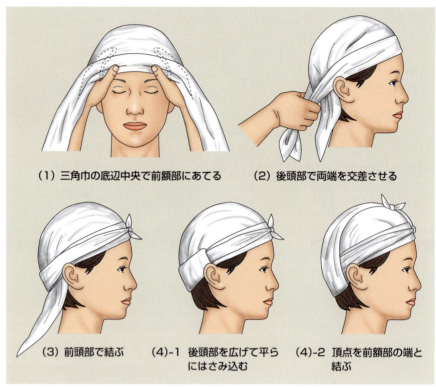

図 P-10　三角巾による頭部の包帯

> **ポイント**
> ●三角巾の底辺を折り返すのは皮膚を糸の端で傷つけないようにするためと，バイアスがほつれると皮膚にそった曲線が得られないためであり，外側にするのは糸の端で傷つけないことと，創部の上に布端が直接重ならないようにするためである(1)①。

（1）頭部（➡図 P-10）

①三角巾の底辺を 3〜5 cm 折り返し，折り返した側を外側にして底辺の中央を前額部中央にあてる。

②三角巾を頭部に沿わせて後頭結節の下部で両端を交差させ，前額部で結び，頭頂部および三角巾でおおった部分に三角巾をなじませる。

③三角巾の頂点側は後頭部にあるので，臥位になったとき，枕にあたる部分が平らになるように全体を広げる。

④頂点の処理は，頂点側を全体に広げて平らに押し込むか，前にもってきて端の結んだ残りの部分と結ぶ。

（2）上肢の支持　上肢に外傷や炎症のあるときに，手を肘関節より挙上しておく方法を提肘三角巾という。

〔方法 1〕

（1）三角巾の底辺になる部分を 3〜5 cm 外側（または内側）に折り，頂点が肘のほうになるようにして，両端を頸部に掛けて後ろで結ぶ（➡図 P-11）。このとき，肘関節は直角または手のほうを挙上する位置にする。

（2）手にかかる底辺部は，手関節が支持されるように，手の 1/2〜1/3 までおおう。

（3）頂点の部分は肘関節を支持するように，頂点の部分に残っている布をねじって肘関節部の三角巾の内側に入れておく。余分を内側に折って安全ピンでとめてもよい。

〔方法 2〕

上肢全体をおおう必要のないときや副子で固定してあれば，三角巾をたたんで用いてもよい。これを小提肘三角巾という（➡図 P-11-(2)）。

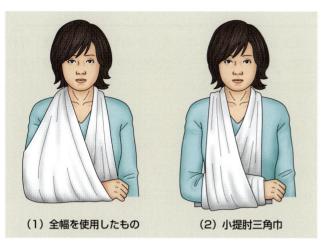

(1) 全幅を使用したもの　　(2) 小提肘三角巾

図 P-11　提肘三角巾

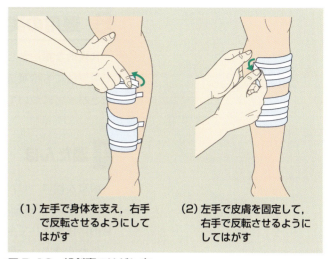

(1) 左手で身体を支え，右手で反転させるようにしてはがす

(2) 左手で皮膚を固定して，右手で反転させるようにしてはがす

図 P-12　絆創膏のはがし方

■ガーゼと絆創膏

（1）**ガーゼ**　ガーゼは包帯材料として創傷部に直接あてたり，布帊包帯として用いるなど，その使用率・量ともに多い。ガーゼは並巾（約 33 cm）で 5 m・10 m を巻いたものや，正方形に切って 4 つ折りしたもの（バラガーゼと称することもある），創部に細くして入れる（込めガーゼ）など多種の使い方がある。

（2）**絆創膏**　絆創膏はガーゼを固定したり，巻軸帯の包帯どめに用いたり，カテーテルなどの器具や包帯材料の固定に用いるほか，絆創膏だけで創部の包帯としたり，捻挫や骨折の固定・圧迫などにも用いられる。したがって，用途に応じて紙・木綿・合成繊維・合成樹脂などの材質にさまざまな粘着剤が塗布されている。幅は 0.5〜20 cm まであり，通気性に配慮した多孔性のものなどもある。

（3）**ガーゼ・絆創膏の固定**　ガーゼの固定には幅 0.8〜1.5 cm のものが部位やガーゼの大きさによって使用される。ふつうはガーゼの外側に 3 cm 前後出してとめるが，ガーゼの面積が 30×15 cm（30 cm 四方のガーゼの半分）と大きい場合には，ガーゼから約 4〜5 cm 出してとめる。紙絆創膏は手でちぎることもあるが，はさみで切るほうがはがすときに角からはがしやすく外見もよい。

（4）**ガーゼ・絆創膏のはがし方**　包帯交換などでナースが絆創膏をはがしてガーゼをとることは多い。絆創膏をはがすときは身体を支えながら利き手の母指と示指で絆創膏をつまんで反転するようにはがす（→図 P-12-(1)）。または，はがす側の皮膚を少し（はがす方向の）反対側に引くようにして，はがす方向の皮膚に近づけて静かに引いてはがす（→図 P-12-(2)）。

　ガーゼを固定した絆創膏はガーゼの両側にはられているので，それぞれの側のガーゼの方向にはがす。はがしにくいときはベンジンまたはオリブ油を綿花につけて粘着剤をとかすか，やわらかくして時間をかけてゆっくり静かに行う。絆創膏をはがしたあとは，皮膚を保護するために粘着剤をベンジンやオリブ油でふき取り，そのあとおしぼりタオルで押さえぶきする。

　ガーゼが血液や排出物などでとれないときは，オキシドールをその部分にたらすか，綿花に含ませて押さえ，やわらかくしてからはがす。

ポイント
●創傷部に直接あてるものは，必ず滅菌したものを用いる。滅菌されたガーゼは，5 枚・10 枚・30 枚など 1 回の使用枚数に応じたものを用いる。なお，滅菌するガーゼの大きさは用途に応じて切断したものを，使用方法や滅菌容器によって折り方を工夫して滅菌する(1)。

ポイント
●皮膚にくっついてはがしはじめがとれないときは，皮膚を傷つけない工夫として，はってある絆創膏の上に同じ幅の絆創膏かセロファンテープを重ねてはるとはがしやすい。

ポイント
●ガーゼの方向に向けてはがすのは，ガーゼの下の患部の皮膚を引っぱらないようにして局部の保護をするためである。したがって，片方をはがしたあと，そのまま他方をガーゼと一緒にはがしてはならない。

第3章 ● 診療を支える看護技術

B 適用の実際

代表的な罨法として，乾性温罨法の湯たんぽ，乾性冷罨法の氷枕と氷囊，乾性で温罨法にも冷罨法にも用いる CMC 製品，および湿性で薬物適用をも兼ねる湿布とパップについて，適用上の要点を述べる。

1 湯たんぽ

湯たんぽは，(1)寝床温度の一部または全体を上昇させることによって皮膚温の上昇をはかり保温する，もしくは(2)身体の一部に温熱刺激を加える，ことを目的に使用されてきた。

湯たんぽには金属製・ゴム製・プラスチック製のものがあり，いずれも湯たんぽを十分におおえる厚地の起毛織物の袋状または専用のカバーを付けて用いる。製品の特性に起毛織物の感触が加わって温熱刺激が伝わるため，近年，安楽性が見直され家庭での使用も増えている。しかし適用方法を誤ったり，熱傷をおこしやすい状態の人に不十分な観察下で使用すると，熱傷・低温熱傷をおこす危険性がある。寝床保温のためには電気毛布の使用を考慮するなど，患者の状態に応じた温罨法が選択されなければならず，医療機関などでは適用対象者や使用方法等の基準を統一しておく必要がある。

> **ステップアップ**
> 患者の身体部分の寝床温度は，とくに体温の上昇をはかる必要がある場合以外は，一般には 34℃ 前後とする。温罨法の選択や機器の設定，湯たんぽを置く位置などの基準を決める際には，寝床温度を測定して検討する。

■留意事項

(1)使用前に湯たんぽに破損部位がないかを確認する。とくに栓のパッキングの摩滅による湯もれがないかを確認する。湯たんぽに入れる湯は 60〜70℃ とする。
(2)金属製の湯たんぽでもけっして直火にかけてわかしてはならない。
(3)湯たんぽには必ずカバーを掛け，寝床保温のためには表面温度が 45℃ 以上にならないようにし，皮膚面から 10 cm 離す。
(4)疼痛緩和や治療のために患部に直接長時間適用するときは，とくに指示のない限り皮膚にあたる表面温度が 42〜43℃ 以上にならないようにする。
(5)適用部位の観察を行い，異常の予防と早期発見に努める。

> **ポイント**
> ●長時間持続して湯たんぽを足底部や外側踝部に貼用した場合に，麻痺のある患者では 43℃ で熱傷をおこすことがある。

■適用方法

(1)**適温の湯を用意する**　ピッチャーなどの容器に湯を入れ，温度計で測定して湯の温度を確かめて調節する。保温を目的とする場合は，乳児や高齢者・麻痺のある人，意識のない人は 60℃ 程度にし，その他の場合は 60〜70℃ にする。
(2)**湯たんぽ内部をあたためる**　湯たんぽに湯を 1/3 程度入れてあたため，もれの有無を確認して捨てる。湯たんぽに湯を入れてあたためておくと，次に使用する湯を入れたときに，その湯の温度はほとんど低下しない。
(3)**適温の湯を入れる**　湯たんぽに容量の 2/3 程度を満たす湯を入れる。
(4)**栓またはふたをする**　ゴム製の湯たんぽは，熱伝導をよくするために空気を抜く。平らに置いて上側を底から口に向かって軽く押し，空気を追い出して湯が口まで来た状態で栓をする。
(5)**栓またはふた部分からの湯もれがないかを確かめる**　栓やふた，湯たんぽの周囲の湯をふき取り，湯たんぽを逆さにして，栓またはふたの部分から湯もれが

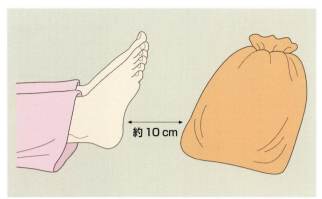

図 P-13　湯たんぽを用いた足底部の保温

ないかを確かめる。

（6）**カバーをかける**　湯たんぽを湯たんぽカバーに入れてカバーの口を結ぶ。カバーの結び口から湯たんぽの地肌が露出しないように注意する。

（7）**湯たんぽを適用する**　湯たんぽの使用目的や方法を含めて説明し，目的に応じて適切に用いる。

- 足底部を保温する場合は，足もとから約 10 cm 離して置く（→図 P-13）。
- 身長が高く，ベッドの足もとに余裕のない場合は足もとの横に足から離して置く。足もと横に湯たんぽを置く場合は，湯こぼれを防ぐために湯たんぽの栓は高い位置のほうがよいので，ベッドのへこみの少ないベッドの足もと側に栓を向けておく。
- 身体の一部に温刺激として用いる場合は，医師の指示による部分に貼用して固定する。

（8）**掛け物の位置を整え注意を促す**　熱い，湯がもれるなどの異常があればすぐ連絡するよう依頼し，観察のために訪室する旨を伝え協力を得る。必要に応じて湯の交換をする。

2 氷枕と氷嚢

　乾性の冷罨法の代表で，高熱時や頭痛時に頭皮の皮膚温を下げたり，筋骨格系の炎症を消退させたりして，疼痛の緩和や心身の安静をはかることを目的として使用される。非透過性のゴム袋やビニール袋などに冷水や氷を入れ，貼用部分の適温を保ち，かつ水滴がつかないようにカバーを掛けて用いる。冷罨法の適温は 10〜15℃ 前後であり，麻痺せず心地よいと感じる温度は，適用部分の状態や個人差が影響して人によって異なる。

■**留意事項**

（1）使用前に氷枕や氷嚢，とめ金やとめひも，容器に破損や不具合がないかを確認する。

（2）氷を入れたときに空気を完全に追い出す。

（3）氷枕と接する部分が冷却によって凍傷や感覚麻痺をおこさないように，頭部に接する氷枕の部分は布でおおって使用する。

（4）全身および適用部位の観察をしばしば行い，異常があれば氷枕を除去する。

（5）持続して用いると温度に感覚が順応するので，時間的な間隔を開けたり，氷

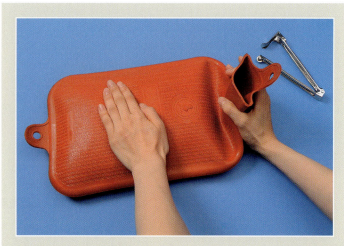

氷枕の口の近くに水が見えるまで平らに氷枕を押さえ，中の空気を追い出し，とめ金でとめる。

図 P-14　氷枕の中の空気の出し方

枕と氷嚢を交互に用いたりする。
(6) 氷枕が肩の部分にあたると血液循環がわるくなり，肩こりの症状がおこるので頭部以外にあたらないようにする。

■適用方法

(1) **氷を用意する**　細かいフレークアイス(砕氷)はそのまま使用する。チューブアイスや自家用製氷皿の氷は，使用時の感触がわるく器具もいためるので水をかけて角をとり，使用時には氷の量の1/3〜1/4程度の水を入れて用いる。

(2) **氷を入れる**　高さや安定感を考慮して，氷枕には容量の1/2〜2/3程度，氷嚢には2/3程度を満たす氷を入れる。フレークアイス以外の氷を使う場合は水を入れて熱伝導を高め，ゴロゴロした感触をやわらげる。

(3) **とめ金やとめひもでとめる，あるいはふたをする**　熱伝導を高めて適用時の安定感が増すよう，氷枕や氷嚢の中から空気を追い出してとめる(→図P-14)。

(4) **水がもれないかを確かめる**　逆さにして水がもれないことを確かめ，外側や口の部分の水滴を乾いたタオルなどでふいてからカバーを掛ける。氷枕にカバーのかわりにタオルを用いる場合は，ふつうの毛髪の量であれば頭部にあたる部分のタオルが2〜3重になるように包む。

(5) **患者に説明して適用する**　氷枕は枕の高さを調節し，とめ金が側臥位になったときに顔にあたらない位置・方向になるように置く。

(6) **観察をして適宜交換する**　適用部位や全身状態の観察を行い，氷がとけたら継続するかどうかを判断する。

3 CMC製品，湿布，パップ剤

CMC製品は，温罨法専用または冷罨法専用のほか，温罨法にも冷罨法にも使用できる製品がある。温罨法には温浴槽などに製品を浸してあたためて用い，冷罨法には冷蔵庫の冷凍室や冷凍庫で冷却して用いる。凍らせてもかたくならない製品が増えており，パックが破損しなければ繰り返し使用できる。いずれも使用

ポイント

●成人用氷枕を1/2〜2/3満たす氷の量は600〜800g程度である。

ステップアップ

エタノールは，皮膚や粘膜に対して刺激作用をもち，皮膚に塗布すると蒸発によって気化熱を奪って局所が冷却される。一方，局所の血行を良好にして，末梢の血液循環をよくするはたらきがある。粘膜には刺激作用が著しく，濃厚液では炎症をおこすことがあるので注意する。アクリノールは，刺激や副作用がなく，殺菌作用が持続するので治療を兼ねた湿布剤として用いられることが多い。メントールなどの薬剤が指示されることもある。

> **ポイント**
> ●湿布の場合には，すぐに温度が低下するので，貼用時の温度は45〜50℃程度とする。
> 湯たんぽの場合には，43℃でも長時間直接あてると熱傷がおこる。

> **ポイント**
> ●湿熱は皮膚深部への熱の伝導が乾熱よりも大きいが，湿潤により皮膚は浸軟化し，長時間の貼用により皮膚のバリア機能は低下する。
> 潤滑油は皮膚の保護と水分の湿潤を防止する役割をもつ。

前に適温であるかを確認し，カバーを掛けて適用する。

湿布には温・冷ともに温湯や冷水に薬剤を加えたものがあり，使用される薬剤にはエタノール（40〜50％で使用）やアクリノール（1,000〜2,000倍液使用）が用いられる。いずれも二次感染の予防と消毒を兼ねた効果を期待しているので，その目的があるときに使用する。温湿布の場合は，個人差や部位による差はあるものの，皮膚が高温に耐えられる限界温度は45〜50℃であり，熱傷を予防するために貼用直前の温度が45〜50℃以内であることを確かめる。皮膚を保護するために貼用部位に潤滑油（オリブ油・ワセリンなど）などを塗布する。湿気を他に浸透させないように透湿性や透水性のない物質で湿布材料をおおい，貼用時および貼用後の観察を十分に行う。

パップ剤は貼付する製剤で，水を含む基剤を用いる皮膚に適用する貼付剤である。有効成分を精製水やグリセリンなどの液状の物質と混和し，全体を均質にするか，水溶性高分子化合物，または吸水性高分子化合物を精製水とまぜて練り合わせ，有効成分を加え，全体を均質にして布などに薄く広げ，のばして製品化される。

パップ剤は局所の加温・冷却・添加成分によって体表面の刺激や炎症を緩和するために用いられている。刺激を与える添加物には，カラシ・メントール油・サルチル酸メチルその他があり，水分を保持するための添加物として，カオリンやグリセリンが含まれている。パップ剤はあたためて温罨法として使用し，冷やして冷罨法として用いられるが，現在では，常温のままの皮膚温よりやや低い状態で用いられている。取り扱いはいずれの場合も同じである。

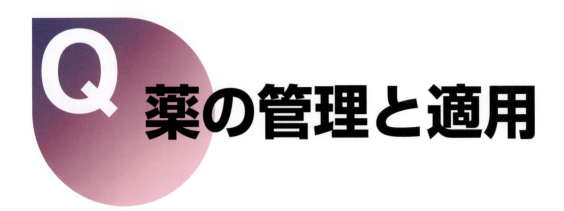

Q 薬の管理と適用

1 薬の管理と適用に関する看護の意義

人間は古代から健康について大きな関心をもち、傷病をなおして健康を回復するために植物・動物・鉱物を経験的に用いてきた。これは薬物による治療のはじまりであり、薬物の適用は時代とともに発達し、今日では、疾病予防や健康の保持・増進を含め、診療のなかで大きな割合を占めている。

薬物と適用方法の決定・指示(処方箋交付)は医師の役割(業務)であり、薬剤の調剤と薬剤適用に関する情報の提供・指導は薬剤師の業務である。ナースは、最適な処方が行われ、具体的な薬学的指導が行われるよう、薬物の適用が対象者の生活や症状に及ぼす影響を医師や薬剤師と共有し、確実に薬物が適用されるように、患者の状態や状況に応じて服薬などを支援する役割を担う。そして、薬物の適用時の状態を観察し、症状の変化をアセスメントして薬物の効果を確認する。また、予測される副作用症状に対処し、安全と安楽をはかるといった行為は、薬物の適用を受ける患者への欠かすことのできない看護実践である。

薬物の効果や副作用は、身体の機能や運動量、検査などによる食事の中止や時間・量の変更によって影響を受ける。また、新薬や治験薬については副作用症状の予測が困難で、想定できない症状もおこりうる。患者の体質や過去の状態、現症などを的確に把握し、予測できる副作用症状は、医師、薬剤師との協働のもとあらかじめ患者・家族に説明し、チームとしてその予防や早目の対処に努める必要がある。薬剤師や関連部門と連携をとりながら、使用される薬物の薬理作用について十分な知識をたくわえ、不測の事態が生じた場合にもあわてず対処できる能力を身につけるなど、薬物療法を受ける患者をチーム医療の視点で支援していくことが重要である(➡図Q-1)。

> **ステップアップ**
>
> 医師法第22条:医師は、患者に対し治療上薬剤を調剤して投与する必要があると認めた場合には、患者又は現にその看護に当っている者に対して処方せんを交付しなければならない。
>
> 薬剤師法第25条の2:薬剤師は、調剤した薬剤の適正な使用のため、販売又は授与の目的で調剤したときは、患者又は現にその看護に当たっている者に対し、必要な情報を提供し、及び必要な薬学的知見に基づく指導を行わなければならない。

2 薬の管理と適用に関する基礎知識

A 薬物管理に関連する規定

医薬品、医療機器等の品質、有効性及び安全性の確保等に関する法律(以下、医薬品医療機器等法)は、医薬品、医薬部外品、化粧品、医療機器および再生医療等製品の品質、有効性および安全性の確保等に必要な規制、指定薬物の規制に関する措置、医療上とくにその必要性が高い医薬品、医療機器および再生医療等

Q 薬の管理と適用

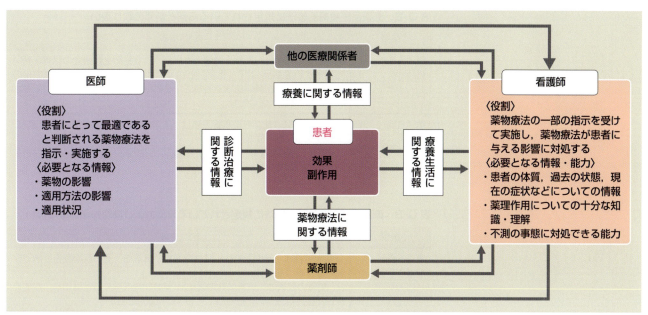

図 Q-1　薬物療法とチーム医療

表 Q-1　薬物の管理・使用に関係する規定

法令名条項	条文(抜粋)
医薬品医療機器等法 第1条 目的	この法律は，医薬品，医薬部外品，化粧品，医療機器及び再生医療等製品(以下「医薬品等」という。)の品質，有効性及び安全性の確保並びにこれらの使用による保健衛生上の危害の発生及び拡大の防止のために必要な規制を行うとともに，指定薬物の規制に関する措置を講ずるほか，医療上特にその必要性が高い医薬品，医療機器及び再生医療等製品の研究開発の促進のために必要な措置を講ずることにより，保健衛生の向上を図ることを目的とする。
麻薬及び向精神薬取締法 第1条 目的	この法律は，麻薬及び向精神薬の輸入，輸出，製造，製剤，譲渡し等について必要な取締りを行うとともに，麻薬中毒者について必要な医療を行う等の措置を講ずること等により，麻薬及び向精神薬の濫用による保健衛生上の危害を防止し，もつて公共の福祉の増進を図ることを目的とする。
医薬品医療機器等法 第41条 日本薬局方	厚生労働大臣は，医薬品の性状及び品質の適正を図るため，薬事・食品衛生審議会の意見を聴いて，日本薬局方を定め，これを公示する。

ステップアップ
2014(平成26)年11月25日付けで，薬事法が改正され，「医薬品，医療機器等の品質，有効性及び安全性の確保等に関する法律(医薬品医療機器等法)」となった。法律番号「昭和35年8月10日法律第145号」の変更はない。

ポイント
●毒薬は劇薬より作用が強く，毒性の発現ではおよそ10倍の差がある。

ステップアップ
毒薬・劇薬の指定基準は，急性毒性を発現しやすい(致死量が少量である)医薬品であって，少量(薬用量の10倍以下)の長期連続使用で組織や機能を障害する，有効量と致死量の分布が近い，中毒量と薬用量が近い，副作用の発現率が高くその程度が重篤である，蓄積作用が強い，薬理作用が激しい，のいずれかに該当するものである。

製品の研究開発の促進のために必要な措置を定めている。この法律で「医薬品」とは，日本薬局方におさめられているものと，おさめられてはいないが疾病の診断，治療または予防に使用される，あるいは身体の構造または機能に影響をおよぼすことが目的とされているものである。

医薬品医療機器等法では，医薬品のうち生命や健康を害する危険性の高いものを劇薬または毒薬に指定し，表示，貯蔵・陳列などの取り扱い方法を定めている。また，中枢神経系に作用して健康を害する危険性のある薬物は，指定薬物として取り扱いを定めている。

症状緩和や治療を目的として，麻薬や向精神薬が使用されている。これら薬物の取り扱いについては，麻薬及び向精神薬取締法に規定されており，麻薬や向精神薬が医療以外の場面で濫用されることがないよう，法に従い管理しなければならない(➡表 Q-1〜3)。

表 Q-2 医薬品医療機器等法に規定されている毒薬と劇薬の取り扱い

条項	条文(抜粋)
第44条 表示	毒性が強いものとして厚生労働大臣が薬事・食品衛生審議会の意見を聴いて指定する医薬品(以下「毒薬」という。)は、その直接の容器又は直接の被包に、黒地に白枠、白字をもつて、その品名及び「毒」の文字が記載されていなければならない。
第48条 貯蔵 陳列	業務上毒薬又は劇薬を取り扱う者は、これを他の物と区別して、貯蔵し、又は陳列しなければならない。 2 前項の場合において、毒薬を貯蔵し、又は陳列する場所には、かぎを施さなければならない。

表 Q-3 麻薬及び向精神薬取締法に規定されている麻薬および向精神薬の取り扱い

条項	条文(抜粋)
第34条 麻薬の保管	麻薬取扱者は、その所有し、又は管理する麻薬を、その麻薬業務所内で保管しなければならない。 2 前項の保管は、麻薬以外の医薬品(覚せい剤を除く。)と区別し、かぎをかけた堅固な設備内に貯蔵して行わなければならない。
第48条 麻薬管理者の 届出	麻薬管理者は、毎年11月30日までに、左に掲げる事項を都道府県知事に届け出なければならない。 一 前年の10月1日に当該麻薬診療施設の開設者が所有した麻薬の品名及び数量 二 前年の10月1日からその年の9月30日までの間に当該麻薬診療施設の開設者が譲り受けた麻薬及び同期間内に当該麻薬診療施設で施用し、又は施用のため交付した麻薬の品名及び数量 三 その年の9月30日に当該麻薬診療施設の開設者が所有した麻薬の品名及び数量
第50条の21 向精神薬の保管	向精神薬取扱者は、向精神薬の濫用を防止するため、厚生労働省令で定めるところにより、その所有する向精神薬を保管し、若しくは廃棄し、又はその他必要な措置を講じなければならない。

B 薬物の適用方法と特徴

　薬物はさまざまな経路・部位から適用され、そこから吸収されて、目的とする器官に分布したあと、肝臓で代謝され、おもに腎臓から排泄される。薬物を静脈内に直接適用する静脈内注射は、適正な薬物血中濃度を確実に維持できる反面、侵襲が大きく、適用する側にとっても厳密な安全管理が求められる。そのため、経口により、腸管粘膜からの薬物を吸収させる、内服という方法を用いられることも多い。

　内服では、血液中に吸収された薬物は、門脈を経て肝臓に入り、一部不活化、あるいは変換・消失されたあと、心臓を経て全身に循環する。この全身循環に移行する前の、肝臓での代謝を初回通過効果 first-pass effect とよぶ。初回通過効果によって大部分が代謝されてしまう薬物は内服には適さないため、粘膜や皮膚に適用し、その適用部位から直接吸収されるように工夫された適用方法もある（➡図 Q-2）。

　日本薬局方では、薬物の適用経路・部位別に剤形を分類し、経口投与する製剤、口腔内に適用する製剤、注射により投与する製剤、透析に用いる製剤、気管支・肺に適用する製剤、目に投与する製剤、耳に投与する製剤、鼻に適用する製剤、直腸に適用する製剤、腟に適用する製剤、皮膚などに適用する製剤、に分けて剤形を定めている。また、おもに生薬を原料とする製剤は、生薬関連製剤として示している（➡表 Q-4）。

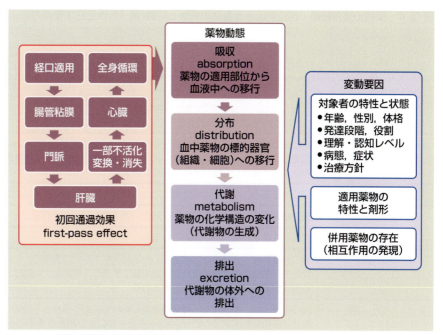

図Q-2 薬物の適用と薬理作用

C 薬物と適用の管理

　薬物の一般的な保管で注意すべき点は，薬物の安定性を阻害しないことである。具体的には，温度・湿度・光の影響と，微生物などによる汚染を避けることである。そのためには，それぞれの医薬品ごとに定められている貯蔵方法を守るとともに，乾燥した清潔な手指で取り扱い，有効期限の切れた薬剤は，ただちに薬局に返却し，処分されるように手続きを行う。

　薬物の適用が安全に行われるためには，患者を中心とした医療チームが良好な人間関係に基づく円滑なコミュニケーションをはかりながら，メンバーが連携をとりつつ定められた方法で役割を遂行することが欠かせない。薬物適用に関する指示や伝達は，口頭だけでの指示・指示受けは絶対に行ってはならず，①必ず書面(処方箋，指示箋など)を用いて行い，②指示者は必ず指示受け者に，指示を記載した書面(処方箋・指示箋)を示しながら内容を口頭でも説明し，指示受け者は必ず患者氏名を含めてその内容を復唱する，③両者で間違いや疑問がないことを確認したうえで，指示者と指示受け者は必ず書面に署名をする(➡図Q-3)。

　これらの原則を守ることで，①読める指示であること，②指示にもれがないこと，③指示に誤りがないこと，を複数人で確認することができ，加えて疑問点や不明な点があれば質問し，患者への説明が行われているか否かなども知ることができる。したがって，書面だけの指示を受けたり実施したりしないことも原則である。

　薬物適用の指示を受けるときや適用前には，適用方法とともにアレルギーや禁忌薬物の有無など患者・家族に関する情報を確認しなければならない。確認すべき事項としては，1つの薬物，1つの適用ごとに，薬物の名称，剤形と1剤形中の薬物含有量，適用時刻やタイミング，適用時間の間隔，1回量と1日量などを確認する。そして，適用直前の薬物の準備時や，患者に薬物を渡すときには，指示内容と準備薬物を3回は照合し，患者本人の協力を得て確認を行う(➡表Q-5)。

　指示内容と準備薬物の照合に際しては，①実際の製剤を手にとって，②複数(2

表 Q-4 薬物の適用経路・部位別にみた製剤の種類と特徴(第 18 改正日本薬局方による分類)

1. 経口投与する製剤

有効成分の放出性を調節していない即放性製剤と,目的に合わせて放出性を調節した放出調節製剤に大別され,放出調節製剤には腸溶性製剤,徐放性製剤などが含まれる。腸溶性製剤は,有効成分の胃内での分解を防ぐ,または有効成分の胃に対する刺激作用を低減させるなどの目的で,有効成分を胃内で放出せず,主として小腸内で放出するよう設計された製剤である。徐放性製剤は,投与回数の減少または副作用の低減をはかるなどの目的で,製剤からの有効成分の放出速度,放出時間,放出部位を調節した製剤である。

経口投与する製剤のうち,カプセル剤,顆粒剤および錠剤などでは,服用を容易にする,有効成分の分解を防ぐなどの目的で,糖類や糖アルコール類,高分子化合物など適切なコーティング剤で剤皮を施すことができる。

1.1	錠剤	経口投与する,一定の形状の固形の製剤で,口腔内ですみやかに溶解または崩壊させて服用できる口腔内崩壊錠,咀嚼して服用するチュアブル錠,水中で急速に発泡しながら溶解または分散する発泡錠,水に分散して服用する分散錠,水に溶解して服用する溶解錠が含まれる。
1.2	カプセル剤	経口投与する,カプセルに充填またはカプセル基剤で被包成形した製剤で,硬カプセル剤と軟カプセル剤がある。
1.3	顆粒剤	経口投与する,粒状に造粒した製剤で,発泡顆粒剤が含まれる。
1.4	散剤	経口投与する,粉末状の製剤である。
1.5	経口液剤	経口投与する,液状または流動性のある粘稠なゲル状の製剤で,甘味および芳香のあるエタノールを含む澄明な液状のエリキシル剤,有効成分を微細均質に懸濁した懸濁剤,有効成分を微細均質に乳化した乳剤,甘味と酸味のある澄明な液状のリモナーデ剤が含まれる。
1.6	シロップ剤	経口投与する,糖類または甘味剤を含む粘稠性のある液状または固形の製剤で,水を加えるときシロップ剤となる顆粒状または粉末状のシロップ用剤(ドライシロップ剤と称することができる)が含まれる。
1.7	経口ゼリー剤	経口投与する,流動性のない成形したゲル状の製剤である。
1.8	経口フィルム剤	経口投与する,フィルム状の製剤で,口腔内で速やかに溶解または崩壊させて服用する口腔内崩壊フィルム剤が含まれる。

2. 口腔内に適用する製剤

2.1	口腔用錠剤	口腔内に適用する,一定の形状の固形の製剤で,口腔内で徐々に溶解または崩壊させ口腔・咽頭などの局所に適用するトローチ剤,有効成分を舌下ですみやかに溶解させ口腔粘膜から吸収させる舌下錠,有効成分を臼歯と頬の間で徐々に溶解させ口腔粘膜から吸収させるバッカル錠,口腔粘膜に付着させて用いる付着錠,咀嚼により有効成分を放出するガム剤が含まれる。
2.2	口腔用液剤	口腔内に適用する,液状または流動性のある粘稠なゲル状の製剤で,うがいのために口腔・咽頭などの局所に適用する含嗽剤がある。
2.3	口腔用スプレー剤	口腔内に適用する,有効成分を霧状,粉末状,泡沫状またはペースト状などとして噴霧する製剤である。
2.4	口腔用半固形剤	口腔粘膜に適用する製剤で,クリーム剤,ゲル剤または軟膏剤がある。

3. 注射により投与する製剤

3.1	注射剤	皮下,筋肉内または血管などの体内組織・器官に直接投与する,溶液,懸濁液もしくは乳濁液,または用時溶解もしくは用時懸濁して用いる固形の無菌製剤で,輸液剤,埋め込み注射剤,持続性注射剤,リポソーム注射剤が含まれる。 ・輸液剤は,静脈内投与する。通例,100 mL 以上の注射剤で,主として,水分補給,電解質補正,栄養補給などの目的で投与される,持続注入による治療を目的に他の注射剤と混合して用いることもある。 ・埋め込み注射剤は,長期にわたる有効成分の放出を目的として,皮下,筋肉内などに埋め込み用の器具を用いて,または手術により適用する固形またはゲル状の注射剤である。 ・持続性注射剤は,長期にわたる有効成分の放出を目的として,筋肉内などに適用する注射剤である。

4. 透析に用いる製剤

4.1	透析用剤	腹膜透析または血液透析に用いる,液状もしくは用時溶解する固形の製剤であり,腹膜透析用剤と血液透析用剤がある。 ・腹膜透析用剤は,腹膜透析に用いる無菌の透析用剤である。 ・血液透析用剤は,血液透析に用いる透析用剤である。

5. 気管支・肺に適用する製剤

5.1	吸入剤	有効成分をエアゾールとして吸入し,気管支または肺に適用する製剤で,吸入粉末剤,吸入液剤,吸入エアゾール剤がある。 ・吸入粉末剤は,吸入量が一定となるように調製された,固体粒子のエアゾールとして吸入する製剤である。 ・吸入液剤は,ネブライザなどにより適用する液状の吸入剤である。 ・吸入エアゾール剤は,容器に充填した噴射剤とともに,一定量の有効成分を噴霧する定量噴霧式吸入剤である。

(つづく)

(つづき)

6. 目に投与する製剤	
6.1 点眼剤	結膜嚢などの眼組織に適用する，液状，または用時溶解もしくは用時懸濁して用いる固形の無菌製剤である。
6.2 眼軟膏剤	結膜嚢などの眼組織に適用する，半固形の無菌製剤である。
7. 耳に投与する製剤	
7.1 点耳剤	外耳または中耳に投与する，液状，半固形または用時溶解もしくは用時懸濁して用いる固形の製剤である。
8. 鼻に適用する製剤	
8.1 点鼻剤	鼻腔または鼻粘膜に投与する製剤で，微粉状の点鼻粉末剤と，液状または用時溶解もしくは用時懸濁して用いる固形の点鼻液剤がある。
9. 直腸に適用する製剤	
9.1 坐剤	直腸内に適用する，体温によって溶融するか，水に徐々に溶解もしくは分散することにより有効成分を放出する，一定の形状の半固形の製剤である。
9.2 直腸用半固形剤	肛門周囲または肛門内に適用する製剤で，クリーム剤，ゲル剤，軟膏剤がある。
9.3 注腸剤	肛門を通して適用する，液状または粘稠なゲル状の製剤である。
10. 腟に適用する製剤	
10.1 腟錠	腟に適用する，水に徐々に溶解または分散することにより有効成分を放出する，一定の形状の固形の製剤である。
10.2 腟用坐剤	腟に適用する，体温によって溶融するか，水に徐々に溶解もしくは分散することにより有効成分を放出する，一定の形状の半固形の製剤である。
11. 皮膚などに適用する製剤	
11.1 外用固形剤	皮膚（頭皮を含む）または爪に，塗布または散布する固形の製剤で，粉末状の外用固形剤である外用散剤が含まれる。
11.2 外用液剤	皮膚（頭皮を含む）または爪に塗布する液状の製剤で，リニメント剤とローション剤が含まれる。 ・リニメント剤は，皮膚にすり込んで用いる液状または泥状の外用液剤である。 ・ローション剤は，有効成分を水性の液に溶解または乳化もしくは微細に分散させた外用液剤である。
11.3 スプレー剤	有効成分を霧状，粉末状，泡沫状，またはペースト状などとして皮膚に噴霧する製剤で，外用エアゾール剤とポンプスプレー剤がある。 ・外用エアゾール剤は，容器に充填した液化ガスまたは圧縮ガスとともに有効成分を噴霧するスプレー剤である。 ・ポンプスプレー剤は，ポンプにより容器内の有効成分を噴霧するスプレー剤である。
11.4 軟膏剤	皮膚に塗布する，有効成分を基剤に溶解または分散させた半固形の製剤で，油脂性軟膏剤と水溶性軟膏剤がある。
11.5 クリーム剤	皮膚に塗布する，水中油型または油中水型に乳化した半固形の製剤で，油中水型に乳化した親油性の製剤については油性クリーム剤と称することができる。
11.6 ゲル剤	皮膚に塗布する，ゲル状の製剤で，水性ゲル剤および油性ゲル剤がある。
11.7 貼付剤	皮膚に貼付する製剤で，テープ剤とパップ剤がある。 ・テープ剤は，ほとんど水を含まない基剤を用いる貼付剤で，プラスター剤と硬膏剤を含む。 ・パップ剤は，水を含む基剤を用いる貼付剤である。
生薬関連製剤	
1. エキス剤	生薬の浸出液を濃縮してつくられたもので，軟エキス剤と乾燥エキス剤がある。
2. 丸剤	経口投与する球状の製剤である。
3. 酒精剤	揮発性の有効成分をエタノールまたはエタノールと水の混液に溶解してつくられた液状の製剤である。
4. 浸剤・煎剤	いずれも生薬を，常水で浸出してつくられた液状の製剤である。
5. 茶剤	生薬を粗末から粗切の大きさとし，1日量または1回量を紙または布の袋に充填した製剤である。
6. チンキ剤	生薬をエタノールまたはエタノールと精製水の混液で浸出してつくられた液状の製剤である。
7. 芳香水剤	精油または揮発性物質を飽和させた，澄明な液状の製剤である。
8. 流エキス剤	生薬の浸出液で，その1mL中に生薬1g中の可溶性成分を含むように製した液状の製剤である。ただし，成分含量に規定のあるものはその規定を優先する。

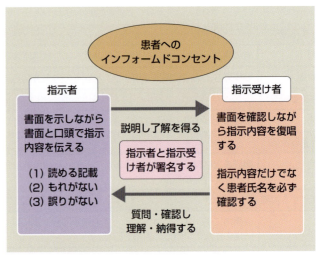

図 Q-3 薬物療法における指示・伝達の原則

表 Q-5 薬物適用の指示に共通する確認事項

指示受け・適用前の段階	1. 適用方法：1つの薬物，1つの適用ごとに用法を確認	
	1.1　薬物名称	略号でない正式で正確な名称
	1.2　剤形と含有量	剤形と1剤形に含まれる薬物量(mg)や薬液量(mL)
	1.3　適用機会	適用時刻やタイミング(食事・生活との関係)，適用時間の間隔
	1.4　1回量	1回量，時間あたりの量(mL/時)
	1.5　1日量	1日の適用回数，1日あたりの最大適用回数
	1.6　その他	希釈する場合には，薬物使用量と希釈用薬液使用量
	2. 患者情報：禁忌・アレルギーに関連する情報を診療記録と本人に確認	
	2.1　禁忌とアレルギー	禁忌薬物，薬物などに対するアレルギー症状の既往
	2.2　適用中の薬物	併用禁忌，重複投与，相互作用の有無
	2.3　妊娠	妊娠とその可能性の有無
	2.4　その他	既往歴・既往症
	3. インフォームドコンセント：医師・薬剤師の説明の有無と内容を本人に確認	
	3.1　医師からの説明	適用の開始・変更・中止などの説明の有無
	3.2　薬剤師からの説明	適用上の留意点などの説明の有無
	3.1　本人の理解・納得	適用に関連する不安，心配，疑問など
適用段階	4. 薬物の照合：処方箋・指示箋，薬袋や薬札などと準備した製剤とを操作を進めるごとに照合(3回確認)	
	5. 患者確認：患者本人の協力を得た協働	
	5.1　ネームバンド	ネームバンドなどの着用と提示
	5.2　氏名回答	患者による氏名(フルネーム)の発言
	5.3　薬剤・用法	患者とともに薬剤名などを確認

名)で，③声を出して，④記載事項を指でたどりながら，確認する．そして，薬物が患者に適用されるまでに，少なくとも3回は処方箋(控)，指示箋，薬袋や薬札などと，準備した製剤が同じものであるかどうかを確認する(→表 Q-6)．

患者確認に際しては，患者間違いを防ぐために入院中は常時，名前などの情報を記載したリストバンドの着用を求める病院が多く，リストバンドや指示箋にバーコードを記入し，バーコードシステムを利用した照合を行う施設が増えてい

表 Q-6　準備段階における薬物の照合のタイミング

照合のタイミング	薬袋を用いた製剤の照合	薬札を用いた薬液の照合	指示箋を用いた注射剤の照合
第1回	薬袋を所定の場所から取り出すとき	容器を所定の場所から取り出すとき	注射剤の容器を開封するとき
第2回	薬袋から製剤を取り出すとき	容器から薬液を取り出すとき	注射剤を注射器具に入れるとき
第3回	薬袋を所定の場所に戻すとき	容器を所定の場所に戻すとき	注射剤の容器を膿盆に置くとき

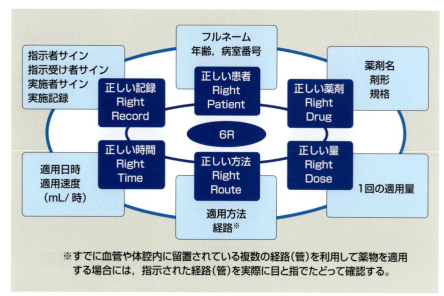

図 Q-4　薬物療法における安全管理としての 6R

る。さらに，電子タグを用いた照合や，使用薬剤の情報を追跡できるシステムの開発が検討されつつある。しかし，どのようなシステムが利用されていても薬物の適用に際しては，医療者側だけが氏名や適用薬物・適用方法を確認するのではなく，患者本人の協力を得て，①ネームバンドなどの着用と提示を求める，②氏名（フルネーム）の発言を求める，③患者とともに薬剤名などを確認する，など患者と協働した確認手続きをとることが重要である。

　薬物適用に共通する確認事項は，それらが「正しいか」を確認していくので，それぞれの確認事項に「Right」をつけ，確認もれがないように 5R，あるいは 6R として意識づけを行い，間違いを防ごうとする取り組みが行われている（➡図 Q-4）。

D 薬物適用に共通する留意事項

1 薬物血中濃度と薬理作用

　それぞれの薬物には，有効性が発揮されるのに適した血中濃度の範囲（有効域または至適治療濃度域）がある。この有効血中濃度の範囲が狭い薬物や，薬物の吸収・分布・代謝・排泄に関係する個人差が血中濃度に大きく影響するような薬物は，血中濃度を測定しながら適用量が決定される。薬理作用や副作用に関する不正確あるいは誤った情報によって，指示された適用量が任意に増減された場合には，薬物血中濃度の上昇により中毒症状が出現したり，反対に薬物血中濃度が有効域に達せず，薬理効果が期待できないこともおこりうる（➡図 Q-5）。指示さ

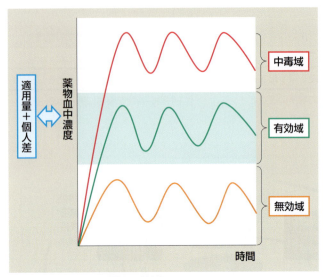

図Q-5　薬物の血中濃度と薬理作用

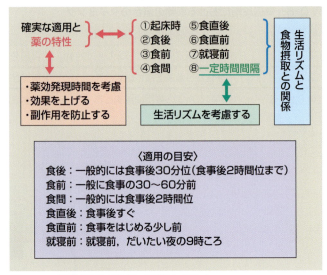

図Q-6　薬物適用の時刻・時間の考え方

れたとおりに適用できるよう，ていねいでわかりやすい説明が必要である。

2 薬物適用の時刻と時間

　薬物をいつ適用するかという時刻や時間は，適用目的や薬物の特性だけではなく，対象となる人の生活リズムを考慮して決定される。なかでも食事との関係は重要であり，消化管に食物が存在するかどうかが，薬理効果や副作用症状に影響を与える。また，薬物の適用を食事と関連づけることで日常生活の一部に組み込まれ確実な適用につながる。食事を基準とした適用の場合には，食事をとらない，食事時間が不規則などは薬物療法の障害となるため，食習慣についても確認する。適用期間が長期にわたる場合には，適正に継続されるよう，社会活動をも含めた生活リズムを考慮する(→図Q-6)。

3 自己管理の要件

　本人や家族が薬物の適用を管理することも多い。薬物適用を自己管理するためには，①必要十分な視力と聴力，②薬を開封して適用できる運動機能(麻痺やしびれがない，誤嚥しない)，③用法の理解と見当識，④適正な薬物管理経験(適用日数と残薬数の一致)，⑤薬物適用の必要性の理解(中断や拒薬の可能性がない)などが必要である。

3 薬の管理と適用に関する具体例

A 内服薬，点眼剤，坐薬の適用

　自己管理することも多い，経口適用する内服薬，点眼剤，坐薬(坐剤)について，適用の要点を記す。

1 内服薬

内服する薬物の形状は，固形，粒状・粉状，液状に大別でき，ほかに経口ゼリー剤がある。固形の錠剤・カプセル剤には，有効成分の放出性を調節した腸溶性製剤や徐放性製剤などが含まれるので，原則として形状をかえずに服用する（→表 Q-7）。いずれの形状の薬剤も，服用時に口腔内が乾燥していると，薬剤が口腔粘膜に付着して嚥下しにくくなる。水分摂取制限がなければ，先に水を一口飲んで口腔内を湿らせてから服用する。固形や粒状・粉状の薬剤は，オブラートに包んだり服薬補助ゼリー剤に混合することで，薬剤の飲み込みを補助したり，においや苦味を感じさせないようにして服用が容易になる場合がある。

固形や粒状・粉状の薬剤は，薬剤を押し出すタイプか，アルミなどの薄い金属やフィルムで分けて封入するタイプで包装されている。錠剤やカプセル剤は，薬剤を包装から押し出して，いったん容器に入れると扱いやすく，顆粒剤や散剤は口腔内への入れやすさを考慮して封入シールを開封する（→図 Q-7）。加齢とともに指先の巧緻性が低下するため，小さな製剤は押し出しにくく，シールも開封しにくくなる。複数の薬剤を服用する場合には，一包化することで薬剤の取り出しが容易になることも多い。服用する薬剤数が多い場合には，多剤併用による課題がないかを確かめ，必要に応じて医師や薬剤師に相談する。

> **ポイント**
> ●経口ゼリー剤は嚥下障害や水分摂取制限がある場合に服用しやすい剤形である。

> **ポイント**
> ●医師の指示により，薬剤の安定性を阻害しない範囲で，調剤薬局で一包化することができる。一包化には，診療報酬が算定される。

> **ステップアップ**
> 多剤併用（ポリファーマシー polypharmacy）とは，使用薬剤数が多い（5～6種類以上）ことをいい，転倒や有害事象の発生リスクが高まる，潜在的に不適切な処方が含まれる，同効薬が重複している，必要な薬剤が処方されていないなどの課題を含んでいる。

表 Q-7 薬物の形態を考慮した服用

薬物の形状［剤形］	服用のポイント
固形 ［錠剤，カプセル剤］	・砕いたり開けたりせず，そのままの形状で服用する。 ・封入シールや包装から取り出し，いったん容器に入れてから服用すると，落としたり失くしたりしにくい。 ・舌の中央部に薬剤をのせて水とともに嚥下する。 ・オブラートや服薬補助ゼリー剤を使用してもよい。
粒状・粉状 ［顆粒剤，散剤］	・封入シールを服用しやすいように開封する。 ・薬剤を散逸させないように舌の中央部に入れ，水とともに嚥下する。 ・少量の水を口腔内に含んだ状態で，薬剤を口腔内に入れ，水とともに嚥下してもよい。 ・オブラートや服薬補助ゼリー剤を使用してもよい。
液状 ［液剤，シロップ剤］	・適宜混和させたあと指示量を正確に容器に入れる。服用量を厳密に管理する場合には，注射筒などを利用する。 ・適宜，ストローや吸い飲みを用意する。 ・苦味や甘味が強い薬剤は，服用後に水を飲んでやわらげる。

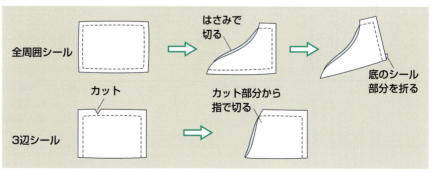

図 Q-7　適用前の薬剤の用意

2 点眼剤

点眼剤は，結膜嚢などの眼組織に適用する無菌製剤で，多くは液状である。薬剤を汚染しないよう，適用時に容器の先端が睫毛や眼瞼などに触れないように注意する。清潔なふき綿を下眼瞼にあてて軽く下に引き，やや上方を見た状態で薬液を1～2滴，滴下する。適用後は，眼を閉じて内眼角を軽く押さえて，薬液が涙嚢から鼻涙管へ流れないようにする（➡図Q-8）。

3 坐薬

直腸内に適用する坐薬は，一定の形状を保った半固形の製剤で，直腸内で体温

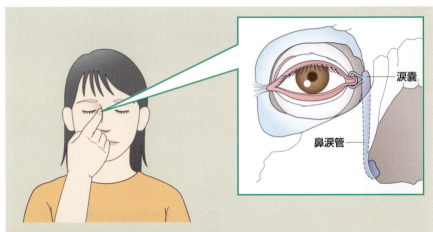

適用後は，眼を閉じて内眼角（めがしら）を1～2分程度，軽く押さえて，薬液が涙嚢から鼻涙管へ流れないようにする。

図Q-8 点眼剤の対応

（1）便意がないかを確認する（排便促進作用を期待する場合を除き，排便後の適用が好ましい）。
（2）側臥位もしくは仰臥位で，膝を曲げた体位とする（側臥位の場合は左側臥位のほうが，溶解した坐薬の流入効果を考慮すると望ましい）。
（3）不必要な露出を避け，羞恥心をおこさせないように，寝具やタオル類を利用し，下着をずらして肛門部を出す。
（4）坐薬を包装から取り出す。

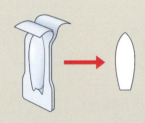

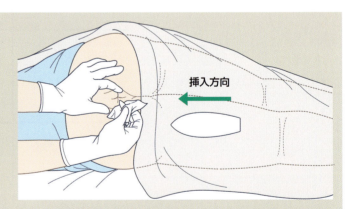

（5）処置用手袋を着用し，先がとがっていない底の部分を，ガーゼやティッシュペーパーで包むようにして持つ。
（6）殿部や肛門部の筋肉が収縮しないように口を開けて呼吸し，腹圧をかけないように求める。
（7）肛門部を広げるようにし，坐薬を肛門部に挿入する。
（8）挿入後，坐薬を包んでいたガーゼあるいはティッシュペーパーで肛門部を5秒程度押さえる。
（9）患者に挿入感を確かめ，肛門部に違和感がある場合には協力を得て，そのまま肛門部を約1分程度押さえる。
（10）坐薬が出てこないことを確認する。

図Q-9 坐薬の直腸適用

によって溶融するか，直腸内の水分に徐々に溶解もしくは分散することにより有効成分を放出する。便意がないかを確認し，プライバシーや羞恥心に配慮しながら体位や衣類を整え，苦痛や不快感を最小限にして，確実に直腸内に適用する（→図Q-9）。

R 注射薬の管理と適用

1 注射薬の管理と適用に関する看護の意義

注射は,薬液(注射剤)を注射器具で,皮下や筋肉,血管などの体内組織・器官に直接適用する方法である。無菌的な操作で,無菌の製剤を滅菌済みの注射器具に入れ,目的とする部位に確実に適用することが求められる。注射は薬物の適用部位に応じて,皮内注射,皮下注射,筋肉内注射,静脈内注射などとよばれる(→図R-1)。これらの注射は,ナースが医師の指示を受けて行うことも少なくない。注射は,注射針を人体に刺すという,不安や苦痛を対象者に与える行為を含んでいる。ナースは対象者の成長・発達や生活リズムを考慮しつつ,落ち着いた状況で注射を実施,もしくは補助できる立場にある。ナースが医師の指示を受けて注射を実施・補助することが,結果的に患者の安全・安楽につながらなければならない。

注射は組織内に直接,薬物を適用するため,薬理作用の発現が急激である(→図R-2)。ナースは注射の目的や内容を理解し,期待される薬効や予測される副作用を知ったうえで患者の状態を観察する。また,予測される薬理作用に伴う症状に適切に対処するとともに,アレルギー反応やアナフィラキシーショックなどにも対処できる能力がなければならない。「指示を受ける」ナースは,指示を受けたあとの責任は当然,受けた側にあることを理解して,さまざまな事態に対処できる十分な知識と技術をもち合わせていなければならない。

注射は,実施に際して無菌性を担保する必要があり,かつ薬物の作用が急激にあらわれやすいため,医療施設で管理・実施されるものである。ただし一部の薬剤については,医師の指示(処方箋交付)により,患者が在宅で自己注射をすることが認められている。在宅自己注射の対象薬剤は,患者の利便性の向上と,病状の急変や副作用への対応の遅れという問題点などを総合的に勘案して,インスリン製剤など長期にわたり頻回に適用する薬物が対象となる。在宅自己注射を行う場合の指導計画については,患者の生活をよく知るナースが,対象者に適した具体的方法を,自己注射の特性を考慮して立案し,支援することが望ましい。

> **ステップアップ**
> 看護師などによる静脈内注射の実施については,2002年に厚生労働省医政局長通知(平成14年9月30日付け医政発第0930002号)で「医師又は歯科医師の指示の下に,保健師,助産師,看護師及び准看護師が行う静脈注射は,保健師助産師看護師法第5条に規定する診療の補助行為の範疇として取り扱うものとする。」という見解が示された。これを受けて2003年に日本看護協会は「静脈注射の実施に関する指針」を示し,そのなかで安全に静脈内注射を実施するための管理や教育について言及している。

> **ステップアップ**
> 在宅自己注射指導管理料の対象薬剤には,インスリン製剤のほか,在宅中心静脈栄養法用輸液,自己連続携行式腹膜灌流用灌流液,インターフェロンα製剤,インターフェロンβ製剤,アダリムマブ製剤(生物学的製剤)などがある。

2 注射薬の管理と適用に関する基礎知識

ここでは,皮内注射,皮下注射,筋肉内注射,静脈内注射を中心に,注射の準備・実施・かたづけに共通する事項を記す。

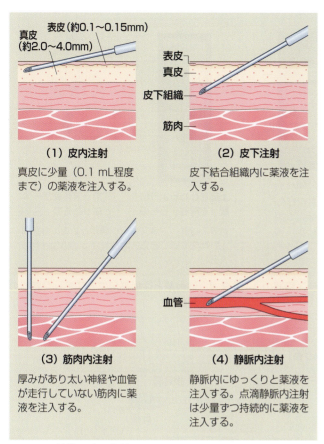

図 R-1 薬物の適用部位によるおもな注射の種類

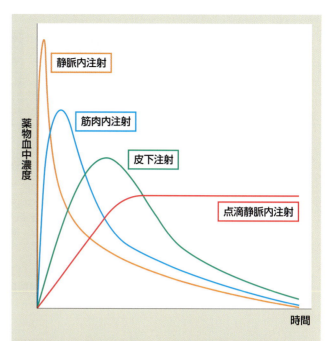

図 R-2 注射の種類別の薬物血中濃度の時間的変化のイメージ

ステップアップ

筋肉に注入された薬液が水溶性の場合,組織内の多くの毛細血管によって,すみやかに血液中に入る(速効性はあるが持続性はない)。持続性を期待する場合には油性の溶液や懸濁液が用いられる。

A 注射剤と容器

注射剤は,溶液,懸濁液もしくは乳濁液,または使用時に特定の液剤に溶解あるいは懸濁して用いる無菌の製剤で,輸液剤,埋め込み注射剤,持続性注射剤,リポソーム注射剤が含まれる。

注射剤は無菌性を保つために,注射剤用のガラス容器またはプラスチック容器に入れられている。ガラス容器には,口部を溶着して封じたアンプル ampoule と,ゴム栓などの栓を用いて密封したものとがある(➡図 R-3)。アンプルは,ガラス管の一部が細くなっており,その細くなっている部分(以下,頸部)を折って使用する。プラスチック容器には,さまざまな硬度や形状のものがあり,その材料は用途に応じてポリエチレン,ポリプロピレン,ポリ塩化ビニルが使用されている(➡図 R-4)。

B 注射器具

注射の種類・目的に応じて,注射針,注射筒,輸液セットなど,多くの種類の注射器具を組み合わせて使用する。これらの注射器具は,1回限りの使用で使い捨てる滅菌済みの製品である。適切に注射を行うためには,注射器具の基本的な種類や構造・規格を知っておく必要がある。本項では名称や規格は,日本工業規格(Japanese Industrial Standards,以下 JIS)を用いる。

バイアルvialは，ガラスびんや広口びんのことであるが，栓を用いて密封したガラス製の注射剤のうち，輸液用としてそのまま用いないものを，一般的にバイアルと称している。

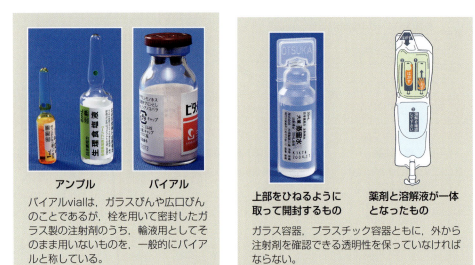

図 R-3　注射剤と注射剤用ガラス容器の一例

ガラス容器，プラスチック容器ともに，外から注射剤を確認できる透明性を保っていなければならない。

図 R-4　注射剤と注射剤用プラスチック容器の一例

針先の型は，刺通抵抗を小さくするために角度を2段にした刃先(ランセットポイント)などがある。

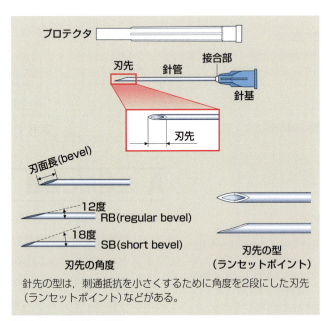

図 R-5　注射針の構造

1 滅菌済み注射針

滅菌済み注射針 sterile injection needle（以下，注射針）は，ステンレス鋼材の針管とポリプロピレンなどの針基からなり，針管は針基にはめ合わさるプロテクタ（針さや）によって保護されている。針管は外径に応じて一定の力を加えられても針基から抜けないように，プロテクタの内面は針管に触れないように設計されている。針先は鋭利に研磨され，刃先と称される。針先の角度は 12 度と 18 度の 2 種があり，12 度のものをレギュラーベベル regular bevel（RB），18 度のものをショートベベル short bevel（SB）と称する。一般的に，皮下注射や筋肉内注射の場合は，刃先が鋭利なレギュラーベベルを，静脈内注射の場合は血管の内径を考慮してショートベベルを使用することが多い（➡図 R-5）。

注射針の外径は針基の色によって識別され，色をあらわすカラーコードは国際標準化機構規格（以下，ISO 規格）の規定（ISO 6009）に統一されている（➡図 R-6,

ステップアップ

無菌性の担保は，滅菌バリデーション基準（平成 9 年 7 月 1 日付け厚生省医薬安全局監視指導課長通知）を遵守することで保証される。

ステップアップ

針管の外径が 1.0 mm 以下のものは，ある程度の力が加わっても途中で折れることのない弾性がなければならない。針管には，潤滑剤として基準に適合したシリコーン油が用いられる場合がある。

針管の外径		カラーコード	刃先の形	針の長さ インチ inch (対応するミリ数 mm)
ミリ (mm)	ゲージ (G)			
1.20	18	pink	RB, SB	1 1/2 (38mm)
1.10	19	cream	RB, SB	1 1/2 (38mm)
0.90	20	yellow	RB, SB	1 1/2 (38mm)
0.80	21	deep green	RB	5/8 (16mm)
			RB, SB	1 1/2 (38mm)
0.70	22	black	RB	1 (25mm), 1 1/4 (32mm), 1 1/2 (38mm)
			SB	1 1/4 (32mm), 1 1/2 (38mm)
0.60	23	deep blue	RB	1 (25mm), 1 1/4 (32mm)
			SB	1 1/4 (32mm)
0.55	24	medium purple	RB	1 (25mm), 1 1/4 (32mm)
0.50	25	orange	RB	5/8 (16mm), 1 (25mm), 1 1/2 (38mm)
0.45	26	brown	SB	1/2 (13mm)
0.40	27	medium grey	RB	1 (25mm), 1 1/2 (38mm)
			SB	3/4 (19mm)

図 R-6 ISO 規格のカラーコードに対応したおもな注射針

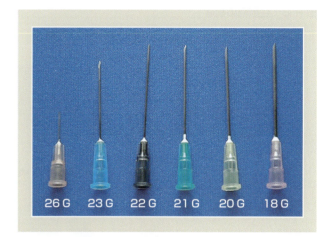

図 R-7 注射針のおもな種類

2 滅菌済み注射筒

　滅菌済みのプラスチック製の注射筒 sterile injection syringe（以下，注射筒）は，外筒 barrel と押子 plunger からなり，外筒の先の筒先で注射針など他の器具と接合して用いる。注射針をあらかじめはめ合せた注射筒もある。筒先の形には，通常の差込み型（スリップタイプ）と，ねじ込み型（ロックタイプ）とがあり，スリップタイプは，その位置が注射筒の中心線と軸を同じくするものと，片側に寄せた横口のものとがある（→図 R-8）。

　目盛は，注射筒の容量に応じて目盛数字が付けられる（→表 R-1）。

　押子の先端には，黒いゴム状のもの（ガスケット gasket）が，注射筒内の気密性を高め，液もれや空気の混入を防ぐために，外筒の内側に密着するように取り付けられている。押子は，片手での操作が容易で，かつ外筒から簡単に引き抜けないように設計されていなければならない。

　注射筒の容量は，5 mL 未満のものは ±5%，5 mL 以上のものは ±4% の許容差がある。外筒には，目盛線と容量の単位をつけなければならず，容量に応じた目盛数字をつけなければならない。外筒は示された容量より 10% 多い最大容量を許容する長さとなっている（→図 R-9）。

> **ステップアップ**
>
> インスリン皮下投与用注射筒，ガラス製単回使用の注射筒，針が取り外しできない構造の注射針付注射筒，医薬品がすでに充塡されたキット製品の注射筒，シリンジポンプ用専用注射筒は別に規格の定めがある。
> インスリン皮下投与用注射筒の目盛は，インスリンの単位となっており，かつ，インスリンの力価だけを対象とする。インスリンの単位で注射などの指示が出された場合には，本注射筒を用いる。

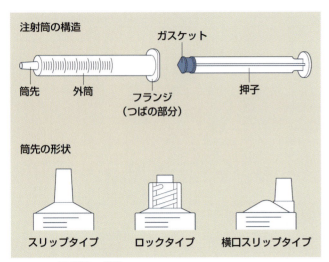

表 R-1 注射筒の容量に対応した目盛数字

容量(mL)	目盛数字の容量(mL)
2未満(一般用)※	0.1, 0.2, 0.3 または 0.5
2未満(微量用)	0.1 または 0.2
2以上5未満	0.5 または 1
5以上10未満	1
10以上20未満	1 または 5
20以上30未満	5 または 10
30以上50未満	5 または 10
50以上	10

※2 mL 未満(一般用)のものは, 0.1, 0.2, 0.3 または 0.5 の, 目盛数字間隔を組み合わせてつけることができる。

図 R-8 注射筒の構造

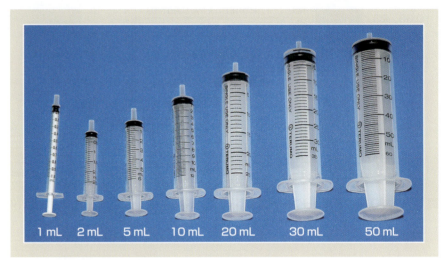

図 R-9 注射筒のおもな種類

3 滅菌済み翼付針, 末梢血管用滅菌済み留置針, 滅菌済み輸液セット

滅菌済み翼付針 sterile winged intravenous devices(以下, 翼付針)は, 輸液セットと嵌合部で接合し, 比較的実施時間の短い点滴静脈内注射で使用することが多い(→図 R-10, 11)。刃面を上にした状態で, 翼の部分をつまむように把持して末梢の静脈に針を刺し, 注射中は翼部分を絆創膏などで皮膚に固定する。翼の色は ISO 6009 に規定するカラーコードである。

末梢血管用滅菌済み留置針 sterile single-use intravascular catheters over-needle peripheral catheters(以下, 留置針)は, 末梢血管系に使用する, 比較的実施時間の長い点滴静脈内注射などで用いられ, カテーテルチューブとカテーテルハブ, 内針と内針針基から構成される器具である。カテーテルの公称外径を示すために, カテーテルハブまたは接合部品がカラーコード化されている(→図 R-12)。穿刺は, カテーテル内に内針がセットされた状態で, 内針の刃面が上になるように把持して行い, 内針とカテーテルが血管内に入ったことを確認したあと, カテーテルを適切な部分まで進入させ, 内針を抜き取りカテーテルハブに輸液セットなどを接合する。

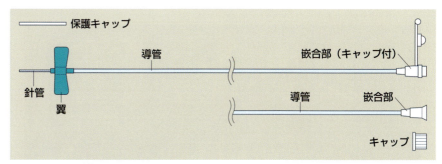

図 R-10　一般的な翼付針の構造

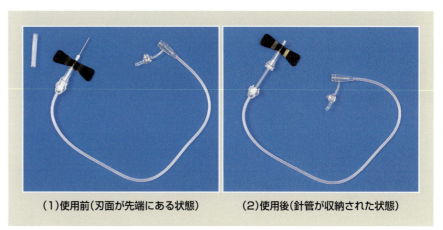

図 R-11　誤刺防止機構つき翼付針の一例

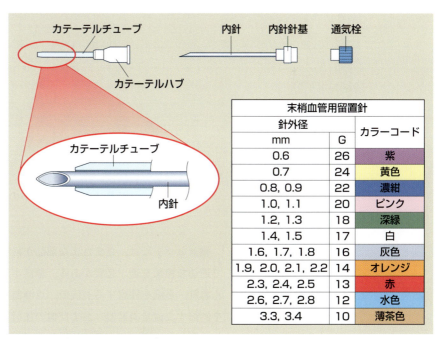

図 R-12　留置針の構造（一例）

　滅菌済み輸液セット sterile infusion administration set（以下，輸液セット）は，注射筒を用いないで多量の薬物や栄養素を溶解あるいは混和させて液体を体内に入れる器具である（➡図 R-13）。すなわち，輸液を行うために使用する注射器具で，輸液ボトルから注入速度を調節しながら，末梢静脈や中心静脈に一定の時間や期間にわたって持続的に薬物や栄養素を適用するために用いられる。

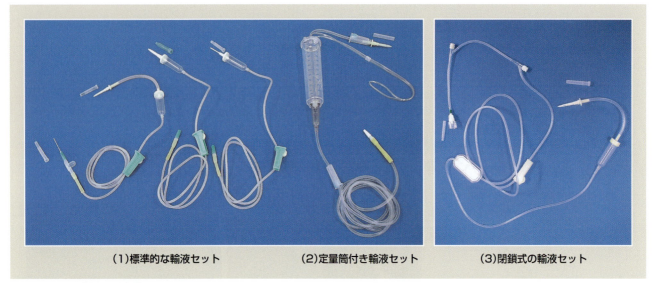

(1)標準的な輸液セット　　(2)定量筒付き輸液セット　　(3)閉鎖式の輸液セット

図R-13　輸液セットの例

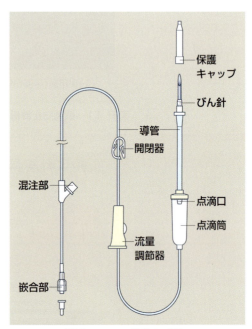

図R-14　輸液セットの構造（一例）

　輸液セットには，さまざまな部品が附属しているものがあり，使用目的に応じて適切な種類を選ぶ必要がある。輸液ボトルに連結するびん針，輸液を体内に導く導管，点滴を観察する点滴筒，点滴筒内に液滴を滴下させる点滴口，輸液速度を調節する流量調節器，および他の注射器具と接合する嵌合部は必須の部品であり，それらについても多くの種類が用意されている。その他の部品としては，輸液を一定量計量・貯蔵する定量筒，輸液中の固形物を捕捉するフィルタ，輸液時に他の薬液を注入する混注部などがある（→図R-14）。

　さまざまの部品は輸液セットのなかに組み込まれているものもあれば，いくつかを組み合わせて接合して使用する場合もある。接合部分は液もれをおこしたり，外部からの汚染を引きおこしたりする危険性が高いため，接合部が少なく，接合方法が工夫された閉鎖式の輸液セットが使用されることが多くなってきている（→図R-13-(3)）。

これらの注射器具は，操作性や安全性を高めるさまざまな工夫が加えられている。誤刺防止を目的として，人体に刺入する針の部分が，使用後は保護，収納される機能を付したものも多くなっている。それぞれの器具の操作は一様ではなく，製品ごとに異なるので，添付文書などに記載される説明をよく理解し，十分に操作手順を習得したうえで，正しく使用することが求められる。

3 注射薬の管理と適用に関する具体例

A 注射器具への薬液の充填

薬液の充填に際しては，注射器具や薬液を汚染しないために，無菌的に操作しなければならない。専用の清潔な処置台で，適切な防護具を装着して，慎重かつ円滑に操作する。無菌の器具に手指が触れるなどの汚染がおきた場合には，すみやかに汚染された器具を新しいものにかえる。また，薬液の汚染が想定される場合には，定められた手順で汚染薬液を新しい薬液に交換する。肉眼で確かめられるような汚染は少ないので，注意深い確実な操作とともに，汚染の可能性は汚染として対処する，といった医療者としての倫理的行動が求められる。

以下の操作においては，適時，指示内容を確認し，手指衛生を徹底することが必要である(➡282ページ)。

1 注射筒と注射針の接合

注射筒と注射針の使用期限を確かめたうえで，開封前に，包装に汚染や破損がないかを確認する。最初に注射筒を適切に開封し，フランジ(つばの部分)を持って，筒先を汚染しないように取り出す。筒先を汚染しないように，筒先を体幹と反対方向に上向けにして外筒部分を把持した状態で，注射針を開封する。開封した包装材が針基に接触しないように把持し，刃面の向きを確かめて，針基を筒先にしっかりと接合する(➡図R-15)。注射針をあらかじめはめ合せた注射筒を使用する場合は，刃面の向きや，針基と筒先の接合状態を確かめる。

2 アンプル内の薬液の注射筒への充填

アンプル内の薬液に不要な混濁や浮遊物等の異常がないかを確認し，アンプルの頸部をアルコール綿でふく。薬液がアンプル頸部より上部に入っていないかを確認してから，アンプルの頸部を折りながら上方向にとるようにカットする(➡図R-16-(1)～(3))。

注射針のプロテクタを外し，利き手で注射筒，反対の手でアンプルを持つ。注射針を汚染や鈍化しないように刃先をアンプル内に入れ，注射筒の押子を操作して薬液を注射筒内に入れる(吸い上げる)(➡図R-16-(4)(5))。注射筒，注射針内の空気を排除し(➡図R-16-(6)(7))，注射針にプロテクタをつける。薬液をそのまま注射せず，バイアルや輸液ボトルに入れる場合には，空気の排除は必ずしも厳密に行わなくてもよい。

> **ポイント**
> ●アンプル頸部は，カットしやすいようにあらかじめ傷をつけ，傷部分を示す丸印などの目印がつけてある。
> 容量の大きなアンプルの場合は，頸部周囲をやすりで傷つけるとカットしやすい。

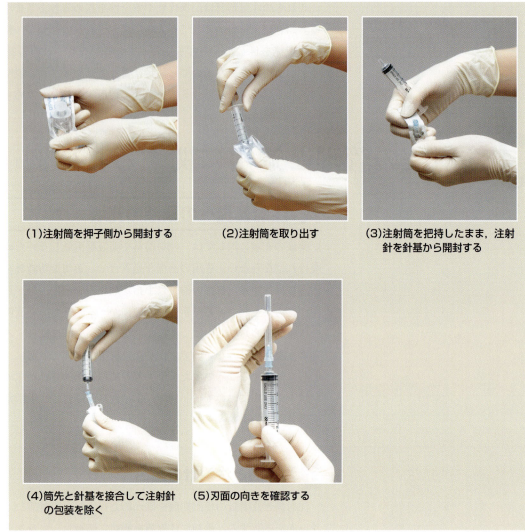

(1) 注射筒を押子側から開封する
(2) 注射筒を取り出す
(3) 注射筒を把持したまま，注射針を針基から開封する
(4) 筒先と針基を接合して注射針の包装を除く
(5) 刃面の向きを確認する

図 R-15　注射筒と注射針の接合

3 輸液容器内の薬液の輸液セットへの充填

　輸液容器や包装に汚染や破損がないか，薬液に不要な混濁や浮遊物等の異常がないかを確かめたうえで開封し，輸液セットのびん針を刺入する．ゴム栓をカバーしているふたやフィルムを外す．

　輸液セットの使用期限を確かめたうえで，開封前に包装に汚染や破損がないかを確認して開封する．流量調節器および開閉器を操作して導管を閉じた状態にし，びん針の保護キャップを外して，びん針を輸液容器のゴム栓の刻印部にまっすぐに刺通する．

　輸液容器をつり下げ，点滴筒に 1/2 程度まで薬液を入れる（➡図 R-17）．点滴筒内に気泡や泡だちがないかを確かめたあと，流量調節器と開閉器を操作して点滴筒より下の導管内に薬液を流し入れる．

B 注射の部位と方法

　薬物を注射するためには，安全かつ，できるだけ安楽に，注射針を目的とする組織内に刺入し，適切な速度で薬液を注入し，適切に針を組織から抜いて処分で

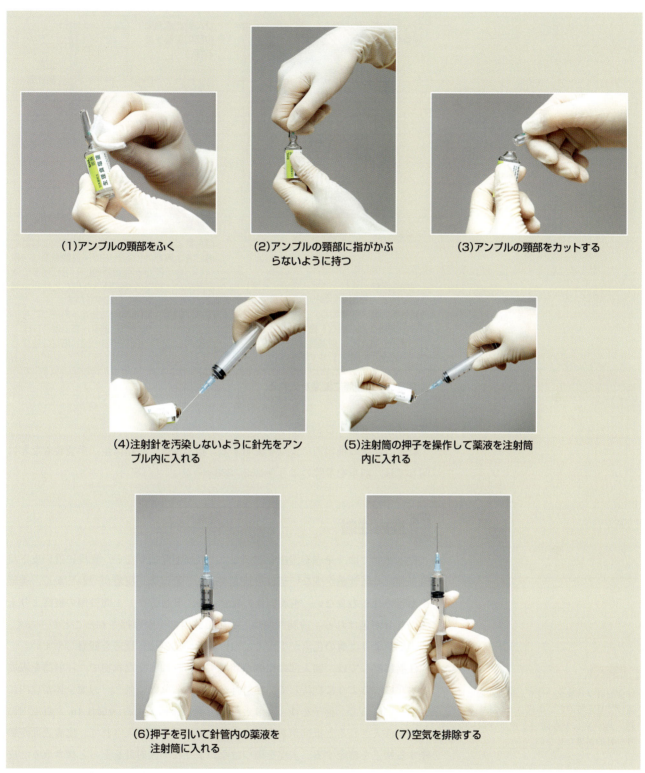

図 R-16 アンプル内の薬液の注射筒への充塡

きなければならない。そのためには，薬物に関する知識に加え，解剖学的知識に基づき，それぞれの注射に適し，患者の特性や状態をふまえ，最も安全・安楽な身体部位を選定できなければならない。実施に際しては，患者の理解や成長・発達に応じて適切な説明を行う。注射の実施に際しては，適時，指示内容を確認し，手指衛生を徹底し，患者の協力を得て注射部位を確認し，皮膚を適切に消毒してプライバシーに配慮しつつ，患者・実施者ともに安全・安楽な，安定した姿

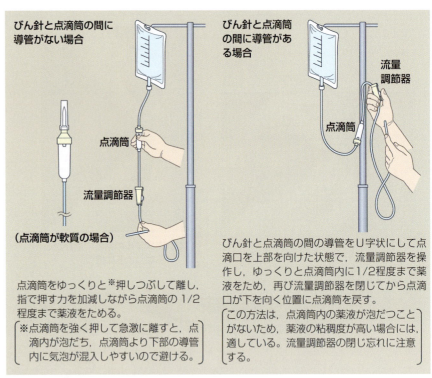

図R-17　点滴筒に薬液を入れる

勢・体位で実施する。

以下，注射の種類別に要点を説明する。指示確認，手指衛生，手袋装着などに関しては，別項を参照のこと(➡282, 288ページ)。

1 皮内注射

皮内注射では，発赤や湿疹などがなく，表皮が脆弱でない，真皮に近い皮下組織に神経や脈管系が少ない部位を選定する。一般には，皮膚がやわらかく，神経や血管の分布の少ない，前腕内側の肘窩から1/3付近や，上腕外側の腋窩より上側の部分が選ばれる。前腕内側は，衣服で注射部位が摩擦されることが少なく，他の部位より皮膚の色素が少なくて白いので，抗原抗体反応を観察しやすい。

注射に際しては，刺入部の皮膚が伸展するように支えた状態で，注射筒を表皮と水平になるように把持して，注射針をできる限り浅く刺し，刃面全体が皮内に入ったところで，押子をゆっくりと押して薬液を注入する(➡図R-18)。真皮内に薬液が注入されると抵抗がある。皮内に正確に薬液が注入されて，皮膚表面が膨隆する様子を確認する。表皮を傷つけないように，注射針をそっと抜き取る。皮膚の毛細血管から少量の出血があれば，アルコール綿花などで軽く押さえぶきする。

> **ポイント**
> ●注射針は角度をつけず，刃面が表皮に透けて見えるぐらいの浅さで刺入する。刺入角が少しでも深いと皮下注射になり，目的が果たせない。

> **ポイント**
> ●皮内に薬液が注入されるときは，注入部位にピリピリするような痛みを感じる。
> 痛みを感じない場合は，皮下注射になっている場合が多い。

2 皮下注射

皮下注射では，皮下組織にある程度の厚みがあり，かつ神経や脈管系が少ない部位を選定する。上腕後側の下部は，皮膚の露出が比較的容易で，皮下組織を体表面から確認しやすく，かつ注射時に部位を安定させやすいため用いられることが多い(➡図R-19)。同様に，肩から上腕の上部にかけての部分(三角筋部の皮下

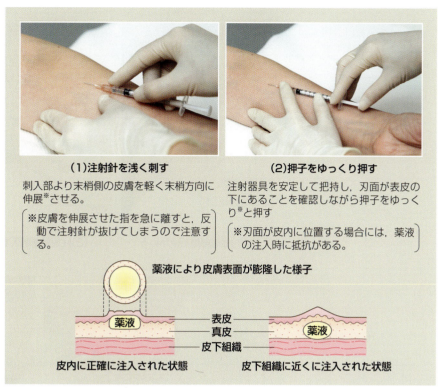

図 R-18 皮内注射の方法

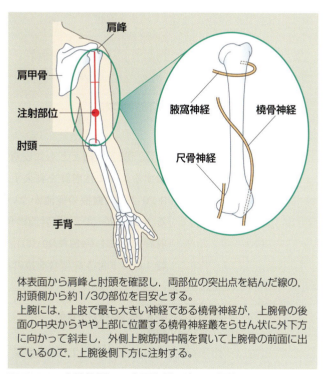

図 R-19 上腕後側での皮下注射に適した部位

組織)も，神経や血管の分布が少なく，体表面からの特定が容易なため，皮下注射の部位として用いられる。なお，インスリン製剤など，頻回の注射が必要となる場合には，殿部や腹壁の皮下組織なども用い，同一箇所に繰り返し注射をしないようにする。

注射に際しては，注射部位を確かめ(→図 R-20-(1))刺入部の皮膚が伸展するよ

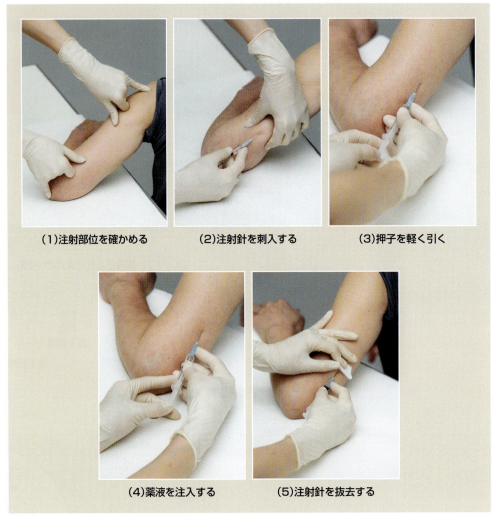

| (1)注射部位を確かめる | (2)注射針を刺入する | (3)押子を軽く引く |
| (4)薬液を注入する | (5)注射針を抜去する | |

図 R-20　皮下注射の方法

うに、皮下組織とともに皮膚をつまみ、30度程度の角度で刃面が皮下組織に位置するように注射針を刺入する(➡図R-20-(2))。注射筒の押子を軽く引いて(➡図R-20-(3))、血液の逆流がないことを確認してから、薬液を適切な速さで注入する(➡図R-20-(4))。注射筒の角度をかえないように注意しながら、スムーズに注射針を抜去し(➡図R-20-(5))、アルコール綿花などで軽く押さえぶきする。必要時、パッド付き絆創膏を抜針部位にはる。

3 筋肉内注射

　筋肉内注射では、筋肉が厚く神経や血管から離れた部位を選定する。神経や脈管系の分布からみて、上腕の三角筋、殿部の中殿筋、大腿部の大腿四頭筋外側広筋の中央部付近が適切とされている。筋肉の発達の程度や皮下組織の厚みは個人差が大きいので、筋肉組織・皮下組織の厚さを考慮して部位を選定する。上腕の三角筋部は、体表面からも触れやすく、上肢を体側で伸展させた状態で外転させると、その形状を確認することができる(➡図R-21、22)。殿部への注射は、殿部に走行する大きな神経や血管を傷つけないように、殿部を4部位に区分した上外側部の前部に寄った部位にある中殿筋・小殿筋とする(➡図R-23)。大腿部への注射は、大腿骨の大転子部と膝蓋骨中央を結んだ線の中央部分の、大腿四頭筋外側

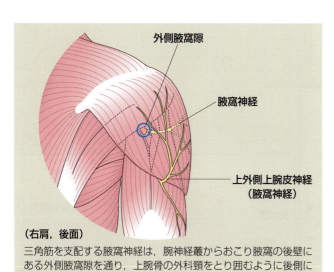

図R-21　三角筋・肩峰と腋窩神経の走行と分布

（右肩，後面）
三角筋を支配する腋窩神経は，腕神経叢からおこり腋窩の後壁にある外側腋窩隙を通り，上腕骨の外科頸をとり囲むように後側に走行し，三角筋の後縁から皮下に出て上腕上部の外側皮膚（上外側上腕皮神経）する。

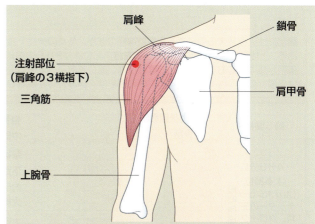

図R-22　三角筋部の筋肉内注射に適した部位

三角筋は，肩関節をおおって丸みをつくる厚く大きな筋肉で，肩甲棘・肩峰・鎖骨の外側1/3部からおこり，肩関節をおおって上腕骨中央の外側面（三角筋粗面）に付く。
三角筋部での注射は，最も厚みのある肩峰の体表面への突出部からやや下（成人の場合は2〜3横指下）で，腋窩神経・上外側上腕皮神経が分布していない三角筋のやや前面とする。

広筋の筋腹とする(→図R-24)。

　注射に際しては，刺入部の皮膚が伸展するように，皮下組織と筋肉組織を大きく把持し，注射針の刃面が目的とする筋肉に達するように適切な角度をつけて刺入する。注射筒の押子を軽く引いて，血液の逆流がないことを確認してから，薬液を適切な速さで注入する。注射筒の角度をかえないように注意しながら，スムーズに注射針を抜去し，アルコール綿花などで軽く押さえぶきする。必要時，パッド付き絆創膏を抜針部位にはる。

4 静脈内注射

　静脈内注射や点滴静脈内注射では，肘窩や前腕前面の皮静脈のなかから，薬液量や注射方法などを考慮して，最も適した血管を選定する(→321ページ，図O-4, 5)。皮静脈の太さや走行は個人差が大きく，血管ごとに硬度，弾力，可動性が異なる。循環血液量などの変動を受けて，皮膚表面から触れることのできる血管がかわることも少なくない。繰り返し同じ血管に注射を行うと，血管の硬度が増して注射に適さなくなる。

　注射に際しては，駆血帯を適切に用いて注射部位の皮静脈を怒張させる。スムーズに針が皮膚を刺通するように，反対の手指で刺入部の皮膚を軽く伸展させ，目的とする静脈内に刃面が到達するように，血管の走行に沿って穿刺予定部位よりも5〜15 mm程度，末梢側の皮膚を適切な角度，方向，深度で，刃面を上に向けて刺入する。刺入部位周辺の激痛や，指先に達するようなしびれ感がないかを確認する。目的とする血管に針が刺入し，静脈内に刃面が到達したことを，注射器具内への静脈血の逆流（以下，逆血）によって確認する。注射針の針管を刺入した血管に平行になるように，注射器具を把持する角度を調整する。指示された薬液が安全に注入できるよう，適切な位置まで血管内に針を進入させる。駆血帯を外し，押子をゆっくり操作して薬液を静脈内に注入する。注射筒の角度をか

第3章 ● 診療を支える看護技術

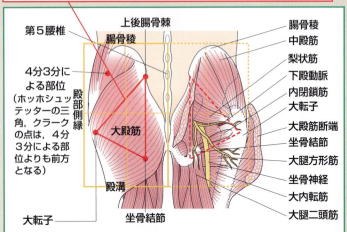
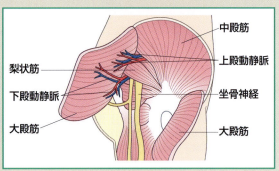

殿部には人体最大の神経である坐骨神経のほか，多くの神経・血管がある。上後腸骨棘，大転子，坐骨結節を結ぶ部位は，それらの神経・血管系が集中しており，注射してはならない部位である。上後腸骨棘では骨膜と皮膚が強く結合するので体表面ではくぼみとして確認できる。

殿筋群は，大殿筋，大腿筋膜張筋，中殿筋，小殿筋からなり，起立や直立，歩行に欠かすことができない。大殿筋はきわめて厚く大きな筋で，仙骨，尾骨，腸骨稜，腸骨翼からおこり，外下方に斜走して腸脛靱帯と大腿骨後面（殿筋粗面）に付き，上殿神経の支配を受ける。また，大殿筋の内側下層には，坐骨神経，上殿動脈，上殿静脈，下殿動脈，下殿静脈が走行している。

中殿筋と小殿筋を支配する上殿神経は，梨状筋の上方から殿部の深部に出て，中殿筋，小殿筋，大腿筋膜張筋とその上の皮膚に分布する。注射部位を決定するためには，上前腸骨棘，上後腸骨棘，腸骨稜，および大転子を体表面から確認できなければならない。中殿筋は，腸骨翼の外面で，大殿筋よりも前方からおこり，大腿骨の大転子に付く三角形の筋で，後部は大殿筋におおわれて，その深部に位置する。小殿筋は，腸骨翼の外面下部からおこって大転子に付く扁平な三角形の筋で，中殿筋におおわれている。中殿筋と小殿筋は上殿神経に支配され，大腿を外転する作用をもつため，側臥位になり膝関節を伸展させた状態で，上側の下肢を外転させると，中殿筋と小殿筋を体表面から確認することができる。

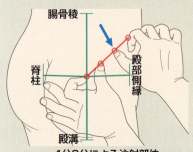
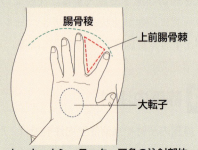
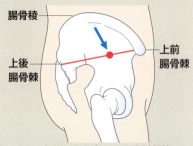

a. 4分3分による注射部位
4分3分による部位とは，片側の殿部を，腸骨稜と殿溝，脊柱と殿部側縁からなる長方形の中点と，中点から上部外側方向に45度の角度でのばした線と腸骨稜の交点とを結んだ線の外側1/3の位置をいう。

b. ホッホシュテッター三角の注射部位
ホッホシュテッター三角とは，中指の先が腸骨稜を指し，示指の先端が上前腸骨棘に，手掌中央が大転子部にあたるように置いたときに，示指，中指，腸骨稜からなる三角形をいう（示指と中指はV字型にいっぱいに開いた状態になる）。

c. クラークの点による注射部位
クラークの点とは，体表面から上前腸骨棘と上後腸骨棘を確認し，その両点を結ぶ線の前側1/3の位置をいう（両手を用いて，体表面上の距離から位置を確認する）。

図R-23 殿部の筋肉内注射に適した部位

えないように注意しながら，スムーズに注射針を抜去する。

点滴静脈内注射の場合は，翼付針や留置針を目的とする血管に刺入し，逆血を確認して輸液セットと接続し，流量調節器を操作してゆっくりと薬液を滴下させ，薬液の注入による刺入部周囲の疼痛や皮下組織の腫脹がないかを確認する。注入に要する時間や安静度などを考慮して，注射器具を絆創膏やドレッシング材で適切に固定する（➡図R-25）。実施中の患者の全身状態と刺入部の状態を観察しながら，指示どおりに薬液が注入されているかを確認する。注射針を抜去すると

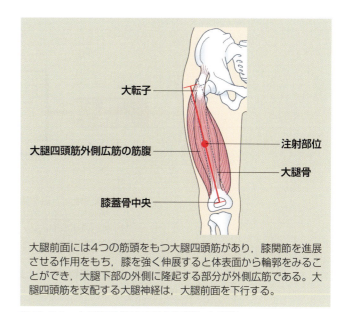

図 R-24　大腿部の筋肉内注射に適した部位

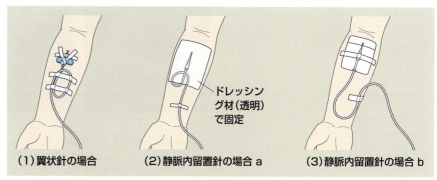

図 R-25　点滴静脈内注射時の注射針などの絆創膏固定(例)

きは，輸液セットの流量調節器と開閉器を操作して導管を閉じた状態にし，角度をかえずにスムーズに抜去する。

抜針と同時にアルコール綿等をあて，血管穿刺部位の上をしっかりと押さえて止血する。刺入部を止血用のパッド付き絆創膏で保護し，さらに数分間，穿刺部位の止血を続ける。患者の協力が得られる場合には止血方法を説明する。

C 感染性廃棄物の取り扱い

注射に使用した注射器具や手袋，綿花などは，感染性廃棄物として適正に処理しなければならない。感染性廃棄物とは，医療関係機関などから生じ，人が感染し，もしくは感染するおそれのある病原体が含まれ，もしくは付着している廃棄物またはこれらのおそれのある廃棄物をいう(➡図 R-26)。

注射針については，メスやガラス製品(破損したもの)などと同じく，作業者の刺傷事故の危険性(メカニカルハザード)について十分に配慮する必要があるため，未使用のものや血液などが付着していないものも，感染性廃棄物と同等の取り扱いとする。輸液セットについては，血液などが付着している針が分離されず一体的に使用されていることから，感染性廃棄物に該当する。

ステップアップ

感染性廃棄物の処理については，「廃棄物の処理及び清掃に関する法律(廃棄物処理法)に基づく廃棄物処理マニュアル」において国が具体的な手順などを示している。本マニュアルは感染性廃棄物について新しい知見が集積された段階で，必要に応じて適宜，見直される。

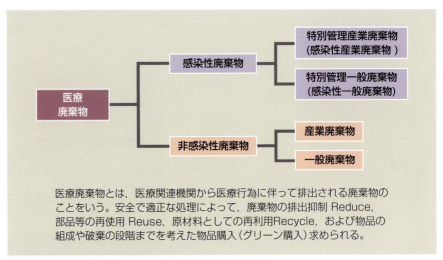

図 R-26　医療廃棄物の区分と処理

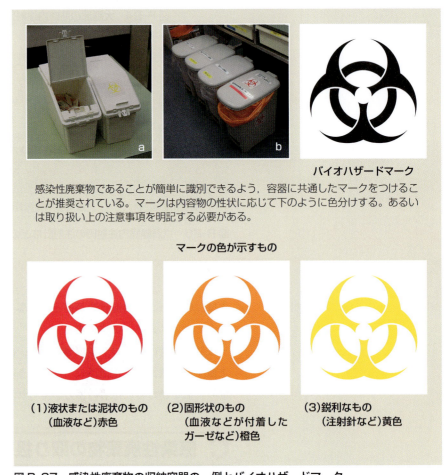

図 R-27　感染性廃棄物の収納容器の一例とバイオハザードマーク

　各施設の決まりに従い，バイオハザードマークなどが示す表示を確認しながら適切に処理する(➡図 R-27)。

● 参考文献

1) 朝長文彌・小林輝明：ナースのための臨床薬剤学．廣川書店，1996．
2) 石田尚志監修：最新輸液読本．臨床看護 22(6)，1996．
3) 伊藤隆：解剖学講義，改訂 2 版．南山堂，2001．
4) 氏家幸子監修，阿曽洋子・中尾由紀子指導：VTR 基礎看護技術シリーズ Vol. 28．感染予防の基本的なテクニック．坂本モデル，1996．
5) 氏家幸子監修，阿曽洋子・中尾由紀子指導：VTR 基礎看護技術シリーズ Vol. 29．医療の場の感染予防．坂本モデル，1996．
6) 氏家幸子監修：その場で活かせる薬剤看護ハンドブック．廣川書店，1997．
7) 氏家幸子監訳：臨床看護技術アトラス．医学書院，1986．
8) 碓井貞仁：輸液療法の基本的手技．臨床看護 22(6)，1996．
9) 越前宏俊：図解薬理学．病態生理から考える薬の効くメカニズムと治療戦略，第 2 版．医学書院，2008．
10) 小野哲章・渡辺敏編：ナースのための ME 機器マニュアル，JJN スペシャル 63．医学書院，1999．
11) 加納隆編：フローチャートでみるナースのための ME 機器トラブルチェック．南江堂，2004．
12) 河合千恵子ほか編：看護 MOOK 38，注射と看護．金原出版，1991．
13) 北原哲夫ほか：新包帯法．メヂカルフレンド社，1972．
14) 厚生労働省：日本薬局方．(https://www.mhlw.go.jp/stf/seisakunitsuite/bunya/0000066530.html)(参照 2018-8-8)．
15) 洪愛子ほか：看護ケアにいかす感染予防のエビデンス．医学書院，2004．
16) 国立病院機構大阪医療センター感染対策委員会編：EBM に基づく院内感染予防対策 Q & A．南江堂，2003．
17) 国立病院機構大阪医療センター感染対策委員会編：新院内感染予防対策ハンドブック．南江堂，2006．
18) 小林寛伊編：改訂医療現場の滅菌．へるす出版，2003．
19) 小林寛伊：新版増補版消毒と滅菌のガイドライン．へるす出版，2015．
20) 近藤陽一ほか：院内感染予防のためのクリーンメンテナンス．医歯薬出版，2004．
21) 坂井建雄ほか訳：プロメテウス解剖学アトラス　解剖学総論／運動器系，第 3 版．医学書院，2016．
22) 佐藤エキ子ほか：ナースがおこなう静脈注射．南光堂，2005．
23) 柴田清・沼口史衣：感染管理のすすめ方──ナースが担う実務のすべて．メヂカルフレンド社，2001．
24) 高久史麿・矢崎義雄：治療薬マニュアル 2018．医学書院，2018．
25) 満田年宏監訳：医療施設における感染対策管理のための CDC ガイドライン──米国疾患管理予防センター(CDC)および医療感染管理諮問委員会(HICPAC)の勧告．国際医学出版株式会社，2004．
26) 光畑裕正編：アナフィラキシーショック．克誠堂出版，2008．
27) 中原保裕：臨床に活かしたいくすりの話，第 5 版．学習研究社，2014．
28) 中山昭雄編：温熱生理学．理工学社，1983．
29) 中村利文：目で見る基本包帯法．医歯薬出版，1975．
30) ハインツ　ルールマンほか著，佐藤俊明訳：カラー図解　これならわかる薬理学，第 2 版．メディカル・サイエンス・インターナショナル，2012．
31) 廣瀬千也子監：感染管理 1　洗浄・消毒・滅菌と病院環境の整備．中山書店，2006．
32) 藤原文夫：包帯の巻き方．南江堂，1975．
33) 山岡桂子：アンプルカット時に混入する異物について光学顕微鏡および電子顕微鏡の所見．病院薬学 1(4)，1976．
34) 横山隆ほか編：院内感染症を防ぐための看護．医薬ジャーナル，1997．

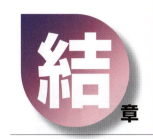

結章

すべての看護技術を用いるもの

結章 ● すべての看護技術を用いるもの

褥瘡の予防と管理

1 褥瘡の予防と管理に関する看護の意義

褥瘡をめぐる看護は，ナースとしては古くて新しい課題である。看護を専門とするナースにとって，「患者に褥瘡ができることは恥ずかしいことである」という言葉は，ずっと以前から言われてきた。この言葉のなかには，看護がいきとどいていれば褥瘡はできないであろうことを示している。しかしながら，患者の状態・治療方法および看護の質的・量的な問題などによって褥瘡を回避することができず，悪化する患者もある。

褥瘡 pressure ulcer は日本褥瘡学会により，「身体に加わった外力は骨と皮膚表層の間の軟部組織の血流を低下，あるいは停止させる。この状況が一定時間持続されると組織は不可逆的な阻血性障害に陥り褥瘡となる。」と定義されている（2005年）[1]。近年の急速な医療技術の発達は，多くの人命を救い，治療効果を高めている。一方，医原病ともみられる褥瘡や，寝たきり高齢者のもつ諸条件により発生する褥瘡が患者に苦痛をもたらしている。看護においては，これらの現状を認識し，褥瘡予防の必要性を考慮し，看護の問題のみとしてではなく医療全体の問題とすることを求めたい。とくにナースは，患者の24時間を観察し，ケアをする立場にあるので，患者の状態を予測し，知りえた情報から判断して褥瘡予防のための看護を行う。このことは，不幸にして褥瘡になったときにも，治療の前提として必要なことである。

褥瘡予防の看護とは，基礎看護技術の原則にそって患者に看護を提供することである。すなわち，褥瘡予防の看護は，コミュニケーションを含めた基礎看護技術のすべてを，熟練した技として患者に実施することである。褥瘡は悪化すると治癒しにくく，また予防可能なものである。したがって，褥瘡に関する看護は，第1が予防であり，第2は早期発見にあり，そのための努力を愛情をもって行うことである。また，近年の褥瘡は在宅療養患者にも多いことから，ナースの地域での看護や，家族への指導が強調されよう。

1）日本褥瘡学会編：褥瘡予防・管理ガイドライン．p.18，照林社，2009．

2 褥瘡の予防と管理に関する基礎知識

A 褥瘡の要因

褥瘡の発生や悪化にかかわる因子としては，①圧迫と皮膚組織のずれ，②身体

機能の低下(栄養障害, 循環障害, 知覚・運動障害, 皮膚および筋肉の退化などの異常), ③摩擦, ④身体の不潔, ⑤湿潤, などがあげられる。

　圧迫は褥瘡の直接的な原因であり, 毛細血管の内圧以上に外部から圧力が加わると, その部分に循環障害がおこる。この外部からの圧力としては, まず体重による局所の圧迫がある。最も圧迫されるのは, 骨の突出部と床面の間にある皮膚と筋肉である。皮膚と筋肉の圧迫には, 圧縮応力(compressive stress：外力によって圧縮される方向にはたらく応力)・剪断応力(shear stress：外力によって, 任意の断面方向にはたらく応力)・引張応力(tensile stress：外力によって引っぱられる方向にはたらく応力)[2]が関与しており, それらの圧迫により皮膚の毛細血管が押しつぶされ, 血液循環が阻止される阻血状態となる。

　皮膚と骨の突出部にある皮下脂肪や筋肉は, 圧迫の緩衝物となるので, その人の皮下組織の状態によって, 同じ圧力を加えても圧迫の程度は異なる。また, 知覚・運動障害があると, 圧迫による不快感がなかったり少なくなるので, からだを動かしたり体位変換を行って不快感から逃れようとする動作をせず, 同一体位を持続することになって, ますます圧迫が加わる。また, 座位の場合は重力で, 上体の体重が殿部にかかるが, そのときに皮膚組織と着衣との摩擦により皮膚組織にずれが生じる。このずれと上体の重さによる皮膚組織への圧迫が褥瘡を発生させる。

　また, 栄養状態の低下も, 褥瘡発生や悪化の大きな原因である。氏家らの実験[3]においても表S-1のような結果を得た。栄養状態の低下のなかでも, とくに血液検査値のアルブミンとヘモグロビンの低下を知ることで, 圧迫状態の観察とともに褥瘡発生を予測できるので, 褥瘡予防への積極的な看護が展開できる。

　また, 皮膚を摩擦することは皮膚を傷つけることになり, とくに加齢による皮膚の老化現象や, 全身の循環障害による浮腫や萎縮がある場合は, 少しの摩擦でも傷つき, 感染しやすくなる。感染には, 身体の不潔や湿潤もかかわる。つまり不潔な状態は皮膚表面に病原微生物が付着している可能性が高く, 少しの皮膚の

2)日本褥瘡学会用語集検討委員会：日本褥瘡学会で使用する用語の定義・解説——用語集検討委員会報告2. 日本褥瘡学会誌10(2)：162-163, 2008.

3)氏家幸子・阿曽洋子ほか：褥瘡の発生に及ぼす体温・血流に関する臨床看護学的研究. 平成2年科学研究費補助金(一般研究B)研究成果報告書, pp.10-12, 1992.

表S-1　対象者別血液検査値の比較

種別	対象者	平均値(SD)	t検定	
血清総タンパク質 (標準値 6.5〜8.0 g/dL)	褥瘡高齢者	6.25(1.0)	-1.52	-2.70**
	易褥瘡高齢者	6.7 (0.8)	-1.67	
	健康高齢者	7.2 (0.4)		
アルブミン (標準値 3.8〜5.1 g/dL)	褥瘡高齢者	3.0(0.79)	-3.75****	-3.42***
	易褥瘡高齢者	3.9 (0.6)	-0.49	
	健康高齢者	4.0 (0.2)		
アルブミン/グロブリン比 (標準値 1.1〜2.0 g/dL)	褥瘡高齢者	1.01(0.4)	-3.48***	-2.14*
	易褥瘡高齢者	1.4 (0.3)	-0.96	
	健康高齢者	1.3 (0.1)		
ヘモグロビン (標準値 男13〜17 g/dL 女12〜15 g/dL)	褥瘡高齢者	11.0 (2.08)	-1.10	-2.86***
	易褥瘡高齢者	11.7 (1.68)	-2.29*	
	健康高齢者	13.2 (1.05)		

*$P<0.05$, **$P<0.02$, ***$P<0.01$, ****$P<0.001$
[注] 褥瘡高齢者($n=25$, 男11・女14), 易褥瘡高齢者($n=15$, 男5・女10), 健康高齢者($n=8$, 男4・女4)

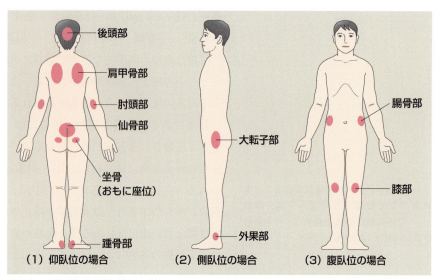

図S-1 褥瘡の好発部位

傷からも感染する。また，湿度に温度が加わった湿潤状態は，不潔な状態を助長することになる。とくに，尿・便失禁がある患者の場合には，皮膚の状態を観察し，清潔を保ち，湿潤を防止するナースのかかわりが重要である。

このような要因からみると，褥瘡の好発部位は骨の突出した部位や不潔で湿潤しやすい部位である。すなわち，仰臥位では後頭部・肩甲骨部・仙骨部・踵部・肘頭部であり，側臥位では大転子部と外果部，腹臥位では上前腸骨棘部・膝関節部である（→図S-1）。また患者の体型や臥床位置によっては，脊柱部・坐骨結節部・大腿骨下端内部・内果部なども好発部位といえる。圧迫部分については，体圧跡の図（→167ページ，図I-11）を比較するとわかりやすい。

B 褥瘡の症状

褥瘡の初期症状として，①圧迫による発赤（紅潮→暗赤色）がおこる。この状態を一般には「褥瘡になりかけている」と表現しており，予防としての看護をすぐに，十分行うことによって症状は消失する。しかし消失しても，予防としての看護を持続しないで放置すると，再び発赤が生じる。

発赤から一歩進んだ状態は，暗赤色に発赤した部分が②腫脹し，その上に③漿液性や血性の液を内容とする小水疱や硬結ができる。この水疱は，ほとんど目だたないことも多く，注意深く観察しなければ，この症状がわからないまま次の症状をみることになる。栄養状態が非常に低下している場合は，②③の状態がおこらず，暗赤色から次の状態に移る。

局所の血液循環障害が持続すると，その部分の皮膚と皮下組織の機能が極度に低下または停止することにより，④表皮に壊死を生じ，表皮が剝離して真皮が露出し，分泌物があるびらん（糜爛）の状態となり，ヒリヒリしたような疼痛がある。この壊死はしだいに深部の組織にまで及ぶ。壊死が表皮の段階では，看護ケアと消毒，局所の薬物塗布によって早期に治癒する。

壊死の部分に感染をおこすと，⑤潰瘍をおこし，治癒しにくい状態となる。麻痺のある場合は，疼痛の訴えがなく，観察が十分行われなければ潰瘍をおこしやすい。潰瘍が筋肉や骨に達すると治癒に時間がかかる。

このような症状の観察と記録には，さまざまな方法があるが，最低限の内容として，①広がりと深さ（長径×短径，表皮のみ→骨破壊），②褥瘡の創面の色調，③周囲の皮膚や褥瘡部分表面の状態（発赤・水疱・硬結・びらん・壊死や潰瘍の状態），④知覚の状態（疼痛の有無と種類，麻痺の有無と程度），⑤その他，を知っておきたい。

C 褥瘡の分類

　褥瘡の分類としては，治療を目的とした分類や予防を目的とした分類など，いろいろな分類法が唱えられているが，ここでは米国褥瘡諮問委員会 National Pressure Ulcer of Advisory Pane l(NPUAP)の分類法を紹介する。

(1) **疑 DTI**（Suspected Deep Tissue Injury）　皮下軟部組織の損傷に起因する限局性の紫または栗色の皮膚変色，または血疱がある状態である。
(2) **ステージⅠ**　通常，骨突出部位に限局する体位変換などを行って発赤部位の圧迫を除去しても消退しない発赤・紅斑で，指で圧迫しても蒼白にならない状態である。
(3) **ステージⅡ**　皮下脂肪組織に及ばない表皮のびらんや，真皮にとどまる浅い潰瘍をみとめる状態である。水疱を形成していることもある。
(4) **ステージⅢ**　皮膚全層に潰瘍が及び，皮下脂肪組織に達する深さとなった状態である。
(5) **ステージⅣ**　筋肉・腱・関節包・骨にまで達する損傷である。
(6) **判定不能**（Unstageable）　褥瘡の潰瘍部の底面が黄色・黄褐色・灰色・茶色で，かつ全層が黄褐色・茶色・黒色でおおわれている組織欠損，または潰瘍部の底面が黄色・黄褐色・灰色・茶色，あるいは全層が黄褐色・茶色・黒色でおおわれている組織欠損の状態である。

D 褥瘡の状態の評価

　褥瘡の治療や看護ケアを実施するためには，褥瘡の状態を評価する必要がある。日本褥瘡学会では褥瘡評価のガイドラインとして「褥瘡状態判定スケール」DESIGN®を開発し，一般に公表している。評価項目であるD（深さ，Depth），E（滲出液，Exudate），S（大きさ，Size），I（炎症／感染，Inflammation/Infection），G（肉芽組織，Granulation tissue），N（壊死組織，Necrotic tissue）の頭文字をとったものであり，これ以外に評価項目にはP（ポケット，Pocket）が含まれる。評価項目は大文字と小文字に区別され（→図S-2），大文字は小文字よりも重篤であることをあらわしている。

　また，褥瘡の重症度について，その経過を評価するためにDESIGN-R®として改訂され（→図S-3），改訂DESIGN-R®2020では，深さ（Depth）に深部損傷褥瘡（DTI）疑いが，炎症/感染（Inflammation/Infection）に臨界的定着疑いが追加されている。評価項目について数字による段階評価を行うことで，褥瘡の重症度が判断できるものである。病院ではこれを用いて褥瘡が治癒に向かっているのか，悪化しているのかを経過を追って評価しており，評価に基づいて病院の褥瘡対策委員会などで治療や看護ケアの適切性について検討を行っている。

結章 ● すべての看護技術を用いるもの

カルテ番号( )				日時	/	/	/	/	/	/
患者氏名( )										
Depth 深さ （創内の一番深いところで評価する）										
d	真皮までの損傷	D	皮下組織から深部							
Exudate 滲出液 （ドレッシング交換の回数）										
e	1日1回以下	E	1日2回以上							
Size 大きさ〔長径(cm)×短径(cm)〕（持続する発赤の場合も皮膚損傷に準じて評価する）										
s	100 未満	S	100 以上							
Inflammation/Infection 炎症／感染										
i	局所の感染徴候なし	I	局所の感染徴候あり							
Granulation 肉芽組織 （良性肉芽の割合）										
g	50％以上(真皮までの損傷時も含む)	G	50％未満							
Necrotic tissue 壊死組織 （壊死組織の有無）										
n	なし	N	あり							
Poket ポケット （ポケットの有無）										
		-P	あり							

部位〔仙骨部，坐骨部，大転子部，踵骨部，その他( )〕　　　　　　　　©日本褥瘡学会／2013

（日本褥瘡学会ウェブサイト〈http://www.jspu/jpn/info/design2.html〉〈参照 2019-1-24〉による）

図 S-2　DESIGN®：褥瘡重症度分類用

E 褥瘡の治療と援助

　褥瘡はほとんどが予防可能であるが，諸事情により不幸にして褥瘡になったり，褥瘡になってから入院する患者もいる。褥瘡の発生率・保有率は，病院に比べて在宅で高い傾向にあり，介護を行う家族や介護職に対する教育的指導の必要性が示されている。

　褥瘡の治療や看護ケアを実施するためには，前述した褥瘡の状態を評価する必要がある。患者は全身状態の悪化によって不安になったり，疼痛のための不安も大きいので，状態に応じた説明と励ましをあたたかい態度で行うことは欠かせないことである。

　褥瘡の治療は医師の治療方針のもとに行われるが，全身的な治療と局所的な治療に大別できる。全身的治療は，栄養補給を中心に行われる。それは，褥瘡面からタンパク質を含む滲出液が排出され，また疼痛や不快感のために食欲不振がおこり，食物の摂取が少なくなったり，もともと摂取できない状態の人が褥瘡になりやすいので，低タンパク血症や貧血になりやすいからである。

　局所的治療には，非観血的な方法と観血的な方法が実施されている。非観血的な方法としては，化膿創であれば局所に発赤・熱感・疼痛・腫脹がみられるので，全身的に抗菌薬が用いられる。そして NPUAP の分類ステージⅠであれば，ポリウレタンフィルムドレッシングを用いる。ステージⅡ以上の場合はハイドロコロイドドレッシングを用いて，肉芽形成のために湿潤環境をつくる。このほか，症状によって用いられるものとして，①外用薬の塗布(壊死組織除去剤・肉芽形成促進剤・肉芽調整剤・抗菌薬・表皮形成促進剤・その他)，②浸透圧利用による膿・滲出液の排出(イソジン®シュガーなどを用いる)，③創傷被覆材の貼

S 褥瘡の予防と管理

DESIGN-R® 褥瘡経過評価用		カルテ番号（　　　　）			
		患者氏名　（　　　　　）			月日 / / / / / /

Depth	深さ	創内の一番深い部分で評価し，改善に伴い創底が浅くなった場合，これと相応の深さとして評価する			
d	0	皮膚損傷・発赤なし	D	3	皮下組織までの損傷
	1	持続する発赤		4	皮下組織を越える損傷
	2	真皮までの損傷		5	関節腔，体腔に至る損傷
				U	深さ判定が不能の場合

Exudate	滲出液				
e	0	なし	E	6	多量：1日2回以上のドレッシング交換を要する
	1	少量：毎日のドレッシング交換を要しない			
	3	中等量：1日1回のドレッシング交換を要する			

Size	大きさ	皮膚損傷範囲を測定：〔長径(cm)×長径と直交する最大径(cm)〕*3			
s	0	皮膚損傷なし	S	15	100以上
	3	4未満			
	6	4以上　16未満			
	8	16以上　36未満			
	9	36以上　64未満			
	12	64以上　100未満			

Inflammation/Infection	炎症/感染				
i	0	局部の炎症徴候なし	I	3	局所の明らかな感染徴候あり（炎症徴候，膿，悪臭など）
	1	局所の炎症徴候あり（創周囲の発赤，腫脹，発熱，疼痛）		9	全身的影響あり（発熱など）

Granulation	肉芽組織				
g	0	治療あるいは創が浅いため肉芽形成の評価ができない	G	4	良性肉芽が，創面の10%以上50%未満を占める
	1	良性肉芽が創面の90%以上を占める		5	良性肉芽が，創面の10%未満を占める
	3	良性肉芽が創面の50%以上90%未満を占める		6	良性肉芽が全く形成されていない

Necrotic tissue	壊死組織　混在している場合は全体的に多い病態をもって評価する				
n	0	壊死組織なし	N	3	柔らかい壊死組織あり
				6	硬く厚い密着した壊死組織あり

Pocket	ポケット　毎回同じ体位で，ポケット全周（潰瘍面も含め）〔長径(cm)×短径*1(cm)〕から潰瘍の大きさを差し引いたもの				
p	0	ポケットなし	P	6	4未満
				9	4以上16未満
				12	16以上36未満
				24	36以上

部位〔仙骨部，坐骨部，大転子部，踵骨部，その他（　　　　）〕　　　　合計*2

*1："短径"とは"長径と直交する最大径"である
*2：深さ（Depth：d, D）の得点は合計には加えない
*3：持続する発赤の場合も皮膚損傷に準じて評価する

©日本褥瘡学会/2013

（日本褥瘡学会ウェブサイト〈http://www.jspu/jpn/info/design2.html〉〈参照 2019-1-24〉による）

図S-3　「褥瘡の状態の評価」DESIGN-R®：褥瘡経過評価用

用，④その他がある。

観血的方法としては，①壊死組織の除去（デブリードマン）・排膿術，②形成的褥瘡手術（縫合閉鎖法・有茎皮弁法・筋皮弁法・部分層植皮），などがある。

治療とともに行われる看護ケアは，次のことがあげられる。

（1）**予防の看護ケア**（➡378ページ，援助の具体例）。

（2）**スキンケア**　治療時のスキンケアは，褥瘡ケアに関する多くの書籍が出版されているので，ここでは概要を説明する。

①皮膚の洗浄：褥瘡の周囲の皮膚は滲出液や汗，排泄物などにより汚染されていることが多く，また細菌の繁殖も進んでいることが多いので洗浄を行い，皮膚を清潔に保持する。洗浄は創部が汚染された場合のほか，1日に1回行うことが望ましい。洗浄液は，通常は38℃ぐらいの湯でよいが，皮膚の状態によっては弱酸性のものやセラミド入りのものを使用する。ドレッシング

> **ポイント**
> ●皮膚が脆弱な場合は弱酸性の洗浄液を用い，皮膚が乾燥している場合は皮膚の角質層のバリア機能を保持するためにセラミド入りの洗浄液を用いる。

結章 ● すべての看護技術を用いるもの

材が貼付されている場合は，創面に残存した薬剤や粘着のり，創面の壊死組織などを除去するために，ドレッシング材の交換のたびに洗浄を行う。洗浄液は生理食塩水や滅菌蒸留水，水道水が使われる。洗浄液の温度は38℃ぐらいのものを用いる。

②ドレッシング材の貼付と交換：創部を湿潤した環境下におき，皮膚の再生を促進するためにドレッシング材を貼付する。ドレッシング材の貼用には，『褥瘡局所治療ガイドライン』[4]に基づいて外用薬とドレッシング材の種類を選定する。ドレッシング材は，褥瘡の周囲から滲出液がもれる前に交換する。交換する際には，はがし方に注意し，ドレッシング材が貼付された周囲の皮膚を保護する。

(3) **圧力再分布のための器具使用**　ドレッシング材以外にも，褥瘡面が敷き寝具に直接あたらないように，ウレタンのスポンジブロックを間隔を空けたものや，粘着フォームパッドを褥瘡部位だけ切り抜いたものを貼用することもある。この場合も，粘着物質に過敏な人がいるため，使用後の観察が大切である。

(4) **入浴**　入浴は最も効果のある治療法であり，看護であるので，手術直後や心疾患，全身状態が著しくわるい場合を除き，積極的に実施したい。とくに発赤・水疱・びらんなど，症状が表皮のみの場合は積極的に入浴して，全身および局所の血液循環を良好にする。潰瘍や感染のある場合は，程度や広がりを観察し，医師と十分相談して実施する。びらんや潰瘍のある場合は，そのままでもよいが，患者の不安や他との接触を避けるため，褥瘡面にガーゼをあてた上からビニール布でおおい，その周囲を太めの絆創膏で固定したり，周囲粘着防水被覆シートでおおってもよい。

入浴後は褥瘡部の洗浄と薬物塗布・ガーゼ交換を行う。なお，浴槽は普通浴槽やエレベーターバスのほか，リハビリテーションに用いるハバードタンクを整形外科の患者にリハビリテーションも兼ねて用いることがある。また，消毒薬を入れる場合があるが，副作用や入浴中の誤飲を配慮して，医師と相談し，その指示のもとに消毒薬を使用する。

[4] 日本褥瘡学会編：科学的根拠に基づく褥瘡局所治療ガイドライン. 照林社, 2005.

3 対象・状況・目的別：援助の具体例

褥瘡予防のための看護を，予防の原則をもとに実際にどのように行うかについて，図S-4に示した。褥瘡予防のための看護は日常の看護そのものである。ここでは，褥瘡になりやすい患者への予防について説明する。

褥瘡をおこしやすい患者は，その要因から次のように分けられる。
(1) 同一体位を長時間持続している患者
(2) ギプスなどにより同一部位が圧迫されている患者
(3) 麻痺のある患者
(4) 失禁・多汗・浮腫のある患者
(5) 栄養状態の低下した患者
(6) るい痩または肥満患者
(7) 循環障害，知覚・運動障害のある患者
(8) 皮膚および筋肉の退化のある患者(例：高齢者)
(9) その他(糖尿病など)

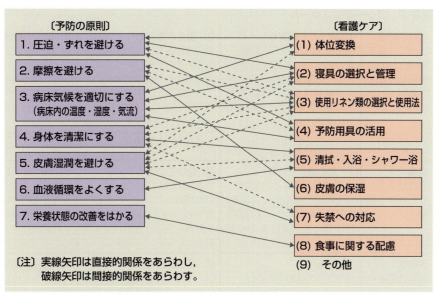

図S-4 褥瘡予防の原則と看護ケア

　そして，褥瘡の発生が予測できる患者の予防の原則は，褥瘡の要因を解消したり，減少することである。すなわち，次のようになる。
(1)圧迫を避ける。
(2)摩擦を避ける。
(3)病床気候を適切にする（病床内の温度・湿度・気流）。
(4)身体を清潔にする。
(5)皮膚の湿潤を避ける。
(6)血液循環をよくする。
(7)栄養状態の改善をはかる。

　褥瘡の発生予測に関しては，1988年にアメリカのブレーデン Braden, B. らがスケールを開発し，公表した。真田らの翻訳による日本語版ブレーデンスケールを紹介する（→表S-2）。

　褥瘡になりやすい患者への援助について，リスク別にその予防ケアについて説明する。

A 手術などで一時的な侵襲が加わる場合

　圧迫は長期臥床患者だけでなく，かたい手術台で同一体位での長時間に及ぶ手術を行う患者にもおこる。手術中の患者は，麻酔や体位の固定により自力動作が行えず，同一部位に圧迫がかかることが避けられない。そのため，手術台に体圧分散マットレスや用具を使用して，圧迫が加わる部位の体圧を下げることが，褥瘡発生を予防するうえで重要となる。体圧分散マットレス以外にも，踵骨部や肘部などの突出部にゲルまたは粘弾性パッドを使用することも推奨されている[5]。また，圧迫を受ける部位の皮膚を観察することも重要であり，皮膚に発赤などの異常が見られた場合は，早期に対応することが必要である。

5)日本褥瘡学会教育委員会ガイドライン改訂委員会：褥瘡予防・管理ガイドライン，第4版．2015．

表 S-2　ブレーデンスケール

	1	2	3	4
知覚の認識 圧迫による不快感に対して適切に反応できる能力	1. まったく知覚なし 痛みに対する反応(うめく,避ける,つかむなど)なし。この反応は,意識レベルの低下や鎮静による。あるいは,体のおおよそ全面にわたり痛覚の障害がある。	2. 重度の障害あり 痛みにのみ反応する。不快感を伝えるときには,うめくことや身のおき場なく動くことしかできない。あるいは,知覚障害があり体の1/2以上にわたり,痛みや不快感の感じ方が完全ではない。	3. 軽度の障害あり 呼びかけに反応する。しかし,不快感や体位変換のニードを伝えることが,いつもできるとは限らない。あるいは,ある程度の知覚障害があり,四肢の1,2本において痛みや不快感の感じ方が完全でない部位がある。	4. 障害なし 呼びかけに反応する。知覚障害はなく,痛みや不快感を訴えることができる。
湿潤 皮膚が湿潤にさらされる程度	1. 常に湿っている 皮膚は汗や尿などのために,ほとんどいつも湿っている。患者を移動したり,体位変換するごとに湿気が認められる。	2. たいてい湿っている 皮膚はいつもではないが,しばしば湿っている。各勤務時間中に少なくとも1回は寝衣寝具を交換しなければならない。	3. 時々湿っている 皮膚は時々湿っている。定期的な交換以外に,1日1回程度寝衣寝具を追加して交換する必要がある。	4. めったに湿っていない 皮膚は通常乾燥している。定期的に寝衣寝具を交換すればよい。
活動性 行動の範囲	1. 臥床 寝たきりの状態である。	2. 座位可能 ほとんど,またはまったく歩けない。自力で体重を支えられなかったり,いすや車いすに座るときは,介助が必要にであったりする。	3. 時々歩行可能 介助の有無にかかわらず,日中時々歩くが,非常に短い距離に限られる。各勤務時間中,ほとんどの時間を床上で過ごす。	4. 歩行可能 起きている間は少なくとも1日2回は部屋の外を歩く。そして少なくとも2時間に1回は室内を歩く。
可動性 体位を変えたり整えたりできる能力	1. まったく体動なし 介助なしでは,体幹または四肢を少しも動かさない。	2. 非常に限られる 時々体幹または四肢を少し動かす。しかし,自力で,頻回動かしたり,または有効な(圧迫を除去するような)体動はしない。	3. やや限られる 少しの動きであるが,頻回に自力で体幹,または四肢を動かす。	4. 自由に体動する 介護なしで頻回にかつ適切な(褥瘡を予防するような)体動をする。
栄養状態 普段の食事摂取状況	1. 不良 けっして全量摂取しない。めったに出された食事の1/3以上を食べない。タンパク質・乳製品は1日2皿(カップ)分以上の摂取である。水分摂取が不足している。消化態栄養剤(半消化態,経腸栄養剤)の補充はない。あるいは,絶食であったり,透明な流動食(お茶,ジュース,など)の摂取をしたりする。または末梢点滴を5日以上続けている。	2. やや不良 めったに全量摂取しない。普段は出された食事のわずか1/2しか食べない。タンパク質・乳製品は1日3皿(カップ)分の摂取である。時々消化態栄養剤(半消化態,経腸栄養剤)を摂取することもある。あるいは,流動食や経管栄養を受けているが,その量は1日必要摂取量以下である。	3. 良好 おおよそ毎回の食事の半分以上食べる。タンパク質・乳製品を1日4皿(カップ)分摂取する。時々食事を拒否することもあるが,すすめれば通常補食する。あるいは,栄養的におおよそ整った経管栄養や高カロリー輸液を受けている。	4. 非常に良好 毎日おおよそ食べる。通常はタンパク質・乳製品を1日4皿(カップ)以上摂取する。時々間食(おやつ)を食べる。補食する必要はない。
まさつとずれ	1. 問題あり 移動のためには,中等度から最大限の介助を要する。シーツでこすれず体を動かすことは不可能である。しばしば床上やいすの上でずり落ち,全面介助で何度も元の位置に戻すことが必要となる。痙攣,拘縮,振戦は持続的にまさつを引き起こす。	2. 潜在的に問題あり 弱々しく動く,または最小限の援助が必要である。移動時皮膚は,ある程度シーツやいす,抑制帯,補助具などにこすれている可能性がある。たいがいの時間は,いすや床上で比較的よい体位を保つことができる。	3. 問題なし 自力でいすや床上を動き,移動中,十分に体を支える筋力を備えている。いつでも,いすや床上でよい体位を保つことができる。	

● Copyright: Barbara Braden and Nancy Bergstrom, 1988.
　(真田弘美・大岡みち子：褥瘡の予防,褥瘡の予防・治療ガイドライン(厚生省老人保健福祉局老人保健課監修). 付録 p.11, 照林社, 1999による)

B 一定時間の体動制限があり，褥瘡ハイリスク状態になりやすい場合

　整形疾患による一時的な運動機能の低下・可動域の障害のある患者や，集中治療を受ける患者など，一定時間の体動制限がある場合は，褥瘡を発生しやすい。手術中と同様に，体圧分散マットレスなどを用いて圧迫を受ける部位の体圧を下げることが重要となる。しかし，集中治療を受ける患者は，循環動態の不安定さから体位変換を頻回に行うことが困難な場合が多い。その場合は，どのようなマットレスを使用することで褥瘡を予防できるかをナースが患者の状態から考えて，たとえば推奨されている低圧保持用マットレスなどを選択し，適切な圧管理を行うことが必要となる。また，仙骨部や踵骨部などの褥瘡好発部位に対しては，ポリウレタンフォームまたはソフトシリコンドレッシング材を貼付することで摩擦を生じにくくし，褥瘡が予防できることもいわれている。

　このように，一定時間の体動制限がある患者の褥瘡発生を予防するためには，体圧管理が重要である。日々の患者，とくに皮膚の観察から状態の変化を早期にとらえて，適切に対応できるように，つねに褥瘡予防の意識をもって日々のケアを行うことが重要である。

C 恒久的な体動制限による褥瘡ハイリスク状態の場合

　恒久的な体動制限がある患者は褥瘡発生リスクが高いため，日常的な看護ケアが予防に大きく影響する。ナースは患者の日常生活についてよく観察し，適切な看護ケアを実施することが重要となる。

1 体位変換

(1) 身体の下になった部分の皮膚や筋肉に自身の体重がかかって圧迫され，循環障害をおこす。同一部位への圧迫を避け，病床気候の調節をはかるために1時間30分〜2時間ごとに体位をかえることが必要になる[6]。

(2) 仰臥位から側臥位に体位変換をする場合に，身体を30度傾けた側臥位にする。なお，循環器系障害のために体位変換が無理な場合は，片方の肩や殿部にタオルなどを少し差し込んで半背臥位(30度側臥位)にしたり，身体の下にナースの手を差し入れて，圧迫部位の除圧と寝具の除湿をはかるような工夫も試みる。身体がベッドに垂直になる90度の側臥位では，大転子や腸骨を圧迫して，さらに褥瘡部位をつくることになる。30度の場合には，90度と比べて殿筋によって臥床面との接触面積を広げることができ，その結果大転子や腸骨にかかる体圧も減少する。

2 寝具の選択と管理

(1) 寝具は敷き物・掛け物を問わず，その材質や構造が寝床内の温度・湿度に影響を与える。敷き物は材料の弾力性や構造が体圧に及ぼす影響が大きく，掛け物はその重さが圧迫の原因となる。

(2) 寝具は乾燥させて用いると，皮膚表面の湿潤がなくなり褥瘡の予防に役だつ。

ステップアップ

この圧迫は同一体位をとっていると，単位面積あたりの重量からみても，骨の突出部で皮膚に近い部位が強度になる。また病床内温度は1時間〜1時間30分で最高になる[1]。この時間は一般的なもので，状態によっては1時間ごとに行うことも考えられる。また，この体位変換は寝具との接触面がかわることによって寝具の湿気を発散させ，掛け物を移動することによって病床内の換気を促して，病床内の温度と湿度を下げることにもなる。

1) 氏家幸子：病床気候に関する基礎的検討．大阪大学医療技術短期大学部研究紀要，自然科学・医療科学篇第6輯，p.11, 1978.

6) 阿曽洋子ほか：仰臥位安静後の背部皮膚温の変化——褥瘡予防と体位変換時間，Biomedical Thermology, 8(1)：58-60, 1988.

結章 ● すべての看護技術を用いるもの

ステップアップ

関西地方での経験と観察では，梅雨の時期では，2日目に畳が湿気ていることが誰にでもわかり，5〜7日目には白いカビがはえ，1か月が経過すると畳の中のわらが変質し，2か月目には畳として使えなくなる。日光による乾燥が困難な場合は，ふとん乾燥機の使用や，電気毛布を活用するなどの工夫がほしい。

- 和式寝具の場合には，湿度の高い季節には2日ごとに寝具を敷く位置をかえ，敷き寝具は2組用意して乾燥して用いるようにする。和室の畳の上で和式マット(ウレタンマット)に敷きぶとんを重ねて臥床していると，木綿綿は吸湿性があり，ウレタンは透湿性があるので，ふとんの位置を動かさない場合は，畳は湿気てカビがはえ，腐ってくる。
- クレーター状に切り込んだウレタンフォームマットレスは，体圧分散とカットの状態により空間ができて，病床気候の面からも褥瘡予防に有効なマットである。ウレタンは透湿性があるので畳の場合は風呂用のすの子を利用するなど，畳との間に空間をつくるようにする。また，ベッドの場合もマットを置く部分が木製であると腐食することがあり，金属板には水滴がつくのでマットの下の通気に注意する。
- 多湿状態や発汗のある患者には，病床内換気によって湿度を下げる点からみると，エアマットは空気循環式が有効である。エアマットの使用にあたっては，空気量によってマットの硬・軟，厚さによって生じる底づきを調節し，冬季で暖房設備が不十分なときは，室内の空気が噴気するので，毛布を上に敷いて室温に近い空気が直接患者の身体に影響しないようにする。また，エアマットのセルの幅にも注意をはらい，踵部などのようにマットとの接触が小さな面積の部位は，セルとセルとの間に踵部が落ち込まないようにする。つねに器械や器具に使われることなく，適切に使用することがナースの役割である。

3 リネン類の選択と使用法

(1) シーツのしわやのりのきいたシーツは避ける。
(2) バスタオルはしわになりやすく，発汗などの水分を吸収しやすいがすぐに交換できない場合の使用は避ける。横シーツのかわりに綿パイル状の双糸のバスタオルを使用することがあるが，これはICUなどのように患者の着衣も少なく，ナースの世話が徹底して行われ，汚れたらすぐに交換でき，しかも発汗や分泌物・排泄物でリネンが汚れやすい場合などには適している。

　しかし，患者の着衣が多く，汚れたり湿ったときにすぐ交換できない場合にバスタオルを敷くと，湿潤による褥瘡の原因にもなるので注意したい。また，ベッドで臥床している場合は，身体が足もとにずれて下がる傾向にあり，そのときに敷いてあるバスタオルは，ずれてしわになり圧迫の原因にもなる。

(3) 寝衣の型は，失禁のある場合はおむつ交換をしばしばすることから考え，2部式にするなどの工夫をする。また，おむつの使用方法については少しでも排泄があれば，すぐに取りかえることが，褥瘡予防の原則である。時間ごとに取りかえるのではない。

ポイント

● ベッドの敷きシーツや寝衣のしわ，また，のりのきいたシーツはその山になる部分が皮膚を圧迫し，身体を動かしたときに摩擦して皮膚を傷つける原因にもなる(1)。

4 予防用具

(1) 予防用具の使用についてのおもな目的は，圧迫を除いたり体圧を分散させることである(圧力再分布)[注1]。また，予防用具には全身に用いるものと，局所に用いるものがある。

注1：NPUAPによる提唱(2007年)

予防用具としては，エアマットやウレタンフォームマットレス，ビーズマット，スポンジ，まくらなどがあり，ベッドマットレスとして用いるローエアロスベッドなどがある。

(2) 使用時に注意したいことは，それぞれの用具の使用限界を知ることである。エアマットも空気循環式のものは気流を生じるので，皮膚表面の気化熱を奪い，また湿気をとる。そのため，高温多湿時の使用に適しているが，室温の低い部屋で使用すると，その部屋の温度の空気がそのまま病床内に入る。温度が低いと末梢血管は収縮するために循環がわるくなり，また，湿度が低いと皮膚の乾燥が助長される。ビニールだけのものは湿気を吸収しないので，高温多湿時には汗疹の原因となることもある。

(3) 各用具の機能を知り，新しい用具についてはナース自身が確かめて患者に使用することが必要である。

> **ポイント**
> ●圧切替式マットの場合，空気が多すぎると人によっては乗り物酔い（動揺症）に似た状態がおこることもあるので，観察を詳細にし，それぞれの患者に適した物品を選ぶことが大切である(2)。

5 清拭・入浴

(1) 清拭は身体の清潔と温熱効果によって血液循環をよくする方法として望ましい。とくに背部は自分の体重が最もかかるところであるので清拭や温湿布で温熱効果をはかる。

(2) 入浴は清潔と温熱効果を期待したものであるが，とくに寝たきりの高齢者や身体障害者は，可能な限り入浴することが褥瘡の予防になり，また治療方法として最も有効な方法の1つである。

(3) 家庭ではポータブルの浴槽を用いたり，普通浴槽の横に椅子を置いて，まず椅座位にして身体をまわしたり，浴槽のへりに回転板を取り付けて，その上に座って身体を回転させるなどの工夫をする。

> **ポイント**
> ●褥瘡予防の効果が大きくても，心臓疾患などで入浴により原病が悪化する場合は避ける。普通浴槽での入浴が困難な場合は，病院ではエレベーターバスなどの特殊浴槽を用いて，患者に負担なく入浴できるようにする(2)。
> ●なお，ポータブル浴槽は市町村で福祉器具として貸し出すところも多くなっている。また，訪問入浴サービスも利用できる(3)。

6 皮膚の保湿

皮膚が乾燥するとかゆみが生じる。掻くことによって皮膚の角質を剝離させて傷をつけ，また，皮膚と衣類の摩擦により表皮剝離を生じて，炎症反応や化膿をまねくので，皮膚の乾燥を防ぎ，保湿をはかる。ワセリンやオリブ油，スキンクリームを塗布して皮膚の乾燥を防ぎ，保湿をはかる。また，ヒアルロン酸や尿素製剤を塗布して皮膚表面に付着した大気中の水分を吸収し，角質に水分を与えるのも1つの方法である。

> **ポイント**
> ●とくに，高齢になると生理的に皮脂の分泌能が低下してくるため，皮膚の乾燥をまねくので注意が必要である。

7 失禁への対応

尿失禁や便失禁が頻繁にある場合は，皮膚が尿や便にさらされているところに障害や褥瘡を引きおこすことが多くなる。しかも，皮膚は圧迫されているため血流も少なくなり，炎症の治癒に必要な酸素やタンパク質の補充ができにくく，悪循環に陥る。

褥瘡を予防するための失禁に対するケアとしては，①失禁時のスキンケア，②失禁時に使用する製品の選択が重要である。

(1) 失禁時のスキンケア：失禁がわかった時点で排泄物を取り除き，皮膚を清潔にし，新しいおむつや清潔な下着に取りかえる。皮膚の清潔には，微温湯

> **ポイント**
> ●皮膚は通常は弱酸性で，アルカリ性に対して中和する能力（中和能）をもっており，角質のケラチンは酸・弱アルカリ・水・有機溶媒に抵抗力をもっている。また，細菌に対しても，皮膚の弱酸性と角質のはたらきで発育を阻止している。しかし，失禁により尿や便が皮膚につくと，皮膚はアルカリ性に傾き，しかもアルカリ性にさらされる時間が続くので，中和能が追いつかず，また細菌が発育して体内への侵入も容易になる。このため，皮膚には炎症や細菌感染がおこり，褥瘡が発生しやすくなる。

か，皮膚に対して刺激の少ない石けんや清拭剤を用いて，皮膚をこすらずに押さえぶきをする。また，陰部では清潔なタオルで清拭するか，洗浄を行う。失禁状態が続くと，外陰部や肛門周囲，仙骨部の皮膚がただれて褥瘡を引きおこすので，皮膚を清潔にするときに観察が必要である。発赤や腫脹・水疱などが見つかれば，すぐに褥瘡ケアを開始する。

(2) 失禁時に使用する製品の選択：失禁時にはおむつを使用することが多いが，おむつには布製と紙製のものがある。おむつのほかに，皮膚に排泄物がつかないように防御する液状の撥水剤や，皮膚上に水分をはじく保護層を形成するもの（皮膚被膜剤），男性の陰茎に密着させて留置できる男性用尿失禁装具やパッド，女性の会陰部に密着させる女性用尿失禁装具やパッド，肛門部に密着させる便失禁装具などがある。

> **ポイント**
> ●布製のおむつは，吸湿性がよく，身体になじみ，経済的であるが，排泄物のしまつに時間がかかることや，失禁した場合は皮膚との接触面は取りかえるまで湿っているので，交換時間に注意する必要がある。紙製のおむつには紙とビニールでつくられたもの，尿を吸収したあとにゼラチン化してかたまり，水分を殿部との接触面に残さない物質（高吸水性ポリマー）と紙によるものがある。紙製のおむつは使用が簡便であるが，不経済な面もあり，廃棄上の問題もある。

8 食事

褥瘡の発生には，低タンパク質，貧血によるヘモグロビンの減少，ビタミン$A・B_6・B_{12}・C$と葉酸の不足，微量元素（鉄・亜鉛・銅など）の不足がかかわっている。そのため栄養の改善に努め，食欲不振の患者に食事を楽しめるように配慮する。

> **ポイント**
> ●栄養の改善には体タンパク質に影響する食品を食べることが望ましい。経口的に食事をとれない患者の経管栄養やTPN（中心静脈栄養法）を実施中の患者は，注入液などの種類について医師に相談する。

9 その他

(1) 褥瘡予防のための看護では，できるかぎり離床を促すことが大切である。食事などの機会をとらえてベッド上で座位にしたり，コミュニケーションをとるために意図的に体位をかえるなど，日常生活のなかで工夫する。

(2) 褥瘡予防について，患者や家族に指導することも大切である。

T 命の終わりを看取る

1 命の終わりを看取る看護の意義

　人間は生物であり，生命がある以上，死は確実に訪れ，誰もがそのことを恐れる。人間だけでなく，意識といえるほどの知的活動のない生物でも死を恐れることは同じであり，本能の不可思議とされている。人間は，病や災害などで死が予想され，死につながるような状態におかれると，不安・恐怖・悲哀・あきらめなどの感情が入り乱れる。しかし周囲の人にとっては，命の終わりを迎える人がいだく思いや感情は想像でしかない。

　ナースは医療機関や在宅を問わず，終末期にある人の看護をする機会が多い。死期が迫っており，間もなく生命活動が停止する時期の看護は，そこにいたるまでの医療・看護と深く関係する。日々の看護の延長線上に，終末期医療における看護があり，命の終わりを看取るときがくる。

　命の終わりを迎えるまでの時間や過程は，年齢や個人差，病態，それまでに受けた医療内容に加え，関係する人々の終末期医療に対する考え方が大きく影響して一様ではない。しかし，症状の推移とさまざま徴候から，回復が望めない状態であると医師が診断しても，生命活動が停止するまでは，手厚いケアが続けられることにかわりはない。死が間近に迫っていても，苦痛なく横臥して休めて，身体から出るもの・排泄されるものが適切に取り除かれ，できればなにかを口にすることができ，気持ちや様子が落ち着いているように，必要な手当てがなされるべきである。

　また，命の終わりを迎えるまでは，生への希望を持ちつづけ，最後まで生きぬくことができるよう，最善を尽くす努力が重ねられるべきである。ナースは，的確な観察のもと適切な対処をとりながら，自分自身の生命観をもち，生命の尊厳に立脚した愛情のある態度で，本人・家族・関係者に対応し，相手の立場を考えて状況を伝え，よく生きることをともに考えていきたい。

　命の終わりを看取る過程では，直接ケアに携わりながら，他のチームメンバーを技術的・精神的に支援しつつ，すべての看護技術を統合して，本人と家族の生きぬく力を引き出せるよう，ナースとしての卓越した看護が求められる。

2 命の終わりを看取る基礎知識

A 終末期と死の判定

1 終末期と終末期医療

　終末期とは，死が間近に迫っていて，適切な医療を受けても死が避けられない時期である。終末期医療の内容は，終末期にいたるまでの経過によって異なり，その経過は急性，亜急性，慢性のように分けて考えることが適当であるとされる。たとえば，急性型は，救急・集中治療場面で最善をつくしても救命の見込みがないと判断される段階である。亜急性型は，ある程度予測される速度で進行する疾患の最終段階であり，慢性型はゆっくりと病状が進行して好転しない段階である。

　終末期医療のあり方については，さまざまな団体・学会が指針などを示している。これらは，いずれの状態においても，医療者からの適切な情報提供と説明のもと，本人・家族，関係者が十分に話し合いながら，個別的な状況に配慮しつつ，医療・ケアチームとして，本人・家族を総合的に支援することが重要であるとしている。そして，積極的に死期を早め，生命を短縮させる行為は行わないことを示している。

　なお本項を含め，医療・看護を考えるときの家族とは，血縁や法による親族関係を基礎とする小集団のみをさすのではなく，本人が信頼を寄せる親しい友人などを含む，より広い範囲の人々を意味している。

> **ステップアップ**
>
> 終末期 end-of-life の概念についても，終末期の医療にかかわることの多い医学界の主たる団体や学会が，専門の立場から，終末期医療についての指針や考え方を示している。
> 日本医師会，全日本病院協会，日本老年医学会，救急・集中治療を担う3学会（日本集中治療学会，日本救急医学会，日本循環器学会），日本学術会議・臨床医学委員会終末期医療分科会などの考え方を知っておきたい。

2 死の判定

　死の直接的な原因は，心臓と脳の機能停止であり，それに伴い呼吸が停止する。生と死の境は，理論的・法律的には，時間軸における一地点であっても，臨床的には重篤・危篤・臨終・死という過程を経る。そして，ひとりの人間の死の判定は，医学的，客観的な事実から，医師の判断と法的責任により行われる。一般的に死の判定は，散瞳（脳機能停止），心臓停止，呼吸停止の死亡診断基準の三徴候をもとに，医師が死を宣告することよって確定する。三徴候は必ずしも同時ではなく，順序もさまざまである（→図T-1）。

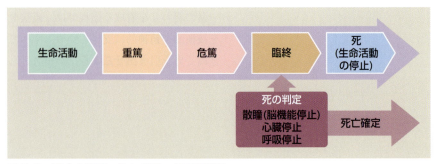

図T-1　死亡の確認：生から死への不可逆性

T 命の終わりを看取る

また、死は細胞レベルで徐々に進行していくので、細胞レベルの死、組織や臓器レベルの死、個体レベルの死といった考え方が生まれる。組織・臓器ごとに酸素欠乏への抵抗性が異なるため、臓器の死と、個体としての死の間には、時間的なずれが生じる。その一方で、人工的に組織に酸素を供給する方法と、死体の臓器を生体に移植する方法が誕生し、1967年に世界ではじめて心臓移植が行われ、臓器移植のための臓器摘出にかかる、死の新しい基準についての検討がなされた。

翌1968年に世界医師会は、「死の決定は医師が行うものであり、その判断はあらゆる蘇生の方法を用いても死が避けられないことによる。そして、臓器移植の場合の死亡の確認は、移植に直接関係しない2名以上の医師による」と発表した。同年、ハーバード大学医学部特別委員会は、死の新しい基準となる不可逆的昏睡の診断基準を示した。

3 法的脳死の概念

脳死とは脳機能が消失することであり、全脳死と脳幹死がある。脳機能の消失によって呼吸は停止するが、心臓の拍動は続くため、人工呼吸器の使用により、組織に酸素が供給されれば、脳以外の組織や臓器の機能は維持される。

わが国では、移植医療の適正実施を目的とする「臓器の移植に関する法律」によって、脳死した者の身体からの臓器の摘出が可能となった。脳死した者の身体とは、脳幹を含む全脳の機能が不可逆的に停止するにいたったと判定されたものの身体をいい、法的脳死という考え方のもと脳死判定の方法と基準が示された。法に定める脳死の判定は、臓器提供希望者の書面による意思表示などがある場合に、判定を的確に行える知識と経験を有する2人以上の医師によって、医学的知見に基づき施行規則と運用指針に従い厳密に行われる。

脳死の判定は、本人や家族に臓器提供の意思があり、家族が正式に臓器の提供を承諾した段階で行われるものである。そのため家族が臓器提供を考えない場合や考えられないような状況、あるいは要件を満たす医学的な脳死判定が行えない環境では、自然の経過を見守ることになる。その際には、脳死の説明をするのではなく、脳の中心的な機能が失われて回復が見込めない状態であり、日にち単位で死が迫っていることをていねいに伝えることが重要となる。

このように脳死の判定には、法的な見解以外に、家族が担う倫理的課題や、先進医療を含む医療の提供体制など、さまざまな要因が影響する。

B 命が終わるときの状態

1 生命維持機能と外観

死が間近に迫ってくると生命維持機能が低下し、身体の各臓器や器官のはたらきが停止あるいは停止に近い状態となり、皮膚や体表面、顔貌に特徴的な様子がみとめられるようになる。

(1) **体温** ゆっくりと病状が進行して全身の機能が低下する慢性型で、低栄養状態にもあると、しだいに体温が低下して35℃以下となり、通常の体温計では測定できなくなる。慢性的な病状になかった人が瞬時に死を迎える急性型では、体

ステップアップ

世界医師会の声明は、第22回世界医師会総会(1968年)でシドニー宣言として採択され、その後、第35回世界医師会総会(1983年)と第57回世界医師会総会(2006年)で修正が加えられている。
ハーバード大学医学部特別委員会(the Ad Hoc Committee of the Harvard Medical School)は、①深い昏睡、②運動の欠如(自発呼吸なし)、③反射の欠如(ときどきおこる脊髄反射を除く)、④最低24時間、前記①②③の条件の存在、⑤平低で電位のない脳波(補助的な証拠になるが、死の診断に本質的なものではない)という不可逆的昏睡の診断基準を示し、死の新しい基準として脳死を定義した。

ステップアップ

全脳死は、大脳・小脳・脳幹がすべて機能しなくなった状態であり、脳幹死はまだ大脳機能は失われていないが、やがて大脳も機能を失い全脳死にいたる状態である。
いわゆる植物状態は脳死でなく、遷延性意識障害が数か月から数年続くもので、脳幹の機能は保持されており、回復例もわずかにある。

ステップアップ

「臓器の移植に関する法律」の運用に関する指針において、臓器摘出の承諾にかかわる遺族・家族は、原則として、配偶者、子、父母、孫、祖父母および同居の親族の承諾を得るものとし、そのうち代表となる人が「遺族」の総意を取りまとめるとしている。

温に変化はない。炎症症状のある疾病や使用薬品の作用によっては，体温が上昇することもある。

（2）**脈拍・血圧** 脈拍は微弱で不整がみとめられ，しだいに橈骨動脈では触知できなくなる。続いて頸動脈や浅側頭動脈でも触診できず，心拍も聴診しにくくなる。血圧は下降し，聴診法やオシロメトリック法では測定不能となる。橈骨動脈や上腕動脈で脈拍が触知できる間は，触診法で収縮期血圧だけが測定可能である。

（3）**呼吸** 呼吸は不規則で，しだいに浅くなり，リズムの乱れがおこる。呼吸困難による鼻翼呼吸や下顎呼吸，呼吸中枢の機能低下によるチェーン-ストークス呼吸などがみられる。気道分泌物の嚥下や喀出ができないことで喘鳴がおき，呼吸促進の状態がみられることもある。

（4）**意識** 意識は脳の機能をあらわし，心臓停止・呼吸停止とともに死の判定基準とされる。終末期の段階になると，聴力減退や見当識障害，発語の不明瞭，幻想や幻聴などがあらわれることもある。刺激に対して反射や反応がない昏睡状態になることもあり，この昏睡状態は短時間のこともあれば，何日間も続くこともあり，症状も一様ではない。また，身体的苦痛を軽減させるための薬物の適用によって，傾眠状態となることもある。

（5）**皮膚・体表面，顔貌** 皮膚の色は，血行障害によって，一般に蒼白土色になる。爪や口唇は赤みが消失して，チアノーゼによる暗紫色や，その薄い白色に近い色を呈する。末梢組織において静脈血が停滞した状態（うっ血）になると，紅紫色の斑点が四肢を中心にみられることもある。

体表面の温度は，発熱がなければ，四肢の末端や鼻尖，耳垂（朶）に触れると冷たく，しだいに体幹も冷たくなっていく。血液・リンパ液の循環障害に加えて，体液の調節機能障害がおこり，末梢部から浮腫があらわれる。浮腫は，足背部にみとめられることが多い。

低栄養状態，筋肉の弛緩，脱水症状，瞳孔反射をはじめとする反射の減退や消失により，顔貌は鼻尖が鋭く，眼球が落ち込み，下顎部が細くなり，無気力な表情になることもある。

2 精神

死の直前まで意識が明瞭で，本来の知性・感情・意思を保ちながら，身近な人たちとおだやかな時間をもてる人もいる。精神の状態は個人によって異なり，痛み・息苦しさ・倦怠感といった身体的な苦痛のほかに，心理的・社会的・霊的な側面を含む全人的な苦痛の有無と程度によっても違いがある。その背景となるものとしては，本人の人生観や生き方，宗教・思想・信条などと関連する生と死に対する考え方，家族を含む人間関係，生活経験や社会的地位，年齢，国民性などがある。

このように，死を前にした人の精神の状態は，さまざまな要因と関連して1人ひとり異なる。命の終りを迎えようとする人を看護するナースは，本人がもつこれらの背景を十分に理解し，その人にあった看取りについて考えながら看護を実践していきたいものである。

ステップアップ

キューブラー=ロスは，死を予感したり，知らされた人は，否認と孤立・怒り・取り引き・抑鬱・受容の5段階を経るとし，不安と威厳に満ちた受容の段階に到達できない人がいることも指摘している。

1969年に出版された「On Death and Dying」は2年後には「死ぬ瞬間」として邦訳され，版を重ねている。死を意識した人の精神の経過を知る手がかりとなる本書は，他の続編となる著書を含め，一度は読んでおきたい。

なお，わが国では宗教・信条とのかかわりや国民性から多少の違いがあり，死を目前にした日本人は「受容」か「あきらめ」のどちらかの態度をとるともいわれている。

C 死亡後の身体の変化

　死亡後の身体の変化は，室内環境や衣類・寝具の状態，死因や体格などの条件によって左右される。死後比較的早期に観察される身体の変化として，冷却，死斑，硬直，乾燥がある。

（1）**冷却**　心臓・大脳の機能停止，呼吸停止に伴って，他の組織や臓器の機能もしだいに停止し，体熱産生がとまるので，体温が降下し冷却する。通常は1～2時間で手・足・顔など直接外界に触れる部分が冷たく感じ，気温の高い季節でも約7～8時間で冷却する。

　冷却時間には個人差があり，年齢・死因・着衣・外界温度などによって異なる。青年が急死した場合は，熱産生が死の直前まで活発に行われているので，長期療養者や衰弱した高齢者よりも冷却は遅く，太った人はやせた人や小児より身体の容積が大きいので冷却が遅い。

（2）**死斑**　心臓の機能が停止して血液が循環しなくなると，血液はその重量によって身体の下部の血管に沈下する（血液沈下）。この血液沈下によって皮膚に赤紫色の境界不明瞭な斑紋ができる。これが死斑とよばれるものである。

　多くの場合，死後20～30分で身体の下側圧迫部（仰臥位では肩甲部・背部・殿部など）にあらわれはじめ，約2時間ではっきりとみとめられるようになる。はじめは小さな斑点で始まり，しだいに大きな斑紋になり，斑紋どうしが融合してさらに大きくなる。死斑の出現時間や色の濃淡は，死亡時の血流量と環境温度とが関係し，青年が急死した場合は出現が速く色が濃く，外傷性の失血死の場合は出現が遅く色も薄い。また，環境温度が高温の場合には速く出現する。

（3）**硬直**　死亡直後には，全身の筋肉は緊張を失い弛緩する。その後2時間ほど経過すると，しだいに筋肉はかたくなり硬直してくる。この筋肉の収縮は関節の拘縮をもたらし，顎関節や股関節・膝関節の筋肉からはじまり，死後12～18時間前後で全身が強直する。この状態を死体硬直または死後硬直という。その後，発現した順に弛緩していき，夏季は約48時間，冬季は72時間程度で硬直がとける。

　死体硬直の程度や維持時間は，筋収縮による乳酸の発生量が関係する。死亡の直前まで筋肉の運動が活発であった場合は，乳酸の発生量が多くなり，硬直は強く時間も長い。青年や壮年の場合は，高齢者や小児よりも硬直は強くなる。

（4）**乾燥**　生命維持機能が停止すると，皮膚表面から水分が蒸発して皮膚が乾燥し，暗褐色となる。角膜・口唇・粘膜なども同様に乾燥し，とくに角膜は混濁して48時間後は不透明となる。

（5）**その他**　一定の時間を経過すると腐敗がおきる。死後数時間後に骨髄から始まるとされ，その進行は季節や状態によって異なる。常温では皮膚は2日後くらいから腐敗が始まり，1～2か月で皮下脂肪や皮下組織の死蠟化が始まる。また，長期間放置されるとミイラ化・白骨化をおこす。

D 死亡時の対処

1 直後の対応

　医師によって死亡が宣告され，本人の死が決定的になっても，ナースは故人の

人間的尊厳を尊重し，家族や関係者に対する慰めの気持ちをもって対応する。家族や関係者に必要となる整えについて，その目的や必要性を伝えて了承を得てから行い，家族や関係者が別れのひとときを過ごせるように配慮する。

(1) **医療機器・物品を取り除く**　医療機関で亡くなった場合には，吸入や吸引の器具，治療や処置に用いた医療機器などが装着されていることも多い。外見的に痛ましい感じを与えるもの，比較的容易に取り外せるものは，可能な範囲で取り除くようにする。自宅や施設で亡くなった場合でも同様に，氷枕や湯たんぽ，安楽のために装着した物品を静かに取り除く。

(2) **外見を整える**　衣服を整え，眼・口を閉じさせる。義歯をはずしている場合には，義歯を正しく装着する。ベッドの頭部を少し上げたり(約10度前後)，枕を高くしたりする。頭部を高くすることによって，血液沈下による外観の変化が少なくなり，口が閉じやすくなる。

(3) **家族との時間をつくる**　以上の行為を手ばやく行い，しばらく家族や親しい人だけが別れのひとときを過ごせるようにする。家族や親族に目礼して退室する，もしくは家族だけでは不安な様子であれば，少し離れたところから静かに見守る。

　状況をみて，外観の整えについて伝え，着衣などの準備を依頼する。

2 外観の整え

　その後の儀式などで故人の尊厳が保たれるように，死体硬直が始まる前に，身体をきれいにして更衣するなど，故人の外観を整えて美しくする必要がある。がんなどの亜急性型の終末期を経て死亡した場合などには，毎日のケアとして行われている行為であるため，着衣などを整えるだけで十分に美しい場合もある。

　しかし，急な転帰により死亡した場合には，体腔内の貯留物を適切に処理しておく必要があり，その行為は家族にとってたいへんたすけになるものである。いずれの場合でも，故人を尊重し，生前と同様にていねいに接して，注意深く観察しながら敬虔な態度で行う。

(1) **家族の協力を得る**　家族に説明して衣服や着衣方法，手の組み方などについての希望を聞く。最初に，家族と確認しながら装身具を取り外して家族に手渡す。

(2) **防護具を着用する**　実施者は，マスク，ガウン，処置用手袋などを着用する。

(3) **身体をきれいにする**　衣服をとり清拭をして，全身をきれいにする。貼用されていた絆創膏などの包帯材料は，ていねいに取り除き，必要があれば体腔内の貯留物を排出させる処置をする。体腔内に貯留物が残存する場合は，その漏出を防ぐ注入器具を利用する。下着または紙おむつをあて，必要に応じて新しく包帯材料をつけ，衣服を着せる。

(4) **頭髪・顔を整える**　家族の意向をふまえて，希望すれば家族と一緒に，頭髪を整えて化粧をする。眼瞼と口唇は軽くなでて閉じ，必要であればひげをそり，顔貌を整える。

(5) **全体を整える**　着衣を整え，その人の宗教に合わせて手の組み方を整える。顔面に30〜33 cm四方のさらしなどの白布を掛け，新しいシーツ，もしくは清潔で軽い掛け物を身体に掛ける。整えが終わったことを家族に伝える。

ポイント
- 外観の整えは，死体硬直があらわれる前の，死後1時間半〜2時間以内に完了する。複数のナースで行い，できるだけ短時間で終了する。

ポイント
- 宗教や地方の慣習を尊重し，事前に家族と打ち合わせて間違えがないようにする。家族が希望する場合は，着衣などを一緒に行う。

ポイント
- 低栄養状態で頬がこけているときには，両頬に綿を少し含ませると，ふっくらした印象になる。
- 眼瞼が閉じないときは眼瞼を何度も軽くなでて閉じ，綿球をしめらせて眼瞼の上に置く。
- 口が閉じないときは，顎に包帯や専用のバンドをかけて，下顎を持ち上げるようにする。

3 手続きとその後

病院で亡くなった場合は退院手続きを行い，退院時に医師が作成した死亡診断書を家族に渡す。死亡診断書は必要枚数が発行され，足りなければ再発行できることを家族に伝える。故人を移送する葬儀社などへの連絡がついているかを家族に確かめ，その到着時刻や死亡時の環境によっては，別の場所に家族とともに移動してもらうよう説明し，理解を得る。退院や別室への移送にあたっては，できるだけ他の人と会わないように時間帯や経路を考慮し，故人や家族が守られ，関係者以外の人々が精神的動揺をきたさないよう配慮する。

このあとの葬儀・埋葬などの手続きは，家族にゆだねられるものである。

概略を説明すると，家族は死亡届に死亡診断書を添えて市町村役場に提出し，火葬許可証を受ける。火葬は死亡診断書に書かれた時刻の24時間以後となる。火葬後に火葬場で市町村の埋葬許可証が出され，これは納骨に必要である。死亡届は遺族が記入し，葬儀業者が代行することが多い。なお，葬儀や埋葬の方法は多様化してきており，飛行機や船からの散骨なども行われている。

また，外国や遠隔地に居住していて，すぐに葬儀にこられない遺族のために，欧米では以前から遺体の保全が実施されている。わが国でも1988年からエンバーミング embalming（遺体衛生保全）として，専門家によって実施されるようになった。これは小切開した動脈から衛生保全液を注入し，静脈から血液を排出する方法で，元気であった生前の容姿を少しでも自然な状態で保つようにする防腐処置である。

人は，いつかは生物としての生命活動を終え，その後の対処を誰かにゆだねて，社会での死を迎える。看取りのあり方，葬儀の方法や遺骨・遺品の取り扱いについては，時代の流れが大きく影響する。わが国では，単独世帯が増え一般世帯の3分の1がいわゆるひとり暮らしとなるなか，死亡数は毎年増加し，多死社会に向かいつつある。これらの要因によって，死亡後の手続きを家族以外の人が行う場合も増えてきている。

ナースは時代の変化を知って実践を重ね，人が人として社会のなかで安心して暮らして命が終えられるようなしくみについても考え，提言していきたいものである。

> **ステップアップ**
> 埋葬または火葬は，死亡後24時間を経過したあとでなければ行ってはならない（「墓地，埋葬等に関する法律」第3条）。この定めは，医師が行う死の判定後に，生の徴候がおこる場合を考慮した生への保障であり，遺族の願いでもある。

3 対象・状況・目的別：援助の具体例

命が終わるまでの過程は，1人ひとり異なり，臨終の場や様子もさまざまである。ナースは，命を終えようとしている人が，人間としての尊厳ある死が迎えられるような支援を最後まで考えて実践するとともに，その人を看取る家族や関係する人々に対しても必要な支援を続け，平和な死をまっとうできるようにチームとして最善をつくしたいものである。ここでは，発症から看取りまでの経過の違いから，その援助の要点について説明する。

A 急性型

急性型は突然の発症により病院に搬送された人が，救命・集中治療を受けたあ

結章 ● すべての看護技術を用いるもの

と，救命の見込みがなく，看取りの段階を迎えるようなときである。急性型の看取りでは，救命段階での集中治療についての医師の説明や，家族との話し合いの内容や質が大きく影響する。容態の変化が早く，本人がみずからの意思を伝えられないことが多いため，家族は限られた時間のなかで，むずかしい決断を迫られる場面も少なくない。

ナースは，そのような苦しい判断を経て，看取りにのぞむ家族の心情を慮（おもんぱか）りながら家族の言葉を聞き，一緒に本人の最後の希望を考え，家族が望めばできることをしてもらいつつ，最後のときまでを支えていく。

（1）本人の身体的苦痛を軽減し安楽を維持する

医療機器の装着や同一体位による苦痛がないように，体位変換を行い，できるだけ自然な姿勢となるように体位を工夫する。身体や病衣・リネンを清潔にして，汗や分泌物，排泄物などの汚れが付着していない状態を保つ。末梢・全身の冷感や熱感に注意し，必要に応じて適切な罨法を行う。ベッドやその周囲を整頓し，人がやすらげるような環境に近づける。

（2）家族の言葉を傾聴する

家族は本人に対していろいろな思いがあり，別れへの悲嘆とその表現は，本人との関係性やその歴史によって異なる。急性型の看取りでは，ナースは限られた時間のなかで，家族の思いを知り，どの人がその家族の中心的存在なのか，本人の立場でものごとを考えられる人は誰なのかを把握し，連絡や相談，調整などが円滑に進むよう努める。

なお，家族の発言のなかには，救命への期待の大きさや，近年の家族状況を背景とした人間関係や経済的な事情から，1人のナースが受けとめるには困難や困惑を感じる内容が含まれることもある。そのようなときにはナースとしての守秘義務を守りながら，医師や上司に報告してチーム全体で対応を考えたい。チームで考えることで，よりよい支援につながり，家族の言葉を共感をもって受けとめられるようにもなる。

（3）家族とともに本人の希望を考え，家族が望めばできることを一緒に行う

爪や手をきれいにする，手や足にクリームをつけてマッサージする，といったことは，皮膚の感触や体温から本人の命を身近に感じることができ，なにかをしたいという家族の希望を満たすことにつながる。ただ本人の様子が，元気なときと余りにも異なることに不安をいだき，肌に触れることにためらいを感じる人もいる。ナースは様子を見まもりながら家族に声をかけ，負担を感じることなく，それぞれの家族ができそうなことを考え，一緒に行うようにする。本人の好きな曲を流す，愛着のある品物を近くに置く，そして家族の愛情のこもった態度や言葉は，本人にも家族にもやすらぎを与える。

なによりも，家族に安心と満足をもたらすのは，医療関係者が適切な治療を最後まで懸命に行う姿であり，つねにやさしい態度と言葉で本人に接し，家族の気持ちの変化に誠実にこたえようとする姿勢である。急変時に大切に治療され，ケアされたという思いは，看取りにのぞむ家族の力となり，のちのちまで心の支えとなる。

B 亜急性型

亜急性型はある程度の速度で進行する病態にある人が，数か月先に命の終わり

が訪れる段階に入り，最後が近づいているようなときである。亜急性型の看取りでは，まぎわまで本人の意識がしっかりしていることもあり，本人や家族がその時々の状態をどのように受けとめているかにより支援のあり方は大きく異なる。本人が家族の中心的立場にある場合には，本人は気丈にふるまい，家族を気づかい，励ましていることもある。それに応じて，家族の思いや悲嘆・不安の状態はさまざまである。

　ナースは，命の終りは誰ひとりとして同じではなく，また正解があるものではないということを心にとめて，本人と家族を支援する。

(1) 苦痛を最小限にする

　緩和ケアの重要性についての理解が深まり，疼痛緩和に対する麻薬などの適正な使用が進み，身体的な痛みを軽減させる方策が増えてきている。ナースは，痛みの原因や程度，痛みをやわらげるさまざまな方法を知ったうえで，痛みを軽減させる治療を補助して安全性を高め，安楽につながるケアを行う。同時に，身体以外の精神的・社会的などの全人的な苦痛の程度をアセスメントし，その内容によっては医療ソーシャルワーカー，介護支援専門員などの協力を得て，医療・ケアチームとして支援する。

(2) 本人の意思と家族の思いを大切にする

　身体の痛みに対しても，痛みはなくしたいが鎮痛薬で眠くなるのは困るというときもあれば，痛いのはつらいのでとにかく痛みをしっかり取り除いてほしいというときもある。そして本人と見守る家族とでは，これら思いの方向や強さが，いくらか異なる場合もある。

　また，意識がある間は，息苦しさや強い倦怠感があっても，ポータブルトイレも使用せず，絶対にトイレで用を足したいという人もいる。実践にあたっては，単に合理的な援助だけでなく，人間の尊厳に基づいた行動が要求される。ナースは，医療者としてだけでなく，生活者としての知識と，それらを工夫する力がなければならない。生活者としての視点を忘れることなく，本人・家族の生き方や活動を考えた支援を行う。

(3) 看取りの場や環境を考える

　病態が進行していくなかで，本人・家族ともに症状への対応に追われ，命の終りをどこで，どのように迎えるのかについて，考えたり相談したりできていないことも多い。互いを気づかって話し合えていない場合や，病院や施設，あるいは家族に無理を言えない，あるいは自分の希望が叶うとは考えていないといった場合も少なくない。

　ナースは，本人や家族の希望を引き出し，それぞれが思いや考えを共有できるようにかかわり，その結果によってはチームメンバーの協力を得て，他の医療機関や介護施設，在宅医療を担う診療所などに連絡をとり調整を行う。本人や家族が望むようなかたちに近づき，残された家族が心残りを感じることが少なくなるよう，そっと背中を押すような支援が求められている。

C　慢性型

　慢性型はゆっくりと進行する病態にある人が，これまでのように状態が好転しない段階に入り，この先いつ命の終わりが訪れてもおかしくないようなときである。高齢者が，だんだんと活動量が減って日中も横になって眠る時間が長くな

ステップアップ

死亡場所でみた死亡数(割合)は，統計をとりはじめた1951年では，死亡総数838,998人のうち，自宅死691,901人(82.5％)，病院と診療所を合わせた医療機関での死亡数(以下，病院死)97,455人(11.6％)であった。それが1975年には死亡総数703,270人，自宅死325,310人(46.3％)，病院死339,665人(48.3％)と逆転し，2005年には死亡総数1,083,796人，自宅死132,702人(12.2％)，病院死892,919人(82.4％)と病院死の割合が最高となる。

翌2006年に介護報酬に「看取り介護加算」が創設され，病院以外の施設での看取りが少しずつ増え，2016年には死亡総数1,307,748人，自宅死169,400人(13.0％)，病院死990,640人(75.8％)のほか，介護老人保健施設での死亡30,713人(2.3％)，老人ホームでの死亡90,067人(9.2％)となっている。

死亡総数は高齢化を受けて今後も増加し，2040年には1,679,000人と最大になると予測されている。

病床数の削減や，平均在院日数の短縮といった施策も影響し，引きつづき病院以外での看取りが増えると予想される。

り，食事量が減って体重が減少し，やせて衰弱していき回復が望めない状態になるといった場合である。その経過と期間はさまざまで，衰弱した状態がしだいに進んで臨終となる場合もあれば，心不全や呼吸不全などで危篤状態になり数日で臨終となる場合もある。また，衰弱と回復を繰り返しながら，今回は回復がむずかしいという場合もある。

ナースは，長期にわたる療養過程を知り，本人や家族がのりこえてきたできごとや感情に思いを馳せながら，最後のときがおだやかに過ごせるように支援する。

(1) 本人や家族を支えながら見守る

本人の意識の有無にかかわらず，本人や家族を1人にせず，つねにあたたかく見守る。ナースは，衣類や体位を整えながら，そっと脈をとり手足や額の温度を確かめて生命維持機能の状態を知るとともに，気づかいながら触れることで，そばにいて見守っていることを伝える。ナースは落ち着いた動作によって，付き添う家族に安心感を与え，状態を説明しながら家族の緊張をほぐすようにする。家族の疲労や不安が強く，本人の状態がしばらく落ち着いていると判断できるようであれば，席を外して食事をとり，少し休むように家族に促す。

大半の家族は，身近な人の死を経験したことがなく，命が終わるときの状態についての説明を受けていても，それがいまの状態なのかどうかわからず不安になりがちである。必要に応じて，血圧や脈拍の数値や状態，その他の観察事項を伝え，可能な範囲でいまの状態と今後の予測を説明し，家族が安心しておだやかに過ごせるよう配慮する。

(2) 看取りに適した環境にする

本人が会いたい人，家族が会わせたい人が，落ち着いてそれぞれのときを過ごせるように環境を整えたい。医療機関では，不要な医療機器や医療用具がなく，必要な物品だけが使いやすく，かつ見苦しくない状態であるよう整える。機器のアラーム音は人を驚かせ，頻回に鳴ると不快である。心拍や血圧，心電図などを継続表示するモニター類も，本当に必要であるかを考え，適正な設定で使用する。

自宅や施設では病院よりも生活の要素が大きくなるため，家族や他の入所者が通常の生活を続けられるような配慮が必要となる。本人の状態変化に応じて，できるだけ双方が負担なく過ごせるように，ナースとして助言し，工夫について提案する。

(3) 家族と本人の意思や決定を支える

危篤や臨終となる前に，本人が自身の状態をきちんと知って最後の迎え方についての希望や意思を，家族や関係者に伝えていることが望ましい。しかし，本人の希望や意思を確かめることができないまま，家族が本人の意思を尊重した決定を行うことも少なくない。

いずれの場合であっても，本人と家族の思いは，病態の変化に伴いかわるものであり，重大な決定を行った家族は，本人が亡くなったあとも，その決定が本当に正しかったのだろうかと思い悩むことがある。ナースは，本人・家族の思いをくみ取り，何度でも話し合いの場がもたれ，本人・家族・関係する人々が十分に考えた結果であると納得ができるよう調整をはかりながら支援する。

以上，看取りの看護を3つの型に分けて述べたが，その要点はすべてに共通す

ステップアップ

みずからが望む人生の最終段階における医療・ケアについて事前に考え，医療・ケアチームなどと繰り返し話し合い，共有する取り組みをアドバンス-ケア-プランニング advance care planning（ACP）とよぶ。

重篤な状態になった場合，約70%の人が医療・ケアなどを自分で決めたり，望みを人に伝えたりすることができなくなると言われている。また，終末期の医療・ケアについての意思を表明するリビングウィル living will（LW），さらに自身が意思を表明できなくなった場合の代理決定者の表明をも加えた事前指示（アドバンス-ディレクティブ advance directive：AD）では，現実に発生する複雑な問題に十分に対応できないことも少なくない。

そこでACPは，まず自分自身で考え，周囲の信頼する人々や医療者と繰り返し話し合う過程をとおして，本人の考えの共有を重視しようとするものである。そして，本人が意思決定できなくなった場合には，考えを共有した人々が本人の意向を尊重した医療を行おうとする考え方である。厚生労働省は2018（平成30）年に，ACPの愛称を「人生会議」と決定したことを公表し，ACPの認知度向上や普及啓発に努めている。

るものでもある。危篤・臨終は人間の誰もが迎え，ナースは，命の終りを迎える人と，その人を看取る家族に接する機会が一般の人よりも多い。その経験を積むなかで，時宜を得た支援を考えるとともに，はじめて経験したときの謙虚な気持ちや悲嘆を忘れないでいたい。そして，心情に流されることなく，看取りを支えることのできる，信頼されるナースでありたい。

　看取りを支えるためには，知識・技術の向上とともに，社会の動きや一般の人の思いを知り，感じられるような生活をし，教養を高める努力が求められる。看護技術を学んだ者として，できることから1つずつ真摯に取り組み，本人・家族・関係する人々が，少しでも安らぎ癒されるよう支援したいものである。

　そして，成長していくナースとして，できることとできないことを認識して，人の死に接することのたいへんさを感じたときには，その責任の重さや意義を関係者と共有し，心をよく保ちつつ人としてのあたたかさを忘れずに，看護としてできることを考えていってほしい。

結章 ● すべての看護技術を用いるもの

●**参考文献**

1) アルフォンス＝デーケン，梅原優毅編著：死への準備教育のための 120 冊．吾妻書房，1993．
2) 池見酉次郎：ターミナル・ケアの概念．公衆衛生 49(8)，1985．
3) 氏家幸子監修，土居洋子・小松浩子編：成人看護学 F，終末期にある患者の看護，第 3 版．廣川書店，2006．
4) 氏家幸子ほか：褥瘡の発生に及ぼす体温・血流に関する臨床看護学的研究．平成 2 年科学研究費補助金(一般研究 B)研究成果報告書，1992．
5) 大浦武彦：褥瘡予防・治療ガイド．照林社，2001．
6) 柏木哲夫：死にゆく人々のケア．医学書院，1978．
7) 柏木哲夫：死を学ぶ．有斐閣，1996．
8) 柏木哲夫：ターミナルケアとホスピス．大阪大学出版会，2001．
9) 亀山美知子：死にゆく人々に教えられて．人文書院，1988．
10) 救急・集中治療を担う 3 学会(日本集中治療学会，日本救急医学会，日本循環器学会)：救急・集中治療における終末期医療に関するガイドライン．(http://www.jsicm.org/pdf/1guidelines1410.pdf)(参照 2018-8-8)．
11) 厚生省老人保健福祉局老人保健課監修：褥瘡の予防・治療ガイドライン．照林社，1999．
12) 厚生労働省：人生の最終段階における医療・ケアの決定プロセスに関するガイドライン．(https://www.mhlw.go.jp/file/04-Houdouhappyou-10802000-Iseikyoku-Shidouka/0000197701.pdf)(参照 2018-8-8)．
13) 厚生労働省：人生の最終段階における医療・ケアの決定プロセスに関するガイドライン(解説編)．(https://www.mhlw.go.jp/file/04-Houdouhappyou-10802000-Iseikyoku-Shidouka/0000197702.pdf)(参照 2018-8-8)．
14) 厚生労働省：人生の最終段階における医療に関する意識調査．(https://www.mhlw.go.jp/toukei/list/saisyuiryo.html)(参照 2018-8-8)．
15) 笹本浩：死の判定．からだの科学，No.55．日本評論社，1974．
16) 佐藤エキ子編著：褥瘡ケア——予防・治療・在宅ケア．HBJ 出版局，1995．
17) 全日本病院協会：終末期医療に関するガイドライン．(https://www.ajha.or.jp/voice/pdf/161122_1.pdf)(参照 2018-8-8)．
18) 東京都老人総合研究所・東京都養育院附属病院：褥瘡病態とケア．東京都老人総合研究所，1977．
19) 中村元信・竹田和博：褥瘡発生機序からみた除圧用具の選択，褥瘡予防・ケアガイド．p.68-85，照林社，1995．
20) 野田春彦：生と死．からだの科学．日本評論社，1974．
21) 日本医師会：第 XV 次生命倫理懇談会答申，超高齢社会と終末期医療．(http://dl.med.or.jp/dl-med/teirekaiken/20171206_1.pdf)(参照 2018-8-8)．
22) 日本学術会議・臨床医学委員会終末期医療分科会：終末期医療のあり方について．(http://www.scj.go.jp/ja/info/kohyo/pdf/kohyo-20-t51-2.pdf)(参照 2018-8-8)．
23) 日本老年医学会：「高齢者の終末期の医療およびケア」に関する日本老年医学会の「立場表明」2012．(https://www.jpn-geriat-soc.or.jp/proposal/pdf/jgs-tachiba2012.pdf)(参照 2018-8-8)．
24) 波平恵美子：病と死の文化．朝日新聞社，1990．
25) 日本褥瘡学会編：科学的根拠に基づく褥瘡局所治療ガイドライン．照林社，2005．
26) 日本褥瘡学会編：褥瘡予防・管理ガイドライン．照林社，2009．
27) 星野一正：終末期・死をめぐる世界医師会の宣言集．時の法令(1602)：50-59，1999．

索引

数字・欧文

1回換気量　75
4分3分による部位　366
6R　347
6つの食品群　199
ACP　394
ADL　85
BMI　197
CDC　272
CMC製品　338
DESIGN®　376
DESIGN-R®　377
E-plan　31
GCS　64, 65
HOT　297
IADL　86
ICC　275
ICN　275
ICO　275
ICT　275
ICUベッド　162
JCS　64, 65
JIS　353
ME機器　296
　──の種類　300
NPUAP　375
NST　195
O-plan　31
PEG　210
PPN　209
QOL　81
RB　354
SB　354
T-plan　31
TPN　209
T字型杖　151

あ

あぐら　118
握力　74
　──の測定　75
アセスメント　28
圧切換式エアマット　126
暑さに対する調節　98
アデノシン三リン酸　200

アドバンス-ケア-プランニング　394
アドバンス-ディレクテイブ　394
アナフィラキシーショック　352
アネロイド式血圧計　56
アポクリン汗腺　246
アメリカ疾病予防管理センター　272
アレルギー反応　352
安全　103
アンプル　353, 354
罨法　325, 326
　──の効果　326
安楽　103
　──に用いる物品　127

い

胃-結腸反射　219
椅座位　118
一時的吸引　298
　──による呼吸の援助　316
一時的導尿　226
一部要援助　22
一般食　205
一般廃棄物　368
移動動作の援助　130
衣服気候　155
医薬品，医療機器等の品質，有効性及び安全性の確保等に関する法律（医薬品医療機器等法）　340
医用工学　296
医療安全管理責任者　297
医療機器　296
医療における手指衛生ガイドライン　284
医療廃棄物　368
医療面接　40
医療用電動式吸引器　305
胃瘻　209
インスリン製剤　352
インターベンション　28
咽頭期，摂食・嚥下機能の　209
院内感染　275
インフォームドコンセント　296

う

ウェーバーテスト　72
ウオッシュクロス　264
うつ熱　50
うま味　205
運動　82, 122

え

エアマット　126
衛生的手洗い　282
栄養管理　194
　──に関する支援　212
栄養経腸剤の特徴　211
栄養サポートチーム　195
栄養素　194, 200
栄養療法　196, 208
　──の考え方　210
腋窩温　52
　──の測定　53
液化酸素タンク　302
液化酸素ボンベ　303
腋窩神経　363
エクリン汗腺　246
エチレンオキシド　282
エネルギー　200
嚥下機能　208
塩味　205

お

オージオメータ　72
オートクレーブ　279
オープンベッド　184
大部屋　89
押子　355
オシロメトリック法　58
汚染　274
汚染区域　274
汚染物品の取り扱い　293
音　93
おむつ　224
　──による排泄の援助　230
おむつカバー　224
温罨法　326
音叉　71
温熱刺激　327

か

ガーゼ　335
臥位　118
　──での清拭　262
　──での洗髪　258
回外　123
外肛門括約筋　219
外呼吸　61
概日リズム　82
回旋　123
外旋　123

外層温 48
外側前腕皮神経 321
外転 123
外筒 355
買い物車型歩行器 151
外来診察室 309
ガウン 290
── 着用のしかた 292
ガウンテクニック 289
火炎法 279
下顎呼吸 63
拡張期血圧 55
隔離 274
隔離室 274
核心温 48
掛け寝具 166
掛けぶとん 166
過呼吸 63
ガスケット 355
ガス滅菌法 282
家庭用ベッド 162
カテーテルチューブ 357
カテーテルハブ 357
カニューラ 304
── による酸素療法 314
カフ 57
カプセル剤 344
紙おむつ 224
── の交換方法 232
カリウム 204
顆粒剤 344
換気システム付きエアマット 126
間欠熱 52
環行帯 330
看護過程 27
看護記録 76
看護計画 29
看護師などによる静脈注射の実施 352
看護診断 28, 29
看護の実践 31
看護の評価 32
看護目標 30
観察計画 31
換散 53
巻軸帯 330
── の切り方 332
── のとき方 333
── のとめ方 322
── の名称 331
巻軸包帯 330
患者の誤認防止 107
乾性温罨法 328
乾性冷罨法 329

間接照明 92
感染 272
感染管理看護師 275
── の役割 276
感染管理者 275
感染症病室 274
感染性廃棄物 368
── の処理 282
感染対策委員会 275
感染対策チーム 275
感染予防 272
── の原則 273
浣腸 216
── への援助 233
乾熱滅菌法 279
甘味 205
寒冷刺激 327
緩和ケア 393

き

気温 94
気候の3要素 94
起座呼吸 63
起座呼吸体位 120
起始 122
義歯 251
── の管理 251
気質 94
義歯用ブラシ 249
基礎代謝量 200
基底面積 121
気道用吸引カテーテル 307
キネステティク 124
キャスター付き歩行器 151
吸引 297
吸引時に守るべき事項 317
吸引装置 305
嗅覚 95
吸収, 薬物の 343
吸息 61
吸入剤 344
休養 83
胸囲 67
── の測定方法 68
仰臥位 118
── での安楽の保ち方 129
胸腔内持続吸引 298
胸骨体 48
胸式呼吸 61
気流 94
筋肉内注射 353
── に適した部位, 大腿部 367

── に適した部位, 殿部 366

く

空気感染 276
駆血帯 321
── の装着 322
クスマウル呼吸 63
屈曲 123
苦味 205
クラークの点 366
グラスゴー-コーマ-スケール 64, 65
グリセリン浣腸 225, 233
クリニカルパス 76
車椅子 125
── による移動の援助 146
── の名称 147
クローズドベッド 176

け

毛 247
経管栄養法 208
敬語 11
経口摂取 208
経口投与 344
携帯用酸素ボンベ 303, 304
携帯用酸素ボンベキャリーカート 304
経腸栄養剤 209
経腸栄養法 208
経皮内視鏡的胃瘻造設術 210
稽留熱 52
劇薬 341
下膳車 211
血圧 55
── の測定 59
血圧計 55
解熱 52
下痢 220
ケリーパッド 258
ゲル剤 345
健康診査, 特定 68
健康レベル 22
── と医療との関係 23
減呼吸 63
言語的コミュニケーション 5
検査 296
検体検査 296, 319
肩峰 363

こ

高圧蒸気滅菌装置 279

高圧蒸気滅菌法　279
更衣　152
　──への援助　171
硬化包帯　330
口腔　247
口腔温　52
　──の測定　54
口腔期，摂食・嚥下機能の　209
口腔清掃用具　249
後傾体位　120
交互前進型歩行器　151
高周波滅菌法　281
高水準消毒　273
向精神薬　342
高体温　50
硬脈　45
呼吸　61
　──のメカニズム　62
呼吸機能検査　75
呼吸困難　63
個人情報の保護に関する法律　38
呼息　61
骨盤高位　120
言葉づかい　9
誤認防止，患者の　107
コミュニケーション　2
ゴム手袋　288
　──の装着　289
　──の脱ぎ方　290
ゴム嚢　57
コロトコフ音　58
コンテキスト　6
コンドーム型採尿具　225

さ

座位　118
催下浣腸　225
採血　319
採血用針　320
採光　92
採光照明　92
砕(截)石位　120
在宅酸素療法　297
在宅自己注射　352
在宅自己注射指導管理料　352
彩度　92
作業域　120
坐骨結節　366
坐骨神経　366
差し込み便器　222
寒さに対する調節　100
坐薬(剤)　350

　──の直腸適用　350
　──による排便　235
作用点　124
三角巾　333
　──による頭部の包帯　334
　──のたたみ方　333
　──の名称　333
三脚杖　151
産業廃棄物　368
散剤　344
酸素吸入　313
酸素供給設備　301
酸素濃縮器　303, 304
酸素発生機　303
酸素ボンベ　301
酸素マスク　304
酸素療法　297, 301
　──の援助　313
酸味　205

し

シーツ　178
　──のたたみ方　179
紫外線滅菌法　280
歯間ブラシ　249
歯間部の清掃　250
色彩　92
色相　92
敷きぶとん　165
思考過程　27
自己完結的コミュニケーション　6
自己管理　24
自己導尿　242
支持基底面積　119, 121
脂質　197, 200
指示的コミュニケーション　7
自助具　212
視診　42
姿勢　115
自然環境　88
持続的吸引　298
持続的導尿　226
市中感染　275
弛張熱　52
室温　94
室外吸引器　305
膝胸位　120
失禁時のスキンケア　383
湿性温罨法　328
湿性冷罨法　329
湿度　94
室内気候　93

室内空気環境　95
湿布　338
支点　123
指導計画　31
自動視力計　70
死の判定　386
しぶり腹　220
死亡後の身体の変化　389
死亡診断書　391
社会環境　88
尺側正中皮静脈　321
尺側皮静脈　321
尺骨神経　363
ジャパン-コーマ-スケール　64, 65
煮沸消毒法　279
収縮期血圧　55
重心　121
終末期　386
終末期医療　386
手指衛生ガイドライン　284
手指の消毒　282
手術時手洗い　282
手段的ADL　85
守秘義務　38
シュワバッハテスト　71
準備期，摂食・嚥下機能の　209
準備室　90
消化　208
浄化　274
消化管瘻　209
消化態栄養剤　209
焼却法　278
小呼吸　63
錠剤　344
照射録　39
消毒　274, 278
消毒水準分類　272
消毒薬の種類　283
情報　36
情報収集　36
小脈　45
静脈栄養法　208, 209
静脈血の採取　319
静脈注射の実施に関する指針　352
静脈内注射　353
　──の方法　365
照明　92
生薬関連製剤　345
上腕動脈　321
上腕二頭筋　321
ショートベベル　354
初回通過効果　342
食事　194

食事に関する支援　212
食事介助　214
食事摂取基準　197
　── の設定指標　198
食事バランスガイド　199
食事療法　196, 205
触診　42
褥瘡　372
　── の好発部位　374
　── の症状　374
　── の分類　375
　── の要因　372
褥瘡経過評価表　377
褥瘡重症度分類用　376
食道期, 摂食・嚥下機能の　209
食品群　198
食物繊維　203
徐呼吸　63
助産録　39
女性の導尿　238
処置室　90
処方箋　39
徐脈　44
自立　22
視力　69
視力表　69
寝衣　154
　── の交換　174
針管　320
針基　320
寝具　152, 163
真空採血管　320
　── の構成　321
人工呼吸器　300
人工照明　92
人工濃厚流動食　209
診察　295
診察時の介助　309
診察用トレイ　309
寝室　152
伸縮糸チューブ包帯　330
伸縮性巻軸包帯　332
伸縮包帯　330
心尖部　48
身体診察　40
身体の清潔　245
深肘正中皮静脈　321
身長　65
　── の測定方法　66
身長計　65
伸展　123
心拍　44
心拍数　45

真皮　245
診療　295
診療情報の提供等に関する指針　37
診療録　39

す

推奨室内気温　100
吸い飲み容器　213
睡眠　84
　── への援助　86
スキンケア　377
スタンダードプリコーション　274
スプリングマット　165
スプレッド　178
スポンジブラシ　249
スメドレー式握力計　74
スライドシート　135

せ

生活活動　81
生活リズム　23
清潔　245, 274
正座　118
生体検査　296
正中神経　321
成分栄養剤　209
脊柱の正常彎曲側面像　131
舌　247
鑷子　285
　── の操作　285
摂食・嚥下機能　208
接触感染　276
切石位　120
折転帯　331
舌ブラシ　249
セルフケア　24
全援助　22
先行期, 摂食・嚥下機能の　209
穿刺　297
栓刺通用針管　320
洗浄装置付き便器　221
洗髪椅子　255
洗髪器　258
洗髪車　261
洗髪用シンク　255
前腕正中皮静脈　321

そ

爪　247
騒音　93

送気球　57
総義歯　251
　── のブラッシング法　253
倉庫　91
総室　89
総蠕動　219
側臥位　118
側腹位　120
組織呼吸　61

た

体位　117
　── の安定性　121
　── の種類　119
体位変換の援助　136
体温　47
体温計　54
代謝　343
体重　66
体重計　67
大腿動脈　44
大脈　45
多呼吸　63
多剤併用　349
打診　42
炭水化物　197, 203
男性の導尿法　241
弾性包帯　330
タンパク質　197, 200

ち

チームナーシング　30
チェーン-ストークス呼吸　63
チェストピース　48
着衣　152
　── への援助　171
チャンネル　4
中央配管方式　302
注射　352
注射器具　353
　── への薬液の充塡　359
注射剤　353
注射針　354
　── のおもな種類　355
注射筒　355
　── と注射針の接合　360
　── のおもな種類　356
　── の構造　356
中心静脈栄養法　209
中水準消毒　273
肘正中皮静脈　321

注腸剤　345
中殿筋　366
腸骨稜　366
長座位　118
聴診　42
聴診器　48
聴診法　58
貼付剤　345
聴力　70
直接照明　92
直接的ケア計画　31
治療食　206

つ

杖　151
　──の種類　151
筒先の形状　356

て

低圧持続吸引器　305
低温消毒法　280
停止　122
低消毒水準　273
ディスポーザブルガウン　291
低体温　51
提肘三角巾　335
摘便　236
てこの作用　123
デジタル身長・体重計　66
点眼剤　344,350
　──の対応　350
電子カルテ　76
電子血圧計　57
電子体温計　52
　──の測定方法　54
デンタルフロス　249
点滴静脈内注射　365
転倒　107
　──の予防　107
電動歯ブラシ　249
電動ベッド　160
天然濃厚流動食　209
転落　107
　──の予防　107
電流による人体反応　313

と

トイレ　221
導管　320
道具的コミュニケーション　7

橈骨神経　363
橈骨動脈　44
　──の触知部位　46
凍瘡　51
動作　116
動作経済の法則　116
凍死　51
糖質　203
橈側皮静脈　321
導尿　217,226
　──時の体位　239
　──の援助　237
特定健康診査　68
特別管理一般廃棄物　368
特別管理産業廃棄物　368
特別食　206
毒薬　341
ドレナージ　298
トレンデレンブルグの体位　120

な

ナースコールインターホン　14,15
ナースステーション　90
内肛門括約筋　219
内呼吸　61
内針　357
内針針基　357
内旋　123
内臓脂肪型肥満　68
内側前腕皮神経　321
内転　123
内服薬　349
ナトリウム　203
軟脈　45

に

におい　94
日常生活活動　81
　──への援助　87
日常的手洗い　282
日光消毒法　280
日本工業規格　353
日本薬局方　342
入浴　250
尿器　224
　──のあて方　231
　──を用いて行う援助　229
尿失禁　218
尿量　218
人間環境宣言　88
人間工学　114

ね

寝ごこち　168
熱虚脱　51
熱痙攣　51
熱射病　51
熱衰弱　51
熱中症　51
　──の区分　51
寝床気候　164

の

脳死　387
脳波計　300
ノンレム睡眠　85

は

歯　247
バイアル　354
排液法　298
バイオハザードマーク　368
バイオリズム　82
肺活量　75
廃棄物　367
肺呼吸　61
排出　343
排泄　216
　──の援助方法　226
配膳室　91
配膳車　211
バイタルサイン　36
排尿　217
　──回数　218
　──の異常　218
　──の生理　217
排尿困難　218
排便　216
　──の異常　220
　──の生理　219
排便浣腸　225
履物　157
曝露予防　109
パジャマ　174
発熱　50
パップ剤　338
話し方　9
歯のブラッシング法　250
歯ブラシ　249
歯みがき剤　249
バリアフリー便器　221
パルスオキシメータ　64

半座位 118
　——での安楽の保ち方 130
半消化態栄養剤 209
絆創膏 335
　——のはがし方 335
絆創膏包帯 330
半背臥位 120
　——での安楽の保ち方 129
半腹臥位 120

ひ

ビオー呼吸 63
皮下脂肪厚 73
　——の測定 74
皮下脂肪厚計 73
皮下組織 245
皮下注射 353
　——の方法 364
非感染性廃棄物 368
非言語的コミュニケーション 5
皮脂厚 73
ビタミン 197, 203
皮内注射 353
　——の方法 363
皮膚 245
　——に用いる洗浄料 248
　——の構造と機能 245
　——の付属官 246
皮膚洗浄料 248
飛沫感染 276
肥満 25
ヒューマンコミュニケーション 2, 3
病衣 154
　——の素材 155
病室 89
　——の照明基準 97
　——の整備 192
　——の床面積 89
表出的コミュニケーション 6
標準視力表 69
標準予防策 274
病床 160, 168
氷枕 337
病棟 89
氷嚢 337
表皮 245
鼻翼呼吸 63
平座位 118
微量元素 203
微量点滴装置 300
疲労 83
頻呼吸 63

頻脈 44

ふ

フィジカルアセスメント 40
腹囲 68
　——の測定 69
腹臥位 120
　——での安楽の保ち方 130
腹式呼吸 61
副子包帯 330
不整脈 44
普通ベッド 161
フットボート 127
布帛包帯 330
部分義歯 251
　——の取り外し方 252
　——のブラッシング法 252
ブレーデンスケール 380
フレームベッド 163
プロテクタ 354
分布 343
糞便 219
分利 53

へ

平圧蒸気消毒法 279
米国褥瘡諮問委員会 375
ベッド 160
　——の消毒 163
ベッドメーキング 176
ヘルスアセスメント 40
ベル面 48
便 219
便器 221
　——の挿入 229
　——を用いて行う援助 227
便器椅子 222
便座 222
扁桃 247
便秘 220

ほ

膀胱洗浄 244
放射線滅菌法 281
防水シーツ 178
包帯 325
　——の材質 326
包帯法 325
法的脳死 387
ポータブル便器 222

歩行器 151
　——の種類 151
歩行の介助 149
歩行補助具 125
ホッホシュテッター三角 366
ボディメカニクス 114
ポリエステルマット 165
ポリファーマシー 349
ホルダ 320
ホルムアルデヒド 95, 282

ま

膜面 48
枕 178
枕カバー 178
　——のたたみ方 179
摩擦 122
麻酔記録 39
マスク 291
　——による酸素吸入 315
末梢血管用留置針 357
末梢静脈栄養法 209
マットレス 165
マットレスカバー 178
マットレスパッド 178
松葉杖 151
麻薬 342

み

味覚 205
水 204
ミネラル 197, 203
脈波 44
脈拍 43, 44
　——の観察 47
脈拍数 45

む

無菌操作 274
無菌尿 240
　——の採取法 240

め

明度 92
メタボリックシンドローム 68
滅菌 273, 274, 278
滅菌バリデーション基準 354
滅菌袋 287
　——の開き方 288

滅菌包　286
　──の開き方　286
メッツ　200
免疫　274
面接時の位置　19

も

毛髪に用いる洗浄料　248
毛布　178
　──のたたみ方　179
問診　42

や

薬液の注射筒への充填　361
薬物　340
薬物血中濃度　347
薬物消毒法　281
薬物適用の考え方　348
薬物適用の指示に共通する確認事項　346
薬物動態　343
薬物療法　346
　──とチーム医療　341
薬理作用　343

ゆ

輸液セット　356, 357
　──の構造　358
輸送車　125
　──による移動　142
湯たんぽ　336
ユニバーサルプリコーション　275

よ

様式便所　221
腰痛予防　109
羊毛皮　126
浴室用椅子　255
翼付針　356
　──の構造　357
横シーツ　178
予備吸気量　75
予備呼気量　75
予防衣　290
　──の着脱　289
四脚杖　151

ら

らせん帯　331
ランセットポイント　354

り

リカバリーベッド　163
力点　123
裏急後重　220
梨状筋　366
立位　118
リネン交換　187
リネン室　91
リビングウィル　394
留置カテーテル固定法　242
留置カテーテル法　241
留置針　356
　──の構造　357
リラクセーションへの援助　87
リンネテスト　71

る

ルアーアダプタ　320
ルアーアダプタ針基　320

れ

冷罨法　326
レギュラーベベル　354
レクリエーション　84
レム睡眠　85

ろ

廊下　91
ロールプレイング　12
濾過法　281
ロフストランド杖　151

わ

和式寝衣　173

著者略歴

阿曽洋子 Yoko Aso

1970 年 3 月		大阪大学医療技術短期大学部看護学科卒業
1971 年 3 月		兵庫県立厚生専門学院保健学科卒業
1971 年 4 月		神戸市保健師(～1978 年 3 月)
1978 年 4 月		大阪大学医療技術短期大学部助手(看護学科,～1984 年 3 月)
1984 年 4 月		神戸市立看護短期大学講師を経て助教授(～1992 年 7 月)
1992 年 8 月		大阪大学医療技術短期大学部助教授(看護学科)
1993 年 10 月		大阪大学助教授医学部(保健学科看護学専攻,基礎看護学講座)
1997 年 4 月		大阪大学教授医学部(保健学科看護学専攻,基礎看護学講座)
2004 年 4 月		大阪大学大学院教授医学系研究科(保健学専攻)に名称変更
2013 年 3 月		同大学定年退職し,名誉教授
2013 年 4 月		武庫川女子大学看護学部・看護学研究科設置準備室室長
2015 年 4 月		同大学看護学部学部長・同大学院研究科研究科長

井上智子 Tomoko Inoue

1981 年 3 月　大阪大学医療技術短期大学部卒業
1983 年 3 月　聖路加看護大学看護学部卒業
1983 年 4 月　虎の門病院分院看護師(～1986 年 3 月)
1986 年 3 月　大阪大学医療技術短期大学部助手(看護学科,～1991 年 3 月)
1994 年 4 月　大阪府立看護大学看護学部講師
1998 年 4 月　同大学助教授
2001 年 11 月　大阪府立看護大学看護学部教授
2007 年 4 月　大阪大学大学院教授(医学系研究科保健学専攻)

伊部亜希 Aki Ibe

1999 年 3 月　大阪大学医学部保健学科看護学専攻卒業
1999 年 4 月　福井医科大学医学部附属病院看護師(～2002 年 3 月)
2007 年 4 月　大阪大学大学院助教(医学系研究科保健学専攻,～2014 年 3 月)
2014 年 4 月　敦賀市立看護大学看護学部准教授
2023 年 4 月　同大学教授